# Urologie

## Chez le même éditeur

*Dans la même collection*

Activité physique et sportive : facteur de santé, par le Collège français des enseignants en médecine et traumatologie du sport et de l'exercice physique (CFEMTSEP), 2019, 96 pages.

Anatomie et cytologie pathologiques, par le Collège français des pathologistes (CoPath), 3e édition, 2019, 416 pages.

Chirurgie maxillo-faciale et stomatologie, par le Collège hospitalo-universitaire français de chirurgie maxillofaciale et stomatologie, 5e édition, 2021, 432 pages.

Dermatologie, par le Collège des enseignants en dermatologie de France (CEDEF), 7e édition, 2017, 472 pages.

Endocrinologie, diabétologie et maladies métaboliques, par le Collège des enseignants d'endocrinologie, diabète et maladies métaboliques (CEEDMM), 5e édition, 2021, 568 pages.

Gériatrie, par le Collège national des enseignants de gériatrie (CNEG), 5e édition, 2021, 400 pages.

Gynécologie obstétrique, par le Collège national des gynécologues et obstétriciens français (CNGOF), 5e édition, 2021, 792 pages.

Hématologie, par la Société française d'hématologie, 4e édition, 2021, 400 pages.

Hépato-gastro-entérologie – Chirurgie digestive, par la Collégiale des universitaires en hépato-gastro-entérologie (CDU-HGE), 4e édition, 2018, 536 pages.

Imagerie médicale par le Collège National des Enseignants de Biophysique et de Médecine Nucléaire et le Collège des enseignants de radiologie de France, 2e édition, 2019, 704 pages.

Immunopathologie, par le Collège des enseignants d'immunologie, 2018, 328 pages.

Maîtriser la LCA en anglais – Méthodologie et entraînement, par le Collège universitaire des enseignants de santé publique (CUESP), 5e édition, 2019, 248 pages.

Médecine cardio-vasculaire, par le Collège national des enseignants de cardiologie (CNEC) et la Société française de cardiologie (SFC), 2019, 560 pages.

Médecine intensive, réanimation, urgences et défaillances viscérales aigües, par le Collège des enseignants de médecine intensive – réanimation (CEMIR), 7e édition, 2021, 904 pages.

Médecine légale – Médecine du travail, par la Société française de médecine légale, le Collège des enseignants hospitalo-universitaires de médecine et santé au travail. 2019, 272 pages.

Médecine physique et de réadaptation, par le Collège français des enseignants universitaires de médecine physique et de réadaptation (COFEMER), 7e édition, 2021, 384 pages.

Neurochirurgie, par le Collège de neurochirurgie, 2e édition, 2019, 272 pages.

Neurologie, par le Collège des enseignants de neurologie, 6e édition, 2021, 624 pages.

Nutrition, par le Collège des enseignants de nutrition, 4e édition, 2021, 280 pages.

Ophtalmologie, par le Collège des ophtalmologistes universitaires de France (COUF), 5e édition, 2021, 432 pages.

ORL, par le Collège français d'ORL et de chirurgie cervico-faciale. 4e édition, 2017, 432 pages.

Parasitoses et mycoses des régions tempérées et tropicales, par l'Association française des enseignants de parasitologie et mycologie (ANOFEL), 6e édition, 2019, 504 pages.

Pédiatrie, par le Collège national des professeurs de pédiatrie. 8e édition, 2021, 936 pages.

Rhumatologie, par le Collège français des enseignants en rhumatologie (COFER), 7e édition, 2020, 624 pages.

Santé publique, par le Collège universitaire des enseignants de santé publique (CUESP), 4e édition, 2019, 472 pages.

Urologie, par le Collège français des enseignants d'urologie (CFEU), 5e édition, 2021, 440 pages.

# Urologie

## Collège français des enseignants d'urologie

5e édition

Elsevier Masson

ELSEVIER
Elsevier Masson SAS, 65, rue Camille-Desmoulins, 92442 Issy-les-Moulineaux cedex, France

*Urologie.* Collège français des enseignants d'urologie, 5e édition.

ISBN : 978-2-294-77071-5
e-ISBN : 978-2-294-77120-0


La figure 3.1 est extraite du *Gray's Anatomie pour les étudiants*, 2e édition, © 2010, 2006 Elsevier Masson SAS. Tous droits réservés pour la traduction française.
Les figures 2.1, 2.2, 2.9, 3.6 et 6.4 ont été réalisées par Carole Fumat.
Les figures et tableaux sans source spécifiée proviennent soit des auteurs soit du fonds de l'AFU.

# Table des matières

Retrouvez toute l'actualité relative aux Référentiels des Collèges en vous connectant à l'adresse suivante :
https://www.elsevier.com/fr-fr/connect/etudes-de-medecine/lactualite-des-referentiels-des-colleges

# Comité de rédaction

Président du Collège français des enseignants en urologie :
Pr Éric Lechevallier, **CHU de Marseille**
Coordonnateur principal de l'ouvrage :
Pr Aurélien Descazeaud, **CHU de Limoges.**

## Coordinateurs associés

Pr Thomas Bessede, **Hôpital du Kremlin-Bicêtre**
Pr Pierre Bigot, **CHU d'Angers**
Pr Jean-Alexandre Long, **CHU de Grenoble**
Pr Véronique Phé, **Hôpital de la Pitié-Salpêtrière, Paris**

## Auteurs

Pr Nicolas Barry Delongchamps, **Hôpital Cochin, Paris**
Pr Karim Bensalah, **CHU de Rennes**
Pr Thomas Bessede, **Hôpital du Kremlin-Bicêtre**
Pr Pierre Bigot, **CHU d'Angers**
Dr Julien Branchereau, **CHU de Nantes**
Pr Franck Bruyère, **CHU de Tours**
Pr Luc Cormier, **CHU de Dijon**
Pr Aurélien Descazeaud, **CHU de Limoges.**
Dr Sarah Drouin, **Hôpital de la Pitié-Salpêtrière, Paris**
Pr Stéphane Droupy, **CHU de Nîmes**
Pr Xavier Durand, **HIA Bégin, Saint-Mandé**
Pr Éric Huyghe, **CHU de Toulouse**
Pr Gilles Karsenty, **CHU de Marseille**
Dr Cédric Lebâcle, **Hôpital du Kremlin-Bicêtre**
Dr Souhil Lebdai, **CHU d'Angers,**
Dr Alexandra Masson-Lecomte, **Hôpital Saint-Louis, Paris,**
Dr Paul Meria, **Hôpital Saint-Louis, Paris**
Dr Paul Neuville, **CHU de Lyon**
Dr Idir Ouzaïd, **Hôpital Bichat, Paris**
Dr Marie-Aimée Perrouin-Verbe, **CHU de Nantes**
Pr Grégoire Robert, **CHU de Bordeaux**
Pr Alain Ruffion, **CHU de Lyon**
Pr Christian Saussine, **CHU de Strasbourg**
Dr Jean-Étienne Terrier, **CHU de Lyon**
Pr Xavier Tillou, **CHU de Caen**
Pr Evanguelos Xylinas, **Hôpital Bichat, Paris**

## Relecteurs

Pr Thomas Bessede, **Hôpital du Kremlin-Bicêtre**
Pr Pierre Bigot, **CHU d'Angers**

Pr Aurélien Descazeaud, **CHU de Limoges**
Pr Georges Karam, **CHU de Nantes**
Pr Stéphane Larré, **CHU de Reims**
Pr Éric Lechevallier, **CHU de Marseille**
Pr Jean-Alexandre Long, **CHU de Grenoble,**
Pr Arnaud Méjean, **Hôpital Européen Georges-Pompidou, Paris**
Pr Yann Neuzillet, **Hôpital Foch, Suresnes**
Pr Véronique Phé, **Hôpital de la Pitié-Salpêtrière, Paris**
Pr Olivier Traxer, **Hôpital Tenon, Paris**

# Avant-propos

Voici la nouvelle version du Référentiel d'urologie, conforme au programme du second cycle des études médicales, publié en septembre 2020 au *Journal officiel*. Ce programme est applicable à compter de la rentrée 2020 pour les étudiants en première année de second cycle.

Cette version du référentiel tient également compte des tableaux d'objectifs hiérarchisés classés en rang A et B par la CNCEM (Coordination nationale des Collèges d'enseignants en médecine).

Ce document est le fruit d'un travail collaboratif ayant fait intervenir des coordonnateurs, des auteurs et des relecteurs, tous urologues.

Face à cette source documentaire unique que constitue le Référentiel d'urologie, deux remarques méritent l'attention de tous : tout d'abord, une ambiguïté voire une erreur peut apparaître dans le document. Le lecteur devra donc garder un regard critique, aller demander des explications si besoin auprès des enseignants de la spécialité dans sa faculté et, en cas d'incohérence avérée, la faire remonter aux auteurs (adresse ci-après). En outre, un certain nombre d'items sont partagés par plusieurs spécialités telles que la gynécologie, la cancérologie, l'infectiologie ou la néphrologie. À ce jour, il n'a pas été réalisable d'établir des manuscrits communs à plusieurs spécialités. Tout ne fait pas consensus, des questions non tranchées méritent encore des nuances et des discussions, et le point de vue de chaque spécialité mérite d'être connu. C'est un état de fait auquel les étudiants doivent faire face, à l'image des incertitudes qu'ils rencontreront dans leur pratique professionnelle future.

Bonne lecture et bon apprentissage à tous.

Pr. Aurélien Descazeaud



referentiel.urologie@gmail.com

# Note de l'éditeur

Dans le respect de la Réforme du deuxième cycle des études médicales (R2C), les connaissances rassemblées dans cet ouvrage sont hiérarchisées en rang A, rang B et rang C à l'aide de balises et d'un code couleur :

A Connaissances fondamentales que tout étudiant doit connaître en fin de deuxième cycle.

B Connaissances essentielles à la pratique mais relevant d'un savoir plus spécialisé que tout interne d'une spécialité doit connaître au premier jour de son DES.

C Connaissances spécifiques à un DES donné (troisième cycle).

Au sein des tableaux de hiérarchisation des connaissances, les objectifs grisés avec astérisque * ne sont pas abordés dans l'ouvrage (dans la version ebook de l'ouvrage, cette information est signalée uniquement par l'astérisque *).

# Compléments en ligne : vidéos et banque d'images

Des compléments numériques sont associés à cet ouvrage, ils sont indiqués par le pictogramme « ».

Pour accéder à ces compléments, connectez-vous sur www.em-consulte.com/e-complement/477071 et suivez les instructions pour activer votre accès.

Vidéos

**Vidéo 1.1. www.em-consulte.com/e-complement/477071/vidéo01.01.mp4**
**Mécanismes de l'incontinence d'effort.**

**Vidéo 7.1. www.em-consulte.com/e-complement/477071/vidéo07.01.mp4**
**Tumeur du rein droit sur un scanner abdomino-pelvien sans injection de produits de contraste.**

**Vidéo 7.2. www.em-consulte.com/e-complement/477071/vidéo07.01.mp4**
**Tumeur du rein droit sur un scanner abdomino-pelvien avec injection de produit de contraste.**

**Vidéo 9.1. www.em-consulte.com/e-complement/477071/vidéo09.01.mp4**
**Vidéo de RTUV.**

## Figures



## Banque d'images

Accédez à la banque d'images de cet ouvrage : l'ensemble des illustrations y sont regroupées et accessibles facilement via un moteur de recherche.

Pour accéder à cette base iconographique, connectez-vous sur www.em-consulte.com/e-complement/477071 et suivez les instructions pour activer votre accès.

# Abréviations

| | |
|---|---|
| **99mTc** | technetium-99m |
| **ABM** | Agence de la biomédecine |
| **ABOi** | ABO incompatible |
| **ADAM (questionnaire)** | *androgen deficiency in aging male* |
| **AFU** | Association française d'urologie |
| **AINS** | anti-inflammatoire non stéroïdien |
| **ALD** | affection de longue durée |
| **AMM** | autorisation de mise sur le marché |
| **AMP** | aide médicale à la procréation |
| **AMPc** | adénosine monophosphate cyclique |
| **APA** | American Psychiatric Association |
| **ARN** | acide ribonucléique |
| **ASP** | abdomen sans préparation |
| **ATP** | adénosine triphosphate |
| **AVC** | accident vasculaire cérébral |
| **AVH** | adénomectomie par voie haute |
| **AVK** | antivitamine K |
| **BCG** | vaccin bilié de Calmette et Guérin |
| **BGN** | bacille à Gram négatif |
| **BLSE** | β-lactamase à spectre étendu |
| **BU** | bandelette urinaire |
| **C2G** | céphalosporine de 2e génération |
| **C3G** | céphalosporine de 3e génération |
| **CA 125** | *cancer antigen 125* |
| **CCAFU** | comité de cancérologie de l'Association française d'urologie |
| **CECOS** | centre d'étude et de conservation des œufs et du sperme humains |
| **CHPOT** | coordination hospitalière de prélèvements d'organes et de tissus |
| **CID** | contre-indication définitive |
| **CIT** | contre-indication temporaire |
| **CIVD** | coagulation intravasculaire disséminée |
| **CKD-EPI** | *chronic kidney disease-epidemiology collaboration* |
| **CMV** | cytomégalovirus |
| **CN** | colique néphrétique |
| **CRAT** | Centre de référence sur les agents tératogènes |
| **CRCC** | carcinome rénal à cellules claires |
| **CRP** | protéine C réactive (*C-reactive protein*) |
| **CRTP** | carcinome rénal tubulopapillaire |
| **DCI** | dénomination commune international |
| **DDAC** | donneur décédé après arrêt circulatoire |
| **DDACM3** | donneur en arrêt circulatoire contrôlé type Maastricht 3 |
| **DE** | dysfonction érectile |
| **DES** | diplôme d'études spécialisées |
| **DFG** | débit de filtration glomérulaire |
| **DHT** | dihydrotestostérone |
| **DPA** | douleur pelvienne aiguë |
| **DPC** | douleur pelvienne chronique |
| **DSA** | anticorps dirigés contre le donneur (*donor specific antibodies*) |

| | |
|---|---|
| **DSM-5** | *Diagnostic and Statistical Manual of Mental Disorders* (5e éd., 2013) |
| **DV** | donneur vivant |
| **EAU** | European Association of Urology |
| **EBV** | virus Epstein-Barr (*Epstein-Barr virus*) |
| **ECBU** | examen cytobactériologique des urines |
| **ECG** | électrocardiogramme |
| **EEG** | électroencéphalogramme |
| **EGF** | *epithelial growth factor* |
| **$FiO_2$** | fraction inspirée en oxygène |
| **FNa** | fluorure de sodium |
| **FSH** | hormone folliculostimulante (*follicle-stimulating hormone*) |
| **GnRH** | hormone de libération des gonadotrophines hypophysaires (*gonadotropin-releasing hormone*) |
| **GNRP** | glomérulonéphrite rapidement progressive |
| **GPIP** | Groupe de pathologie infectieuse pédiatrique |
| **HAS** | Haute Autorité de santé |
| **HBP** | hypertrophie bénigne de la prostate |
| **hCG** | hormone chorionique gonadotrope humaine (*human chorionic gonadotropin*) |
| **HDL** | lipoprotéine de haute densité (*high-density lipoprotein*) |
| **HIFU** | ultrasons focalisés de haute intensité (*high-intensity focused ultrasound*) |
| **HLA** | *human leucocyte antigen* |
| **HMCU** | hypermobilité cervico-urétrale |
| **HPV** | *Human papilloma virus* |
| **HTA** | hypertension artérielle |
| **HTAM** | hypertension artérielle maligne |
| **HTLV** | virus T-lymphotrope humain (*human T-lymphotropic virus*) |
| **I5AR** | inhibiteurs de 5α-réductase |
| **ICI** | International Consultation on Incontinence |
| **ICP** | incision cervicoprostatique |
| **ICS** | International Continence Society |
| **IEC** | inhibiteur de l'enzyme de conversion |
| **IIC** | injection intracaverneuse |
| **IIEF** | *international index of erectile function* |
| **IMC** | indice de masse corporelle |
| **INCa** | Institut national du cancer |
| **IP** | indice de Pearl |
| **IPDE5** | inhibiteurs de la phosphodiestérase de type 5 |
| **IPSS** | *international prostate symptom score* |
| **IRA** | insuffisance rénale aiguë |
| **IRC** | insuffisance rénale chronique |
| **IRM** | imagerie par résonance magnétique |
| **IS** | insuffisance sphinctérienne |
| **ISRS** | inhibiteur sélectif de la recapture de la sérotonine |
| **ISSAM** | International Society for the Study of the Aging Male |
| **IST** | infection sexuellement transmissible |
| **ISUP** | International Society of Urological Pathology |
| **IU** | incontinence urinaire |
| **IUE** | incontinence urinaire d'effort |
| **IUU** | incontinence urinaire par urgenturie |
| **JO** | *Journal officiel* de la République française |
| **KDIGO** | *Kidney Disease: Improving Global Outcome* |
| **KO** | kyste ovarien |

| | |
|---|---|
| **LDH** | lactate déshydrogénase |
| **LEC** | lithotritie extracorporelle |
| **LH** | hormone lutéinisante (*luteinizing hormone*) |
| **LH-RH** | *luteinizing hormone-releasing hormone* |
| **LUT** | bas appareil urinaire (*lower urinary tract*) |
| **MDRD** | *modification of the diet in renal disease* |
| **ME** | mort encéphalique |
| **MMPI** | Minnesota Multiphasic Personality Inventory |
| **Na** | sodium |
| **NFS** | numération-formule sanguine |
| **NGF** | *nerve growth factor* |
| **NLPC** | néphrolithotomie percutanée |
| **NO** | monoxyde d'azote |
| **NTA** | nécrose tubulaire aiguë |
| **OAP** | œdème aigu pulmonaire |
| **OATS** | oligo-asthéno-térato-spermie |
| **OMS** | Organisation mondiale de la santé |
| **ORL** | oto-rhino-laryngologie |
| **PA** | pression artérielle |
| **$PaCO_2$** | pression partielle en dioxyde de carbone |
| **PAD** | pression artérielle diastolique |
| **PAM** | pression artérielle moyenne |
| **PAS** | pression artérielle systolique |
| **PCI** | produit de contraste iodé |
| **$pCO_2$** | pression partielle en dioxyde de carbone |
| **PDE5** | phosphodiestérase de type 5 |
| **PD-L1** | *programmed death-ligand 1* |
| **PGE1** | prostaglandine E1 |
| **pH** | potentiel hydrogène |
| **PI-RADS** | *prostate imaging-reporting and data system* |
| **PMA** | procréation médicalement assistée |
| **PNA** | pyélonéphrite aiguë |
| **PNN** | polynucléaire neutrophile |
| **$pO_2$** | pression partielle d'oxygène |
| **POP** | prolapsus génital (*pelvic organ prolapse*) |
| **PSA** | antigène prostatique spécifique (*prostate-specific antigen*) |
| **PSMA** | prostate-specific membrane antigen |
| **PTH** | parathormone (*parathyroid hormone*) |
| **PUF (questionnaire)** | *pain urgency frequency* (*score*) |
| **RAI** | recherche d'anticorps irréguliers |
| **RAU** | rétention aiguë d'urine |
| **RCP** | réunion de concertation pluridisciplinaire |
| **RTUP** | résection transurétrale de la prostate |
| **RTUV** | résection transurétrale de la tumeur vésicale |
| **SA** | surveillance active |
| **SAOS** | syndrome d'apnée obstructive du sommeil |
| **SBAU** | symptôme du bas appareil urinaire |
| **SDT** | syndrome de déficit en testostérone |
| **SDV** | syndrome de la douleur vésicale |
| **SEP** | sclérose en plaques |
| **SHBG** | globuline liant les hormones sexuelles (*sex hormone-binding globulin*) |

| | |
|---|---|
| **SHU** | syndrome hémolytique et urémique |
| **SLO** | syndrome de levée d'obstacle |
| **SMX** | sulfaméthoxazole |
| **SNC** | système nerveux central |
| **SPECT** | *single-photon emission computed tomography* |
| **SPILF** | Société de pathologie infectieuse de langue française |
| **$SpO_2$** | saturation pulsée en oxygène |
| **spz** | spermatozoïdes |
| **SSU** | sphincter strié urétral |
| **TDM** | tomodensitométrie |
| **TDM AP** | tomodensitométrie abdominopelvienne |
| **TDM TAP** | tomodensitométrie thoraco-abdomino-pelvienne |
| **TEP** | tomographie par émission de positons |
| **TGI** | tribunal de grande instance |
| **TGNS** | tumeur germinale non séminomateuse |
| **THM** | traitement hormonal de la ménopause |
| **TME** | thérapie médicale expulsive |
| **TMP** | triméthoprime |
| **TP** | taux de prothrombine |
| **TR** | toucher rectal |
| **TSH** | hormone thyréostimulante (*thyroid-stimulating hormone*) |
| **TSHus** | TSH ultrasensible |
| **TURP syndrome** | *transurethral resection of the prostate syndrome* |
| **TV** | tumeur de la vessie |
| **TVES** | tumeur de voies excrétrices supérieures |
| **TVIM** | tumeur de la vessie infiltrant le muscle |
| **TVNIM** | tumeur de la vessie n'infiltrant pas le muscle |
| **UCRM** | urétrocystographie rétrograde et (per-)mictionnelle |
| **UFC** | unité formant colonie. |
| **UH** | unité de Hounsfield |
| **UIV** | urographie intraveineuse |
| **Uro-IRM** | uro-imagerie par résonance magnétique |
| **Uro-TDM** | uro-tomodensitométrie |
| **US** | ultrason |
| **USP** | *urinary symptoms profile* |
| **VHB** | virus de l'hépatite B |
| **VHC** | virus de l'hépatite C |
| **VIH** | virus de l'immunodéficience humaine |
| **VPN** | valeur prédictive négative |
| **VPP** | valeur prédictive positive |

# I

# Connaissances

CHAPITRE

# 1

# Troubles de la miction et incontinence urinaire de l'adulte et du sujet âgé

## Situations de départ

- 23 Anomalie de la miction
- 61 Syndrome polyuro-polydipsique
- 95 Découverte d'une anomalie au toucher rectal
- 96 Brûlure mictionnelle
- 97 Rétention aiguë d'urine
- 102 Hématurie
- 103 Incontinence urinaire
- 107 Prolapsus
- 156 Ronflements
- 182 Analyse de bandelette urinaire
- 189 Analyse d'un examen cytobactériologique des urines
- 199 Créatinine augmentée
- 247 Prescription d'une rééducation

## Item, objectifs pédagogiques

***ITEM 125 – Troubles de la miction et incontinence urinaire de l'adulte et du sujet âgé***

| Rang | Rubrique | Intitulé | Descriptif |
|---|---|---|---|
| A | Diagnostic positif | Définition des symptômes du bas appareil urinaire (SBAU) (examen clinique, démarche diagnostique) | Connaître les définitions et descriptions cliniques des SBAU, des 3 phases du cycle mictionnel (remplissage, vidange, postvidange) |
| A | Définition | Définitions incontinence urinaire (IU) | – |
| B | Définition | Définitions des types d'incontinence (homme et femme) | Connaître les définitions des 9 types d'IU (ICS, 2017), particulièrement faire la différence entre IU d'effort, IU par urgenturie, IU fonctionnelle et incontinence associée à la rétention chronique |
| B | Diagnostic positif | Diagnostic positif d'une l'incontinence urinaire d'effort (IUE) et d'une incontinence urinaire sur urgenturies (IUU)/quantification/retentissement | Savoir faire le diagnostic positif d'une IUE et d'une IUU ; savoir quantifier l'IU et évaluer son retentissement |
| B | Prévalence, épidémiologie | Prévalence avec l'âge de l'IUE de l'IUU et de l'incontinence urinaire mixte (IUM), facteurs de risque homme-femme-sujet âgé (DIAPPERS) | Augmentation avec l'âge, fréquence homme et femme, modification du type avec l'âge, facteurs de risques démontrés et surtout facteurs de risque modifiables |

| Rang | Rubrique | Intitulé | Descriptif |
|---|---|---|---|
| B | Éléments physiopathologiques | Connaître les mécanismes physiopathologiques de l'IUE, de l'urgence mictionnelle | Insuffisance sphinctérienne/hypermobilité (femme) ; insuffisance sphinctérienne de l'homme ; mécanismes en cause dans l'IUU (obstruction), IUU neurogène, IUU idiopathique |
| B | Diagnostic | Connaître les signes d'alerte devant faire rechercher une cause grave d'incontinence | Infection, corps étranger, tumeurs, maladie neurologique |
| A | Diagnostic | Bilan de première ligne d'une IU (après diagnostic, quantification et retentissement) | Examen cytobactériologique des urines (ECBU), cytodiagnostic urinaire, débitmétrie avec mesure de résidu |
| B | Examens complémentaires | Indication et apport des examens d'imagerie devant des troubles mictionnels, dysurie, IU | – |
| B | Diagnostic | Bilan étiologique et principe thérapeutiques d'une nycturie | (La pollakiurie est traitée dans l'IUU qui est une forme de syndrome d'hyperactivité) |
| A | Étiologies | Principales étiologies de la dysurie de l'homme et de la femme | Item ajouté |
| B | Prise en charge | Principes de traitement des principales étiologies de dysurie chez l'homme et chez la femme | – |





# I. Cycle mictionnel normal

A Le bas appareil urinaire comprend schématiquement un réservoir (la **vessie**) et un conduit d'élimination (l'**urètre**) muni d'un système d'ouverture/fermeture : le **sphincter** (ou zone sphinctérienne qui comprend des fibres musculaires lisses involontaires et striées volontaires dont l'anatomie est différente chez l'homme et la femme).

Le rôle du bas appareil urinaire est binaire : **stocker l'urine** produite en permanence par les reins, sans reflux vers les reins et sans fuite, et **éliminer l'urine** de façon rapide, complète, volontaire (socialement adaptée) en quelques mictions (normalement moins de 8/24 heures).

Le **cycle mictionnel** est l'alternance permanente entre **phase de stockage** de l'urine et **phase de vidange** de l'urine (miction) (fig. 1.1).

On peut aussi diviser ce cycle en 3 phases en ajoutant **une phase postmictionnelle**.

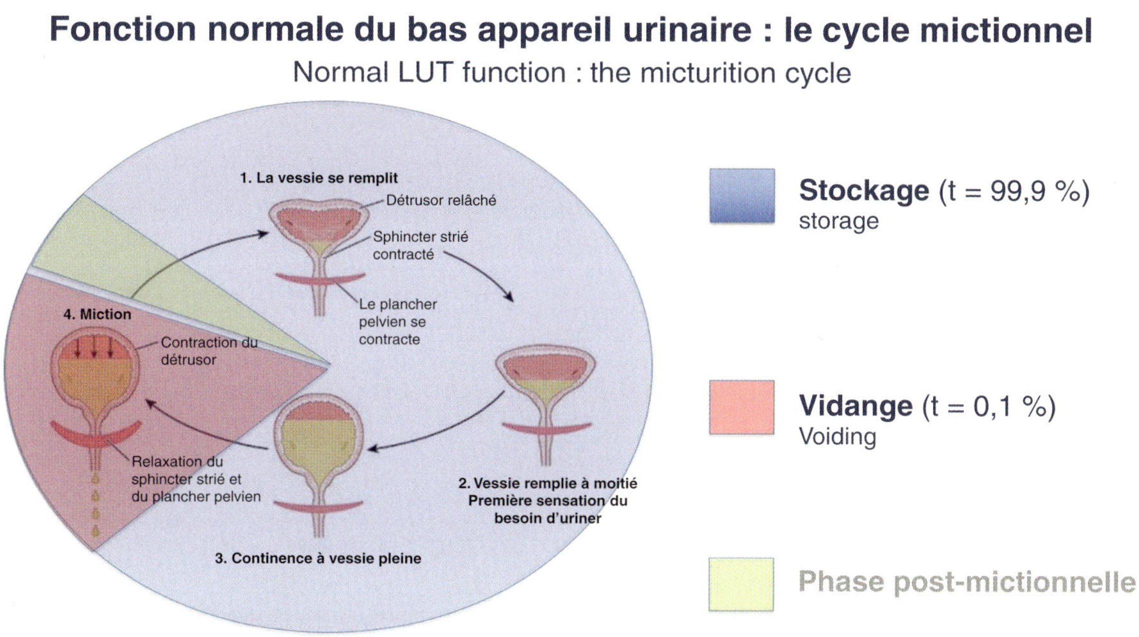


**Fig. 1.1.** Ⓐ **Le cycle mictionnel normal découpé en 2 ou 3 phases.**
LUT = *lower urinary tract* (bas appareil urinaire) ; t = temps ; *to fill* = remplir ; *to store* = stocker ; *to void* = vider.
© Gilles Karsenty



## II. Définitions des symptômes du bas appareil urinaire

Ⓐ On classe **les symptômes du bas appareil urinaire** (SBAU) selon la phase du cycle mictionnel durant laquelle ils surviennent.

Le terme de SBAU doit être préféré à « troubles urinaires fonctionnels » ou « troubles mictionnels ». Il englobe tous les symptômes induits par des dysfonctions du bas appareil urinaire. La terminologie des symptômes du bas appareil urinaire est précisée et fait l'objet de recommandation internationale par l'International Continence Society (ICS). Il est essentiel d'utiliser ces termes pour décrire les plaintes exprimées par les patients quant à leur façon d'uriner (traduire les mots du patient en termes précis standardisés). Bien souvent, un symptôme est prédominant mais on interroge systématiquement le patient à la recherche de tous les autres en suivant le déroulement du cycle mictionnel pour ne pas en oublier.

### A. Symptômes de la phase de stockage

**Incontinence urinaire** (IU) : **fuite involontaire d'urine**.

Le tableau 1.1 décrit les neuf types d'incontinence urinaire définis par l'ICS en 2017.

On retiendra **incontinence d'effort** (IUE) ; **incontinence par urgenturie** (IUU).

**Énurésie** : miction complète involontaire (elle peut être diurne – miction complète involontaire lors d'un paroxysme émotionnel, ou nocturne – miction complète involontaire durant le sommeil).

**Pollakiurie** : augmentation du nombre de mictions par 24 heures à diurèse constante (pour faire la même quantité totale on y va plus souvent pour de plus petits volumes) ; ≥ 8 en période d'éveil (pollakiurie diurne), la nuit ≥ 1 lever si gênant (pollakiurie nocturne cf. « Nycturie »).

**Tableau 1.1.** A B **Les neuf types d'incontinence urinaire définis par l'ICS en 2017.**

| Type d'IU | Description |
|---|---|
| IU d'effort | Fuite involontaire d'urine lors d'un effort physique, de toux, d'éternuements (le jet d'urine débute avec l'effort et s'arrête avec lui) |
| IU urgenturie | Fuite involontaire d'urine accompagnée ou précédée par une urgenturie (en général, vidange complète impossible à arrêter) |
| IU mixte | Coexistence des deux types : effort et urgence |
| IU fonctionnelle | Fuite involontaire d'urine liée à une difficulté cognitive ou de mouvement empêchant d'atteindre les toilettes malgré un bas appareil normal |
| IU multifactorielle | Perte involontaire d'urine résultant de facteurs multiples à la fois liés au bas appareil urinaire et extra-urinaire (polymédication, changements liés à l'âge, à l'environnement, etc.) |
| IU continue | Perte involontaire continue d'urine |
| IU insensible | Perte involontaire d'urine que le patient ne ressent pas |
| IU coïtale (femme seulement) | Perte involontaire durant un rapport (à distinguer de l'orgasme ou de la pénétration) |
| IU associée à la rétention chronique | Fuites d'urines survenant chez un patient avec résidu postmictionnel important (> 300 mL) et/ou une vessie restant palpable et indolore après la miction |

ICS : International Continence Society ; IU : incontinence urinaire.
* L'ICS intègre dans la définition de l'incontinence urinaire les fistules (fuites d'urine par un orifice anormal, en particulier vaginal) et les fuites par regorgement (ou mictions par regorgement) appelées « fuites associées à la rétention chronique d'urine ». Ces deux diagnostics ont pu être par le passé considérés comme des diagnostics différentiels d'incontinence urinaire. Ils sont aujourd'hui considérés comme des formes particulières d'incontinence urinaire.



**Nycturie :** fait d'être réveillé par l'envie d'uriner. Considéré comme anormal dès 1 lever si celui-ci entraîne une gêne pour le patient (difficulté à se rendormir par exemple).

Deux origines à distinguer :

- **la polyurie :** trop d'urine produite sur 24 heures ; et sa forme nocturne exclusive, **la polyurie nocturne**, trop d'urine produite seulement la nuit (normalement 25 à 33 % de la diurèse des 24 heures produite pendant le sommeil, augmente avec l'âge) ;
- OU **la pollakiurie nocturne :** perte de la capacité vésicale fonctionnelle à diurèse constante. Parfois les deux mécanismes coexistent.

**Urgenturie :** désir soudain impérieux et irrépressible d'uriner. C'est un besoin pathologique différent d'une forte envie d'uriner en particulier par ce qu'il ne prévient pas (« le besoin dérange, l'urgenturie surprend »). À l'extrême, l'urgenturie est responsable d'une fuite involontaire d'urine, c'est l'**incontinence urinaire par urgenturie**.

**Syndrome clinique d'hyperactivité vésicale :** ce syndrome est centré sur la survenue d'urgenturie (suffit à elle seule) avec ou sans incontinence ± pollakiurie ± nycturie, en dehors d'une infection urinaire ou d'une pathologie locale évidente (infection, tumeur de vessie ou de voisinage, calcul, corps étranger).

Sensibilité vésicale, qui peut être :

- normale : besoin d'uriner progressivement croissant jusqu'à l'obtention d'un besoin pressant ;
- augmentée : besoin d'uriner très précoce et persistant ;
- réduite : sensation de remplissage vésical mais pas de besoin d'uriner ;
- absente : aucune sensation de remplissage ni de besoin.

## B. Symptômes de la phase de vidange (ou phase mictionnelle)

La **dysurie** ou **syndrome dysurique** (un ou plusieurs des symptômes suivants) : retard au démarrage de la miction, nécessité de pousser pour initier la miction, jet faible et/ou en arrosoir, jet interrompu, miction en plusieurs temps.

**Brûlures mictionnelles :** brûlures ressenties dans l'urètre durant le passage de l'urine.

## C. Symptômes de la phase postmictionnelle

Les gouttes retardataires et la sensation de vidange incomplète peuvent aussi s'intégrer au syndrome dysurique.

## D. En savoir plus sur l'incontinence urinaire

B Il existe neuf types d'incontinences urinaires de l'adulte définis par l'ICS et l'International Consultation on Incontinence (ICI) de Tokyo (2017). Ces distinctions sont importantes car derrière chaque type, il y a un mécanisme différent (cf. tableau 1.1). C'est la compréhension du mécanisme des fuites qui permet de proposer un traitement adapté à celui-ci. Exemple : pour traiter l'incontinence d'effort qui est due à une faiblesse de la capacité d'occlusion de l'urètre, on va donc choisir parmi les traitements capables de renforcer l'occlusion de celui-ci.

# III. Diagnostic d'une incontinence urinaire

A Le diagnostic d'une IU est avant tout clinique; il repose sur l'interrogatoire et l'examen clinique.

## A. Interrogatoire centré sur les fuites

**Des fuites d'urine?** Questionner avec des mots simples : « Vous vous faites pipi dessus ? », « Vous devez vous changer ? », « Ça sent l'urine ? », « Vous êtes obligé de porter une couche ? ».

Les circonstances des fuites orientent vers un type d'IU++ :

- **IU d'effort :** jet non précédé de besoin à l'effort (marche, toux, port de charge lourde) arrêt au repos ou allongé;
- **IU par urgenturie :** fuite de plus grande quantité précédée d'un besoin soudain et irrépressible survenant n'importe quand (effort, repos, jour, nuit);
- **IU permanente et insensible :** aucune sensation de besoin, ni de passage d'urine dans l'urètre, etc.

Les autres SBAU associés sont systématiquement recherchés (symptôme de la phase de stockage et de la phase de vidange).

B Il existe pour quantifier les principaux SBAU des questionnaires de symptômes que les patients remplissent seuls.

A En France, l'USP (*urinary symptoms profile*) quantifie l'incontinence d'effort, la dysurie et l'urgenturie. Il est validé et traduit dans plusieurs autres langues. Le score de Sandvik avec deux questions (fréquence et quantité de fuite) permet une évaluation semi-objective très fiable (tableau 1.2). Leur intérêt est de permettre une évaluation précise en recherche clinique, et une évaluation objective lors des discussions thérapeutiques (réunion de concertation) pour les cas complexes.

**Tableau 1.2.** B **Score de Sandvik.**

| A : fréquence | B : quantité |
|---|---|
| Jamais = 0 | Aucune fuite = 0 |
| < 1 fois mois = 1 | Quelques gouttes = 1 |
| Plusieurs fois par mois = 2 | Petits jets = 2 |
| Au moins 1 fois par semaine = 3 | Plus = 3 |
| Au moins 1 fois par jour = 4 | |

S = A (fréquence des fuites d'urine) X B (quantité d'urine perdue lors des fuites).
Score à 0 : pas d'incontinence.
Score 1–2 : incontinence urinaire légère.
Score 3–6 : incontinence urinaire modérée.
Score 8–9 : incontinence urinaire sévère.
Score à 12 : incontinence urinaire très sévère.
*Source : Sandvik H, Seim A, Vanvik A, Hunskaar S. A severity index for epidemiological surveys of female urinary incontinence: comparison with 48-hour pad-weighing tests. Neurourol Urodyn 2000; 19 : 137-45.*

B Les fuites urinaires peuvent être quantifiées :

- à l'aide du **calendrier mictionnel** ++ on obtient un nombre d'épisodes par jour +++ ;
- le nombre et le type de protections absorbantes portées par jour sont indicatifs ;
- l'index de Sandvik est une façon simple de quantifier par l'interrogatoire ;
- **la pesée des protections absorbantes (*pad test*)** sur 24 heures en condition de vie normale ou 1 heure avec des épreuves spécifiques donne l'évaluation la plus objective.

On interroge systématiquement sur les autres fonctions pelviennes : dysfonction sexuelle et/ou troubles anorectaux (incontinence fécale, dyschésie) concomitants à l'incontinence urinaire.

Le **retentissement** de l'incontinence urinaire :

- questions simples directes sur une échelle de 0 à 10 : « à combien » estimez-vous votre gêne ?
- questions simples indirectes : qu'aimeriez-vous faire et que vous ne pouvez pas faire à cause des fuites ?
- il existe des **questionnaires de qualité de vie liée aux problèmes urinaires** (différents des questionnaires de symptômes) plutôt utilisés pour la recherche clinique ;
- quelles sont les **attentes du patient ou de la patiente** : une simple amélioration lui suffit-il/elle ou attend-il/elle un résultat à 100 % ? Est-il/elle prêt(e) à subir des traitements invasifs/chirurgicaux ou non ?



## B. Examen clinique

A Le but est de **voir la fuite** : le diagnostic d'incontinence urinaire est **clinique**.

Examen vessie pleine reproduisant les circonstances des fuites :

- en position gynécologique puis debout (femme) ;
- en décubitus dorsal puis debout (homme).

**Test d'effort** : fuite ? Mobilité cervico-urétrale réduite normale ou augmentée ? Corrections des fuites par soutènement urétral ?

**Le test de remplissage** de la vessie avec une sonde peut reproduire l'urgence.

**Test au bleu** : en cas de suspicion de fistule vésicovaginale, remplissage vésical avec du sérum physiologique et du bleu de méthylène pour identifier l'orifice fistuleux.

On complète l'examen clinique par :

- examen périnéal :
  - chez l'homme : palper l'urètre, voir le méat (sténose), pratiquer un toucher rectal (volume et consistance de la prostate),
  - chez la femme : recherche de prolapsus associé, touchers pelviens;
- examen neurologique adapté recherchant en particulier des déficits dans le territoire sacré (homme et femme);
- examen des pieds (creux ou plat), de la démarche, du passage talon/pointe;
- examen du sillon fessier (déviation, touffe de poil, lipome);
- sensibilité périnéale au toucher (homme et femme);
- réflexe des métamères sacrés S2-4 : réflexe bulboanal (homme), clitoridoanal (femme)*, tonus anal.

## C. Causes grave d'incontinence urinaire : signes d'alerte « les drapeaux rouges »

L'IU est le plus souvent le symptôme et la maladie à elle seule.

Deux cas particuliers :

- la **présence d'urgenturie** doit toujours conduire à éliminer une infection urinaire, une tumeur de vessie ou de voisinage, un calcul vésical ou rétrovésical (dernière portion de l'uretère), voire un corps étranger intravésical;
- la **survenue brutale** ou l'installation rapide d'une IU quel que soit le type chez un **sujet jeune** associée à une dysfonction sexuelle et anorectale bien que non spécifique est évocatrice d'une origine neurologique.





## D. Bilan minimum d'une incontinence urinaire

**Le calendrier mictionnel** : indispensable pour tous les symptômes du bas appareil urinaire. Consiste à faire noter pendant 72 heures l'heure de chaque miction, le volume uriné, la survenue de fuite avec les circonstances de cette survenue.

**L'ECBU** : permet d'éliminer l'infection urinaire, de détecter l'hématurie microscopique.

**L'échographie** : rénale, vésicale et pelvienne avec mesure de résidu postmictionnel. Permet de vérifier l'intégrité de la vessie des organes pelviens et des reins (tumeurs, calculs en présence d'urgenturie++) et complète l'évaluation non invasive du cycle mictionnel (résidu postmictionnel : évaluation de la phase de vidange).

En deuxième intention selon le contexte :

- **le cytodiagnostic urinaire** : si facteur de risque de tumeur de vessie et urgenturie++;
- **la cystoscopie** : complète l'échographie et le cytodiagnostic urinaire pour éliminer une tumeur de vessie ou un envahissement par une tumeur de voisinage en présence d'urgenturie;
- **la cystographie** (urétrocystographie rétrograde et mictionnelle [UCRM]) a peu de place, sauf en cas de suspicion de fistule urogénitale dont le diagnostic n'a pas été fait par le test au bleu;
- **le bilan urodynamique** : consiste à enregistrer les pressions dans l'urètre et la vessie pendant un remplissage de la vessie. C'est le seul examen à renseigner sur la contraction de la vessie; il permet aussi de mesurer la force de contraction de l'urètre et de mesurer la capacité de la vessie à se laisser remplir à basse pression. On l'utilise souvent avant traitement chirurgical de l'IU ou dans les formes complexes mais il n'est pas systématique;

* Lorsqu'on pince le gland, on observe et on perçoit avec un doigt intra-anal une contraction réflexe du sphincter strié anal (ce test confirme l'intégrité des arcs réflexes sacrés mais ce réflexe est absent chez 30 % des sujets normaux).

- **l'imagerie du système nerveux central (SNC) – imagerie par résonance magnétique (IRM) médullaire et cérébrale :** peut être utile en plus de l'avis d'un neurologue lorsqu'on suspecte une cause neurologique à l'incontinence ;
- **l'imagerie pelvienne de seconde intention (IRM pelvienne) :** peut être utile en cas d'urgenturie et de suspicion de tumeur pelvienne maligne ou bénigne (endométriose).

# IV. Fréquence et facteurs de risque de l'incontinence urinaire de la femme et de l'homme

## A. Chez la femme

### 1. Fréquence

B Entre 40 et 70 ans, l'incontinence urinaire touche 5 à 15 % des femmes (fuite quotidienne), > 15 % après 70 ans chez les femmes institutionnalisées).

L'IU d'effort prédomine jusqu'à 60 ans, suivent l'IU mixte et par urgenturie.

### 2. Facteurs de risque modifiables

L'**obésité** est le facteur de risque le plus important car modifiable ++.

L'obésité (IMC > 30) est associée à tous les types d'incontinence urinaire (effort, urgenturie et mixte).



La perte de poids dès 5 % améliore l'incontinence urinaire avec jusqu'à 60 % de disparition de celle-ci lorsque le sujet corrige complètement son surpoids. En revanche, la chirurgie de l'incontinence urinaire d'effort est moins efficace chez le sujet obèse que chez le sujet normopondéral.

**Carence hormonale :** elle augmente le risque d'urgenturie et d'incontinence par urgenturie.

**Activité physique :** absence d'exercice physique (âge moyen et avancé) ou sport intensif (jeune).

### 3. Facteurs de risque non modifiables

#### a. Facteurs de risque intrinsèques

- Âge (la fréquence de l'IU augmente avec l'âge).
- Génétique : risque relatif (× 3 si mère ou sœur incontinente).
- Ethnique : caucasienne, non hispanique > afro-américaine > asiatique (étude d'origine : États-Unis).

#### b. Facteurs de risque gynéco-obstétricaux

- Grossesse.
- Travail expulsif.
- Accouchement par voie basse.
- Chirurgie pelvienne, irradiation pelvienne.

#### c. Facteurs de risque généraux

- Diabètes (amélioration si bien équilibrés).
- Démence et trouble cognitifs.

#### d. Maladies neurologiques (communes aux deux sexes++)

- Cérébrales : maladie de Parkinson, atrophie multisystématisée, démence, accident vasculaire cérébral (AVC), tumeurs, sclérose en plaques (SEP).
- Médullaires : traumatisme, SEP, myélites, dysraphismes congénitaux (*spina bifida*), etc.
- Périphériques : syndrome de queue-de-cheval, neuropathies périphériques, dénervation après chirurgie pelvienne, etc.

## B. Chez l'homme

### 1. Fréquence

L'épidémiologie de l'IU de l'homme est moins bien étudiée; 2 à 10 fois moins fréquente que chez la femme, augmente avec l'âge.

IU urgenturie > IU mixte et IUE.

### 2. Facteurs de risque

Il existe moins de facteurs aggravants modifiables identifiés que chez la femme (encadré 1.1).

**Encadré 1.1**

**Facteurs de risque d'IU de l'homme (moins bien étudiés)**

- B Âge.
- SBAU (symptômes du bas appareil) associés.
- Infections urinaires.
- Démence et troubles cognitifs.
- Prostatectomie totale (et cystoprostatectomie), IU dans 2 à 50 % des cas. Amélioration possible mais inconstante les 12 premiers mois postopératoires.
- Irradiation pelvienne.
- Maladies neurologiques (communes aux deux sexes : cf. supra ++).

### 3. Spécificité de l'incontinence urinaire du sujet âgé

**À retenir** dans cette tranche d'âge (75 ans et plus) : il existe des IU transitoires et réversibles liées à des facteurs modifiables qui sont résumés dans l'acronyme **DIAPPERS** – *diapers* veut dire « couche » en anglais (encadré 1.2). Dans ces cas, l'IU est fréquemment améliorable par des mesures d'adaptation à la fois urologiques mais aussi non urologiques et environnementales. On notera l'importance de la rétention chronique, qui doit être dépistée (échographie vésicale et mesure du résidu postmictionnel).

Il existe également chez le sujet âgé des incontinences urinaires par urgence, par effort ou mixte, qui ne sont pas réversibles ou transitoires et qui seront prises en charge comme chez des sujets jeunes (dans cette tranche d'âge, l'IU mixte ou par urgenturie est plus fréquente).

# V. Mécanismes physiopathologiques de l'incontinence urinaire d'effort ou de l'incontinence urinaire par urgenturie

## A. Incontinence urinaire d'effort de la femme

Deux mécanismes sont associés pour expliquer les fuites (fig. 1.2; vidéo 1.1) :

- l'**hypermobilité cervico-urétrale** (HMCU) **:** le soutènement du col et de l'urètre est déficient du fait du vieillissement tissulaire, de la carence hormonale, des traumatismes obstétricaux. **Une manœuvre de soutènement du col et de l'urètre corrige la fuite lors de l'examen clinique;**
- l'**insuffisance sphinctérienne** (IS) **:** les moyens d'occlusion de la lumière de l'urètre que sont la muqueuse avec sa sous-muqueuse richement vascularisée, les fibres musculaires

**Encadré 1.2**

### Facteur favorisant l'incontinence urinaire transitoire et/ou réversible du sujet âgé (« DIAPPERS »)

B Délire (***D****elirium*) : délire et syndrome confusionnel dus à une rétention d'urine prenant le masque de l'incontinence urinaire (regorgement). Régressif au traitement de la rétention.

Infection urinaire (***I****nfection*) : l'infection, souvent paucisymptomatique, peut être responsable (rarement à elle seule) ou facteur aggravant (souvent) de l'IU.

Atrophie vaginale (***A****trophic vaginitis*) : la carence hormonale peut être cause et/ou facteur aggravant d'incontinence urinaire, surtout par urgenturie.

Causes pharmacologiques (***P****harmaceuticals*). Polymédication : diurétiques, inhibiteurs de l'enzyme de conversion (IEC), opiacés, sédatifs, anticholinergiques, etc.

Causes psychologiques (***P****sychologicals*) : la dépression en particulier est souvent sous-évaluée.

Excès de production d'urine ou endocrine (***E****xcess urine output*) : diabète, polyurie multifactorielle, diurétiques, excès d'apport, mobilisation, œdème.

Réduction de mobilité (***R****restricted mobility*) : majoration des conséquences de l'urgenturie.

Selles (***S****tool impaction*) : la constipation est responsable d'incontinence chez 10 % des patients âgés.

Source : Resnick NM. Urinary incontinence in the elderly. Med Grand Rounds 1984; 3 : 281-90.

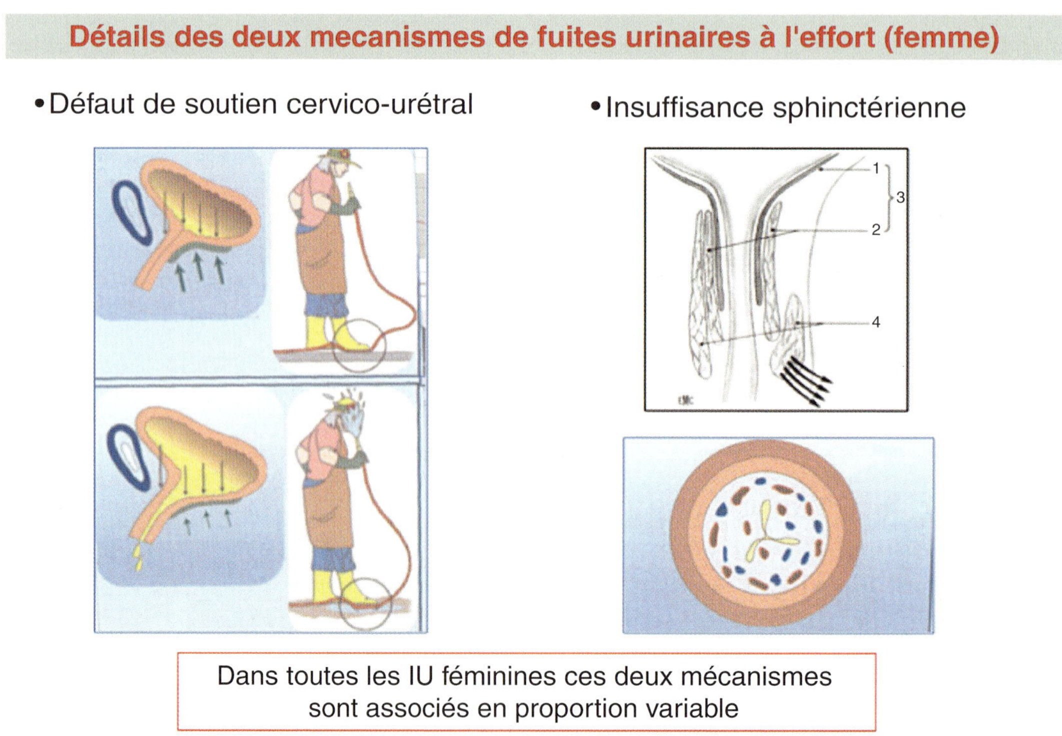


**Fig. 1.2.** B **Mécanismes de l'incontinence d'effort.**

lisses et le sphincter strié sont déficients. Ces structures peuvent être déficientes par atteinte directe (vieillissement, carence hormonale, traumatismes) mais aussi par dénervation au cours des atteintes périphériques somatiques (syndrome de queue-de-cheval, neuropathies périphériques, lésion des branches pudendales au cours d'une fracture du bassin, etc.). **Une manœuvre de soutènement du col et de l'urètre ne corrige pas la fuite lors de l'examen clinique.**

## B. Incontinence urinaire d'effort de l'homme

L'IU d'effort est liée à une forme d'IS. Elle est 10 fois moins fréquente que chez la femme et elle est essentiellement iatrogène après :

- une prostatectomie pour cancer : 2 à 15 % des patients auront une IU 12 mois après une prostatectomie totale ;
- une chirurgie de désobstruction prostatique dans l'hypertrophie bénigne de prostate (0,5 à 2 %) ;
- une cystoprostatectomie + remplacement vésical intestinal ;
- une irradiation pelvienne adjuvante à la prostatectomie aggrave le risque d'IU d'effort sévère.

## C. Incontinence urinaire par urgenturie et syndrome clinique d'hyperactivité vésicale

La dysfonction s'exprime au niveau de la vessie.

Les mécanismes en jeu sont :

- un excès de message afférent (besoin) ;
- une diminution des capacités à traiter le message afférent ;
- une diminution de l'inhibition centrale sur le réflexe mictionnel ;
- une hyperexcitabilité du muscle vésical.

Ces anomalies aboutissent à la survenue d'une fuite pour un faible niveau de remplissage d'un besoin urgent et irrépressible (urgenturie) qui aboutit à une contraction du détrusor non contrôlée responsable de la fuite.

Les étiologies d'incontinence urinaire par urgenturie et du syndrome clinique d'hyperactivité vésicale peuvent être classées en quatre groupes (fig. 1.3) :

- idiopathique ;
- psychogène ;
- troubles neurologiques centraux ;
- causes locales (dont l'obstruction sous-vésicale++).

Dans le cadre idiopathique, coexistent trois groupes d'anomalies (urothélium, nerfs, détrusor) sans qu'aucune pathologie avérée ne soit mise en évidence.

- Anomalie de l'**urothélium** (le sensor de la vessie, là où le besoin naît).
- Anomalie des centres **neurologiques** supérieurs qui traitent l'information besoin (sans pathologie neuro-identifiable).
- Anomalie de la voie efférente et du **muscle vésical** qui devient hyperexcitables.

En résumé, voici les principales étiologies des IU selon le type d'incontinence et le mécanisme des fuites chez l'homme et chez la femme (fig. 1.4).

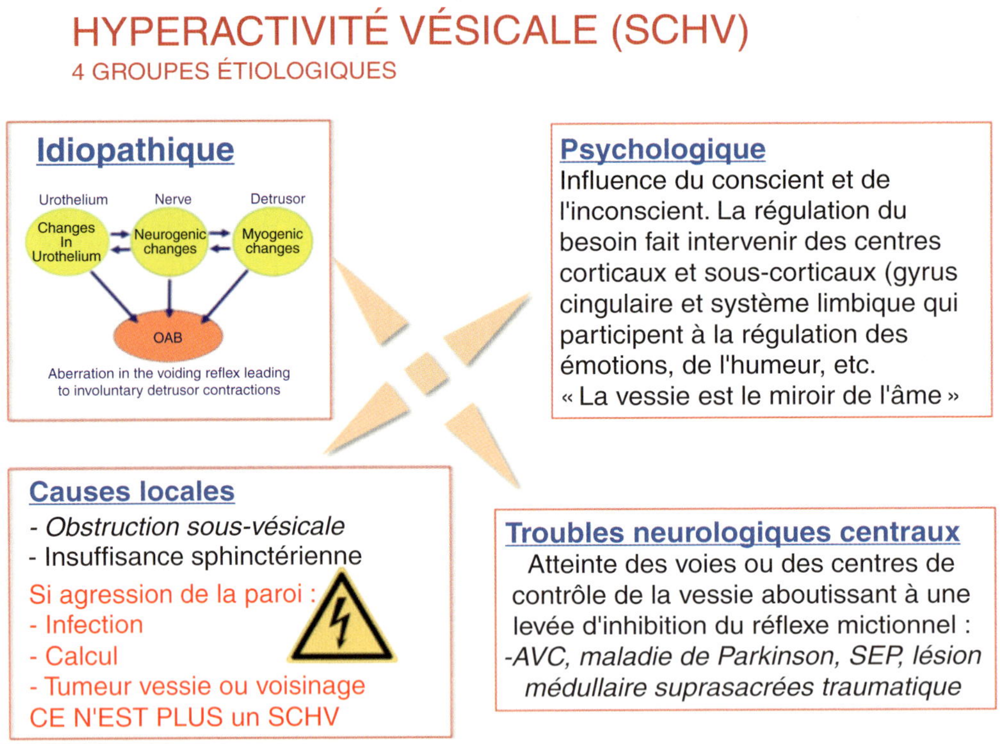


**Fig. 1.3.** B Étiologies du syndrome clinique d'hyperactivité vésicale.



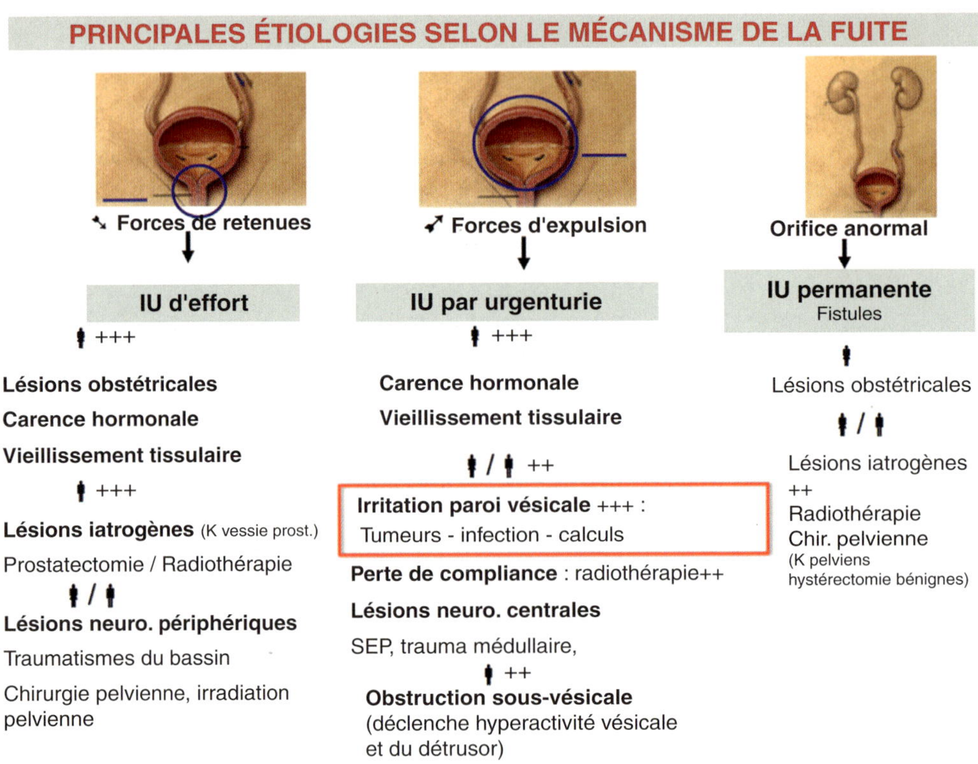


**Fig. 1.4.** B Mécanismes et étiologies de l'incontinence urinaire.

# VI. Principes de traitements des incontinences urinaires d'effort et par urgenturie (fig. 1.5 et 1.6)

## A. Incontinence urinaire d'effort

- C Cible : l'urètre.
- Objectif : renforcer les résistances urétrales.

A

**Correction des facteurs aggravants**

– Obésité (femme)
– Traitement local de la carence hormonale par œstrogénothérapie vaginale (femme)
– Normaliser l'apport hydrique (intérêt du calendrier mictionnel, femme et homme)

+

**Rééducation périnéosphinctérienne**

Prise de conscience, réapprentissage et renforcement de la contraction et du tonus du muscle principal du plancher pelvien le *levator ani*) (femme et homme)

B

Si HMCU prédominante
**Bandelettes synthétiques sous-urétrales sans tension** (TVT-TOT)
Chirurgie sans matériel prothétique possible : colposuspension de BURCH*

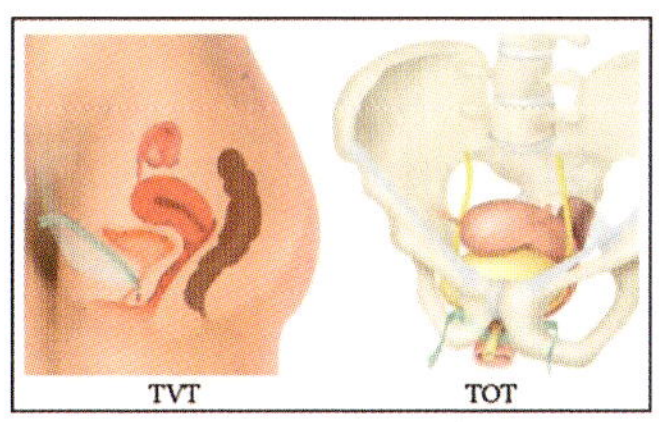

Bandelettes rétropubienne ou transobturatrice

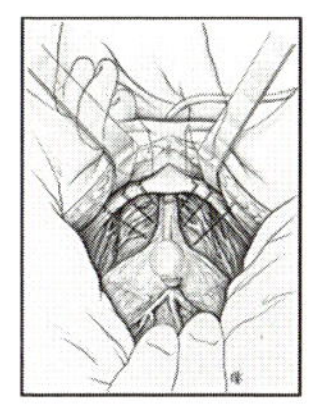
Intervention de Burch

Si IU par IS prédominante légère
**Agent comblant injecté sous la muqueuse urétrale** (intérêt ++ femme âgée)

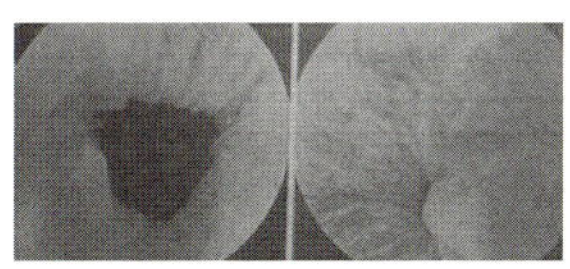

Agent comblant augmentant l'occlusion urétrale
Si IU par IS modérée à sévère :
–**bandelette sous-urétrale synthétique sans tension par voie rétropubienne** (TVT)
–**ballons ajustables de compression péri-urétraux**
–**sphincter urinaire artificiel**

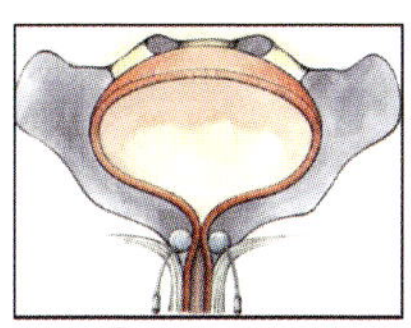
Ballons ajustables péri-urétraux

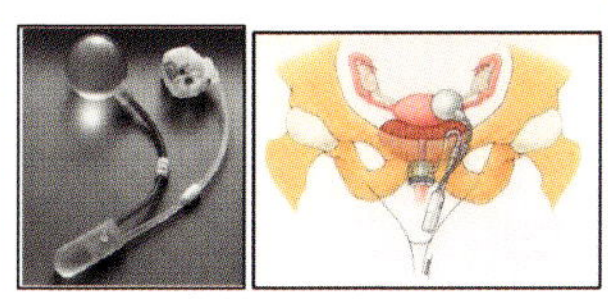
Sphincter urinaire artificielde la femme

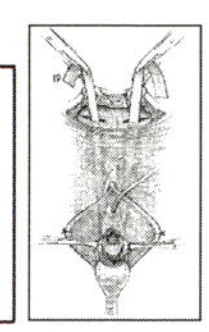
Bandelette aponévrotique

Chirurgie sans matériel prothétique : bandelette aponévrotique sous-cervicale**

* Suspension du vagin à la face postérieure du pubis, renforce le soutènement du col de la vessie et de l'urètre.
** Une bandelette d'aponévrose du *Rectus abdominis* est passée sous le col vésical est fixée derrière le pubis.

C

IU légère
– **agent comblant injecté sous la muqueuse urétrale**
IU modérée à sévère
– **ballons ajustables péri-urétraux de compression**
–**bandelettes synthétiques sous-urétrales compressives**
–**sphincter urinaire artificiel (surtout si IU sévère et patient irradié)**

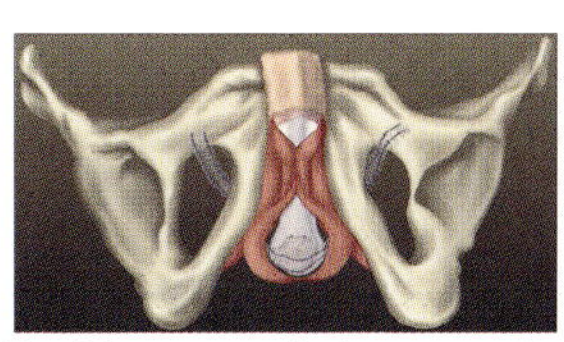
Bandelette sous-urétrale compressive

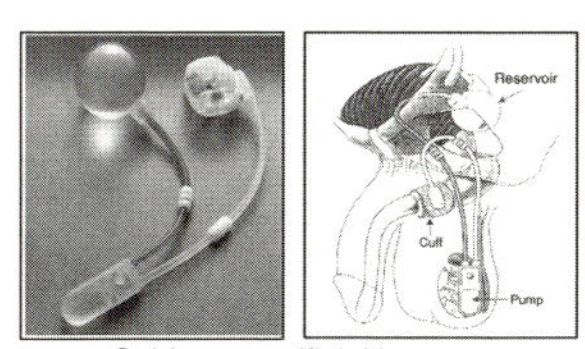

Sphincter artificiel homme

**Fig. 1.5. C Traitement de l'incontinence urinaire d'effort.**
A. 1re ligne : femme et homme. B. 2e ligne : femme. C. 2e ligne : homme.

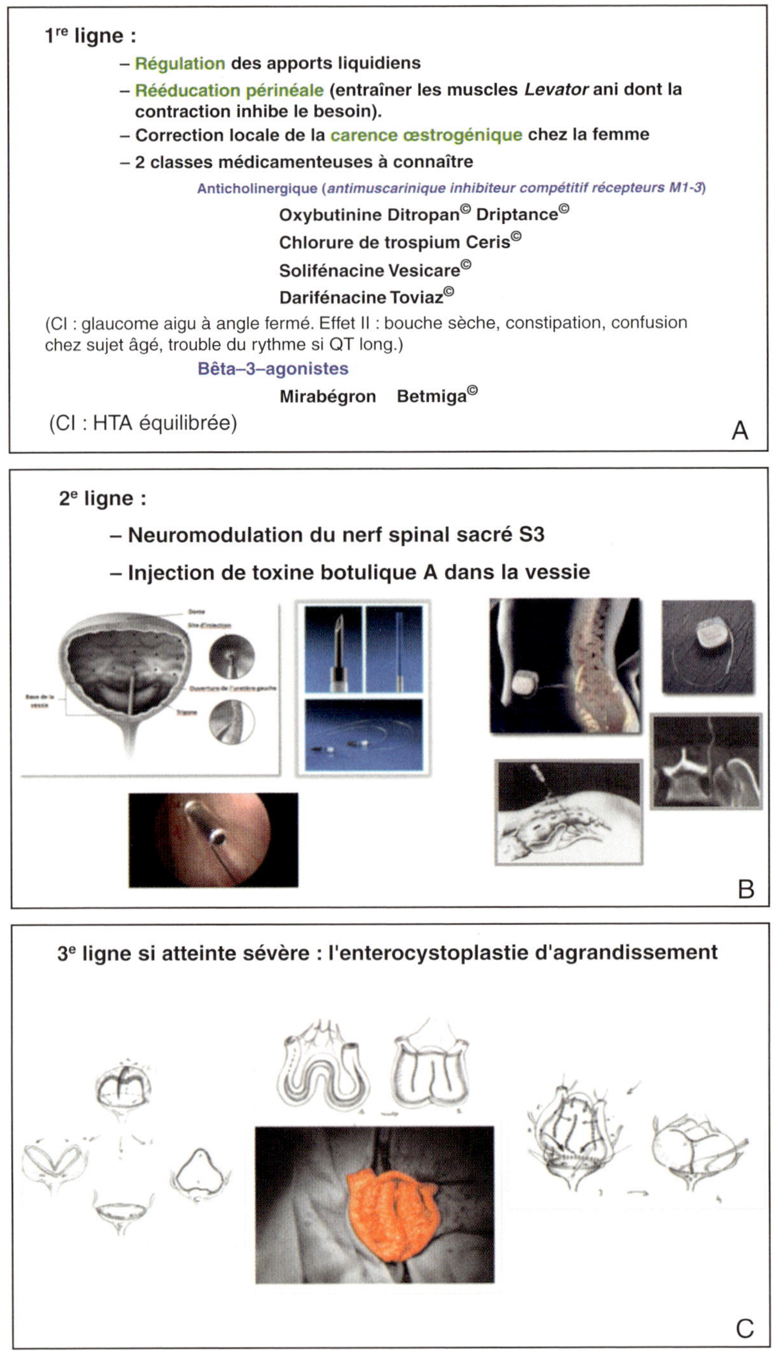


**Fig. 1.6. Traitement du syndrome clinique d'hyperactivité vésicale idiopathique/neurogène.**
A. 1re ligne. B. 2e ligne : neuromodulation du nerf spinal sacré S3 et injection de toxine botulique dans la vessie. C. 3e ligne si atteinte sévère : entérocystoplastie d'agrandissement.

## B. Incontinence urinaire par urgenturie

- Cible : la **vessie**.
- Objectif : **augmenter la capacité vésicale, réduire la pression pendant le remplissage**.

## C. Autres types d'incontinence urinaire

Dans les autres types d'IU, le traitement est là encore adapté au mécanisme :

- IU mixte : identifier la composante (effort ou urgence) prédominante (la plus gênante) et commencer par traiter celle-ci ;
- IU par rétention chronique : rétablir une vidange vésicale régulière (cf. trouble de la miction) ;
- fistules (vésicovaginales le plus souvent), séparation de la vessie et du vagin et fermeture chirurgicale étanche de l'orifice vésical et de l'orifice vaginal en croisant les sutures.

# VII. Bilan étiologique et principe thérapeutique d'une nycturie

B **Nycturie :** c'est le fait d'être réveillé par l'envie d'uriner. Considéré comme anormal dès le 1er lever si celui-ci entraîne une gêne pour le patient (difficulté à se rendormir par exemple). La nycturie est un motif fréquent de consultation d'autant plus qu'elle est intense (> 2 ou 3 levers par nuit). La nycturie est responsable de fatigue et d'inconfort mais aussi de complications graves, voire de décès, chez le sujet âgé en particulier du fait des chutes nocturnes lors des réveils (fracture de l'extrémité supérieure du fémur, traumatismes crâniens, hématomes sous-duraux, etc.).

Deux origines à distinguer : **la polyurie :** – trop d'urine produite sur 24 heures, et sa forme nocturne exclusive – **la polyurie nocturne**, trop d'urine produite seulement la nuit (normalement 25 % de la diurèse des 24 heures est produite pendant le sommeil entre 20 et 30 ans ; cette proportion augmente lentement avec l'âge jusqu' à 33–35 % après 65 ans) OU **la pollakiurie nocturne** – perte de la capacité vésicale fonctionnelle à diurèse constante (miction plus fréquente pour le même volume d'urine total produit parce que la vessie ne se laisse pas remplir. Parfois les deux mécanismes coexistent.

L'examen clef du bilan étiologique d'une nycturie est le **calendrier mictionnel** +++.

Il permet de connaître la répartition de la diurèse sur les 24 heures et de savoir s'il y a une polyurie ou une pollakiurie.

Bilan d'une polyurie :

- **polyurie permanente (jour et nuit) :** l'osmolalité urinaire basse (< 200–300 mOsm/kg) oriente vers un diabète insipide (natrémie haute), polydipsie/potomanie (natrémie basse). L'osmolalité haute > 200–300 mOsm/kg oriente vers une diurèse osmotique : diabète sucré ++ en premier lieu ;
- **polyurie nocturne :** elle peut être multifactorielle, liée à des habitudes de boissons le soir inadaptées, à la prise de diurétique le soir, à une insuffisance rénale débutante à la recirculation des œdèmes des membres inférieurs en cas d'insuffisance cardiaque ; une cause à rechercher car elle est facilement curable est le syndrome d'apnée obstructive du sommeil (SAOS). L'association polyurie nocturne, ronflement, fatigue diurne, surpoids est très évocatrice.

Le bilan d'une pollakiurie isolée repose sur le calendrier mictionnel et la recherche d'un résidu postmictionnel important par échographie. Si la pollakiurie est associée à une urgenturie, on éliminera les pathologies vésicales (infection, tumeur, calcul), puis on fera le bilan d'un syndrome d'hyperactivité vésicale.

# VIII. Diagnostic d'un trouble de la miction

## A. Déroulement de la miction normale (encadré 1.3)

**Encadré 1.3**

**Miction = phénomène actif = 3 acteurs.**

**Muscle vésical : moteur de la miction**

- Système parasympathique sacré (S2-4) : actif+.
- Récepteurs muscariniques du détrusor activés par l'acétylcholine.

**Urètre et sphincters : filière sous-vésicale de sortie**

La filière ouverte oppose une faible résistance à l'écoulement de l'urine.

- Système orthosympathique (T10-L1) : inactif–.
  - Récepteurs α-adrénergiques inactifs (pas de noradrénaline).
- Système somatique (S2-S4) : relaxation volontaire du sphincter strié urétral (SSU).
  - Récepteurs nicotiniques activés par l'acétylcholine.

## B. Commande neurologique étagée sur tout le névraxe

- A Contrôle volontaire du déclenchement de la miction (centre corticaux sous-corticaux-cortex frontal-insula-gyrus cingulaire, etc.).
- Coordination activité du moteur/état de la filière de sortie (centre mictionnel pontique).



## C. Physiopathologie des troubles de la miction (encadré 1.4)

**Encadré 1.4**

**Mécanisme des troubles de la miction (dysurie)**

**Obstacle urètre : filière de sortie bouchée**

- Obstacles anatomiques :
  - rétrécissement de la filière (pariétale) ;
  - « bouchon » coincé dans la filière (luminale).
- Obstacles fonctionnels (les sphincters ne s'ouvrent pas) :
  - perte de coordination entre vessie et urètre ;
  - le ou les sphincters ne se relâchent pas.

**Faiblesse du moteur de la miction**

- Myogène : lésion ou dysfonction du muscle vésical.
- Neurogène : lésion ou dysfonction de l'innervation vésicale.

## D. Combinaison des deux groupes de causes

### *1. Diagnostic d'un trouble de la miction*

#### a. Interrogatoire

B Passer en revue tous les SBAU de la phase de vidange et de la phase de stockage car les troubles de la vidange sont rarement isolés :

- lorsque la vidange est incomplète (résidu), la fréquence mictionnelle augmente (il faut un plus grand nombre de vidanges de petite quantité pour éliminer la même diurèse sur 24 heures). Les pollakiuries diurne et nocturne sont donc souvent associées;
- l'obstruction sous-vésicale est une étiologie du syndrome clinique d'hyperactivité vésicale (l'obstacle modifie le travail vésical et la vessie modifie son comportement avec émergence d'urgenturie).

On recherche les antécédents :

- neurologiques :
  - lésion médullaire sous le centre pontique de la miction : dyssynergie vésicosphinctérienne,
  - lésion périphérique (queue-de-cheval ou neuropathie) : hypocontractilité;
- urologiques :
  - chirurgie endoscopique urologique et sondage urétral : sténoses de l'urètre,
  - infections urinaires basses et urétrites : sténose de l'urètre;
- chirurgicaux pelviens :
  - cancers pelviens (colorectaux, gynécologiques), endométriose pelvienne profonde. Dénervation responsable d'hypocontractilité.

On précise toutes les prises médicamenteuses à la recherche de spécialités à effet opioïde, anticholinergique ou $\alpha$-stimulant.

## b. Examen

- Aspect du méat urétral, inspection de tout le périnée.
- Palpation de l'urètre.
- Touchers pelviens (taille et consistance de la prostate, autres tumeurs pelviennes, fécalome++ chez le sujet âgé).
- Examen de l'abdomen à la recherche d'un globe vésical.
- Examen neurologique du périnée (en particulier sensibilité++).

Le calendrier mictionnel doit compléter impérativement l'interrogatoire et l'examen clinique.

## c. Examens complémentaires

- L'échographie vésicale, rénale, avec mesure du résidu postmictionnel :
  - résidu ou rétention si sujet obèse;
  - épaisseur et aspect de la paroi vésicale (épaississement, aspect crénelé diverticules);
  - retentissement rénal (urétérohydronéphrose).
- La débitmétrie et la mesure du résidu postmictionnel (échographie ou BladderScan® qui est un échographe automatisé).
- L'urétrocystoscopie (endoscopie qui permet de voir les obstacles).
- L'urétrocystographie rétrograde et mictionnelle permet de mesurer la longueur d'une sténose lorsque celle-ci n'est pas franchissable par l'endoscope. Elle permet de mesurer aussi le résidu postmictionnel et de diagnostiquer un reflux.
- Le bilan urodynamique (surtout l'épreuve pression-débit) : seul examen à pouvoir renseigner sur la contractilité vésicale. Seul examen à permettre d'affirmer l'obstruction (notion différente de l'obstacle). L'obstruction est une perturbation de la relation pression/débit (obstruction : travail augmenté du moteur vésical pour produire un débit normal [obstruction compensée] ou un débit abaissé [obstruction décompensée]). C'est aussi le seul examen à pouvoir différencier l'obstruction et l'hypocontractilité vésicale.

## 2. Étiologies des troubles de la miction (encadré 1.5)

**Encadré 1.5**

**Obstructions sous-vésicales**

**Causes anatomiques pariétales (plus fréquentes chez l'homme)**

- Hypertrophie bénigne de la prostate (HBP) (homme >6e décade) : volume prostatique augmenté, obstruction sous-vésicale (cf. item correspondant).
- Sténose de l'urètre (homme de tout âge, femme âgée) : antécédents de traumatisme de l'urètre ou du bassin, iatrogénie (manœuvres endo-urétrales, sondage traumatique), urétrites (gonococciques). Sténose du méat par carence hormonale chez la femme âgée.
- Cancer de la prostate : rare, uniquement si évolution locale importante, souvent à un stade avancé de la maladie.

**Causes anatomiques endoluminales (plus fréquentes chez l'homme)**

- Caillotage vésical : avant la rétention ; hématurie macroscopique ; terrain : tumeur de la vessie.
- Calcul de l'urètre : calcul vésical ou du haut appareil enclavé dans l'urètre.

**Fonctionnelle (homme = femme)**

- Dyssynergie vésicosphinctérienne : au cours d'une maladie neurologique (traumatisme médullaire supra-sacré et infrapontique), le sphincter se contracte en même temps que la vessie.
- Asynchronisme vésicosphinctérien lorsqu'il y a un mauvais relâchement du sphincter et du périnée pendant la miction sans cause neurologique (ex. : syndrome de périnée fermé après abus sexuel).
- Les hypertonies iatrogènes médicamenteuses du SSU et du col vésical par prise de médicament à effet d'α-stimulants (ex. : midodrine pour hypotension orthostatique, solution nasale en traitement symptomatique de la rhinorrhée contenant de la naphtazoline ou de l'éphédrine ; certains de ces médicaments sont en vente libre). Leur prise peut décompenser une situation jusque-là acceptable (dysurie par obstruction sous-vésicale qui se complique brutalement d'une rétention aiguë).



## 3. Hypocontractilités vésicales

**A** **Neurogène :** les atteintes périphériques (radiculaires, tronculaires ou plus périphériques) qui altèrent l'innervation parasympathique du détrusor. Exemple : syndrome de queue-de-cheval post-traumatique, neuropathie diabétique.

**Myogène :** destruction progressive du muscle lisse par vieillissement, obstruction chronique, infiltration amyloïde.

**Médicamenteuse :** anticholinergiques et médicaments a effet anticholinergique accessoire (antidépresseur, antipsychotiques, etc.), opiacés.

## 4. Principes thérapeutiques des principaux troubles de la miction

**B** La complication aiguë du syndrome dysurique est la rétention aiguë d'urine (cf. chapitre 20). Son traitement immédiat repose sur le drainage vésical par cathéter sus-pubien ou sonde urétrale pour une durée aussi courte que possible.

Les complications infectieuses (infections urinaires fébriles) ou néphrologiques (insuffisances rénales aiguës ou chroniques) seront traitées spécifiquement et imposeront la recherche de la cause du syndrome dysurique et son traitement étiologique (cf. ci-dessous).

## 5. Obstacles sous-vésicaux

- Hypertrophie bénigne de la prostate (cf. chapitre 10) :
  - médicament : α-bloquants, inhibiteur de la 5α-réductase ;

- désobstruction chirurgicale : résection transurétrale de la prostate (RTUP), vaporisation ou énucléation au laser, adénomectomie chirurgicale. Le choix de la technique lorsqu'il ne s'agit pas de laser dépend du volume de l'hypertrophie : RTUP si moins de 80 mL, adénomectomie si plus de 80 mL. Les techniques au laser ne sont pas limitées par le temps de travail (pas de glycocolle comme liquide d'irrigation). En vaporisation, les opérateurs entraînés vont jusqu'à 150 mL. L'énucléation n'a pas de limite de taille pour les opérateurs entraînés.

- Sténoses de l'urètre :
  - **urétrotomie endoscopique** (incision de la sténose par voie endoscopique);
  - **urétroplastie** (chirurgie de reconstruction : résection/anastomose ou apport d'un greffon pour reconstruire et élargir la zone sténosée. On utilise la peau du prépuce ou du fourreau de la verge mais surtout la muqueuse buccale en lambeau libre);
  - **dans les cancers de la prostate localement avancés** avec obstruction de la lumière urétrale, il n'y a pas la plupart du temps d'indication à une prostatectomie totale (cancer avancé et non localisé). On réalise une **résection transurétrale de désobstruction par voie endoscopique** selon le même principe que la RTUP de l'**hypertrophie bénigne de la prostate;**
  - **lorsque la dyssynergie vésicosphinctérienne** est « légère » le traitement par **α-bloquants** a montré une efficacité partielle. C'est ainsi qu'une indication est retenue chez la femme atteinte de SEP. Dès que la dyssynergie est sévère, il n'y a pas de traitement étiologique. La prise en charge repose sur les **autosondages propres intermittents**. Le patient utilise une sonde à usage unique et vide lui-même sa vessie à intervalles réguliers (toutes les quatre heures). Si les autosondages ne sont pas possibles (ex. : tétraplégie), une dérivation continente à l'ombilic peut les rendre plus faciles (opération de Mitrofanoff). Dans les cas les plus défavorables, une dérivation non continente de type Bricker peut être proposée pour éviter les complications des cathéters à demeure à long terme;
  - **causes médicamenteuses :** arrêt du médicament incriminé et recherche d'une obstruction partielle associée qui pourrait faire l'objet d'un traitement dédié.
  - certains asynchronismes ou des situations rares de rétention « réflexe » et le syndrome de Fowler peuvent répondre à la stimulation électrique du nerf spinal S3 appelée « neuromodulation sacrée S3 » (utilisée par ailleurs dans le traitement du syndrome clinique d'hyperactivité vésicale).

## 6. Hypocontractilités vésicales

Il n'y a pas à l'heure actuelle de traitement pharmacologique de l'hypoactivité du détrusor. Les tentatives d'usage de molécules cholinergique ont montré leur inefficacité et sont potentiellement dangereuses (risque cardiovasculaire).

Le traitement repose sur les autosondages propres intermittents. Lorsqu'ils ne sont pas possibles, le recours à la sphinctérotomie est inefficace car il n'y a pas de moteur vésical pour vider. La sonde urétrale à demeure ou le cathéter sus-pubien à demeure ne sont pas des solutions viables à long terme, même avec des changements fréquents. L'inconfort permanent, la destruction de l'urètre (fistules urétrales), les infections urinaires fébriles menaçant le pronostic rénal et parfois vital, le risque de cancérisation sur inflammation chronique à long terme sont les complications des cathéters de drainage (urétraux ou sus-pubiens) à demeure laissés à moyen et long terme.

# Compléments en ligne

Un complément numérique est associé à ce chapitre. Il est indiqué dans le texte par l'icône . Il propose une vidéo. Pour voir ce complément, connectez-vous sur www.em-consulte/e-complement//477071 et suivez les instructions.

**Vidéo 7.1.**

Mécanismes de l'incontinence d'effort.

## Résumé

| Rang | Descriptif |
|---|---|
| A | Connaître les définitions et descriptions cliniques des SBAU des 3 phases du cycle mictionnel (remplissage, vidange, postvidange)<br>Le bas appareil urinaire alterne 3 phases : stockage, vidange (miction), phase postmictionnelle.<br>Normalement : stockage = pas de fuite, sensation progressive de remplissage puis de besoin d'uriner ; vidange = volontairement déclenchée rapide, indolore, complète ; postmiction = sensation de vidange complète<br>Les symptômes de la phase de stockage sont :<br>• IU : fuite involontaire d'urine<br>• pollakiurie : augmentation du nombre de miction (≥ à 8 en éveil)<br>• nycturie : réveil par l'envie d'uriner (≥ 1 fois si gênant)<br>• urgenturie : besoin d'uriner anormal car soudain, impérieux, irrépressible.<br>• syndrome clinique d'hyperactivité vésicale : urgenturie (suffit à elle seule) ± incontinence ± pollakiurie ± nycturie si pas d'infection, de tumeur (vessie ou voisinage), de calcul ou d'autre pathologie locale<br>Les symptômes de la phase de vidange sont la dysurie ou syndrome dysurique : retard au démarrage de la miction, nécessité de pousser pour initier la miction, jet faible et/ou en arrosoir, jet interrompu, miction en plusieurs temps à l'extrême rétention chronique ou aiguë<br>Symptômes de la phase postmictionnelle :<br>• les gouttes retardataires<br>• la sensation de vidange incomplète |
| A | Connaître la définition de l'IU<br>IU : toute fuite involontaire d'urine (quelles que soient les circonstances, la quantité, l'orifice de sortie) |
| B | Connaître les définitions des 9 types d'IU (ICS, 2017) – particulièrement faire la différence entre IU d'effort, IU par urgenturie, IU fonctionnelle et incontinence associée à la rétention chronique<br>9 sous-types d'IU sont définis par l'ICS de Tokyo (2017) :<br>• IU d'effort<br>• IU par urgenturie<br>• IU mixte<br>• IU fonctionnelle<br>• IU multifactorielle<br>• IU continue<br>• IU insensible<br>• IU coïtale<br>• IU associée à la rétention d'urine (anciennement IU par regorgement)<br>Le type d'IU oriente vers le mécanisme des fuites :<br>• IU d'effort : problème d'urètre<br>• IU par urgenturie : problème de vessie<br>• IU fonctionnelle : problème pour atteindre les toilettes ; vessie et urètre fonctionnent normalement |

| Rang | Descriptif |
|---|---|
| B | Savoir faire le diagnostic positif d'une IU d'effort et d'une IU par urgenturie<br>Savoir quantifier l'IU et évaluer son retentissement<br>Le diagnostic est clinique<br>1. L'interrogatoire oriente :<br>• jet d'urine par le méat urétral pendant l'effort, s'arrête dès que l'effort est terminé, rien au repos allongé : IU effort<br>• besoin urgent, n'importe quand (l'urgenturie surprend) qui ne laisse pas le temps d'arriver aux toilettes, vidange le plus souvent complète (fuite importante) : IU par urgenturie<br>2. L'examen confirme :<br>• pendant le remplissage de la vessie avec une sonde permet de voir la fuite par urgenturie autour de la sonde. Le patient surpris par le besoin urgent, ne peut pas se retenir et vide toute sa vessie<br>• lorsque la vessie est remplie, on demande un effort de toux au patient et on voit un jet d'urine s'échapper par le méat et s'arrêter dès que l'effort cesse |
| A | Connaître les signes d'alerte devant faire chercher une cause grave d'IU :<br>• urgenturie : éliminer une infection urinaire, un calcul de vessie ou de l'uretère intramural (dernière portion qui traverse la paroi vésicale), une tumeur de vessie ou de voisinage<br>• IU ou rétention d'urine + incontinence fécale ou dyschésie (difficulté à faire sortir les selles du rectum) + dysfonction sexuelle (dysérection, hypo-/anorgasmie) : évocateur (mais non spécifique) d'une origine neurologique<br>• renforcée si symptômes ou signes cliniques neurologiques associés : baisse d'acuité visuelle, parésie, paresthésie, etc. |
| B | Connaître la prévalence avec l'âge et le sexe de l'IU d'effort/par urgenturie/mixte et leurs facteurs de risque, chez l'homme, la femme et le sujet âgé<br>La prévalence de l'IU dépend de la définition retenue : 1 goutte 1 fois par mois ou 3 couches/jour (homme ou femme)<br>IU chez la femme, augmente avec âge, grossesse, accouchement par voie basse, surcharge pondérale (surtout si obésité) : principal facteur de risque modifiable chez les 45–65 ans (IUE > IUU et IUM) ; après 65 ans, augmentation de l'IUU et IUM.<br>IU chez l'homme moins fréquente, augmente avec l'âge ; IUU la plus fréquente, IUE iatrogène : chirurgie de la prostate (cancer >> HBP)<br>Chez l'homme et la femme, les maladies neurologiques sont un facteur de risque d'IU |
| B | Connaître les mécanismes physiopathologiques de l'IU d'effort et de l'urgence mictionnelle<br>IU d'effort : défaut d'occlusion de l'urètre<br>Chez la femme, 2 mécanismes coexistent en proportion variable d'hypermobilité :<br>• défaut de soutien de l'urètre à l'effort et/ou insuffisance sphinctérienne<br>• défaut permanent de fermeture du canal<br>Chez l'homme : insuffisance sphinctérienne prédominante, défaut permanent de fermeture du canal<br>IU par urgenturie : vessie incapable de contenir l'urine sans se contracter ou générer un faux besoin urgent (due à la vessie elle-même ou à sa commande neurologique) |
| A | Connaître le bilan de 1re ligne d'une IU (après diagnostic positif)<br>Calendrier mictionnel, ECBU, échographie rénale, vésicale et pelvienne avant et après miction<br>Drapeau rouge si IU par urgenturie (éliminer infection, tumeur vessie ou voisinage, calcul/corps étranger) |
| B | Connaître les indications et apports des examens d'imagerie devant une dysurie et une IU<br>L'échographie rénale, vésicale et pelvienne avant et après miction a un apport morphologique et fonctionnel essentiel en 1re ligne<br>UCRM, IRM cérébrale et médullaire ou IRM pelvienne sont des examens de 2e ou 3e ligne utilisés dans des contextes spécifiques |

| Rang | Descriptif |
|---|---|
| B | Connaître bilan étiologique et principes thérapeutiques d'une nycturie<br>Le bilan doit permettre de distinguer :<br>• pollakiurie ≠ polyurie<br>• calendrier mictionnel +++ (proportion de la diurèse jour/nuit)<br>Si polyurie : osmolalité urinaire et natrémie |
| A | Connaître les principales étiologies de la dysurie de l'homme et de la femme :<br>• vidange : contraction de la vessie, résistances urétrales<br>• dysurie : contraction trop faible et/ou trop de résistances urétrales<br>• résistances urétrales élevées : HBP, sténose de l'urètre (homme ++), iatrogène après traitement d'incontinence (femme)<br>• hypocontractilité : dénervation vésicale périphérique, causes médicamenteuses, muscle vésical détruit |
| B | Connaître les principes de traitement des principales étiologies de dysurie chez l'homme et chez la femme :<br>• HBP : médicaments (α-bloquant classe principale), chirurgie de désobstruction si échec de médicament et gêne ou si complication<br>• sténose : traitement chirurgical (endoscopie ou reconstruction)<br>• modifications médicamenteuses, stimulations électriques dans certaines causes fonctionnelles |
| C | Connaître les principes de prise en charge de l'IU d'effort et de l'IU par urgenturie (homme et femme) :<br>• effort et urgenturie homme et femme : rééducation périnéosphinctérienne<br>• urgenturie : médicaments anticholinergiques, stimulation électrique externe<br>• effort si échec rééducation : chirurgie de l'urètre (plusieurs techniques)<br>• urgenturie si échec rééducation et médicaments anticholinergiques : stimulation électrique implantée, toxine botulique en dernière ligne, agrandissement de la vessie avec intestin |

ECBU : examen cytobactériologique des urines ; HBP : hypertrophie bénigne de la prostate ; ICS : International Continence Society ; IRM : imagerie par résonance magnétique ; IU : incontinence urinaire ; IUE : incontinence urinaire d'effort ; IUM : incontinence urinaire mixte ; IUU : incontinence urinaire par urgenturie ; SBAU : symptômes du bas appareil urinaire) ; UCRM : urétrocystographie rétrograde et mictionnelle.

CHAPITRE

2

# Troubles de l'érection

## Situations cliniques de départ

63 Troubles sexuels et troubles de l'érection

## Item, objectifs pédagogiques

***ITEM 126 – Troubles de l'érection***

| Rang | Rubrique | Intitulé | Descriptif |
|---|---|---|---|
| A | Définition | Savoir définir les différents types de dysfonction érectile et connaître leurs étiologies | Organique, psychogène, mixte, iatrogène |
| B | Épidémiologie | Connaître les structures anatomiques et les mécanismes de l'érection | – |
| B | Diagnostic positif | Savoir faire le bilan clinique d'une dysfonction érectile | Caractérisation, sévérité, retentissement, couple, facteurs favorisant |
| B | Diagnostic positif | Savoir diagnostiquer une maladie de Lapeyronie | – |
| A | Identifier une urgence | Savoir identifier un priapisme | – |
| B | Étiologies | Connaître les causes du priapisme | Priapisme à bas débit, priapisme à haut débit |
| A | Examens complémentaires | Connaître le bilan de première intention d'une dysfonction érectile | – |







# I. Pour comprendre

## A. Anatomie de l'érection

### 1. Corps érectiles (fig. 2.1)

A L'érection désigne l'état de rigidité des corps caverneux du pénis. B Les corps caverneux sont deux structures cylindriques adjacentes et séparées par un septum perméable. A Telles des « éponges vasculaires actives », B ils sont organisés en travées conjonctives et élastiques soutenant des **cellules musculaires lisses**. Ces travées délimitent des alvéoles tapissées par des **cellules endothéliales** : les **espaces sinusoïdes**.

Autour des corps caverneux, l'**albuginée** est une membrane peu extensible et résistante, qui joue un rôle essentiel dans les mécanismes veino-occlusifs qui permettent la rigidité du pénis.

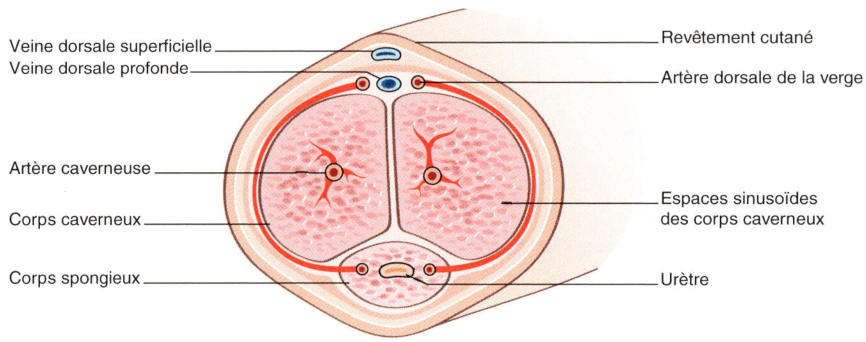


**Fig. 2.1.** Ⓐ **Anatomie du pénis.**

## 2. Vascularisation

Les **artères caverneuses** sont des branches des artères pudendales internes provenant de l'artère iliaque interne. Le **drainage veineux** est assuré par un réseau profond qui draine les espaces sinusoïdes et qui conflue vers la veine dorsale profonde puis vers le plexus veineux de Santorini et les veines pudendales qui se terminent dans les veines iliaques internes.

## 3. Voies nerveuses

Les nerfs caverneux sont des rameaux terminaux du plexus hypogastrique inférieur. Ils cheminent sur les côtés du rectum et de la prostate, sous la symphyse pubienne et gagnent le hile du pénis.

À l'état flaccide, l'influx **sympathique** provenant de la moelle thoracolombaire maintient le muscle lisse contracté, ce qui limite l'ouverture des espaces sinusoïdes. À l'état rigide, l'influx **parasympathique** provenant de la moelle sacrée aboutit à une libération de monoxyde d'azote et permet la relaxation musculaire lisse et l'ouverture des espaces sinusoïdes.

Le système **somatique** assure la transmission de la sensibilité du gland et de la peau par le nerf dorsal du pénis puis le nerf pudendal, permettant le déclenchement d'érections dites « réflexes ». Il assure également la motricité de muscles périnéaux.



## 4. Muscles périnéaux

La contraction volontaire des muscles ischiocaverneux permet d'accroître la pression dans les corps caverneux. Les contractions rythmées du muscle bulbospongieux sont impliquées dans l'expulsion du sperme lors de l'éjaculation.

# B. Mécanismes de l'érection

La **relaxation musculaire lisse** permet l'ouverture des espaces sinusoïdes (fig. 2.2).

Ⓐ Le mécanisme veino-occlusif est représenté par la compression des veines sous-albuginéales.

On distingue trois types d'érections :

- **réflexe**, survenant suite à une stimulation locale ;
- **psychogène**, en réponse à une stimulation cérébrale : visuelle, auditive, fantasmatique, etc. ;
- **nocturne**, accompagnant les phases de sommeil paradoxal.

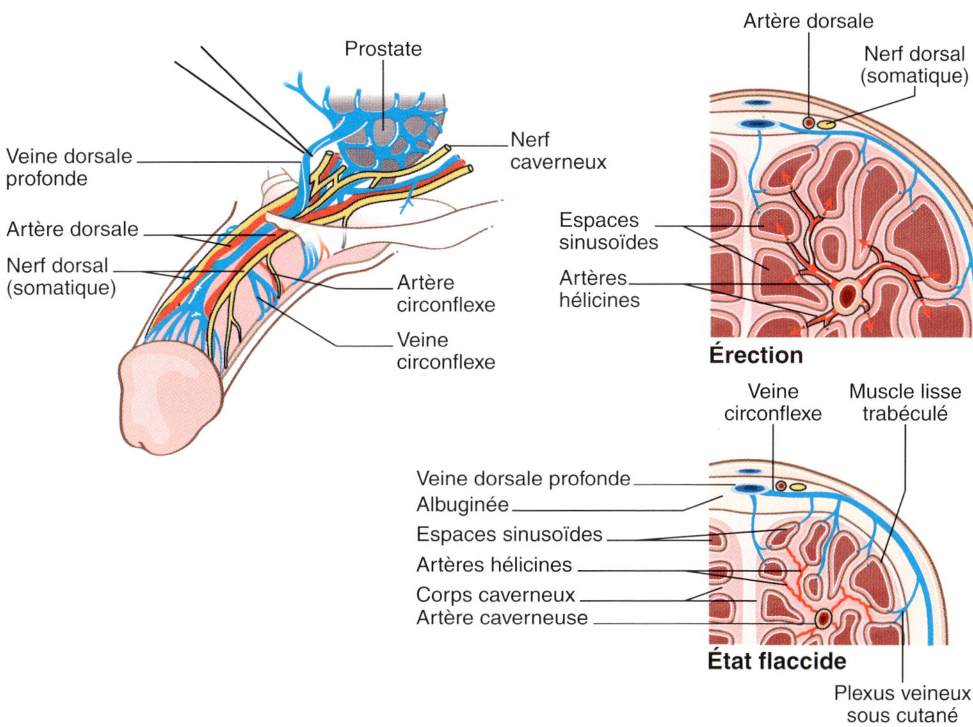


**Fig. 2.2.** B **Relaxation musculaire lisse permettant l'ouverture des espaces sinusoïdes et la vasodilatation artérielle.**

B Les mécanismes aboutissant aux érections sont communs quel que soit le type d'érection. Les nerfs caverneux, branches du plexus pelvien libèrent du monoxyde d'azote (NO) à leur terminaison. Le NO entraîne alors une complexe cascade moléculaire impliquant notamment la phosphodiestérase de type 5 (PDE5) et aboutissant à la relaxation des cellules musculaires lisses des corps caverneux. Cette relaxation ouvre les espaces sinusoïdes qui se gorgent de sang artériel, ce qui comprime les veines sous-albuginéales et s'oppose au retour veineux par un mécanisme veino-occlusif passif. Les cellules endothéliales qui tapissent la surface des espaces sinusoïdes sont étirées par ce remplissage et secrètent du NO qui participe au maintien de l'érection. En cas de dysfonction endothéliale (diabète, hypertension artérielle [HTA], dyslipidémie, tabac), c'est le NO endothélial qui fait défaut et altère la qualité de l'érection.

Le nerf dorsal du pénis transmet vers la moelle sacrée (S2, S3, S4) les informations sensitives issues du pénis. Les érections réflexes disparaîtront en cas de lésions bilatérales de ces nerfs, lors d'une fracture complexe du bassin par exemple.

A La dysfonction érectile (DE) peut avoir plusieurs origines, on distingue ainsi : **DE psychogène, DE organique ou DE mixte**. La DE d'origine organique inclut les causes artérielles (vasculaires et liées à la dysfonction endothéliale), neurogéniques, hormonales et iatrogènes médicamenteuses. La plupart du temps le mécanisme est mixte ; il est en effet assez rare de ne pas avoir de répercussions psychologiques en cas de DE organique : c'est ce qu'on appelle « l'anxiété de performance » et qui aggrave le trouble.

# II. Critères diagnostiques d'une dysfonction érectile

## A. Définition – Épidémiologie

### 1. Définition

Elle est définie par l'incapacité d'obtenir et/ou de maintenir une érection suffisante pour permettre une activité sexuelle satisfaisante pendant au moins **3 mois**.

### 2. Épidémiologie

B Un **homme** sur trois a des troubles de l'érection **après 40 ans**. L'âge est un facteur de risque indépendant de DE. On estime que 70 % des couples ont une sexualité active à 70 ans.
A La DE est un **symptôme sentinelle des maladies cardiovasculaires et notamment de coronaropathie**. En effet, en cas de facteurs de risques cardiovasculaires multiples l'athérosclérose touche l'ensemble des artères et les artères caverneuses sont généralement obstruées avant les coronaires. Une grande majorité de patient ayant souffert d'un infarctus du myocarde avaient, avant leur infarctus, des troubles érectiles. B La prévalence de la DE augmente en cas de comorbidités comme l'HTA, le diabète, la dyslipidémie et l'obésité.

## B. Interrogatoire

### 1. Diagnostic positif



Le diagnostic se pose à l'**interrogatoire**. Il faut poser des **questions simples** comme : « Avez-vous un problème d'érection (ou manque de rigidité) pendant les rapports ? »

Les patients abordent rarement le sujet spontanément mais sont prêts à répondre aux questions du médecin.

La question doit être posée par le médecin généraliste car il s'agit d'un facteur de gravité chez les patients ayant des maladies cardiovasculaires. Le risque de mourir d'un événement cardiovasculaire est deux fois supérieur chez un diabétique ou un hypertendu souffrant de DE par exemple.

A La DE est également parfois un symptôme sentinelle ; la présence d'une DE isolée peut être la première expression d'une maladie cardiovasculaire sous-jacente. Étant donné le diamètre des artères coronaires, la vascularisation myocardique serait atteinte secondairement par rapport à la vascularisation pénienne (fig. 2.3).

### 2. Diagnostics différentiels des autres troubles sexuels

B Il faut évoquer les diagnostics différentiels systématiquement à l'interrogatoire avec des questions simples portant sur :

- des troubles du **désir**, de la **libido** ;
- des troubles de l'**éjaculation** ; notamment, l'éjaculation précoce. Une éjaculation précoce secondaire peut apparaître suite aux troubles érectiles liés à l'anxiété de performance, mais une éjaculation précoce primaire peut également amener les patients à consulter uniquement lors de la survenue d'une dysfonction érectile ;
- des troubles de l'**orgasme** ;
- des douleurs lors des rapports ;
- un dysfonctionnement dans le couple.

Des **anomalies morphologiques**, telles qu'une **courbure** de la verge gênant la pénétration (maladie de Lapeyronie), doivent être recherchées. Parfois, le patient peut avoir l'impression que la taille de sa verge est insuffisante.

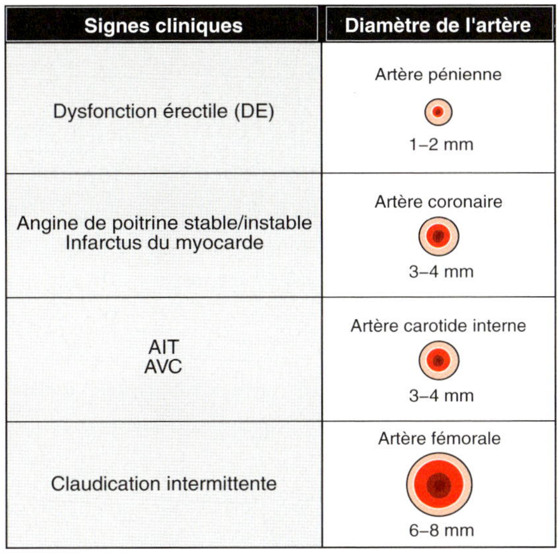


**Fig. 2.3. B Hypothèse du diamètre artériel : un lien macrovasculaire entre dysfonction érectile et coronaropathie.**

Il existe une association fréquente entre la DE et d'autres troubles sexuels. La complexité de la prise en charge peut nécessiter un avis spécialisé.

## *3. Caractérisation de la dysfonction érectile*

Il faut faire préciser au patient :

- le caractère **primaire** (c'est-à-dire depuis le début de la vie sexuelle) ou **secondaire** (c'est-à-dire après une période d'érections normales) ;
- le caractère **inaugural** ou **réactionnel** à un trouble sexuel ;
- le caractère **brutal** (facteur déclenchant ?) ou **progressif** de la DE ;
- le caractère **permanent** ou **situationnel** (en fonction du partenaire ?).

A Il faut demander au patient si persistent des **érections nocturnes** et/ou **matinales** spontanées.

B Deux grandes orientations étiologiques se dégagent généralement de l'interrogatoire : une origine organique ou une origine psychogène (tableau 2.1).

**Tableau 2.1. B Orientation étiologique vers une cause organique ou psychogène de la DE.**

| Origine organique prédominante | Origine psychogène prédominante |
|---|---|
| Début progressif | Apparition brutale |
| Disparition des érections nocturnes | Conservation des érections nocturnes |
| Conservation de la libido (sauf si hypogonadisme) | Diminution de la libido (secondaire) |
| Éjaculation verge molle | Absence d'éjaculation |
| Partenaire stable | Conflits conjugaux |
| Absence de facteur déclenchant | Facteur déclenchant |
| Étiologie organique évidente | Dépression |
| Examen clinique anormal | Examen clinique normal |
| Personnalité stable et humeur normale | Anxiété, troubles de l'humeur |
| Examens complémentaires anormaux | Examens complémentaires normaux |

## 4. Sévérité de la dysfonction érectile

Ⓐ Le délai entre l'apparition des troubles et la consultation doit être précisé. Plus la durée est longue, plus la prise en charge sera difficile.

La **capacité érectile résiduelle** qui correspond à une tumescence sans rigidité suffisante pour une pénétration doit être mentionnée. La capacité érectile résiduelle est un facteur de bon pronostic.

B Une évaluation simple peut se faire par le score d'érection (*erection hardness score*) allant de 0 à 4 ; ce score permet d'évaluer la rigidité de l'érection.

- Absence d'érection.
- Votre pénis est plus gros mais mou.
- Votre pénis durcit, mais pas assez pour permettre une pénétration.
- Votre pénis est dur pour la pénétration mais pas complètement dur.
- Votre pénis est complètement dur.

Une évaluation par l'autoquestionnaire IIEF (*international index of erectile function*), version courte, qui permet de classer la DE en fonction du score obtenu, est recommandée. Elle permet de faire une évaluation simplifiée en grades de sévérité.

- DE sévère : score de 5 à 10.
- DE modérée : score de 11 à 15.
- DE modérée à légère : score de 16 à 21.
- DE légère : score de 22 à 25.
- DE normale : score de 26 à 30.

Il faut aussi évoquer la possibilité d'érections provoquées (masturbation) et s'enquérir de la persistance des érections **nocturnes** et/ou **matinales** spontanées.



## 5. Histoire sexuelle

Elle doit préciser l'existence de difficultés sexuelles lors des premières expériences et la notion d'abus sexuels, notamment dans l'enfance.

## 6. Évaluation du retentissement de la dysfonction érectile

Ⓐ L'impact sur la **qualité de vie** n'est pas obligatoirement proportionnel à la sévérité de la DE.

Il faut comprendre les **raisons** qui ont poussé le patient à consulter : une rencontre récente ? Une demande de la partenaire ?

Il faut évaluer le contexte affectif actuel du patient et du couple.

Il faut se faire une idée du retentissement sur vie familiale ou professionnelle.

## 7. État du couple

B Il faut apprécier les difficultés de couple ou l'éventuelle absence de partenaire, voire l'existence de **relations extraconjugales**.

Il faut obtenir des renseignements sur **la/le partenaire** : son âge, sa motivation sexuelle, l'existence de troubles de la sexualité, le statut hormonal (ménopause), les antécédents gynécologiques, les antécédents chirurgicaux abdominopelviens ou sénologiques et le mode de contraception utilisé.

## 8. Recherche de pathologies ou facteurs influençant ou aggravant la dysfonction érectile

Les causes les plus fréquemment identifiées sont le diabète et l'athérosclérose :

- en cas de **diabète**, il faut vérifier l'équilibre glycémique, rechercher des complications diabétiques et explorer les autres **facteurs de risque cardiovasculaire** ;
- en cas de **pathologie athéromateuse**, on recherchera : une artériopathie des membres inférieurs, une cardiopathie ischémique, un anévrisme de l'aorte abdominale ou un antécédent d'accident vasculaire cérébral.

Les nombreux autres états, antécédents, facteurs favorisants ou pathologies à rechercher sont (fig. 2.4) :

- abdominopelviens : antécédents chirurgicaux, irradiation, traumatisme ;
- neurologiques : neurodégénératives, vasculaires, épileptiques, médullaires ;
- endocrinologiques : déficit androgénique lié à l'âge, dysthyroïdie, maladie d'Addison ;
- hématologiques : drépanocytose, thalassémie, hémochromatose ;
- troubles du sommeil : syndrome d'apnées du sommeil, insomnie ;
- médicamenteux : antidépresseurs, neuroleptiques, β-bloquants non sélectifs, antialdostérone, thiazidiques, inhibiteurs de la 5α-réductase, antiandrogènes ;
- addictifs : alcool, drogues ;
- psychiatriques : dépression, psychoses.

Il faut aussi être capable d'identifier une **anxiété de performance sexuelle** et tracer des **événements de vie** négatifs (chômage, décès, infertilité, divorce) ou positifs (naissance, promotion, nouvelle rencontre) dans les 6 mois avant l'apparition des troubles.



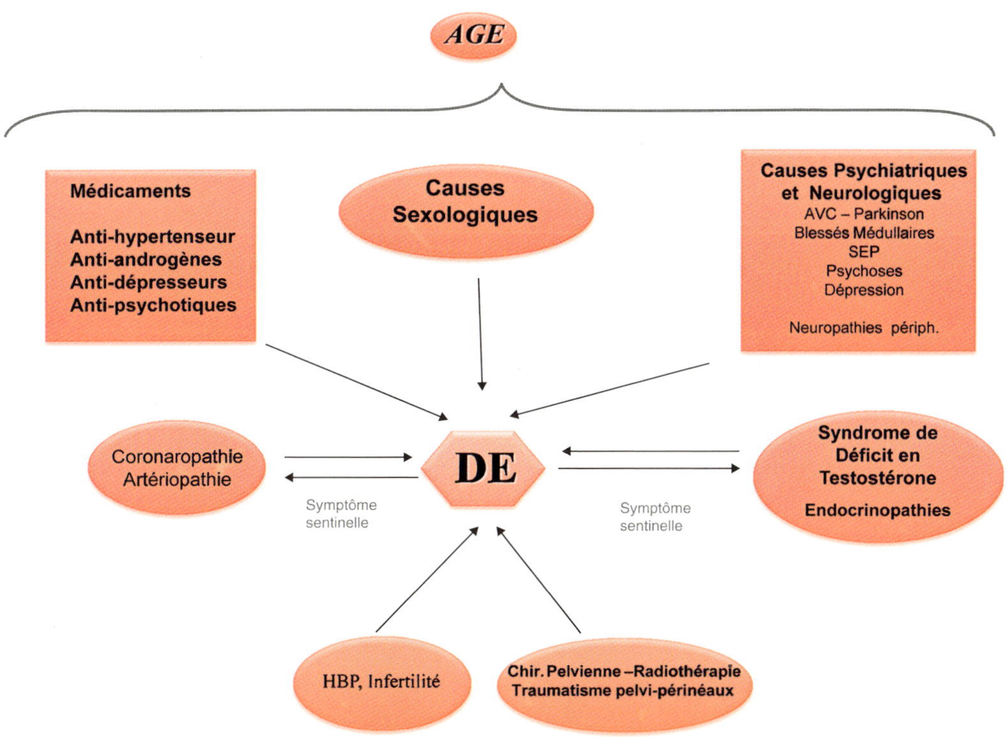


**Fig. 2.4. Ⓐ Étiologies de la dysfonction érectile : représentation synthétique.**

Source : d'après Droupy S. [Epidemiology and physiopathology of erectile dysfunction]. Ann Urol 2005 ; 39 : 71-84. 

## C. Examen clinique

### 1. Examen urogénital

L'examen des organes génitaux externes est un préalable indispensable en appréciant la taille et la consistance des **testicules** et en examinant le **pénis** (plaques de maladie de Lapeyronie, courbure congénitale, épispadias, hypospadias, fibrose du corps caverneux [séquelle de priapisme], pénis enfoui).

Le **toucher rectal** à la recherche d'une hypertrophie prostatique ou d'un cancer de la prostate est effectué après 50 ans, ou à partir de 45 ans en cas d'antécédents familiaux.

D'un point de vue **général**, il faut rechercher une **gynécomastie** et apprécier la **pilosité** du patient.

### 2. Examen cardiovasculaire

Il est indispensable avec la prise de la **tension artérielle**, des **pouls périphériques**, une auscultation cardiaque à la recherche d'un souffle et la mesure du périmètre abdominal.

### 3. Examen neurologique

Il comporte un examen des réflexes ostéotendineux et cutanéoplantaires, une exploration de la **sensibilité** des membres inférieurs et la recherche d'une **anesthésie en selle**.



## D. Examens complémentaires

**A** En première intention, il faut effectuer :

- une **glycémie à jeun** et une hémoglobine glyquée en cas de patient diabétique connu ;
- un **bilan lipidique** : cholestérol total, HDL, triglycérides ;
- une **testostéronémie totale et biodisponible** chez les hommes de plus de 50 ans en cas de symptômes évocateurs de déficit en testostérone ;
- en l'absence de bilan biologique récent, dans les cinq dernières années, demander : **NFS**, **créatininémie**, **ionogramme** et un **bilan hépatique** ;
- le PSA total est dosé en fonction des symptômes et de l'examen prostatique et dès lors qu'une **androgénothérapie** est envisagée (contre-indication en cas de cancer de la prostate).

Un **bilan minimum** initial est recommandé avec interrogatoire et examen physique et dosages d'une glycémie à jeun et un bilan lipidique. Rechercher les comorbidités et les facteurs de risque cardiovasculaire.

L'importance de la composante **psychologique** doit être évaluée (anxiété de performance).

# III. Maladie de Lapeyronie

**B** Maladie décrite par Lapeyronie, chirurgien de Louis XV (*induratio penis plastica*), c'est une affection **bénigne** observée chez 3 à 9 % des hommes. La prévalence est plus élevée chez les diabétiques (10 %) et après prostatectomie radicale (15 %) mais l'étiologie reste inconnue. Elle correspond à une **fibrose localisée** de l'albuginée formant une **plaque**. Elle est à l'origine d'une courbure de la verge en érection (fig. 2.5).

Deux phases se succèdent au cours de l'histoire naturelle de la maladie :

- phase inflammatoire (plaque de novo et douleurs) ;
- phase cicatricielle (stabilisation).

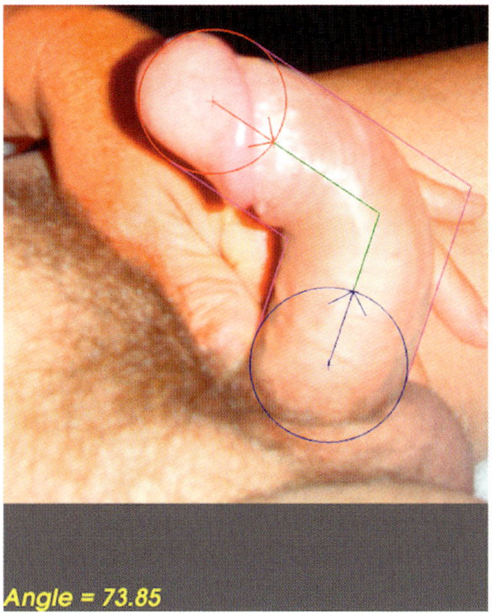


Fig. 2.5. B Mesure de l'angle de courbure de la verge en érection.



# IV. Priapisme

A C'est une urgence thérapeutique car le pronostic fonctionnel est engagé.
L'objectif est de préserver la fonction érectile masculine.

## A. Définition

A Érection prolongée, involontaire, de plus de 4 heures, en général douloureuse, en dehors d'une stimulation sexuelle.

## B. Étiologies

B Les causes peuvent être :

- iatrogènes : injections intracaverneuses (IIC)+++, psychotropes, anesthésiques ;
- hématologiques : drépanocytose (probabilité d'avoir un priapisme en cas de drépanocytose : 30 à 40 %), leucémie myéloïde chronique, trouble de la coagulation ;
- tumorales : tumeur caverneuse (primitive ou métastatique), compression extrinsèque ;
- neurologiques : lésions médullaires, tumeurs cérébrales, épilepsie ;
- traumatiques : sur le pénis ou le périnée ;
- toxiques : cocaïne, intoxication alcoolique aiguë ;
- idiopathique.

## C. Histoire naturelle

A Après 4 heures de priapisme apparaissent une hypoxie, une acidose, une glucopénie, puis une nécrose des cellules musculaires lisses des corps caverneux (fig. 2.6). Cette nécrose évolue vers

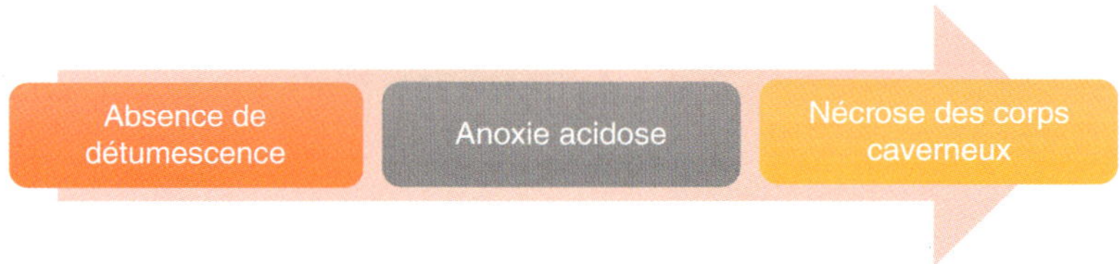


**Fig. 2.6.** B **Chronologie des conséquences du priapisme.**

une fibrose qui induit dysfonction érectile et perte de longueur. L'irréversibilité des lésions dépend de la durée du priapisme, de son étiologie mais également de la fonction érectile préexistante. L'analyse des gaz du sang révèle l'apparition d'une hypoxie et d'une acidose dès 6 heures. Pour 90 % des hommes ayant eu un priapisme de plus de 24 heures, la fonction érectile résiduelle ne permet pas d'avoir des rapports sexuels. Ceci est valable pour les priapismes ischémiques alors que pour les priapismes non ischémiques, il semblerait que les érections soient conservées.

B Sur le plan physiopathologique, on distingue le priapisme :

- ischémique, ou **à bas débit**, veino-occlusif : c'est le plus **fréquent** et **urgent**. Que ce soit par dysfonction musculaire lisse caverneuse ou par hyperviscosité sanguine, une stase veineuse fait obstacle au flux artériel et induit une hypoxie caverneuse. Typiquement, les corps caverneux sont rigides et douloureux, tandis que le corps spongieux (donc le gland) est flaccide. En cas d'hypoxie et d'acidose caverneuses prolongées, une insuffisance érectile par fibrose séquellaire est à redouter;
- non ischémique, ou **à haut débit**, artériel : rare, en général consécutif à un traumatisme direct (chute à califourchon) responsable d'une fistule artériocaverneuse. Typiquement l'érection est incomplète, molle mais non douloureuse car non hypoxiante : l'urgence est relative;
- récidivant ou intermittent : il s'agit en fait d'épisodes d'érection prolongée de moins de 3 heures qui peuvent parfois évoluer vers un priapisme ischémique, typiquement chez le drépanocytaire.



## D. Diagnostic

A Il s'agit en priorité de différencier le mécanisme (ischémique ou non ischémique), puis d'identifier des causes et d'évaluer la fonction érectile préalable.

### *1. Examen clinique*

- Tumescence douloureuse.
- Durée de l'érection.
- Évaluation de la fonction érectile préexistante.
- Antécédent de priapisme.
- Utilisation de thérapies érectogènes (IIC, IPDE5, etc.).
- Antécédents d'hémoglobinopathies.
- Rechercher un traumatisme.

### *2. Gaz du sang caverneux*

L'analyse des gaz du sang caverneux permet de faire la distinction entre priapisme ischémique et non ischémique (tableau 2.2).

**Tableau 2.2.** A **Interprétation des gaz du sang des corps caverneux.**

| | $pO_2$ | $pCO_2$ | pH |
|---|---|---|---|
| Ischémique | < 30 | > 60 | < 7,25 |
| Non ischémique | > 50 | < 40 | > 7,35 |

$pCO_2$ : pression partielle en dioxyde de carbone; $pO_2$ : pression partielle d'oxygène; pH : potentiel hydrogène.

## Résumé

| Rang | Descriptif |
|---|---|
| A | Définition :<br>• incapacité d'obtenir et/ou de maintenir une érection suffisante pour permettre une activité sexuelle satisfaisante pendant au moins 3 mois<br>• on distingue : DE psychogène, DE organique ou DE mixte. La DE d'origine organique inclut les causes artérielles, neurogéniques, hormonales et iatrogènes médicamenteuses. La plupart du temps le mécanisme est mixte ; il est en effet assez rare de ne pas avoir de répercussions psychologiques en cas de DE organique, c'est ce qu'on appelle « l'anxiété de performance » et qui aggrave le trouble |
| B | Épidémiologie :<br>• un homme sur trois après 40 ans<br>• symptôme sentinelle des maladies cardiovasculaires (coronaropathie) |
| B | Savoir faire le bilan clinique d'une dysfonction érectile<br>Caractérisation de la dysfonction érectile<br>Il faut faire préciser au patient :<br>• le caractère primaire (c'est-à-dire depuis le début de la vie sexuelle) ou secondaire (c'est-à-dire après une période d'érections normales)<br>• le caractère inaugural ou réactionnel à un trouble sexuel<br>• le caractère brutal (facteur déclenchant ?) ou progressif de la DE<br>• le caractère permanent ou situationnel (en fonction du/de la partenaire ?)<br>• différencier une DE d'origine organique d'une DE d'origine psychogène<br>• évaluation de la sévérité (autoquestionnaire IIEF, délai d'apparition, capacité érectile résiduelle, impact sur la qualité de vie)<br>• rechercher des causes (multifactoriel: diabète, athérome, psychologique, endocrinologique, etc.)<br>Examen physique : urogénital, cardiovasculaire, neurologique |
| A | Connaître le bilan de première intention d'une dysfonction érectile :<br>• une glycémie à jeun et une hémoglobine glyquée en cas de patient diabétique connu<br>• un bilan lipidique : cholestérol total, HDL, triglycérides<br>• une testostéronémie totale et biodisponible chez les hommes de plus de 50 ans en cas de symptômes évocateurs de déficit en testostérone<br>• en l'absence de bilan biologique récent, dans les 5 dernières années, demander : NFS, créatininémie, ionogramme et un bilan hépatique |
| B | Savoir diagnostiquer une maladie de Lapeyronie<br>C'est une affection bénigne observée chez 3 à 9 % des hommes. La prévalence est plus élevée chez les diabétiques (10 %) et après prostatectomie radicale (15 %) mais l'étiologie reste inconnue. Elle correspond à une fibrose localisée de l'albuginée formant une plaque. Elle est à l'origine d'une courbure de la verge en érection<br>Mesure de l'angle de courbure de la verge en érection<br>Deux phases se succèdent au cours de l'histoire naturelle de la maladie :<br>• phase inflammatoire (plaque de novo et douleurs)<br>• phase cicatricielle (stabilisation) |

| Rang | Descriptif |
|---|---|
| A | Savoir identifier un priapisme<br>Urgence thérapeutique car le pronostic fonctionnel est engagé<br>L'objectif est de préserver la fonction érectile masculine<br>Érection prolongée, involontaire, de plus de 4 heures, en général douloureuse, en dehors d'une stimulation sexuelle |
| B | Connaître les causes du priapisme<br>Sur le plan physiopathologique, on distingue le priapisme :<br>• ischémique, ou à bas débit, veino-occlusif : c'est le plus fréquent et douloureux. La situation comparable à un syndrome des loges avec dans un premier temps un blocage du retour veineux par impossibilité du muscle lisse caverneux de se contracter puis, secondairement, du flux artériel. C'est une urgence thérapeutique<br>• non ischémique, ou à haut débit, artériel : rare, en général consécutif à un traumatisme direct (chute à califourchon) responsable d'une fistule artériocaverneuse, typiquement non douloureux, partiel (gland mou), sans hypoxie, donc l'urgence est relative<br>• récidivant ou intermittent : il s'agit en fait d'épisodes d'érections prolongées de moins de 3 heures qui peuvent parfois évoluer vers un priapisme ischémique, typiquement chez le drépanocytaire |

DE : dysfonction érectile ; HDL : lipoprotéine de haute densité (*high-density lipoprotein*) ; IIEF : *international index of erectile function* ; NFS : numération formule sanguine.

## Annexe

### Prise en charge initiale de la dysfonction érectile

*Information sexuelle*

C L'**information** se doit d'être claire, loyale et appropriée à propos notamment de la **physiologie** de l'érection, du mécanisme des pannes, du mécanisme de l'**anxiété de performance**, de la **prévalence** de la DE. Une évolution de la sexualité avec l'âge est une réalité qu'il faut expliquer au patient, tout en adoptant une attitude de **réassurance** et de dédramatisation.

*Conseils d'hygiène de vie*

Il faut demander au patient de perdre du **poids en cas de surpoids**. Il faut l'inciter à faire un **sevrage tabagique** et à lutter contre les addictions et contre la sédentarité.

*Lutte contre la iatrogenèse*

Il faut rechercher une **imputabilité extrinsèque** en parcourant la notice du médicament, les recommandations de la Haute Autorité de santé (HAS) et en assurant une revue de littérature et d'Internet.

Il faut établir une **imputabilité intrinsèque** en établissant un rapport chronologique entre la mise en place du traitement et l'installation de la DE.

En cas de **traitement antihypertenseur**, les deux classes le plus souvent incriminées sont les **β-bloquants** et les **diurétiques**. Si le patient est coronarien ou diabétique, il faut toujours demander un avis cardiologique.

Il existe une intrication possible des troubles sexuels induits par le syndrome dépressif lui-même et le traitement antidépresseur. Ne pas hésiter à demander un avis psychiatrique obligatoire avant toute modification de traitement.

*Traitements pharmacologiques*

*1. Inhibiteurs de la phosphodiestérase de type 5*

Les inhibiteurs de la phosphodiestérase de type 5 (IPDE5) sont des « facilitateurs de l'érection », ils ne peuvent fonctionner que si des nerfs érectiles produisent encore du NO : *no NO = no sex*.

Il s'agit du **traitement de référence** en première intention. Ils facilitent, lors d'une **stimulation sexuelle**, la **myorelaxation intracaverneuse** et donc la qualité et la durée du remplissage des corps érectiles à l'origine de l'érection.

Quatre molécules, dont deux sont génériquées, sont actuellement disponibles, **non remboursées** par la Sécurité sociale :

- le sildénafil (Viagra® et génériques) ;
- le tadalafil (Cialis® et génériques) ; il existe en prise quotidienne ou à la demande ;
- le vardénafil (Lévitra®) ;
- l'avanafil (Spedra®).

Le taux d'efficacité est de l'ordre de 65 à 85 %.

Le tadalafil peut être pris quotidiennement ou à la demande. L'intérêt de la prise quotidienne est de dissocier la prise médicamenteuse de l'acte sexuel ; le patient n'a plus besoin de programmer la prise de son médicament avant son rapport sexuel. Le tadalafil 5 mg quotidien est également indiqué dans le traitement des troubles mictionnels liés à l'hypertrophie prostatique.

La principale **contre-indication** est la prise de **dérivés nitrés** et de médicaments donneurs de NO (nicorandil, molsidomine). Il existe dans ce cas un risque majeur d'hypotension pouvant être mortelle chez un patient coronarien.

Avant d'instaurer un traitement d'aide à l'érection, il est recommandé de vérifier l'**aptitude physique** pour le rapport sexuel (ex. : réalisation facilement de 20 minutes de marche par jour ou de la montée de deux étages). Un avis cardiologique est indispensable en cas d'état cardiovasculaire instable.

Injections intracaverneuses de prostaglandine E1

▶

La **prostaglandine E1** (PGE1; alprostadil) ***induit*** l'érection par l'intermédiaire de récepteurs intracaverneux, dont la stimulation provoque une relaxation du muscle lisse par augmentation de la concentration d'adénosine monophosphate cyclique (AMPc). Contrairement au IPDE5, les IIC seront efficaces même en l'absence de NO, notamment après prostatectomie radicale sans conservation des bandelettes vasculonerveuses.

Elles sont indiquées en cas de contre-indication, d'échec ou d'intolérance du traitement oral, ou si le patient souhaite y passer spontanément ou s'il existe un problème financier lié au non-remboursement des IPDE5.

Les effets secondaires rencontrés sont :

- la **douleur** essentiellement en début de traitement;
- l'**hématome** au point de ponction, sans gravité;
- les **érections prolongées**, voire un **priapisme**.

Il n'y a pas de contre-indication dans les pathologies cardiovasculaires, ni en cas de traitement anticoagulant.

Il faut réaliser au moins une **injection test** et un apprentissage en consultation (éducation thérapeutique).

Les IIC (fig. 2.7) sont remboursées par la Sécurité sociale dans certaines indications sur « ordonnance de médicament d'exception » (paraplégie, séquelle de chirurgie, neuropathie diabétique…).

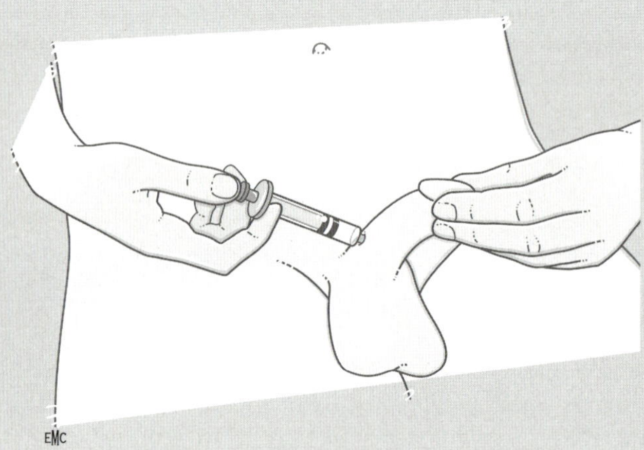


**Fig. 2.7. C Principes de l'injection intracaverneuse.**

Source : Lebret T, Cour F. Impuissance : dysfonction érectile. EMC - Endocrinologie-Nutrition 2004 : 1–10 [Article 10-032-R-10]. © 2004 Elsevier SAS. Tous droits réservés.

*Prostaglandines E1 intra-urétrales : dispositif Muse® et Vitaros®*

Il s'agit d'un bâtonnet et d'un gel à usage intra-urétral (fig. 2.8).

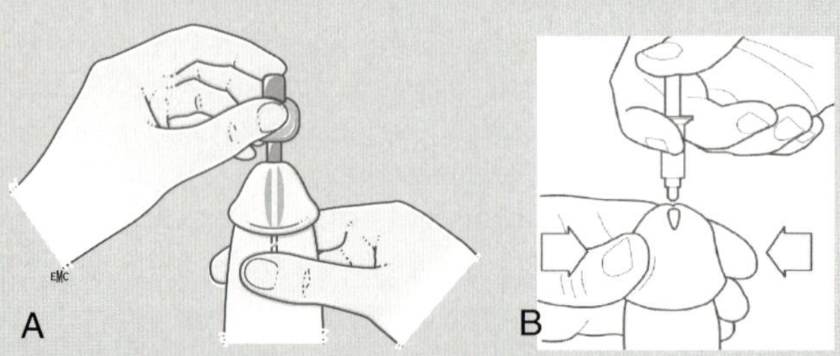


**Fig. 2.8. C Prostaglandine intra-urétrale.**

A. Bâtonnet intra-urétral : insertion intra-urétrale de prostaglandine (Muse®).

B. Instillation d'une goutte de crème au niveau du méat urétral (Vitaros®).

Source : A : Lebret T, Cour F. Impuissance : dysfonction érectile. EMC - Endocrinologie-Nutrition 2004 : 1–10 [Article 10-032-R-10]. © 2004 Elsevier SAS. Tous droits réservés. B : Laboratoire Majorelle.

*Vacuum (érecteur à dépression)*

Il s'agit d'une **pompe** manuelle ou électrique (fig. 2.9 ; pompe manuelle) permettant d'obtenir une rigidité de la verge par dépression de l'air environnant la verge flaccide. L'érection est ensuite prolongée par le placement d'un anneau souple positionné à la racine de la verge (*cock ring*). Ce dispositif n'est pas remboursé par la Sécurité sociale (250 à 400 €).

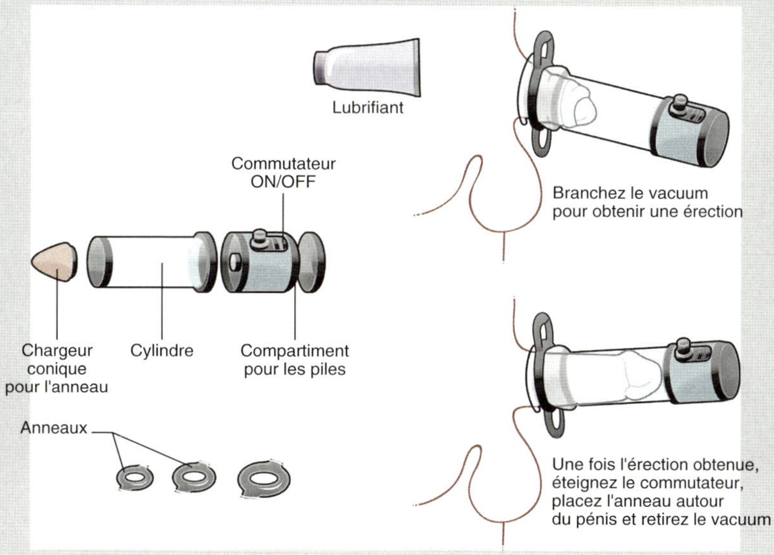


**Fig. 2.9. C Pompe à vide ou vacuum.**

*Traitements chirurgicaux : implants péniens*

Il s'agit de la mise en place chirurgicale de deux implants, un dans chaque **corps caverneux** entraînant une **érection mécanique** (fig. 2.10). Certains systèmes sont hydrauliques : les implants sont reliés à une pompe placée dans le scrotum et à un réservoir placé dans l'espace prévésical qui permettent une alternance flaccidité-érection.

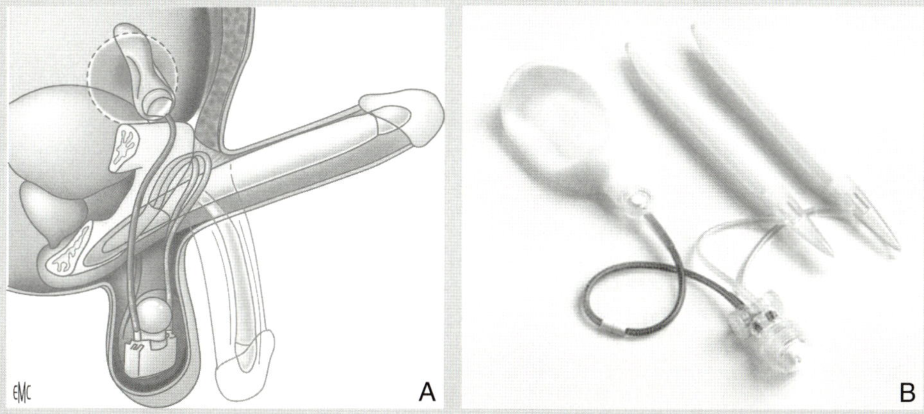


**Fig. 2.10. C Prothèse pénienne.**

Source : Audenet F, Rouprêt M. Dysfonction érectile : prise en charge diagnostique et thérapeutique. EMC - Endocrinologie-Nutrition 2012 : 1–11 [Article 10-032-R-10]. 

Ils se substituent de façon **définitive** au tissu érectile.
Il s'agit d'un traitement de troisième ligne de la DE.
Les deux types de complications sont l'**infection** prothétique et les problèmes **mécaniques** nécessitant une réintervention.

***Traitement du priapisme***

Dans un premier temps il faut essayer toutes les techniques simples induisant une vasoconstriction (glace, éjaculation, bain d'eau froide, etc.).
En cas de priapisme évoluant depuis moins de 4 heures, un traitement oral sympathomimétique peut être tenté.
Les mesures spécifiques dépendent ensuite du mécanisme du priapisme :

- en cas de priapisme ischémique (fig. 2.11), sont successivement tentées :
  - ponction-aspiration caverneuse à l'aiguille (19 G) : elle diminue la pression intracaverneuse ; elle doit être continuée jusqu'à obtention de sang artériel (rouge),

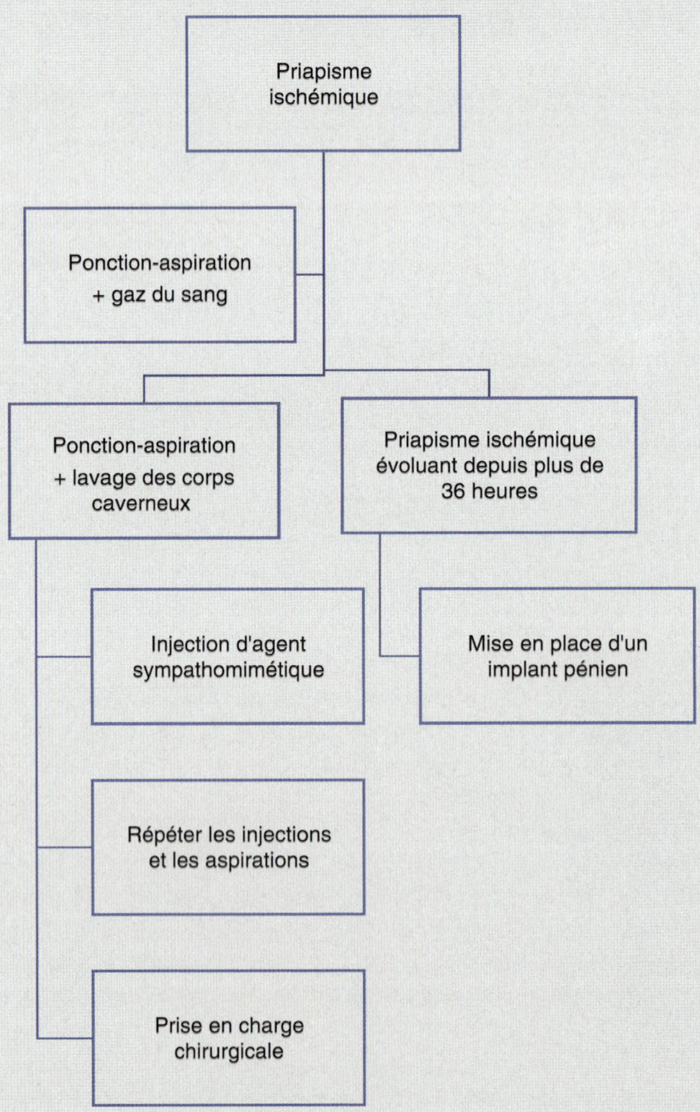


**Fig. 2.11.** C **Algorithme décisionnel.**
Priapisme ischémique.

- IIC d'agents sympathomimétiques : la phényléphrine (effet α-adrénergique sélectif, sans effet β--adrénergique) est la molécule utilisée de préférence. Une surveillance hémodynamique et par scope est faite au cours de ces injections. Au-delà de 24 heures d'évolution, la réponse aux sympathomimétiques est moins bonne,
- shunt cavernospongieux : consiste à drainer chirurgicalement le sang intracaverneux dans le corps spongieux du gland,
- prothèse pénienne : au-delà de 72 heures (24 heures pour certains auteurs) de priapisme, la mise en place d'une prothèse pénienne sera évoquée;

- en cas de priapisme non ischémique :
  - l'aspiration n'a qu'un rôle diagnostique éventuel,
  - la surveillance peut être tentée ainsi que la compression prolongée de la fistule, chez les enfants notamment,
  - une embolisation sélective pourra être envisagée en cas de priapisme artériel persistant.

## *Pour en savoir plus*


**Rapports AFU 2012. Médecine sexuelle :**

Giuliano F, Droupy S. Dysfonction érectile. Prog Urol 2013; 23 : 629-37.

Droupy S, Giuliano F. Priapismes. Prog Urol 2013; 23 : 638-46.

Ferretti L, Faix A, Droupy S. La maladie de Lapeyronie. Prog Urol 2013; 23 : 674-84.

Rapport AFU 2012. Médecine sexuelle. Prog Urol 2013 ; 23 : 541-837.
https://www.em-consulte.com/revue/PUROL/23/9/table-des-matieres/


Connaissances

CHAPITRE

# 3

# Hypertrophie bénigne de la prostate

## Situations de départ

- 23 Anomalie de la miction
- 95 Découverte d'une anomalie au toucher rectal
- 97 Rétention aiguë d'urine
- 102 Hématurie
- 103 Incontinence urinaire
- 180 Interprétation d'un compte rendu d'anatomopathologie
- 182 Analyse de bandelette urinaire
- 189 Analyse d'un examen cytobactériologique des urines
- 199 Créatinine augmentée
- 239 Explication préopératoire et recueil de consentement d'un geste invasif diagnostique ou thérapeutique

## Item, objectifs pédagogiques

***ITEM 127 – Hypertrophie bénigne de la prostate***

| Rang | Rubrique | Intitulé | Descriptif |
|---|---|---|---|
| A | Définition | Connaître la définition clinique et l'histoire naturelle de l'hypertrophie bénigne de la prostate (HBP) | – |
| A | Diagnostic positif | Connaître la démarche diagnostique | – |
| A | Identifier une urgence | Connaître les complications aiguës | Rétention aiguë d'urine, infection urinaire, hématurie, insuffisance rénale aiguë |
| B | Suivi et/ou pronostic | Connaître les complications chroniques | Rétention chronique d'urine, lithiase de stase, insuffisance rénale obstructive, hernie de l'aine |
| A | Diagnostic positif | Connaître les explorations cliniques pour diagnostiquer une HBP | Évaluer les symptômes du bas appareil urinaire, la sexualité ; réaliser un toucher rectal |
| B | Examens complémentaires | Connaître les explorations paracliniques à faire en première intention | Examen cytobactériologique des urines (ECBU), débitmètre, résidu postmictionnel |
| B | Examens complémentaires | Connaître les explorations paracliniques à faire selon le contexte | PSA total, créatininémie, échographie de l'appareil urinaire, fibroscopie, bilan urodynamique |
| B | Prise en charge | Connaître les principes du traitement : abstention-surveillance ; traitement pharmacologique ; traitement chirurgical | – |
| A | Suivi et/ou pronostic | Connaître les situations justifiant un avis spécialisé | – |

# I. Pour comprendre

Ⓐ L'HBP, aussi appelée « hyperplasie bénigne de la prostate », est une affection fréquente de l'homme vieillissant. Les mécanismes à l'origine du développement et de la progression de la maladie sont multifactoriels et imparfaitement élucidés mais mettent en jeux des facteurs génétiques et environnementaux. Les conséquences cliniques de l'HBP peuvent être liées d'une part à l'obstruction sous-vésicale provoquée par l'hypertrophie des lobes prostatiques (fig. 3.1) et, d'autre part, à un syndrome d'hyperactivité vésicale réactionnel. Les symptômes du bas appareil urinaire (SBAU) liés à l'HBP peuvent entraîner une altération de la qualité de vie et être à l'origine de complications potentiellement graves.

Cependant, il n'existe pas de parallélisme entre le volume d'une HBP et la gravité des SBAU.

# II. Physiopathologie



L'HBP est une affection :

- le plus souvent latente et asymptomatique : la majorité des hommes de plus de 50 ans ont une HBP histologique sans aucune répercussion fonctionnelle ;
- bénigne : il n'existe pas de lien démontré entre HBP et cancer de la prostate, en dehors d'une association épidémiologique liée vraisemblablement à l'âge et à un dépistage plus fréquent chez les patients suivis pour HBP ;
- parfois symptomatique : environ 30 % des hommes de plus de 65 ans se plaignent de SBAU liés à une HBP ;
- liée au vieillissement.

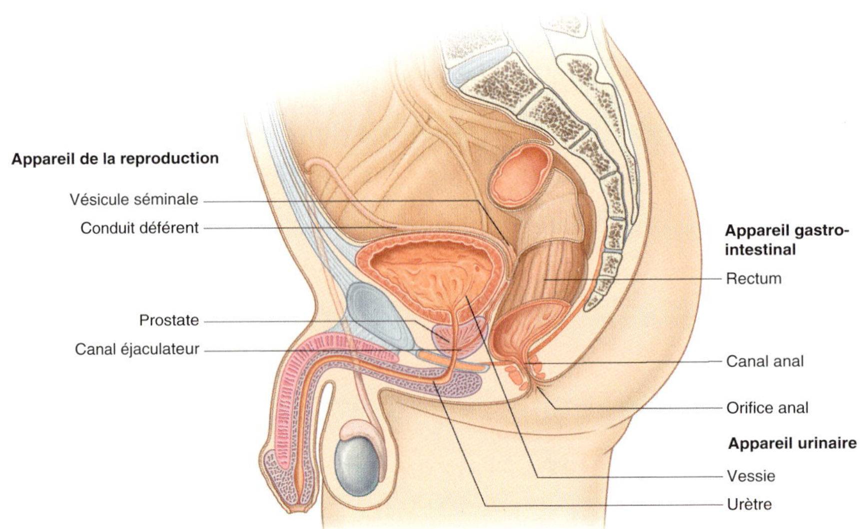


**Fig. 3.1.** Ⓐ **Anatomie de l'appareil urogénital.**

## A. Obstruction sous-vésicale

L'obstruction sous-vésicale est liée à une protrusion des lobes latéraux de la prostate dans l'urètre prostatique et parfois à une protrusion intravésicale, le plus souvent médiane (du troisième lobe dit « lobe médian » et entraînant un effet de clapet lors de la miction).

L'obstruction sous-vésicale chronique peut entraîner un retentissement sur :

- le bas appareil urinaire : vessie de lutte ;
- le haut appareil urinaire : insuffisance rénale chronique obstructive.

B La **vessie de lutte** est caractérisée par une **hypertrophie détrusorienne** (épaississement de la paroi vésicale) puis l'apparition de trabéculations et de **diverticules vésicaux**. Au stade ultime, la vessie est distendue et non fonctionnelle. Il existe alors une rétention chronique indolore entraînant des **fuites par regorgement**. Une **insuffisance rénale chronique obstructive** liée au reflux et à la dilatation bilatérale des cavités pyélocalicielles peut alors apparaître.

A Parfois, l'obstruction sous-vésicale peut entraîner une **rétention aiguë d'urine** (cf. IV.A.1, « Rétention aiguë d'urine »). Ce risque globalement faible a été évalué à 2 % à 2 ans chez les patients ayant des SBAU liés à une HBP. La rétention peut survenir spontanément ou lors d'un événement intercurrent : fécalome, prise de médicaments à effet anticholinergique, anesthésie générale ou locorégionale, etc.

## B. Syndrome d'hyperactivité vésicale

Les nodules d'HBP peuvent aussi entraîner un syndrome d'hyperactivité vésicale, par plusieurs mécanismes hypothétiques :

- soit directement en cas de protrusion intravésicale importante ;
- soit du fait de l'inflammation chronique prostatique très souvent associée ;
- soit en raison de la lutte vésicale contre l'obstruction chronique.

La diminution de la capacité fonctionnelle de la vessie, liée à un défaut de vidange et à la persistance d'un résidu postmictionnel, peut mimer un syndrome d'hyperactivité vésicale en entraînant pollakiurie et nycturie.

# III. Démarche diagnostique

## A. Diagnostic clinique

Le diagnostic clinique de l'HBP n'est pas univoque. L'« HBP clinique » correspond à l'intrication de plusieurs composantes : une obstruction sous-vésicale, une augmentation de volume de la prostate et des SBAU. La relation entre ces trois composantes est complexe. Certains patients peuvent avoir une augmentation du volume de la prostate sans SBAU ni obstruction sous-vésicale, de même que tous les SBAU ne sont pas liés à une HBP. L'obstruction sous-vésicale liée à l'HBP peut être asymptomatique. L'obstruction sous-vésicale peut avoir d'autres causes que l'HBP. Tous les SBAU ne sont pas gênants pour le patient. Enfin, une des conséquences de l'obstruction sous-vésicale est la survenue d'une hyperactivité vésicale, pouvant elle-même persister après la levée de l'obstruction.

On parle d'« **HBP clinique** » chez les hommes ayant des SBAU gênants et chez lesquels il existe des arguments cliniques et paracliniques permettant de les relier à une HBP.

La démarche diagnostique consiste d'une part à rechercher des éléments en faveur d'une HBP (homme de plus de 50 ans, augmentation du volume prostatique, signes fonctionnels évocateurs d'HBP), et d'autre part à éliminer les diagnostics différentiels ou associés.

Les SBAU sont la principale manifestation clinique de l'HBP. Ils peuvent être stratifiés en SBAU de la phase de remplissage, de la phase mictionnelle et de la phase postmictionnelle (tableau 3.1).

**Tableau 3.1. Ⓐ Terminologie des troubles mictionnels dans l'HBP.**

| Phase de remplissage | Phase mictionnelle | Phase postmictionnelle |
|---|---|---|
| Pollakiurie diurne et nocturne, urgenturie, nycturie, incontinence urinaire | Retard à l'initiation de la miction, dysurie, jet faible, interruption de la miction, jet haché, miction par poussée abdominale | Gouttes retardataires, sensation de vidange vésicale incomplète |

HBP : hypertrophie bénigne de la prostate.

L'HBP peut être responsable de l'ensemble des SBAU, mais les SBAU de la phase mictionnelle sont plus spécifiques de l'HBP. Si elle est disponible (chez l'urologue), la débitmétrie facilite le diagnostic en objectivant la dysurie.

## B. Diagnostics différentiels

Les SBAU sont des symptômes aspécifiques et peuvent être également présents au cours de nombreuses pathologies urologiques. Les diagnostics différentiels ou associés sont nombreux et doivent être évoqués en fonction de l'âge, des antécédents et comorbidités et du type de SBAU.

- **En cas de nycturie prédominante ou isolée**, il conviendra d'éliminer les autres causes potentielles de nycturie. L'HBP n'est en effet à l'origine de la nycturie que dans moins de 50 % des cas. Ces diagnostics différentiels sont représentés par la polyurie nocturne (prise de diurétique, inversion physiologique du rythme nycthéméral liée au vieillissement, syndrome d'apnées du sommeil, syndromes œdémateux), la polyurie des 24 heures (diabète sucré, diabète insipide, potomanie), et les troubles du sommeil. La réalisation d'un calendrier mictionnel pendant 3 jours consécutifs est donc recommandée pour distinguer ces 3 grands groupes de diagnostics différentiels.
- **En cas de prédominance de symptômes de la phase de remplissage**, il conviendra d'éliminer les autres étiologies du syndrome d'hyperactivité vésicale :
  - tumeur de vessie (rechercher une hématurie, proposer une cytologie urinaire, une échographie vésicale, une fibroscopie vésicale) ;
  - vessie neurologique centrale (ex. : maladie de Parkinson, sclérose en plaques, accident vasculaire cérébral [AVC]) ;
  - prostatite (faire un examen cytobactériologique des urines [ECBU]) ;
  - calcul ou corps étranger de vessie (proposer une échographie vésicale, une fibroscopie vésicale).
- En cas de prédominance de symptômes de la phase mictionnelle ou postmictionnelle, il conviendra d'éliminer :
  - les autres causes d'obstruction sous-vésicale :
    - sténose de l'urètre d'origine infectieuse, traumatique ou iatrogène (sondage, endoscopie), à évoquer en particulier chez les patients jeunes et en cas de petit volume prostatique. On proposera alors une fibroscopie urétrovésicale,
    - maladie du col vésical, à évoquer en cas de petit volume prostatique, chez un patient jeune ;
  - une hypotonie détrusorienne (ou hypoactivité vésicale) : celle-ci peut être liée au vieillissement vésical, à l'obstruction sous-vésicale chronique (stade ultime de la « vessie de lutte »), mais aussi à une vessie neurologique. Elle doit être évoquée chez les patients âgés (> 80 ans) ou en cas de résidu postmictionnel important (> 300 mL).

# IV. Évolution naturelle

## A. Complications aiguës

### 1. Rétention aiguë d'urine (RAU)

Il existe un **globe vésical aigu** douloureux, d'apparition brutale, caractérisé par une envie impérieuse d'uriner associée à une voussure sus-pubienne mate et convexe vers le haut.

Le traitement est le **drainage vésical** des urines en urgence par la mise en place d'une sonde vésicale ou d'un cathéter sus-pubien.

### 2. Infections urinaires

L'HBP favorise la survenue d'infections urogénitales telles que la prostatite et l'orchiépididymite.

### 3. Hématurie

Il s'agit habituellement d'une **hématurie** macroscopique **initiale** (liée à la rupture de petites varices prostatiques). L'HBP ne peut être considérée comme responsable d'une hématurie qu'après avoir éliminé les autres étiologies d'hématurie macroscopique (tumeur du rein ou de la vessie, calculs urinaires, infections, etc.).

### 4. Insuffisance rénale aiguë obstructive

L'insuffisance rénale aiguë secondaire à une rétention aiguë d'urine est assez rare car la douleur vésicale conduit généralement à une consultation en urgence.

Après drainage vésical, un syndrome de levée d'obstacle peut survenir et la fonction rénale s'améliore rapidement.

## B. Complications chroniques

### 1. Rétention vésicale chronique

B Il existe un **globe vésical** qui est le plus souvent indolore, sans aucune sensation de besoin d'uriner, responsable d'une **incontinence urinaire par regorgement** (« trop plein d'urine »). À l'examen physique, la pression sur l'hypogastre entraîne l'émission d'urine par le méat urétral.

### 2. Lithiase vésicale de stase

La stase chronique des urines dans la vessie peut entraîner la constitution de calculs vésicaux responsables d'épisodes d'hématurie ou d'infections urinaires à répétition. L'abdomen sans préparation (ASP) et l'échographie montrent des images calciques intravésicales de taille variable (fig. 3.2A et B). La lithiase vésicale est **le plus souvent** le signe d'une mauvaise vidange de la vessie par opposition aux lithiases rénales qui sont le plus souvent témoins d'un désordre métabolique.

### 3. Insuffisance rénale chronique obstructive

L'insuffisance rénale est la conséquence d'une dilatation bilatérale des cavités pyélocalicielles qui fait suite à la rétention vésicale chronique. Elle est indolore et d'installation progressive. L'urétéro-hydro-néphrose est responsable d'un amincissement du parenchyme rénal et d'une insuffisance rénale chronique obstructive. Après drainage vésical, la récupération de la fonction rénale n'est pas systématique et dépend de l'ancienneté de l'obstruction.

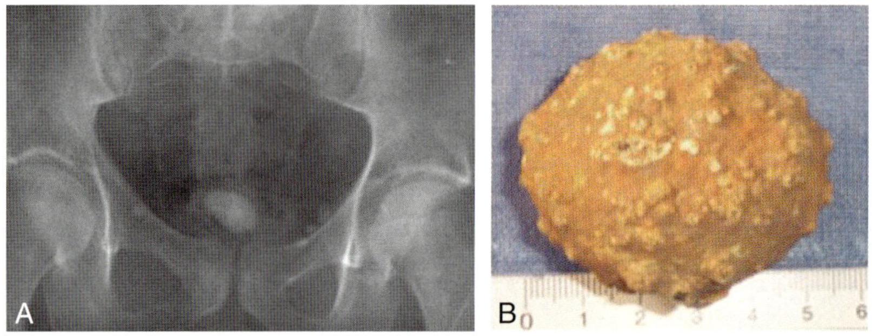


Fig. 3.2. B A. ASP avec calcul intravésical. B. Calcul vésical.

### 4. Hernie de l'aine

Une hernie de l'aine peut être la conséquence d'efforts de poussée chroniques liés à une dysurie par HBP.

Les complications aiguës et chroniques de l'HBP sont résumées dans le tableau 3.2.

**Tableau 3.2.** A B **Complications aiguës et chroniques de l'HBP.**

| | Complications aiguës | Complications chroniques |
|---|---|---|
| Bas appareil urinaire | Rétention aiguë d'urine<br>Hématurie macroscopique<br>Infection | Rétention vésicale chronique<br>Lithiase vésicale de stase |
| Haut appareil urinaire | Insuffisance rénale aiguë obstructive | Insuffisance rénale chronique obstructive |
| Autre | | Hernie de l'aine |

HBP : hypertrophie bénigne de la prostate.



# V. Bilan initial et examens paracliniques (tableau 3.3)

## A. Bilan clinique

### 1. Évaluation symptomatique

A Indispensable lors du bilan initial, à la fois dans la démarche diagnostique et pour le retentissement fonctionnel. Le score IPSS (*international prostate symptom score*) (annexe 3.1) permet l'évaluation fonctionnelle avec sept questions, et la huitième question du score IPSS permet une évaluation de la gêne globale provoquée par les SBAU. Son intérêt est double :

- d'une part, pour évoquer des diagnostics différentiels ou associés éventuels (cf. § III.B. « Diagnostics différentiels ») ;
- d'autre part, pour évaluer la sévérité des symptômes : ils seront considérés comme légers (IPSS 1-7), modérés (IPSS 8-18) ou sévères (IPSS 19-35).

### 2. Évaluation de la sexualité

B L'association de SBAU à une **dysfonction sexuelle** est fréquente. Il peut s'agir de troubles de la libido, d'une dysfonction érectile ou éjaculatoire (douleurs, inconfort à l'émission du sperme, diminution du volume de sperme). Par conséquent, l'évaluation de la fonction sexuelle, notamment par un questionnaire, est recommandée dans le bilan initial de l'HBP.

**Tableau 3.3.** A B **Examens nécessaires (N) et optionnels (O) dans le bilan initial en médecine générale, le bilan initial chez l'urologue, le suivi et le bilan préopératoire des SBAU liés à une HBP.**

| | Bilan initial en médecine générale | Bilan initial chez l'urologue | Suivi |
|---|---|---|---|
| Interrogatoire dirigé sur les SBAU et la sexualité | N | N | N |
| Toucher rectal | N | N | O |
| Analyse d'urine | N | N | |
| Catalogue mictionnel | O (N en cas de SBAU de la phase de remplissage prédominants) | O | O |
| PSA | O | O | |
| Créatininémie | O | O | |
| Débitmétrie | | N | O |
| Résidu postmictionnel | | N | O |
| Échographie de l'appareil urinaire (voie abdominale) | O | O | |
| Échographie endorectale | | O | |
| Urétrocystoscopie | | O | |
| Bilan urodynamique avec mesure pression-débit | | O | |

HBP : hypertrophie bénigne de la prostate ; PSA : antigène prostatique spécifique (*prostate-specific antigen*) ; SBAU : symptôme du bas appareil urinaire.

*Source : Descazeaud A, Barry Delongchamps N, Cornu JN, Azzouzi AR, Buchon D, Benchikh A et al. ; Comité des troubles mictionnels de l'homme de l'Association française d'urologie (CTMH-AFU). [Guide dedicated to general practitioner for the management of lower urinary tract symptoms related to benign prostatic hyperplasia]. Prog Urol 2015 ; 25 : 404-12.*

## 3. Toucher rectal

A Le toucher rectal (fig. 3.3) permet de rechercher une augmentation du volume prostatique et de dépister un éventuel cancer de la prostate associé au sein de la même glande.

En cas d'HBP, la glande augmente de volume (> 20 g), elle est souple, indolore, lisse et régulière. L'augmentation de volume entraîne une disparition du sillon médian et un évasement des bords latéraux. Un toucher rectal évocateur d'un volume prostatique augmenté signe le diagnostic positif d'HBP sans pour autant permettre d'affirmer que les SBAU sont imputables à l'HBP.

Un toucher rectal évocateur d'un cancer de la prostate (perception d'un nodule) ne remet pas en cause l'imputation des SBAU à l'HBP car le cancer de la prostate est asymptomatique en l'absence d'envahissement important. C'est néanmoins une indication à réaliser des **biopsies prostatiques avec examen anatomopathologique** quel que soit le taux de PSA.

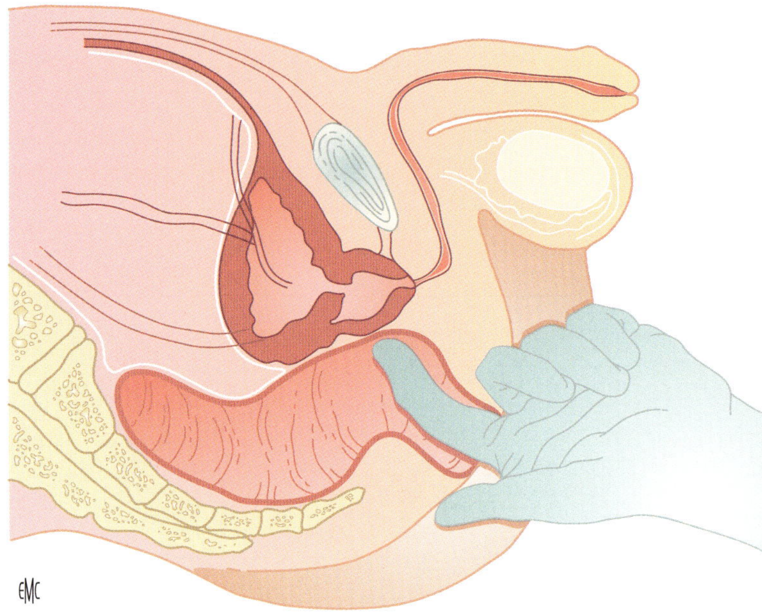


**Fig. 3.3.** Ⓐ **Technique du toucher rectal.**

Source : Bastien L, Fourcade RO †, Makhoul B, Meria P, Desgrandchamps F. Hyperplasie bénigne de la prostate. EMC - Urologie 2011 : 1-13 [Article 18-550-A-10]. 



### 4. Calendrier mictionnel

Le calendrier mictionnel permet d'évaluer la diurèse (nocturne et des 24 heures), le volume mictionnel moyen et maximal, ainsi que la fréquence des mictions. Cet examen est recommandé pour la démarche diagnostique en cas de nycturie et plus généralement en cas de symptômes de la phase de remplissage.

## B. Bilan paraclinique

### 1. Examen cytobactériologique des urines

Ⓑ L'ECBU est à la fois nécessaire pour la démarche diagnostique et le bilan du retentissement. Il permet en effet d'éliminer une **infection urinaire** responsable de SBAU identiques à ceux de l'HBP. Cet examen est recommandé. Une bandelette urinaire peut être pratiquée en consultation, même si sa valeur prédictive négative n'a jamais été évaluée dans ce contexte.

### 2. Débitmétrie urinaire

La **débitmétrie** permet d'objectiver et quantifier la dysurie. Pour pouvoir interpréter une débitmétrie, un volume uriné supérieur à 150 mL est nécessaire. Les paramètres étudiés sont : le volume uriné, le débit maximal, le débit moyen, et le temps mictionnel.

Une courbe normale présente une forme en cloche avec un débit maximal entre 20 et 30 mL/s alors qu'un débit maximal inférieur à 15 mL/s associé à une courbe aplatie est caractéristique de l'obstruction liée à l'HBP (fig. 3.4) même si pour autant elle ne permet pas de l'affirmer. En effet, d'autres causes d'obstruction sous-vésicale peuvent être parfois évoquées (cf. § III.B. « Diagnostics différentiels »). De même, une hypotonie détrusorienne sans obstacle peut être évoquée chez les patients âgés ou en cas de résidu postmictionnel élevé.

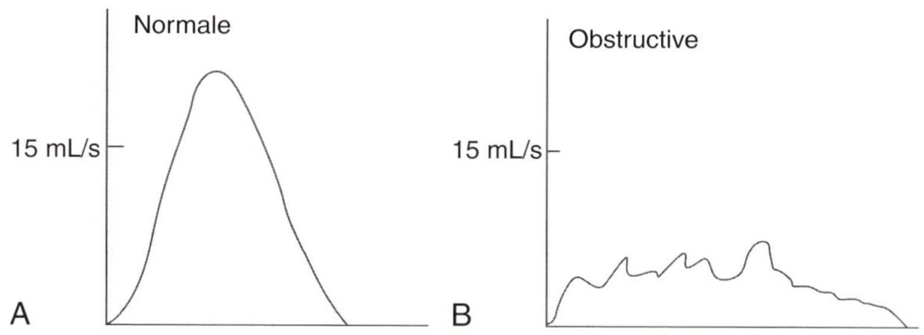


**Fig. 3.4. B Courbe de débitmétrie normale (A) et pathologique (B).**

## 3. PSA total sérique

Le dosage du taux de PSA total permet de **dépister un cancer de la prostate**.

L'HBP entraîne aussi une élévation du taux de PSA sérique, de l'ordre de 0,1 ng/mL par gramme d'HBP. À titre d'exemple, un patient ayant une prostate de 50 g peut avoir un taux de PSA supérieur à 4 ng/mL sans pour autant que l'on y accorde une inquiétude particulière quant au risque de cancer de la prostate. La mesure de la densité de PSA ainsi que l'évaluation de la cinétique sont donc essentielles dans la démarche du dépistage. Par ailleurs, le dépistage doit être individuel et non systématique. Le dosage du PSA total est donc recommandé de manière optionnelle et adaptée au contexte clinique (âge, comorbidités, espérance de vie, antécédents familiaux au premier degré, choix du patient, etc.).

## 4. Créatininémie

Le dosage de la créatininémie permet d'évaluer le haut appareil urinaire et de dépister une **insuffisance rénale chronique**. Il est indiqué de manière optionnelle, selon le contexte clinique. En effet, en l'absence de retentissement vésical de l'HBP, le risque d'insuffisance rénale chronique obstructive est nul.

## 5. Échographie réno-vésico-prostatique

L'échographie rénale évalue le retentissement sur le haut appareil urinaire. Elle recherche une **dilatation bilatérale des cavités pyélocalicielles**, un **amincissement du parenchyme rénal** et une **dédifférenciation corticomédullaire**. Elle n'est pas systématique en l'absence de retentissement vésical de l'HBP.

L'échographie vésicale évalue le retentissement sur le bas appareil urinaire. Elle est optionnelle. Elle recherche une **hypertrophie détrusorienne**, des **diverticules vésicaux** (fig. 3.5), une **lithiase vésicale** et un **résidu postmictionnel significatif**. Elle est réalisée par **voie sus-pubienne**. La mesure isolée du résidu postmictionnel peut être réalisée à l'aide d'un échographe dédié portable (BladderScan®).

L'échographie prostatique est réalisée par voie abdominale, ou transrectale, cette dernière voie étant plus invasive mais permettant une meilleure visualisation de la prostate. Elle permet d'évaluer le volume prostatique et de rechercher un lobe médian. Elle est recommandée de manière optionnelle (évaluation du volume difficile au toucher rectal, recherche d'un lobe médian avant certains traitements chirurgicaux).

## 6. Autres examens complémentaires

D'autres examens complémentaires peuvent être réalisés dans certaines indications particulières.

- Une fibroscopie urétrale sera nécessaire en cas de suspicion de sténose urétrale.

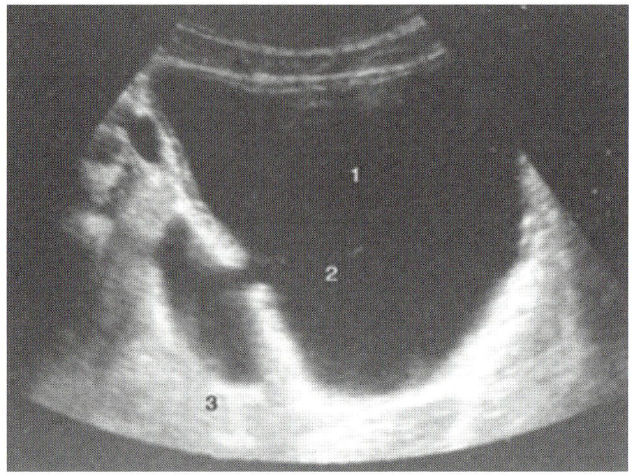


**Fig. 3.5.** Ⓐ **Échographie vésicale avec diverticule vésical.**
1. Vessie. 2. Collet. 3. Diverticule.

- Une fibroscopie vésicale sera systématiquement réalisée en consultation si le patient présente des antécédents d'**hématurie** afin d'éliminer une **tumeur vésicale**.
- Un **bilan urodynamique avec réalisation d'une courbe débit-pression** est indiqué en cas de suspicion d'hypotonie détrusorienne. Cette situation doit être évoquée lorsque le résidu postmictionnel est élevé (> 300 mL), en cas d'âge élevé (80 ans) ou au contraire lorsque le patient est jeune (< 50 ans). La courbe débit-pression permettra de distinguer une obstruction sous-vésicale d'une hypotonie détrusorienne (hypoactivité vésicale).



# VI. Traitements

Les différentes options médicochirurgicales doivent être clairement expliquées au patient et la décision thérapeutique adaptée à l'importance des SBAU, à la survenue de complications, et aux souhaits du patient.

## A. Abstention-surveillance

### Recommandations AFU 2015/EAU 2017

B Les indications de l'abstention-surveillance sont :
- HBP non compliquée ;
- SBAU minimes/modérés sans altération de la qualité de vie.

Le patient doit être **informé** et **rassuré** sur le risque d'évolution de l'HBP et son caractère bénin. Certaines **règles hygiénodiététiques** peuvent être instaurées, notamment : la réduction des apports hydriques après 18 heures, la diminution de la consommation de caféine et d'alcool, le traitement d'une constipation associée et, enfin, l'arrêt des traitements favorisant la dysurie (anticholinergiques, neuroleptiques, etc.).

## B. Traitement pharmacologique

### Recommandations AFU 2015/EAU 2017

B Les indications du traitement pharmacologique sont :
- HBP non compliquée et SBAU modérés/sévères avec altération de la qualité de vie.

L'objectif principal est d'améliorer la qualité de vie des patients. Il existe cinq classes thérapeutiques disponibles : α-bloquants, inhibiteurs de la 5α-réductase, inhibiteurs de la phosphodiestérase de type 5, phytothérapie et anticholinergiques.

### 1. Alphabloquants

B Les α-bloquants ont un effet uniquement symptomatique, en diminuant les SBAU et en améliorant le débit urinaire par relaxation des fibres musculaires lisses de la prostate et du col de la vessie. La prise d'α-bloquants au long cours ne modifie pas l'évolution naturelle de l'HBP et le risque de complication. L'efficacité des α-bloquants sur les SBAU est rapide (quelques heures), significative et stable sur une période de plusieurs années. Chez les patients ayant présenté une rétention aiguë d'urine, ils permettent d'améliorer les chances de sevrage de la sonde. ***Les α-bloquants*** ne permettent pas de diminuer le risque de récidive d'une rétention urinaire sur le long terme. Aucune étude de niveau de preuve suffisante ne permet de recommander un α-bloquant plutôt qu'un autre. Le risque d'hypotension orthostatique est plus important avec les α-bloquants de première génération (alfuzosine, doxazosine), en association à un traitement hypotenseur et chez les sujets âgés. La dysfonction éjaculatoire provoquée par les α-bloquants est une diminution du volume de sperme émis, voire une anéjaculation. Elle est plus fréquente après la prise d'α-bloquants de dernière génération (silodosine). Les α-bloquants doivent être interrompus avant une chirurgie oculaire en raison du risque de syndrome de l'iris flasque.

### 2. Inhibiteurs de la 5α-réductase

Les inhibiteurs de 5α-réductase (I5AR) agissent en diminuant le volume de la prostate (d'environ 20 %) en bloquant la conversion de la testostérone en dihydrotestostérone (DHT) qui est le métabolite actif sur la croissance prostatique. Les I5AR doivent être prescrits préférentiellement chez les patients ayant un volume prostatique > 40 mL. Ils agissent en plusieurs mois. Ils diminuent le taux de PSA de 50 %. En cas de dépistage du cancer de la prostate chez les patients traités par I5AR, il faudra donc considérer que le taux « réel » de PSA est deux fois supérieur.

Cette classe pharmacologique, prescrite au long cours, en plus de son effet symptomatique et urodynamique, est la seule à diminuer le risque de rétention aiguë d'urine.

Elle peut avoir des effets indésirables sexuels fréquents (baisse de libido, trouble de l'érection et de l'éjaculation, gynécomastie).

### 3. Inhibiteurs de la phosphodiestérase de type 5

Les différents inhibiteurs de la phosphodiestérase de type 5 (IPDE5) ont tous fait l'objet d'études randomisées pour le traitement des SBAU *a priori* en rapport avec une HBP. Leur efficacité sur les SBAU est supérieure au placebo. Le ***tadalafil 5 mg*** est le seul IPDE5 à avoir une autorisation de mise sur le marché dans le traitement de l'HBP, en une prise quotidienne. Il n'est pas remboursé par l'assurance maladie. La prise occasionnelle d'un IPDE5 pour traiter une dysfonction érectile en association à un traitement de l'HBP par une autre classe thérapeutique n'est pas contre-indiquée. Ils sont contre-indiqués en association avec un dérivé nitré et en cas de cardiopathie sévère non stabilisée.

## 4. Phytothérapie

Les dérivés de plantes (phytothérapies), principalement *Serenoa repens* et *Pygeum africanum*, sont couramment prescrits dans le traitement symptomatique de l'HBP, bien que leur efficacité ne soit pas démontrée avec un niveau de preuve élevé (en particulier par rapport au placebo). Ils ont néanmoins l'avantage d'être bien tolérés, en particulier sur le plan sexuel. Le niveau de recommandation est inférieur par rapport aux autres classes pharmacologiques.

## 5. Anticholinergiques

Les traitements anticholinergiques étaient contre-indiqués en cas d'HBP il y a quelques années, du fait du risque théorique de rétention d'urine lié à la relaxation détrusorienne. Néanmoins, les études récentes ont confirmé leur excellent profil de tolérance en l'absence de résidu postmictionnel important (> 150 mL). Ils constituent donc une option thérapeutique dans l'HBP, en association avec un α-bloquant en cas de persistance de symptômes de la phase de remplissage sous α-bloquant. Une attention particulière au débit urinaire et au résidu postmictionnel sera accordée en début de traitement.

Les antimuscariniques sont contre-indiqués en cas d'antécédent de glaucome aigu par fermeture de l'angle non traité. Les effets indésirables les plus fréquents sont un syndrome sec, incluant sécheresse buccale et oculaire (attention aux lentilles de contact) et la constipation.

## 6. Traitements combinés α-bloquant et inhibiteur de la 5α-réductase

L'association entre un α-bloquant et un I5AR a été largement évaluée. Cependant, les effets indésirables de ses deux classes thérapeutiques se cumulent. Cette bithérapie a une efficacité supérieure à chacune des deux classes pharmacologiques seule. Elle est recommandée en cas d'inefficacité de la monothérapie.



# C. Traitements chirurgicaux

### Recommandations AFU 2015/EAU 2017

B Les indications du traitement chirurgical sont :
- **HBP compliquée** (RAU sans sevrage de sonde possible, calcul vésical, IRC obstructive, hématurie ou infections récidivantes liées à l'HBP);
- ou **SBAU modérés/sévères résistant au traitement médical** (ou traitement mal toléré).

Le principe du traitement chirurgical est la levée de l'obstruction sous-vésicale provoquée par l'HBP. La majorité des traitements chirurgicaux de l'HBP sont des traitements ablatifs, consistant en l'exérèse du tissu prostatique adénomateux péri-urétral. Plus récemment ont été développées des options non ablatives afin de diminuer la morbidité globale de la chirurgie. Un traitement chirurgical peut être proposé en seconde intention aux patients ayant des SBAU liés à une HBP gênants et pour lesquels le traitement médical bien conduit est soit insuffisamment efficace, soit mal toléré. L'information et l'acceptation du patient sont un préalable à la décision. La chirurgie est préconisée d'emblée en cas de SBAU liés à une HBP responsable d'une insuffisance rénale obstructive, d'une rétention aiguë d'urine avec échec de sevrage de drainage vésical, d'une lithiase vésicale ou d'une incontinence urinaire par regorgement. Un premier épisode de rétention aiguë d'urine avec sevrage de sonde, d'hématurie ou d'infection urinaire en lien avec l'HBP ne constitue pas une indication chirurgicale formelle. Des signes morphologiques de vessie de lutte ou la présence d'un résidu postmictionnel non compliqué ne constituent pas à eux seuls des indications chirurgicales.

Un ECBU doit être réalisé avant tout traitement chirurgical. Une bactériurie asymptomatique doit être recherchée et traitée le cas échéant dans les jours précédant l'intervention.

Les complications les plus classiques du traitement chirurgical sont les suivantes :

- rétention aiguë d'urine postopératoire ;
- hématurie pouvant nécessiter un décaillotage à la seringue voire endoscopique au bloc opératoire. Une hématurie peut survenir le premier mois postopératoire par un phénomène de chute d'escarre, notamment chez les patients traités par antithrombotiques ;
- infection urinaire postopératoire ;
- complications thromboemboliques ;
- sténose de l'urètre ou du col (imposant une dilatation endoscopique voire une réintervention) ;
- persistance de l'obstruction par résection incomplète ;
- troubles irritatifs persistants (brûlures, pollakiurie, urgenturies) ;
- syndrome de réabsorption du glycocolle : la RTUP monopolaire nécessite l'utilisation de glycocolle, liquide isolant permettant la transmission de l'électricité vers le tissu prostatique. Ce liquide hyperosmolaire peut néanmoins entraîner un « syndrome de réabsorption du liquide d'irrigation » (*TURP syndrome*, pour *transurethral resection of the prostate syndrome*). Ce syndrome peut être observé précocement, au cours même de l'intervention en cas de rachianesthésie : troubles visuels (mouches volantes), céphalées, hypotension, bradycardie et douleurs thoraciques sont autant de signes évocateurs. Ils sont en rapport avec une surcharge volémique et une hyponatrémie de dilution. Les facteurs de risque sont un saignement peropératoire abondant et une durée opératoire supérieure à 60 minutes.

## 1. Traitements ablatifs traditionnels

Il existait il y a quelques années principalement deux techniques chirurgicales (fig. 3.6), la RTUP et l'adénomectomie par voie haute (AVH), auxquelles on peut ajouter l'incision cervicoprostatique (ICP) développée ci-après. La RTUP est pratiquée par voie endoscopique.

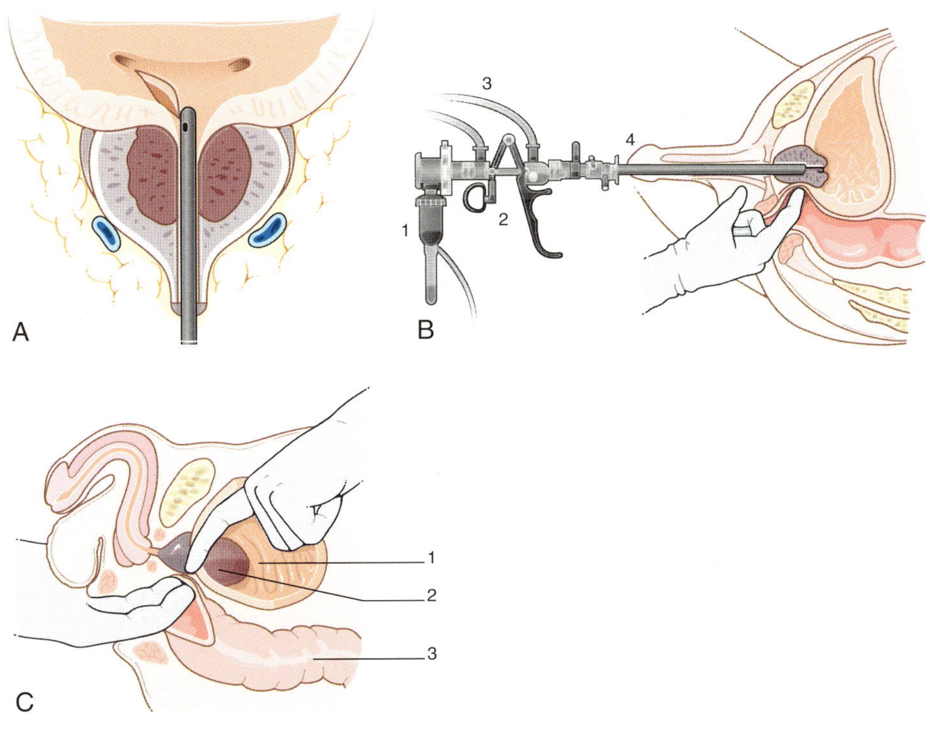


**Fig. 3.6. A Traitements ablatifs traditionnels.**

A. Incision cervicoprostatique (ICP). Incision du col vésical et de l'adénome en partant de l'orifice urétéral droit. B. Résection transurétrale de prostate (RTUP). (1. Lumière. 2. Courant électrique. 3. Irrigation. 4. Gaine). C. Adénomectomie par voie haute (AVH). (1. Vessie. 2. Adénome. 3. Rectum).

## 2. Traitements ablatifs modernes

Ces techniques ont été développées pour diminuer la morbidité immédiate du geste chirurgical, en particulier le risque hémorragique. Elles sont toutes recommandées (EAU 2017) et considérées comme ayant une efficacité non inférieure aux deux techniques traditionnelles. Leur développement a permis d'élargir les indications de la chirurgie aux patients fragiles, très âgés, et à risque hémorragique important (prise d'anticoagulant ou antiagrégant plaquettaire). Elles permettent aussi dans certains cas sélectionnés une prise en charge en ambulatoire. Leur morbidité tardive (anéjaculation, sténose du col vésicale ou de l'urètre) est équivalente aux techniques traditionnelles.

### a. Résection transurétrale de prostate bipolaire

Elle se distingue de la traditionnelle RTUP monopolaire par l'utilisation d'une double électrode permettant un retour de l'électricité vers le générateur et donc l'utilisation de sérum physiologique à la place du glycocolle. Le risque de *TURP syndrome* est nul.

### b. Vaporisation endoscopique de la prostate au laser

Cette technique permet une vaporisation du tissu prostatique de proche en proche. Le risque hémorragique peropératoire et postopératoire immédiat est diminué de manière significative.

### c. Énucléation endoscopique de la prostate au laser

L'énucléation de l'adénome est réalisée par décollement et coagulation laser, puis l'adénome est refoulé dans la vessie. Un morcellateur permet d'évacuer le tissu énucléé. Le risque hémorragique est diminué de manière significative et la désobstruction est complète.



## 3. Traitements non ablatifs

Il existe à ce jour deux traitements endoscopiques non ablatifs recommandés avec un niveau de preuve élevé : l'incision cervicoprostatique et la pose d'implants UroLift®.

### a. Incision cervicoprostatique

Cette technique consiste à inciser sans réséquer le col vésical par voie endoscopique, ce qui permet de lever l'obstruction lorsque celle-ci est principalement localisée au niveau du col. Pour être éligibles à ce type de traitement, les patients doivent avoir un petit volume prostatique (< 30 mL), sans lobe médian, ce qui limite les indications potentielles de ce traitement dans la chirurgie de l'HBP. Le risque d'anéjaculation est diminué par rapport aux traitements ablatifs, ce qui en fait un traitement de choix chez les patients jeunes.

### b. Pose d'implants UroLift®

Cette technique fait partie des soins courant depuis 2013 mais n'est pas remboursée à ce jour par l'assurance maladie. Son principe est de comprimer les lobes prostatiques latéraux avec des implants composés de deux parties solides fixes, l'une posée sur la capsule prostatique, l'autre posée dans l'urètre, et reliées par un fil en tension (fig. 3.7). La morbidité est significativement plus faible que pour les traitements ablatifs, avec surtout une absence totale d'effet secondaire sexuel rapporté à ce jour. Pour être éligibles, les patients ne doivent pas avoir un lobe médian prostatique.

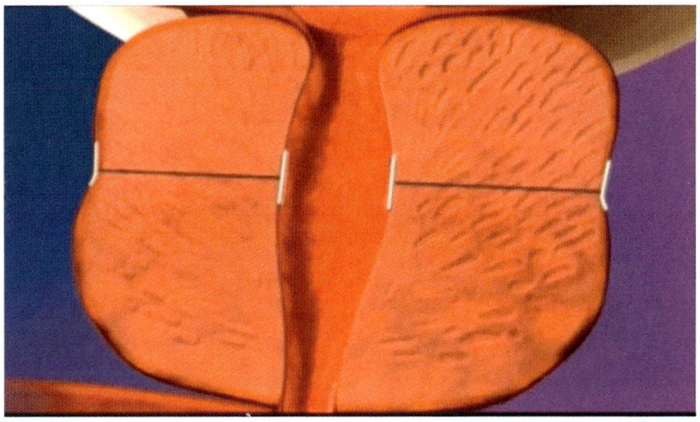

**Fig. 3.7.** Ⓐ **Système d'implants UroLift®.**
Source : Image reproduite avec l'aimable autorisation de NeoTract.

## D. Traitement palliatif

Le recours à ce type de traitement a diminué du fait de la diminution globale de la morbidité chirurgicale. Les patients présentant une contre-indication opératoire peuvent être traités soit par la pose d'une **sonde vésicale** ou d'un **cathéter sus-pubien à demeure,** soit par les **autosondages intermittents**.

# VII. Surveillance

Ⓐ Le suivi d'un patient présentant une HBP est avant tout clinique. Il repose sur un interrogatoire centré sur les symptômes urinaires et sexuels, et sur la recherche d'effets indésirables des traitements. D'autres explorations sont optionnelles (cf. tableau 3.3).

Après l'introduction des α-bloquants ou des inhibiteurs de la 5α-réductase, les patients doivent être revus précocement pour évaluer l'efficacité du traitement médical.

Après traitement chirurgical, les patients sont revus à 6 semaines pour vérifier l'absence de complications. L'efficacité du traitement ne peut être évaluée qu'à partir de 3 mois. Enfin, pour les patients suivis en médecine générale, l'Association française d'urologie (AFU) a défini des situations justifiant un avis spécialisé (encadré 3.1).

**Encadré 3.1**

### Situations justifiant un avis spécialisé selon l'AFU

- **SBAU** *a priori* **non liés à une HBP :** urgenturies isolées, nycturie isolée, incontinence urinaire, contexte particulier (maladie neurologique, sténose de l'urètre connue, etc.).
- **Anomalie à l'examen clinique :** globe palpable, nodule ou induration au toucher rectal (ou toucher rectal non réalisable), phimosis serré.
- **ECBU anormal** (bactériurie ou leucocyturie ou hématurie).
- **Traitement médical inefficace** (un avis spécialisé est conseillé avant mise en route d'un traitement anticholinergique).
- **Augmentation du PSA chez les patients traités par I5AR.**
- **Obstruction sévère ou survenue d'une complication** (symptômes sévères, rétention aiguë d'urine, insuffisance rénale obstructive, prostatite aiguë, calcul ou diverticule de vessie, résidu post-mictionnel > 100 mL).

# VIII. Pour en savoir plus (hors objectifs pédagogiques)

## A. Définition histologique de l'HBP

L'HBP correspond histologiquement au développement d'une hyperplasie glandulaire et stromale au sein de la zone de transition de la prostate, le plus souvent associée à une inflammation chronique.

## B. Facteurs de risque de progression clinique

L'évolution naturelle de l'HBP est de nos jours imprévisible en l'absence d'outils adaptés.

Elle peut être stable, évoluer progressivement ou brutalement vers une aggravation des symptômes ou la survenue de complications.

Certains facteurs de progression symptomatique de l'HBP ou de survenue d'une rétention aiguë d'urine ont été identifiés dans des séries prospectives de patients non traités : notamment un âge > 60 ans, un taux de PSA sérique > 1,6 ng/mL et un volume prostatique > 31 mL. Ces éléments sont peu discriminants en pratique clinique.

## C. Options thérapeutiques médicamenteuses dans l'hypertrophie bénigne de la prostate (tableau 3.4)



**Tableau 3.4. Ⓐ Options thérapeutiques médicamenteuses dans l'hypertrophie bénigne de la prostate.**

| Classe | DCI disponibles | Remarque |
|---|---|---|
| α-bloquants | Alfuzosine 2,5 mg/5 mg/10 mg<br>Doxazosine 4 mg/8 mg<br>Prazosine 1 mg/5 mg<br>Silodosine 4 mg/8 mg<br>Tamsulosine 0,4 mg<br>Térazosine 1 mg/5 mg | SBAU gênants |
| I5AR | Finastéride 5 mg<br>Dutastéride 0,5 mg | SBAU gênants et prostate > 40 mL |
| α-bloquants et I5AR | Prise séparée<br>Tamsulosine 0,4 mg et dutastéride 5 mg | SBAU gênants et prostate > 40 mL |
| α-bloquants et anticholinergiques | | SBAU de la phase de remplissage persistants sous α-bloquants<br>Traitement de seconde intention après avis spécialisé |
| IPDE5 | Tadalafil 5 mg | Dysfonction érectile et SBAU |
| Extraits de plantes | *Serenoa repens* extrait lipidostérolique 160 mg<br>*Serenoa repens* 160 mg<br>*Pygeum africanum* (prunier d'Afrique) 50 mg | SBAU gênants |

DCI : dénomination commune international ; IPDE5 : inhibiteurs de la phosphodiestérase de type 5 ; SBAU : symptôme du bas appareil urinaire.

*Source : Descazeaud A, Barry Delongchamps N, Cornu JN, Azzouzi AR, Buchon D, Benchikh A et al. ; Comité des troubles mictionnels de l'homme de l'Association française d'urologie (CTMH-AFU). [Guide dedicated to general practitioner for the management of lower urinary tract symptoms related to benign prostatic hyperplasia]. Prog Urol 2015 ; 25 : 404-12.*

Les *I5AR*, lorsqu'ils sont administrés pendant plusieurs années, entraînent une diminution globale de l'incidence du cancer de la prostate, mais il existe un doute non totalement élucidé sur un risque de survenue d'un cancer de la prostate de haut grade associé au traitement. En conséquence, un PSA annuel doit être réalisé chez les patients traités par cette classe thérapeutique. Toute augmentation du PSA justifie un contrôle rapproché et peut justifier un avis spécialisé. Aucune donnée ne permet de recommander une molécule plutôt qu'une autre à ce jour. Selon une synthèse d'avis de la commission de transparence de la Haute Autorité de santé (HAS) de septembre 2012 (www.has-sante.fr), cette classe thérapeutique devrait être utilisée en seconde intention après échec d'une monothérapie par extraits de plantes ou par α-bloquant. Le rationnel scientifique de cet avis n'est pas clair.

Depuis 2016, ***un nouvel antispasmodique urinaire*** est disponible en France mais non remboursé. Le mirabégron (Betmiga®) a une action β3-adrénergique. Son effet est considéré comme équivalent aux antimuscariniques, avec un profil de tolérance différent.

## D. Traitement chirurgical de l'hypertrophie bénigne de la prostate

La chirurgie de l'HBP ne prévient pas de la survenue ultérieure d'un adénocarcinome sur la prostate résiduelle.

Contrairement à la prostatectomie totale indiquée pour le traitement du cancer de la prostate localisé, les risques de **dysfonction érectile** et d'**incontinence urinaire** sont faibles après la chirurgie de l'HBP. La perte de l'éjaculation antégrade est une conséquence de l'intervention qui doit être acceptée par le patient. La sensation orgasmique est en revanche préservée.

Depuis le développement des techniques d'énucléation endoscopique (réalisées le plus souvent au laser Holmium ou GreenLight), l'AVH n'est pratiquement plus proposée en France. Cette intervention était pratiquée par laparotomie sus-pubienne pour énucléer au doigt l'adénome soit par voie transvésicale, soit par voie transcapsulaire prostatique. Elle était réservée à des volumes prostatiques généralement supérieurs à 60-80 mL et nécessitait un drainage prolongé (5-7 jours). Elle était à très haut risque de complication hémorragique, raison pour laquelle elle est en cours d'abandon.

### *Pour en savoir plus*

| | |
|---|---|
| | Guide de prise en charge en médecine générale des symptômes du bas appareil urinaire de l'homme liés à une hyperplasie bénigne de la prostate. AFU, 2015. https://www.urofrance.org/base-bibliographique/guide-de-prise-en-charge-en-medecine-generale-des-symptomes-du-bas-appareil-0 |
| | Recommandations de l'European Association of Urology (EAU), 2017. https://uroweb.org/wp-content/uploads/EAU-Guidelines-on-Management-of-Non-Neurogenic-Male-LUTS-2021.pdf |

## Résumé

| Rang | Descriptif |
|---|---|
| A | Définition clinique : hyperplasie bénigne de la zone centrale de la prostate à l'origine d'une augmentation du volume de la glande |
| A | Histoire naturelle : maladie liée à l'âge, fréquente, peut évoluer de manière asymptomatique, mais aussi entraîner une gêne mictionnelle, voire des complications |
| A | Diagnostic positif : diagnostic le plus souvent clinique devant l'association de SBAU et d'un toucher rectal évocateurs, et l'absence d'un diagnostic différentiel éventuel suspecté |
| A | Évaluation de la sexualité : les troubles de la libido, la dysfonction érectile et/ou éjaculatoire sont souvent associés aux SBAU et doivent être recherchés à l'interrogatoire |
| A | Bilan initial : évaluation symptomatique (intérêt du score IPSS), toucher rectal, palpation sus-pubienne, examen des organes génitaux externes, évaluation de la sexualité, ECBU |
| B | Examens complémentaires de première intention : seul l'ECBU est indiqué de façon systématique en première intention. Le débitmètre et la mesure du résidu postmictionnel sont réalisés par l'urologue pour évaluer la dysurie |
| B | Examens complémentaires optionnels : connaître les explorations paracliniques à faire selon le contexte (PSA, créatininémie, échographie de l'appareil urinaire, fibroscopie urétrovésicale et bilan urodynamique) |
| A | Identifier une urgence : savoir reconnaître les 4 urgences liées à l'HBP (la rétention aiguë d'urine, l'infection urinaire, l'hématurie et l'insuffisance rénale aiguë) |
| B | Complications chroniques évolutives : connaître les complications chroniques possibles de l'HBP et savoir les identifier (la rétention chronique d'urine, la lithiase vésicale de stase, l'insuffisance rénale obstructive et la hernie de l'aine) |
| A | Situations nécessitant un avis spécialisé :<br>• lorsque les SBAU ne semblent pas liés à une HBP, en particulier en cas d'urgenturie ou de nycturie isolée, ou en cas d'aggravation des symptômes<br>• lorsque l'examen clinique physique suggère un globe urinaire, un phimosis serré, ou un nodule suspect au toucher rectal<br>• lorsque le bilan paraclinique fait suspecter une complication de la maladie<br>• lorsque les traitements pharmacologiques sont inefficaces<br>• enfin, en cas d'augmentation du PSA total |
| B | Connaître les principes du traitement :<br>• l'abstention-surveillance est adaptée en l'absence de gêne liée aux SBAU<br>• le traitement pharmacologique est à proposer en première intention en cas de symptômes gênant<br>• le traitement chirurgical de désobstruction est proposé en cas de complication de l'HBP ou d'échec du traitement pharmacologique |

ECBU : examen cytobactériologique des urines ; HBP : hypertrophie bénigne de la prostate ; IPSS : international prostate symptom score ; PSA : antigène prostatique spécifique (*prostate-specific antigen*) ; SBAU : symptôme du bas appareil urinaire.

**Annexe 3.1. Score IPSS d'évaluation des symptômes de l'hyperplasie bénigne de prostate.**

Nom : ......................................... Prénom : ......................................................... Date : ............................

| IPSS : International Prostate Score Symptom | | | | | | | |
|---|---|---|---|---|---|---|---|
| | Jamais | Environ 1 fois sur 5 | Environ 1 fois sur 3 | Environ 1 fois sur 2 | Environ 2 fois sur 3 | Presque toujours | |
| Au cours du dernier mois, avec quelle fréquence avez vous eu la sensation que votre vessie n'était pas complètement vidée après avoir uriné ? | 0 | 1 | 2 | 3 | 4 | 5 | ☐ |
| Au cours du dernier mois, avec quelle fréquence avez vous eu besoin d'uriner moins de 2 heures après avoir fini d'uriner ? | 0 | 1 | 2 | 3 | 4 | 5 | ☐ |
| Au cours du dernier mois, avec quelle fréquence avez vous eu une interruption du jet d'urine c'est à dire démarrage de la miction puis arrêt puis redémarrage ? | 0 | 1 | 2 | 3 | 4 | 5 | ☐ |
| Au cours du dernier mois, après avoir ressenti le besoin d'uriner, avec quelle fréquence avez vous eu des difficultés à vous retenir d'uriner ? | 0 | 1 | 2 | 3 | 4 | 5 | ☐ |
| Au cours du dernier mois, avec quelle fréquence avez vous eu une diminution de la taille ou de la force du jet d'urine ? | 0 | 1 | 2 | 3 | 4 | 5 | ☐ |
| Au cours du dernier mois, avec quelle fréquence avez vous dû forcer ou pousser pour commencer à uriner ? | 0 | 1 | 2 | 3 | 4 | 5 | ☐ |
| | Jamais | 1 fois | 2 fois | 3 fois | 4 fois | 5 fois | |
| Au cours du dernier mois écoulé, combien de fois par nuit, en moyenne, vous êtes-vous levé pour uriner (entre le moment de votre coucher le soir et celui de votre lever définitif le matin ? | 0 | 1 | 2 | 3 | 4 | 5 | ☐ |

- 0 – 7 = léger
- 8 – 19 = modéré
- 20 – 35 = sévère

Total = IPSS : ☐

| Évaluation de la qualité de vie liée aux symptômes urinaires | | | | | | | | |
|---|---|---|---|---|---|---|---|---|
| | Très satisfait | Satisfait | Plutôt satisfait | Partagé (ni satisfait, ni ennuyé) | Plutôt ennuyé | Ennuyé | Très ennuyé | |
| Si vous deviez vivre le restant de votre vie avec cette manière d'uriner, diriez-vous que vous en seriez : | 0 | 1 | 2 | 3 | 4 | 5 | 6 | ☐ |

Source : www.urofrance.org/fileadmin/medias/scores/score-IPSS.pdf

CHAPITRE

4

# Hématurie

## *Situations de départ*

- 23 Anomalie de la miction
- 60 Hémorragie aiguë
- 96 Brûlure mictionnelle
- 97 Rétention aiguë d'urine
- 102 Hématurie
- 182 Analyse de bandelette urinaire
- 189 Analyse d'un examen cytobactériologique des urines
- 214 Anomalie des indices érythrocytaires (Hb, Ht, etc.)
- 224 Découverte d'une anomalie abdominale à l'examen d'imagerie médicale
- 230 Rédaction de la demande d'un examen d'imagerie
- 231 Demande d'un examen d'imagerie
- 232 Demande d'explication d'un patient sur le déroulement, les risques et les bénéfices attendus d'un examen d'imagerie
- 239 Explication préopératoire et recueil de consentement d'un geste invasif diagnostique ou thérapeutique

## *Item, objectifs pédagogiques*

***ITEM 260 – Hématurie***

| Rang | Rubrique | Intitulé |
|---|---|---|
| A | Définition | Connaître la définition d'une hématurie |
| A | Éléments physiopathologiques | Connaître les principaux mécanismes des hématuries |
| A | Diagnostic positif | Diagnostiquer une hématurie microscopique et une hématurie macroscopique |
| A | Diagnostic positif | Connaître la valeur localisatrice d'une hématurie macroscopique |
| A | Examens complémentaires | Connaître les principaux examens complémentaires à prescrire devant une hématurie |
| B | Contenu multimédia | Exemples typiques de causes fréquentes d'hématurie en imagerie |
| A | Contenu multimédia | Photographies d'un exemple typique d'hématurie macroscopique |
| A | Contenu multimédia | Photographies d'une bandelette urinaire |
| A | Étiologies | Principales étiologies des hématuries néphrologiques chez l'adulte et l'enfant |
| A | Étiologies | Principales étiologies des hématuries urologiques chez l'adulte et l'enfant |
| A | Contenu multimédia | Arbre diagnostique des hématuries |
| A | Identifier une urgence | Savoir identifier une hématurie macroscopique caillotante et ses signes de gravité |
| B | Prise en charge | Connaître les éléments de prise en charge d'une hématurie caillotante |

# I. Pour comprendre

## A. Définitions

Ⓐ L'hématurie est définie par la présence de plus de 10 hématies/$mm^3$ ou 10 000 hématies/mL émises dans les urines lors d'une miction. Chez la femme, la recherche d'une hématurie doit être réalisée en dehors d'une période menstruelle.

On en distingue deux types : microscopique (fig. 4.1) et macroscopique (fig. 4.2). L'hématurie microscopique est non visible à l'œil nu, il s'agit d'une définition biologique. L'hématurie macroscopique correspond à la coloration rosée, rouge ou brunâtre (vieux sang) des urines (voir contenu multimédia).



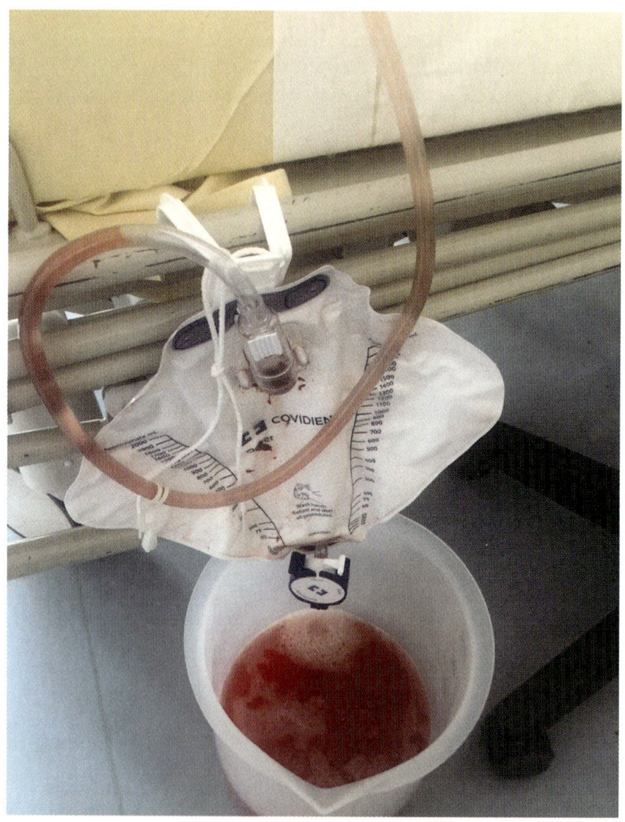

**Fig. 4.1. Ⓐ Exemple typique d'hématurie macroscopique.**
On note la différence de couleur entre la tubulure (rosée claire) et le récipient de vidange (rosé foncé).

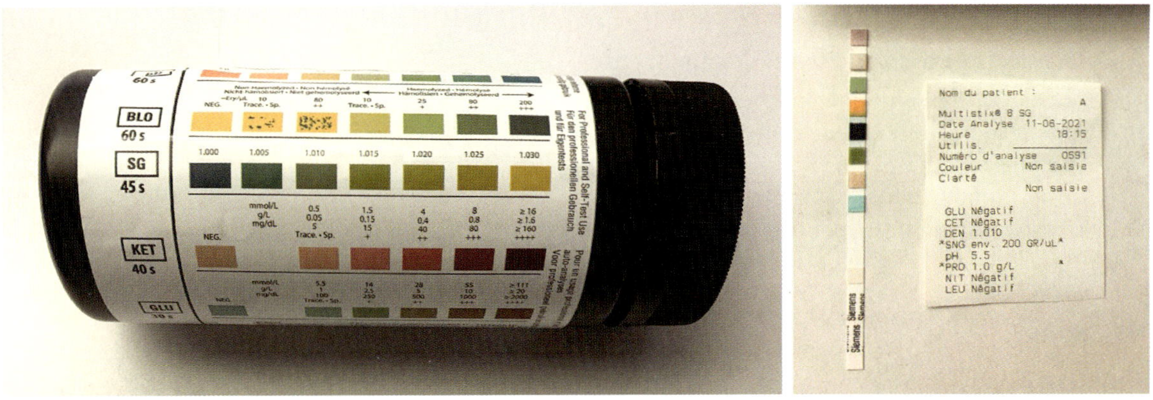


**Fig. 4.2.** Ⓐ **Exemple de bandelette urinaire retrouvant une hématurie microscopique.**

# B. Physiopathologie

Les hématuries micro- et macroscopiques peuvent intervenir dans deux cadres nosologiques :

- **urologique** : la présence des hématies dans les urines est liée à une lésion du parenchyme ou de l'arbre urinaire. Celle-ci conduit à l'effraction (micro- ou macroscopique) de vaisseaux sanguins, dont le contenu va se retrouver en contact avec la lumière de la voie excrétrice urinaire → **saignement d'origine vasculaire** ;
- **néphrologique** : l'hématurie est liée au passage des hématies à travers la membrane basale glomérulaire altérée. Les hématuries macroscopiques d'origine néphrologique se présentent sans caillots en raison de l'action fibrinolytique de l'urokinase tubulaire, sans brûlures mictionnelles et sans douleurs → **saignement d'origine parenchymateuse le plus souvent glomérulaire**.

# C. Diagnostics positifs et différentiels de l'hématurie

Le diagnostic positif d'hématurie repose sur un examen cytologique quantitatif des urines lors d'un examen cytobactériologique des urines (ECBU) : $\geq 10$ hématies/$mm^3$. Il existe 4 catégories de diagnostics différentiels (fausse hématurie) :

- hémorragies de voisinage ;
- coloration d'origine alimentaire ;
- colorations liées à une prise médicamenteuse ;
- origine métabolique.

## Diagnostics différentiels de l'hématurie

### Hémorragie de voisinage

- Urétrorragie (persistance d'un saignement en dehors des mictions).
- Génitale (menstruations, métrorragies), hémospermie.

### Coloration d'origine alimentaire

- Betteraves ++.

**Coloration liée à une prise médicamenteuse**

- Antibiotiques: rifampicine, érythromycine, métronidazole.
- Anti-inflammatoires : acide aminosalicylique, salazopyrine, ibuprofène.
- Vitamine : B12.
- Laxatifs contenant de la phénolphtaléine.
- Contact avec un antiseptique : povidone iodée, eau de Javel.

**Origine métabolique**

- Hémoglobinurie par hémolyse.
- Myoglobinurie par rhabdomyolyse.
- Urobilinurie, porphyrie.
- Intoxication : plomb, mercure.

**À retenir**

Le diagnostic d'hématurie doit toujours être confirmé par un examen cytologique urinaire quantitatif. Il n'existe pas de corrélation entre le type d'hématurie et la gravité de la maladie causale. La démarche diagnostique est identique pour une hématurie macro- et/ou microscopique persistante.



# II. Examens complémentaires

Ils sont de quatre ordres : biologique, morphologique, endoscopique et anatomopathologique. La pertinence de leur choix sera définie par l'orientation établie à l'issue de la phase clinique.

Les examens complémentaires à réaliser en première intention pour explorer une hématurie sont :

- l'ECBU avec analyse quantitative et qualitative ;
- la créatininémie ;
- la protéinurie des 24 heures ;
- l'échographie rénovésicale ou réno-vésico-prostatique (homme).

Tous les autres examens (urologiques ou néphrologiques) seront réalisés de manière orientée en fonction des résultats du bilan de première intention et non de manière systématique.

## A. Biologiques

À visée diagnostique.

### *1. Examen cytobactériologique des urines*

L'ECBU doit comporter :

- une analyse cytologique **quantitative** (confirme le diagnostic d'hématurie microscopique) et **qualitative** à la recherche de cylindres hématiques et d'hématies déformées orientant vers une néphropathie glomérulaire ;
- l'analyse **bactériologique** permettant d'éliminer une infection urinaire.

## 2. Protéinurie des 24 heures

L'existence d'une protéinurie est possiblement liée à la présence de sang en grande quantité dans les urines. Elle doit donc être recherchée **en dehors d'un épisode d'hématurie macroscopique**. Son taux est évocateur d'une atteinte glomérulaire au-delà de 0,5 g/24 h.

## 3. Créatininémie

Elle permet la mesure du débit de filtration glomérulaire (DFG). Une altération du DFG oriente vers une origine néphrologique, en l'absence de globe vésical, de caillotage de la voie excrétrice ou d'un autre obstacle bilatéral de la voie excrétrice qui peuvent être responsables d'une insuffisance rénale aiguë **obstructive**.

## 4. Numération-formule sanguine

Numération-formule sanguine (NFS) en cas d'hématurie macroscopique abondante ou prolongée pour apprécier son retentissement éventuel.

# B. Morphologiques

## 1. Échographie rénovésicale ou réno-vésico-prostatique

C'est l'examen de **référence** à réaliser en première intention pour rechercher une cause **urologique** à l'hématurie. Elle permet une exploration morphologique de l'appareil urinaire et une étude vasculaire rénale (écho-Doppler).

> L'échographie est de par son innocuité et son accessibilité l'examen morphologique de première intention. Cependant, sa négativité ne dispense pas d'une imagerie plus sensible.

## 2. Uroscanner

L'uroscanner est un scanner abdominopelvien sans puis avec injection de produit de contraste iodé, couplé à une acquisition au temps excréteur (aussi appelé tardif). Sa sensibilité pour la détection des tumeurs et calculs de petite taille est supérieure à celle de l'échographie. L'acquisition en phase artérielle peut également renseigner sur une anomalie des vaisseaux rénaux (notamment en cas de traumatisme). L'uroscanner est un examen de deuxième intention sauf dans le cas particulier du traumatisme ou il peut être réalisé d'emblée. Il sera proposé :

- en cas de négativité de l'échographie si on ne suspecte pas une origine néphrologique ;
- en complément de l'échographie pour préciser une pathologie du haut appareil urinaire (tumeur rénale ou des voies excrétrices supérieures, calculs, etc.).

En cas de contre-indication, il sera remplacé par une uro-IRM.

## 3. Autres examens

- L'abdomen sans préparation n'a de place dans le bilan d'hématurie que couplé à l'échographie pour la recherche d'un calcul lors d'une colique néphrétique.
- L'artériographie ne sera réalisée qu'en cas de forte suspicion d'atteinte vasculaire, notamment lors d'un traumatisme rénal. Elle aura alors essentiellement pour but d'objectiver un saignement actif afin de l'assécher par une embolisation.

## C. Endoscopique

### 1. Urétrocystoscopie

L'urétrocystoscopie est réalisée en consultation, à l'aide d'un cystoscope souple, après instillation d'un gel anesthésique local intra-urétral. Elle permet l'exploration de l'urètre, de la paroi vésicale et des méats urétéraux.

La **cystoscopie** est un examen important du bilan d'hématurie. Elle est réalisée :

- en cas de suspicion de tumeur vésicale à l'échographie ou au scanner;
- en cas d'hématurie isolée avec facteurs de risque : patient de plus de 50 ans, tabac, exposition professionnelle, origine ethnique évocatrice de bilharziose.

### 2. Urétérorénoscopie

Examen de troisième intention réalisé sous anesthésie permettant d'explorer le haut appareil urinaire (uretère et cavités rénales).

## D. Anatomopathologiques

### 1. Cytologie urinaire

Elle est réalisée idéalement sur les urines du matin ou lors d'un examen endoscopique. C'est un examen anatomopathologique dont l'objectif est de rechercher des cellules atypiques desquamées par l'urothélium. Cet examen est proposé dans les mêmes conditions que la cystoscopie, selon les résultats du bilan étiologique de première intention.



Une cytologie urinaire négative ne dispense pas d'un bilan endoscopique.

### 2. Ponction-biopsie rénale

La biopsie rénale a sa place dans le bilan d'une hématurie en cas de suspicion de néphropathie glomérulaire (hématurie microscopique associée à une protéinurie et/ou une insuffisance rénale et une hypertension artérielle [HTA]), d'altération récente et rapide de la fonction rénale ou de suspicion de maladie de Berger. Elle permet d'obtenir la confirmation diagnostique et la caractérisation histologique de la néphropathie. Elle sera guidée par l'échographie après vérification du bilan d'hémostase et anesthésie locale.

# III. Étiologies

L'hématurie micro- ou macroscopique est un symptôme fréquent qui nécessite toujours une enquête étiologique.

Elle peut survenir de manière isolée ou associée à des symptômes qui ont valeur d'orientation étiologique :

- associée à des troubles mictionnels, des douleurs lombaires ou de la fièvre évoquant une **pathologie urologique** (néoplasiques, infectieuses, lithiasiques);
- associée à une HTA ou des œdèmes évoquant une **pathologie néphrologique**.

La démarche diagnostique doit rechercher en première intention les causes les plus fréquentes ou présentant un caractère de gravité :

- tumeurs urothéliales+++ (vessie, voie excrétrice supérieure), rénales;

- infections urinaires++, lithiases;
- néphropathies glomérulaires.

Lors d'une hématurie macroscopique isolée, le bilan doit éliminer une origine urologique avant de s'orienter vers une cause néphrologique.

Un traitement anticoagulant peut favoriser une hématurie mais n'est jamais à considérer comme responsable de première intention. Il ne doit pas dispenser d'un bilan exhaustif.

## A. Urologiques

### 1. Infections urinaires

- Cause la plus fréquente, elle sera accompagnée d'un tableau clinique évocateur (brûlures mictionnelles, pollakiurie, douleurs lombaires, etc.).
- Diagnostic confirmé par la réalisation d'un ECBU.
- Toute atteinte infectieuse de l'appareil urinaire peut entraîner une hématurie : cystite+++, pyélonéphrite, prostatite++.

### 2. Tumeurs de l'appareil urinaire

- Éliminer en première intention une tumeur vésicale++ (fig. 4.3) et une tumeur rénale (fig. 4.4).
- Facteurs de risque fréquemment associés : âge ≥50 ans, sexe masculin, tabac, exposition professionnelle (amines aromatiques, etc.).
- Mais toute tumeur de l'appareil urinaire peut causer une hématurie (vessie, rein, voies excrétrices urinaires supérieures, prostate avancée, urètre).
- Bilan : cystoscopie, cytologie urinaire et uroscanner.

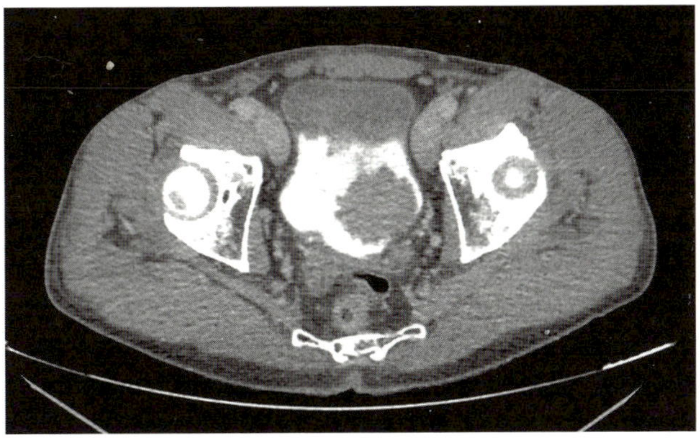

**Fig. 4.3.** B Coupe d'un scanner pelvien au temps tardif retrouvant une tumeur vésicale sous la forme d'une lacune de la face postérolatérale gauche de la vessie.

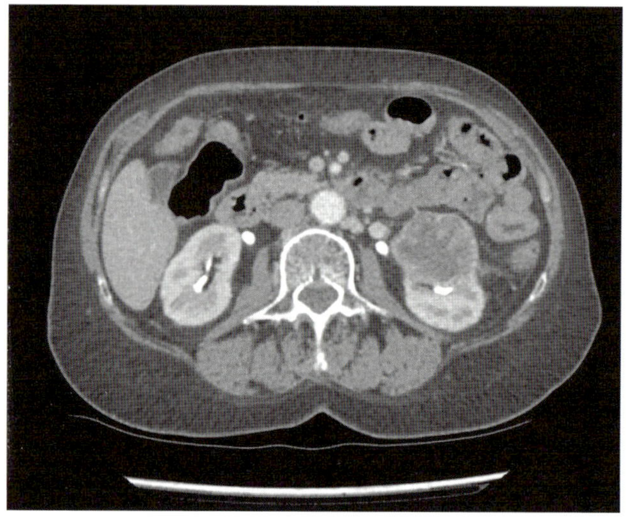

**Fig. 4.4.** B **Coupe d'un scanner abdominal au temps combiné artériel et tardif retrouvant une tumeur développée au niveau de la lèvre antérieure du rein gauche.**
La tumeur vient au contact des cavités rénales opacifiées expliquant l'hématurie.

## *3. Lithiases urinaires (fig. 4.5)*

- Concernent 5 à 15 % de la population des pays industrialisés.
- Peuvent être paucisymptomatiques, révélées par un épisode de colique néphrétique ou par des troubles mictionnels en cas de calcul de l'uretère pelvien.
- Intérêt du scanner abdominopelvien sans injection (ou du couple ASP + échographie) lors d'un épisode douloureux ou de l'uroscanner en dehors d'une phase aiguë.



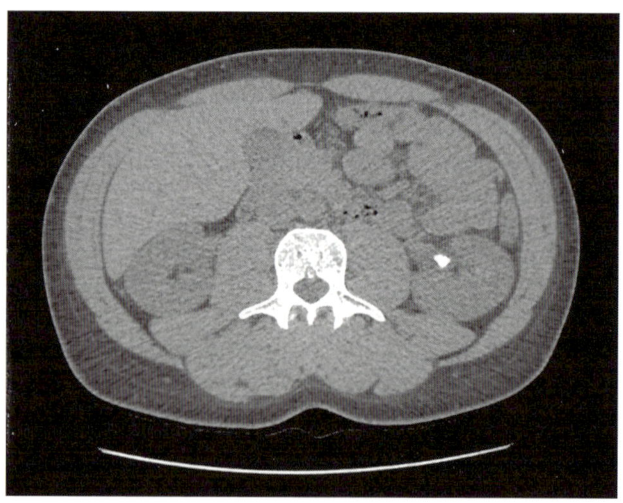

**Fig. 4.5.** B **Coupe d'un scanner abdominal sans injection de produit de contraste retrouvant un calcul centimétrique du pyélon gauche.**

### *4. Traumatiques*

- Contexte évident.
- L'hématurie peut être liée à une fracture du parenchyme rénal, une atteinte du pédicule vasculaire ou encore une plaie vésicale.
- La stabilité hémodynamique orientera le choix de l'examen : uroscanner ± artériographie en cas d'atteinte du pédicule rénal, échographie si patient instable.

### *5. Prostatiques*

- Hématurie macroscopique initiale ou totale en cas de saignement abondant.
- Signe rarement révélateur de cancer de la prostate, elle est plus souvent associée à une prostatite ou une hypertrophie et reste un diagnostic d'élimination.

## B. Néphrologiques

### *1. Néphropathies glomérulaires*

Le syndrome glomérulaire associe une protéinurie et/ou une hématurie ± HTA, œdèmes et insuffisance rénale aiguë ou chronique. L'ECBU met en évidence des hématies déformées et des cylindres hématiques.

Les principales causes d'hématurie d'origine glomérulaire sont les suivantes :

- glomérulonéphrite **à dépôts mésangiaux d'IgA** (maladie de Berger) :
  - cause la plus fréquente des hématuries macroscopiques glomérulaires récidivantes, préférentiellement chez les hommes jeunes,
  - la biopsie confirme le diagnostic en mettant en évidence la présence de dépôts mésangiaux granuleux d'IgA et une prolifération endocapillaire,
  - **diagnostic différentiel : syndrome d'Alport.** Pathologie héréditaire associant hématurie macroscopique récidivante, surdité bilatérale et atteinte ophtalmologique ;
- glomérulonéphrite rapidement progressive (GNRP) :
  - marquée par une dégradation de la fonction rénale en quelques semaines,
  - associée à une maladie systémique (syndrome de Goodpasture, lupus, maladie de Wegener, etc.),
  - diagnostic par ponction-biopsie rénale++ ;
- glomérulonéphrite aiguë postinfectieuse :
  - secondaire à une infection oto-rhino-laryngologique (ORL) – le plus souvent – à streptocoque,
  - le tableau clinique révélateur est bruyant, sous la forme d'un syndrome néphritique.

### *2. Néphropathie interstitielle aiguë médicamenteuse*

- Son mécanisme est immunoallergique.
- Elle peut être associée à d'autres signes allergiques (rash cutané, cytolyse hépatique, etc.).
- Lors d'une prise médicamenteuse : sulfamides, pénicillines, etc.

## C. Hématurie microscopique isolée

Il s'agit d'une situation fréquente où l'interrogatoire et le bilan étiologique de première intention ne permettent pas d'orienter vers une cause (absence de symptomatologie associée urologique ou néphrologique, absence de protéinurie ou d'insuffisance rénale, échographie de l'appareil urinaire normale).

Dans cette situation, le bilan doit **systématiquement** être complété par les investigations urologiques suivantes, à la recherche en particulier d'une tumeur de l'appareil urinaire :

- cytologie urinaire;
- uroscanner;
- cystoscopie.

En cas de négativité, une surveillance simple uronéphrologique est discutée dont le rythme et les principes ne sont pas clairement définis dans les recommandations. La surveillance sera d'autant plus recommandée qu'il existe des facteurs de risque de tumeur urothéliale.

# IV. Situations d'urgence

## A. Déglobulisation aiguë

Comme dans toute situation de saignement actif, il est indispensable de rechercher des signes d'anémie aiguë ou chronique (pâleur cutanéomuqueuse et manifestations fonctionnelles anoxiques type asthénie, dyspnée, etc.) et d'évaluer le retentissement hémodynamique éventuel (tachycardie, hypotension artérielle, marbrures, etc.).

Une NFS doit systématiquement être réalisée devant une hématurie macroscopique prolongée ou abondante.



## B. Caillotage

### *1. Diagnostic*

Le caillotage vésical ou de la voie excrétrice est une urgence thérapeutique en raison du risque de rétention aiguë d'urine et d'insuffisance rénale aiguë obstructive (blocage par les caillots qui s'accumulent).

En conséquence, la présence de caillots doit systématiquement être recherchée à l'interrogatoire et l'examen clinique :

- visualisation directe des caillots par le patient ou le soignant (demander au patient de garder ses urines);
- sensation de blocage lors du passage des urines;
- recherche d'un globe vésical (les urines sont « bloquées » par l'accumulation des caillots dans la vessie);
- douleurs lombaires pouvant orienter vers un caillotage de la voie excrétrice supérieure.

### *2. Prise en charge*

B En cas d'hématurie macroscopique importante avec caillotage vésical et/ou rétention aiguë d'urine :

- mise en place d'une sonde vésicale double courant;
- réalisation d'un ECBU lors de la pose de la sonde;

- décaillotage manuel à la seringue;
- pose d'une irrigation vésicale en continu dont le débit sera adapté à la couleur des urines;
- surveillance des volumes d'entrée/sortie.

**L'hématurie macroscopique caillotante est une contre-indication au cathéter sus-pubien** en raison de la possible tumeur de vessie sous-jacente et de son inefficacité pour réaliser des lavages efficaces compte tenu de son faible diamètre.

En cas d'hématurie d'origine urologique du haut appareil urinaire (tumeurs du rein et de la voie excrétrice supérieure+++), un caillotage de la voie excrétrice peut survenir entraînant une dilatation des cavités rénales et des douleurs lombaires. Un drainage des cavités rénales par sonde JJ ou sonde urétérale peut être proposé.

## V. Arbre décisionnel (fig. 4.6)

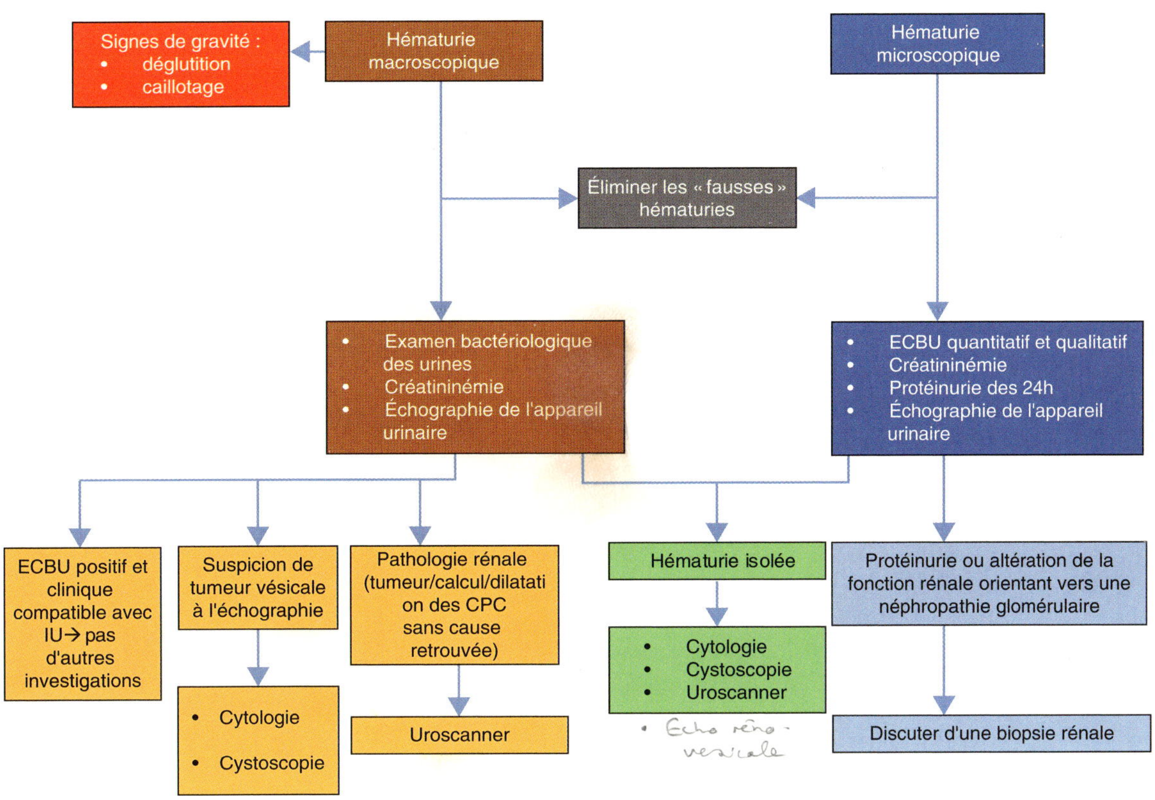


**Fig. 4.6.** Ⓐ **Arbre décisionnel : hématurie.**
CPC : cavité pyélocalicielle; IU : infection urinaire.

## Résumé

| Rang | Descriptif |
|---|---|
| A | **Connaître la définition d'une hématurie :** présence de plus de **10 hématies/mm3** ou 10 000 hématies/mL émises dans les urines lors d'une miction |
| A | **Connaître les principaux mécanismes des hématuries :**<br>• **urologique :** lésion du parenchyme rénal ou de l'arbre urinaire → **saignement d'origine vasculaire**<br>• néphrologique : passage des hématies à travers la membrane basale glomérulaire altérée → **saignement d'origine parenchymateuse le plus souvent glomérulaire** |
| A | **Diagnostiquer une hématurie microscopique et une hématurie macroscopique**<br>Microscopique : définition biologique<br>**Macroscopique : visible à l'œil nu** (coloration rosée, rouge ou brunâtre)<br>À confirmer par **examen cytologique quantitatif++** après avoir éliminé les diagnostics différentiels (hémorragie de voisinage, coloration alimentaire ou médicamenteuse, causes métaboliques) |
| A | **Connaître la valeur localisatrice d'une hématurie macroscopique :**<br>• initiale : urétroprostatique<br>• terminale : vésicale<br>• totale : toujours le cas si d'origine rénale ; pas de valeur localisatrice en cas d'hématurie abondante |
| A | **Connaître les principaux examens complémentaires à prescrire devant une hématurie :**<br>• 1re intention : ECBU, créatinine, protéinurie des 24 h (si microscopique) et échographie de l'appareil urinaire ; NFS si macroscopique<br>• en 2e intention et selon signes d'appels : uroscanner, endoscopie de l'appareil urinaire, cytologie urinaire et ponction-biopsie rénale |
| A | **Connaître les indications d'examen d'imagerie devant une hématurie chez l'adulte et l'enfant**<br>Première intention : **échographie de l'appareil urinaire**<br>Uroscanner en cas de négativité de l'échographie et en l'absence d'orientation vers une origine néphrologique ou en complément de l'échographie selon la pathologie urologique retrouvée<br>ASP couplé à l'échographie seulement en cas d'orientation vers une origine lithiasique |
| A | Principales étiologies des hématuries néphrologiques chez l'adulte et l'enfant :<br>• **néphropathies glomérulaires+++ : maladie de Berger**, glomérulonéphrite aigüe postinfectieuse, **GNRP**, syndrome d'Alport<br>• néphropathie interstitielle aigüe médicamenteuse |
| A | Principales étiologies des hématuries urologiques chez l'adulte et l'enfant :<br>• **infections urinaires+++**<br>• **tumorale : urothéliale++** mais tous les cancers de l'appareil urinaire peuvent entraîner une hématurie (rein, uretère, vessie, prostate, urètre)<br>• **calcul :** un calcul peut faire saigner où qu'il soit dans l'appareil urinaire et n'entraîne pas forcément d'autres symptômes<br>• HBP (diagnostic d'élimination)<br>• traumatique (contexte évident) |
| A | **Savoir identifier une hématurie macroscopique caillotante et ses signes de gravité**<br>À suspecter devant une sensation de **blocage** transitoire à la miction ou devant association hématurie + **rétention** (les caillots bloquent l'évacuation des urines). Devant un caillotage, évaluer retentissement hémodynamique, faire **NFS** en urgence et rechercher **globe vésical**. Attention au caillotage de la voie excrétrice supérieure sur une lésion du haut appareil → douleur lombaire unilatérale du côté de la lésion |

| Rang | Descriptif |
|---|---|
| B | Connaître les éléments de prise en charge d'une hématurie caillotante :<br>• voie veineuse périphérique<br>• **sondage vésical**<br>• décaillotage à la seringue puis mise en place d'une **irrigation** vésicale<br>• surveillance bilan « entrées-sorties »<br>Contre-indication : cathéter sus-pubien ++ |

ASP : abdomen sans préparation ; ECBU : examen cytobactériologique des urines ; GNRP : glomérulonéphrite rapidement progressive ; HBP : hypertrophie bénigne de la prostate ; NFS : numération-formule sanguine.

Necrose papillaire :
Origine ischémique
peut être due au diabète ou prise excessive d'antalgiques.
peut se présenter comme PNA obs
Diag par uroscan → amputation calicielle.

CHAPITRE

5

# Lithiase urinaire



## Situations de départ

- 4 Douleur abdominale
- 36 Douleur de la région lombaire
- 102 Hématurie
- 182 Analyse de bandelette urinaire
- 199 Créatinine augmentée
- 224 Découverte d'une anomalie abdominale à l'examen d'imagerie médicale
- 230 Rédaction de la demande d'un examen d'imagerie
- 231 Demande d'un examen d'imagerie
- 232 Demande d'explication d'un patient sur le déroulement, les risques et les bénéfices attendus d'un examen d'imagerie
- 239 Explication préopératoire et recueil de consentement d'un geste invasif diagnostique ou thérapeutique
- 249 Prescrire des anti-inflammatoires non stéroïdiens
- 250 Prescrire des antalgiques
- 259 Évaluation et prise en charge de la douleur aiguë

## Item, objectifs pédagogiques

**ITEM 265 – Lithiase urinaire**

| Rang | Rubrique | Intitulé | Descriptif |
|---|---|---|---|
| A | Définitions | Lithiase et calcul | Lithiase : maladie dont la conséquence est la formation de calculs |
| A | Prévalence, épidémiologie | Épidémiologie de la lithiase urinaire | Épidémiologie et répartition des calculs |
| A | Prévalence, épidémiologie | Fréquence des différents types de calculs | Tableau avec la fréquence des différents calculs |
| B | Éléments physiopathologiques | Connaître les principaux facteurs lithogènes | – |
| A | Diagnostic positif : la colique néphrétique (CN) | Définition de la CN | Douleur brutale par mise en tension de la voie excrétrice supérieure |
| A | Diagnostic positif | Connaître les facteurs favorisants de la CN | Voyage, chaleur, déshydratation, activité physique, écarts de régime |
| A | Diagnostic positif | Connaître les aspects cliniques de la CN simple | Douleur, irradiations, nausées, etc. |
| A | Diagnostic positif | Connaître les aspects cliniques de la CN compliquée | Tableaux récapitulatifs : selon la clinique (fièvre, anurie, douleur) et le terrain (grossesse, rein unique, VIH, etc.) |
| B | Diagnostic positif | Connaître les autres aspects cliniques des calculs urinaires | Hématurie, insuffisance rénale, infection, fortuit |
| B | Examens complémentaires | Indication des examens d'imagerie devant une lithiase urinaire | Couple échographie-abdomen sans préparation, TDM |

| Rang | Rubrique | Intitulé | Descriptif |
|---|---|---|---|
| A | Examens complémentaires | Examens biologiques en urgence pour colique néphrétique | (Bandelette urinaire), NFS, ionogramme, créatininémie, CRP |
| B | Examens complémentaires | Examens pour le diagnostic étiologique de la lithiase urinaire | Bilan métabolique de première intention selon les recommandations du comité lithiase |
| B | Étiologies | Connaître les principales anomalies métaboliques associées à des lithiases calciques | Hyperparathyroïdie primaire, hypercalcémie chronique, hypercalciurie idiopathique |
| A | Prise en charge | Connaître les principes de la prise en charge de la lithiase urinaire | – |





# I. Introduction et définitions

(A) La lithiase urinaire est une maladie multifactorielle qui aboutit à la formation de calculs dans la voie excrétrice urinaire. Les deux termes ne sont donc pas synonymes, le calcul étant la conséquence de la lithiase. L'objectif est donc de traiter les calculs et de porter ensuite le diagnostic étiologique de lithiase urinaire pour adapter la prise en charge et éviter les récidives.

# II. Prévalence, épidémiologie

- L'incidence de la lithiase urinaire a pratiquement triplé depuis le début du XX$^{e}$ siècle et reflète les habitudes alimentaires des pays industrialisés avec une nette augmentation de la consommation de sel, de sucre et de protéines animales. L'insuffisance des apports hydriques est un facteur de risque supplémentaire.
- En France, elle touche 8 % de la population et affecte deux hommes pour une femme. L'âge moyen de survenue du premier calcul est d'environ 40 ans chez la femme et 35 ans chez l'homme. Il existe chaque année en France environ 120 000 épisodes aigus de colique néphrétique (CN) dont près de 90 % sont liés aux calculs.

La lithiase oxalocalcique est la plus fréquente (tableau 5.1).

**Tableau 5.1.** Ⓐ **Fréquence et caractéristiques des principaux types de calculs.**
Les calculs purs, constitués d'une seule espèce moléculaire et cristalline, représentent moins de 10 % de ceux rencontrés en pratique clinique. Dans plus de 80 % des cas, il existe au moins trois constituants différents, avec un constituant majoritaire.

| Composant majoritaire | Fréquence homme (%) | Fréquence femme (%) | Fréquence globale (%) | Densité (UH) scanner | Principal facteur favorisant |
|---|---|---|---|---|---|
| **Oxalates de calcium** | 75 | 58 | 70 | | |
| – Whewellite (monohydraté) (fig. 5.1) | 52 | 45 | 50 | 1 200–1 700 | Hyperoxalurie |
| – Weddellite (dihydraté) (fig. 5.2) | 23 | 13 | 20 | 900–1 300 | Hypercalciurie |
| **Phosphates de calcium** (fig. 5.3) | 10 | 28 | 15 | | |
| – Carbapatite | 7 | 24 | 12 | 1 300–1 400 | Hypercalciurie |
| – Brushite | 2 | 2 | 2,5 | 1 600–1 900 | Hypercalciurie |
| – Struvite | 1 | 2 | 1,5 | 600–900 | Infection urinaire |
| – Présence de struvite (minoritaire) | 4 | 12 | 6 | | |
| **Acides uriques** (fig. 5.4) | 11 | 7 | 10 | 350–500 | pH urinaire acide |
| **Urates** | 0,5 | 0,5 | 0,5 | | Hyperuricurie/pH urinaire alcalin |
| **Cystine** (fig. 5.5) | 1 | 3 | 1,5 | 600–850 | Cystinurie |
| **Protéines** | 1 | 1 | 1 | | |
| **Médicaments** | 0,5 | 0,5 | 0,5 | | |
| **Divers** | 1 | 2 | 1,5 | | |

UH : unité de Hounsfield.

La taille des calculs varie de quelques millimètres à plusieurs centimètres. Un calcul est dit coralliforme s'il occupe la totalité des cavités pyélocalicielles.

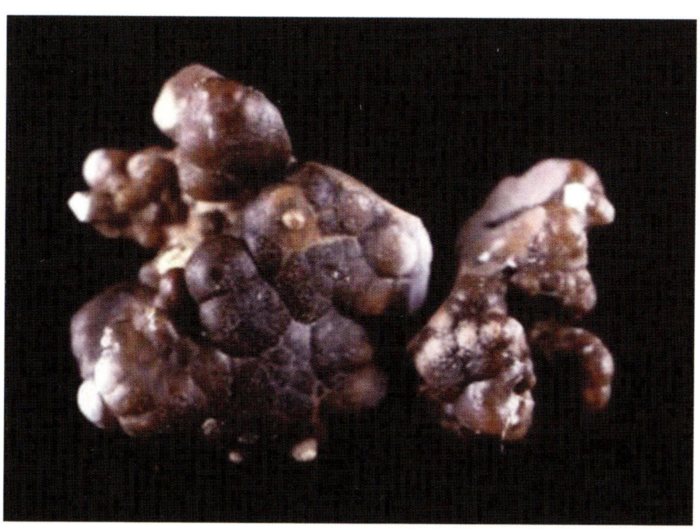

**Fig. 5.1.** Ⓐ **Calcul d'oxalate de calcium monohydraté (type I).**
Photographie : Source : Estrade V, Daudon M, Traxer O, Méria P. Pourquoi l'urologue doit savoir reconnaître un calcul et comment faire ? Les bases de la reconnaissance endoscopique. Prog Urol - FMC 2017 ; 27 : F26 -F35.

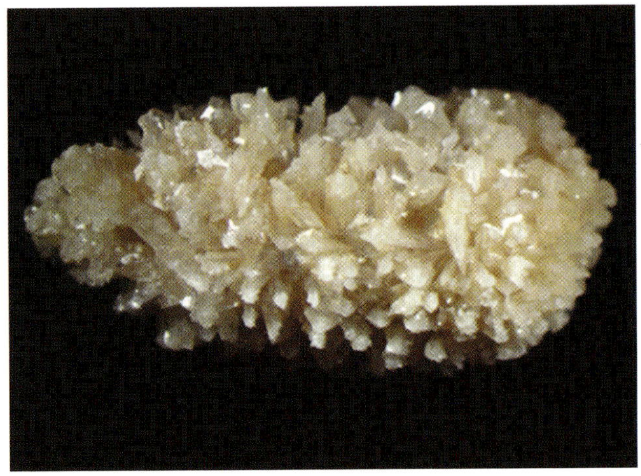

**Fig. 5.2.** Ⓐ **Calcul d'oxalate de calcium dihydraté (type II).**
Photographie : Source : Estrade V, Daudon M, Traxer O, Méria P. Pourquoi l'urologue doit savoir reconnaître un calcul et comment faire ? Les bases de la reconnaissance endoscopique. Prog Urol - FMC 2017 ; 27 : F26 -F35.

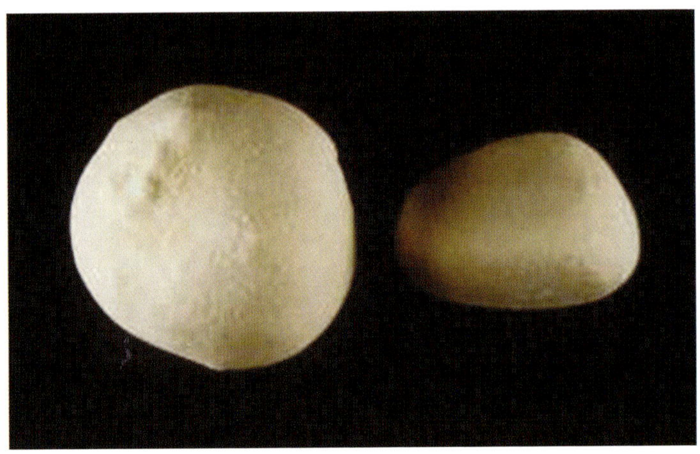

**Fig. 5.3.** Ⓐ **Calculs de phosphate de calcium (type IV).**
Photographie : Source : Estrade V, Daudon M, Traxer O, Méria P. Pourquoi l'urologue doit savoir reconnaître un calcul et comment faire ? Les bases de la reconnaissance endoscopique. Prog Urol - FMC 2017 ; 27 : F26 -F35.



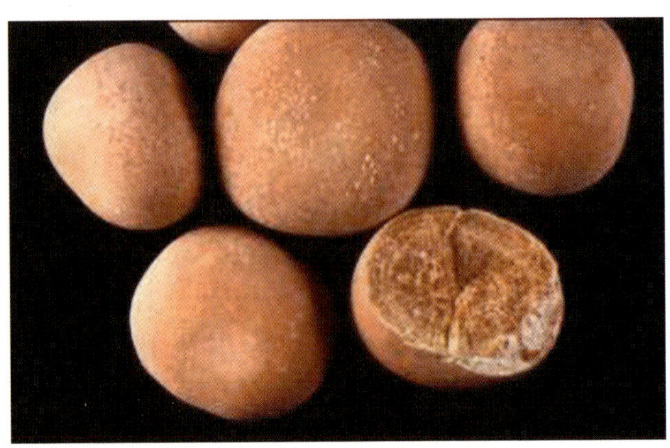

**Fig. 5.4.** Ⓐ **Calculs d'acide urique (type III).**
Photographie : Source : Estrade V, Daudon M, Traxer O, Méria P. Pourquoi l'urologue doit savoir reconnaître un calcul et comment faire ? Les bases de la reconnaissance endoscopique. Prog Urol - FMC 2017 ; 27 : F26 -F35.

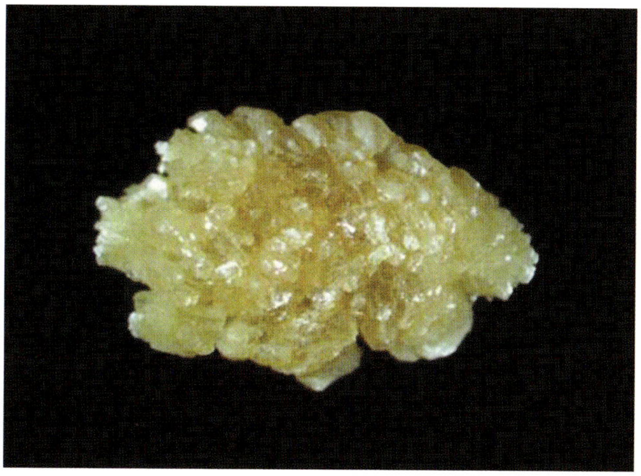

**Fig. 5.5.** Ⓐ **Calcul de cystine (type V).**
Photographie : Source : Estrade V, Daudon M, Traxer O, Méria P. Pourquoi l'urologue doit savoir reconnaître un calcul et comment faire ? Les bases de la reconnaissance endoscopique. Prog Urol - FMC 2017 ; 27 : F26 -F35.

# III. Éléments physiopathologiques : formation des calculs

La formation des calculs est un phénomène pathologique complexe, relevant de plusieurs événements physicochimiques (lithogenèse) et d'un terrain favorisant. La plupart du temps, les calculs sont liés à une alimentation trop riche, mal équilibrée et à une diurèse insuffisante. On dit que le lithiasique **mange trop, mange mal, et ne boit pas assez**.

## A. Étapes de la formation des calculs (lithogenèse)

B Un calcul est un agglomérat de cristaux liés par une matière organique. La lithogenèse est l'ensemble des processus qui vont conduire au développement d'un calcul dans les voies urinaires. Il existe sept étapes :

- la sursaturation urinaire : l'excès de concentration d'une substance dans les urines par rapport aux capacités de dissolution de celles-ci ;
- la germination cristalline : des germes cristallins se forment à partir des ions de la substance en solution dans l'urine ;
- la croissance cristalline : les cristaux vont grossir en captant de nouvelles molécules pour arriver à former des particules plus volumineuses ;
- l'agrégation des cristaux : conduit à la formation de particules plus volumineuses mesurant jusqu'à plusieurs centaines de microns ;
- l'agglomération cristalline : apport de nouveaux cristaux pour former l'architecture du calcul ;
- la rétention des particules cristallines : les particules cristallines vont être retenues dans le rein et croître pour conduire à la formation du calcul ;
- la croissance du calcul : se fait à une vitesse variable, selon l'importance des anomalies physicochimiques de l'urine.

À ces phénomènes s'opposent des inhibiteurs de la cristallisation de faible poids moléculaire (citrate, magnésium, zinc, etc.) et de haut poids moléculaire (glycosaminoglycanes, glycoprotéines, etc.).

Les sujets lithiasiques se différencient des autres par des urines en situation de sursaturation et par un déséquilibre entre les promoteurs et les inhibiteurs de la cristallisation.

## B. Facteurs lithogènes métaboliques généraux

### 1. Diurèse

Diurèse faible par insuffisance des apports liquidiens.

### 2. Facteurs alimentaires

- Apports alimentaires excessifs :
  - produits laitiers (favorisent l'hypercalciurie);
  - protéines animales (favorisent l'hypercalciurie);
  - sel (favorise l'hypercalciurie, bloque les inhibiteurs de la cristallisation);
  - aliments riches en oxalates (chocolat, fruits secs, épinards, oseille, rhubarbe, thé, bonbons dont la gélatine est riche en hydroxyproline précurseur de l'oxalate);
  - purines (abats, charcuterie, etc.);
  - sucres rapides tels que le fructose (favorisent l'hypercalciurie, l'hyperuricurie).
- Diminution de la consommation de fibres alimentaires.



## C. Facteurs lithogènes spécifiques

### 1. Facteurs familiaux

Il existe une histoire familiale chez plus d'un tiers des lithiasiques. D'autres formes de lithiase sont héréditaires et le plus souvent transmises sur un mode autosomique récessif. La cystinurie est la plus fréquente des maladies lithiasiques d'origine génétique.

### 2. Infection urinaire

Certains germes dits uréasiques, comme *Proteus mirabilis*, *Klebsiella pneumoniae*, ou *Pseudomonas aeruginosa* possèdent une enzyme, l'uréase, qui clive l'urée urinaire en ammoniac et dioxyde de carbone, ce qui occasionne la formation de calculs phospho-ammoniaco-magnésiens.

### 3. Anomalies du pH urinaire

Le pH normal des urines est de 5,8.

Un pH acide, autour de 5, favorise la formation des calculs d'acide urique, de cystine et d'oxalate de calcium.

Un pH alcalin, autour de 7, favorise les calculs d'infection et les calculs phosphocalciques.

### 4. Médicaments

Certains médicaments sont lithogènes par précipitation de la substance active dans les urines. Les médicaments le plus souvent incriminés sont l'atazanavir et l'indinavir, des antiprotéases utilisées dans les trithérapies anti-VIH. Leurs cristaux peuvent précipiter à un pH alcalin et se solubiliser à un pH acide. Plus rarement, le cotrimoxazole, l'allopurinol, ou l'amiodarone, et les diurétiques thiazidiques peuvent être lithogènes. Ces calculs ont comme particularité d'être radiotransparents et donc non visibles à l'abdomen sans préparation (ASP) et peu visibles au scanner.

D'autres médicaments sont inducteurs de la lithogenèse en modifiant les paramètres biochimiques des urines (ex. : la vitamine D qui favorise l'hypercalciurie).

### 5. Facteurs lithogènes anatomiques

Certaines anomalies anatomiques des reins ou de la voie excrétrice, telles que le syndrome de jonction pyélo-urétérale, le diverticule caliciel, le rein en fer à cheval, le méga-uretère favorisent la stase urinaire et donc la formation des calculs en présence d'anomalies métaboliques sous-jacentes.

Il faut donc traiter le calcul, et l'anomalie anatomique, si cela est possible.

# IV. Diagnostic

**A** Deux temps importants : le diagnostic du calcul puis la détermination de sa nature pour porter le diagnostic étiologique de lithiase urinaire.

## A. Circonstances de découverte : la colique néphrétique

Définition : la colique néphrétique (CN) est un syndrome douloureux aigu lomboabdominal lié à la mise en tension brutale de la voie excrétrice supérieure en amont d'une obstruction, quelle qu'en soit la cause. Cette définition ne préjuge donc pas de sa cause, mais dans plus de 90 % des cas elle est due à la présence d'un calcul obstructif. On dénombre environ 120 000 épisodes annuels en France, soit environ 1 % des consultations dans les services d'urgence.

### 1. Facteurs favorisants

- Voyage récent et prolongé.
- Séjour en pays chaud.
- Travail avec exposition à la chaleur.
- Immobilisation prolongée.
- Hydratation insuffisante.
- Activité sportive.
- Modification de l'alimentation.

### 2. Diagnostic positif : aspects cliniques

La douleur lombaire est unilatérale, brutale et intense avec une irradiation antérieure et oblique vers la fosse iliaque et vers les organes génitaux externes. Elle irradie parfois vers l'angle costovertébral. Des signes urinaires (pollakiurie, brûlures mictionnelles, mictions impérieuses, hématurie) peuvent être associés ainsi que des signes digestifs (nausées, vomissements) et une agitation ou une anxiété. La douleur peut se limiter aux zones d'irradiation, en particulier à la phase initiale.

Certaines formes de CN sont dites hyperalgiques car elles résistent aux traitements médicaux bien conduits.

La douleur peut céder spontanément, ce qui peut aussi traduire la rupture d'un fornix rénal avec extravasation d'urine en périrénal.

La douleur peut être :

- chronique, localisée au rein et à la fosse lombaire, sourde et exacerbée par l'activité ;
- localisée à l'uretère ou à des zones de projection, pouvant alors être associée à des signes d'irritation vésicale (pollakiurie, impériosités), traduisant un calcul bloqué juste en amont de la vessie.

À l'examen clinique, il existe une douleur à la palpation et à la percussion de la fosse lombaire sans défense abdominale. Dans les formes simples, le patient est apyrétique. La bandelette urinaire est recommandée et montre une hématurie microscopique dans 70 à 100 % des cas. La présence de nitrites et de leucocytes à la bandelette impose de rechercher une infection en réalisant un examen cytobactériologique des urines (ECBU).

Dans 5 % des cas, il s'agit d'une CN compliquée (terrain, signes de gravité) pour laquelle un avis spécialisé et une hospitalisation sont nécessaires en urgence (tableau 5.2).

Certains syndromes douloureux abdominaux ou lombaires peuvent faire évoquer le diagnostic de CN. Le tableau 5.3 résume les principaux diagnostics différentiels de la CN.

**Tableau 5.2. Ⓐ Colique néphrétique compliquée.**

| | |
|---|---|
| Liée au terrain | • Grossesse<br>• Insuffisance rénale chronique<br>• Rein transplanté<br>• Rein unique<br>• Uropathie connue<br>• Patient VIH + traité par antiprotéases |
| Avec signes de gravité | • Fièvre<br>• Oligoanurie/insuffisance rénale<br>• Douleur résistante au traitement médical bien conduit |

VIH : virus de l'immunodéficience humaine.

**Tableau 5.3. Ⓐ Principaux diagnostics différentiels de la colique néphrétique.**

| | |
|---|---|
| Affections urologiques | • Pyélonéphrite aiguë<br>• Infarctus rénal<br>• Nécrose papillaire<br>• Douleur scrotale aiguë |
| Affections non urologiques | • Fissuration d'un anévrisme de l'aorte ou de ses branches<br>• Dissection aortique<br>• Grossesse extra-utérine<br>• Torsion de kyste ovarien<br>• Torsion du cordon spermatique<br>• Affections iléocoliques et appendiculaires (infarctus mésentérique)<br>• Pancréatite aiguë<br>• Colique hépatique<br>• Pneumopathie basale<br>• Lombalgie aiguë |

## B. Autres causes de colique néphrétique

Tout obstacle sur la voie excrétrice peut s'accompagner d'une CN.

- Le syndrome de la jonction pyélo-urétérale : deuxième cause de CN. Elle est due à une anomalie de la jonction pyélo-urétérale, primaire (achalasie de la paroi urétérale au niveau de la jonction) ou secondaire (fibrose de la jonction après une intervention ou une maladie). Dans les deux cas la vidange du bassinet ne se fait pas bien et il existe des douleurs par mise en tension pyélique. La tomodensitométrie (TDM) montre une dilatation du bassinet et parfois des calices. La scintigraphie rénale au MAG3 est utile pour confirmer l'obstruction et poser une indication opératoire.
- Compression/envahissement urétéral intrinsèque ou extrinsèque (tumeurs urologiques ou non, rétropéritonéales, ou intrapéritonéales).
- Ligature chirurgicale d'un uretère.

# V. Diagnostic de la colique néphrétique et du calcul : imagerie

- **Objectif :** affirmer le diagnostic de CN, déterminer sa cause et rechercher des éléments de gravité. Le délai de réalisation des examens pour une forme simple est de 12 à 48 heures.
  – En cas de forme compliquée ou en cas de doute diagnostique, les examens doivent être réalisés en urgence. Il est possible de prescrire l'association échographie-radiographie d'ASP ou une tomodensitométrie abdominopelvienne (TDM AP) sans injection ou un scanner.
- **L'échographie** recherche une dilatation pyélocalicielle et un calcul pyélique, lombaire haut ou prévésical (fig. 5.6). Elle explore très mal les autres portions de l'uretère. L'ASP recherche un calcul radio-opaque et montre souvent un iléus réflexe (fig. 5.7). L'association des deux offre une sensibilité de 80 à 90 % pour le diagnostic du calcul et de l'obstruction. L'irradiation délivrée est inférieure à celle d'un scanner. Cet élément doit aussi être pris en compte chez les patients ayant déjà eu plusieurs scanners par le passé, afin de limiter le cumul des doses d'irradiation.
  – Dans certains cas, le Doppler couleur couplé à l'échographie peut rechercher une asymétrie des index de résistivité des reins (augmentés en cas de CN) et une anomalie du jet urétéral dans la vessie (réduit ou nul du côté douloureux).

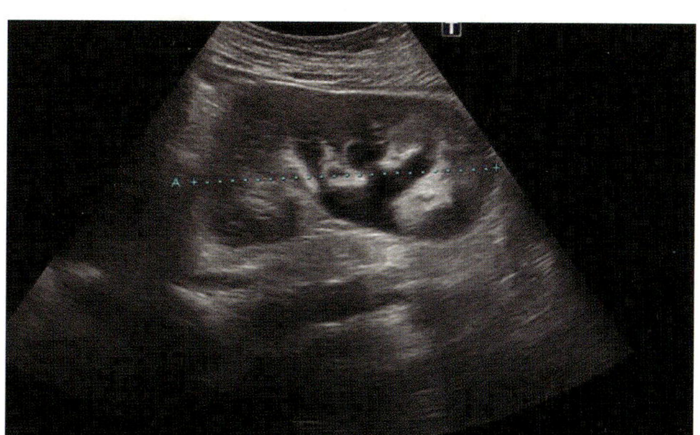

**Fig. 5.6. Ⓐ Échographie rénale mettant en évidence une dilatation des cavités pyélocalicielles.**

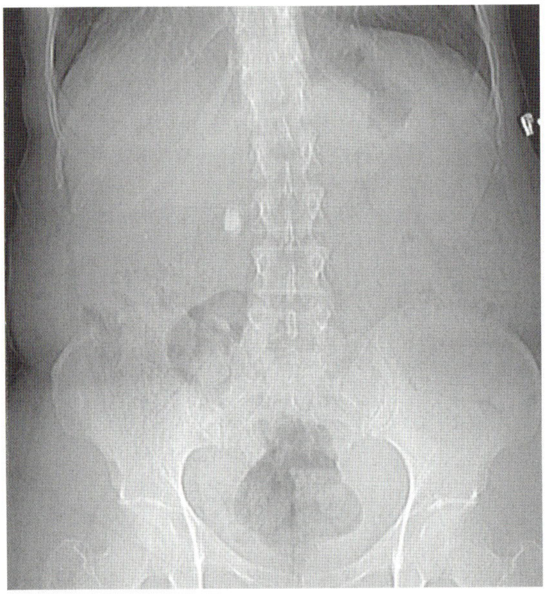

**Fig. 5.7. Ⓐ ASP de face mettant en évidence un calcul radio-opaque de l'uretère lombaire droit.**



- **La TDM AP** sans injection a une sensibilité et une spécificité comprises entre 96 et 100 %. Outre le calcul et sa localisation précise, elle met en évidence :
  - une dilatation pyélocalicielle ;
  - une néphromégalie ;
  - une infiltration de la graisse périrénale et péri-urétérale et un épaississement urétéral au contact du calcul.

Elle permet aussi de mesurer la densité UH du calcul (en fenêtre osseuse), ce qui peut être un élément prédictif de sa nature (fig. 5.8, 5.9 et 5.10).

- **Le choix des examens** est fonction du contexte clinique et de leur accessibilité :
  - CN simple : les recommandations proposent indifféremment le couple ASP-échographie ou la TDM AP sans injection. La TDM n'est cependant pas préconisée pour le suivi évolutif des calculs et il faut lui préférer l'ASP et/ou l'échographie ;

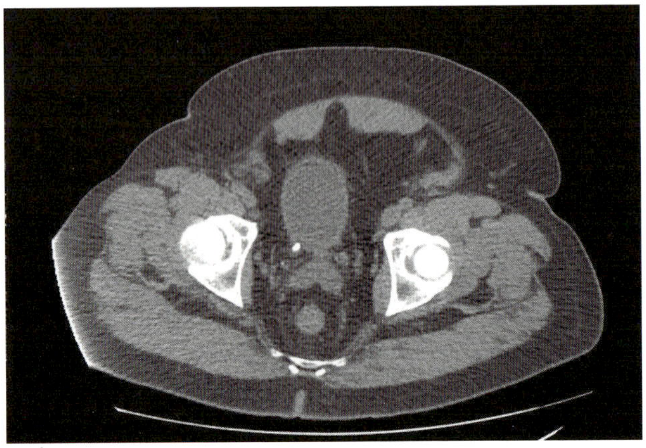

**Fig. 5.8. Ⓐ TDM pelvienne non injectée pour CN droite.**
Calcul de l'uretère pelvien.

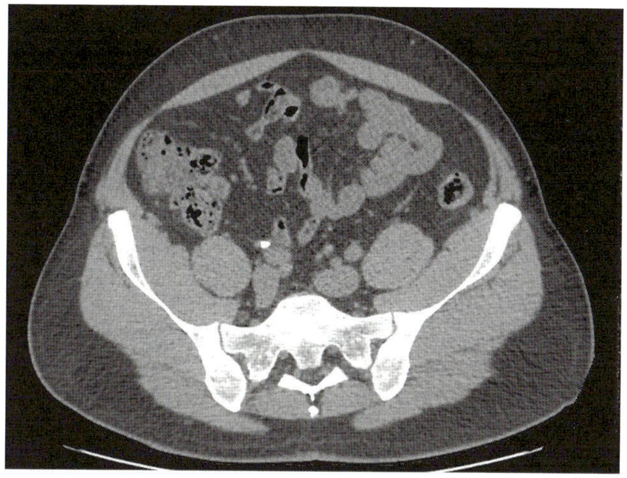

**Fig. 5.9.** Ⓐ **TDM abdominale non injectée pour CN droite.**
Calcul de l'uretère iliaque droit localisé au niveau du croisement entre l'uretère et l'artère iliaque.

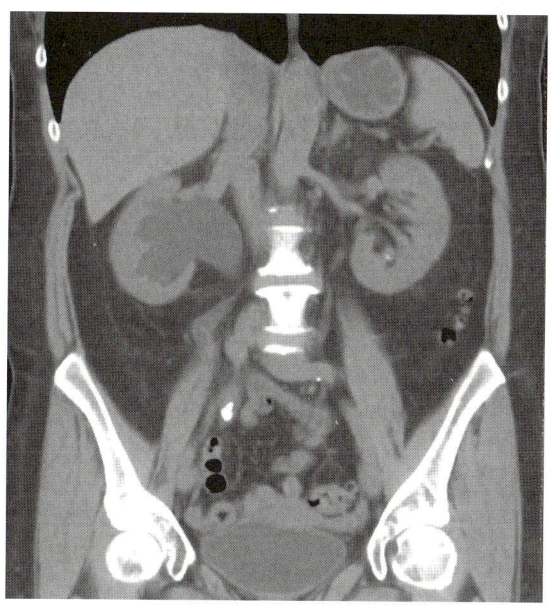

**Fig. 5.10.** Ⓐ **Reconstruction coronale d'une TDM abdominale.**
Dilatation urétéro-pyélo-calicielle en amont d'un calcul de l'uretère lombaire droit.

- CN compliquée : la TDM sans injection est indiquée en urgence car ce tableau clinique impose une certitude diagnostique quant à l'existence et la position de l'obstacle ;
- femme enceinte : c'est l'échographie qui doit être réalisée en première intention, car elle ne délivre aucune irradiation ;
- doute diagnostique : il faut informer le radiologue car la TDM doit être complétée par des clichés avec injection de produit de contraste. La TDM injectée, appelée uroscanner, devra comporter des clichés tardifs. Elle visera à rechercher tout diagnostic différentiel (tableau 5.3), ainsi qu'une asymétrie d'excrétion, des signes de fuite de produit de contraste (urinome) et de toute autre complication, ainsi qu'une variante anatomique.

# VI. Autres aspects cliniques des calculs

## A. Hématurie

- B Microscopique : très fréquente, facile à déceler par la bandelette réactive.
- Macroscopique : plus rare et imposant toujours la recherche d'une autre cause car non spécifique.

## B. Infection urinaire avec ou sans signes généraux

- La fièvre traduit une atteinte du parenchyme rénal (pyélonéphrite aiguë obstructive). Un syndrome septique sévère (choc toxique à Gram négatif) peut apparaître brutalement et mettre en cause le pronostic vital.
- Une infection urinaire récidivante impose la recherche d'un calcul (sauf en cas de cystite chez la femme jeune).

## C. Insuffisance rénale

- Aiguë : elle peut être la complication d'une infection du parenchyme rénal avec choc septique et tubulopathie.
  - Elle peut aussi révéler un obstacle par migration calculeuse dans la voie excrétrice d'un rein unique, anatomique ou fonctionnel (ou une migration bilatérale) et réalise alors un tableau d'insuffisance rénale aiguë avec anurie. Le pronostic est lié à l'hyperkaliémie associée qui doit être recherchée et un électrocardiogramme (ECG) doit être réalisé pour apprécier son retentissement cardiaque.
- Chronique : elle est l'aboutissement d'un obstacle chronique et bilatéral, peu symptomatique. Les calculs coralliformes bilatéraux peuvent évoluer à bas bruit et entraîner une insuffisance rénale chronique. Cette circonstance de découverte est devenue très rare.



## D. Découverte fortuite

Une radiographie de l'abdomen peut révéler un calcul rénal asymptomatique. En effet, certains calculs ne donnent lieu à aucune symptomatologie et sont parfaitement bien tolérés.

# VII. Examens biologiques face à une colique néphrétique

- A **Bilan sanguin** : ionogramme, créatininémie, auxquels on peut rajouter NFS, plaquettes, CRP, hémocultures, ECBU selon le contexte clinique.
- **Le calcul** doit être obligatoirement récupéré s'il est expulsé (le patient doit uriner dans une bouteille ou à travers une passoire) ou retiré lors d'une intervention, pour être analysé (analyse morphoconstitutionnelle).

## VIII. Diagnostics différentiels de la colique néphrétique

Une douleur abdominale aiguë est presque toujours « chirurgicale ». En l'absence de CN, il faut donc évoquer les diagnostics mentionnés dans le tableau 5.3.

En cas d'anomalie sur l'ASP :

- calcification extra-urinaire (phlébolithe, stercolithe, ganglion calcifié) ;
- les performances actuelles de l'imagerie résolvent la plupart de ces interrogations et laissent très peu de place à l'ambiguïté qui est donc en pratique levée par le scanner.

## IX. Évolution

### A. Évolution simple

- Élimination du calcul par les voies naturelles au décours d'une CN.
  - Les calculs urétéraux symptomatiques peuvent être évacués spontanément au décours de la crise de CN. Plus un calcul est de petite taille et plus il est bas situé, plus il a de chances de s'évacuer. Un calcul de moins de 4 mm s'élimine dans 80 % des cas alors qu'un calcul de plus de 6 mm s'élimine dans moins de 20 % des cas. De même un calcul de l'uretère distal s'élimine dans 71 % des cas contre 46 % pour un calcul de l'uretère moyen et 22 % pour un calcul de l'uretère proximal. Les calculs dont la taille dépasse 8–10 mm ne s'éliminent pratiquement jamais.
  - Néanmoins, un calcul urétéral peu ou pas symptomatique, non évacué après 4–6 semaines de surveillance, a très peu de chances de s'évacuer quelle que soit sa taille.
- Persistance à l'intérieur des cavités rénales sans se modifier ni provoquer le moindre trouble et ceci pendant des années.
- Une dissolution spontanée par modification du pH urinaire est possible pour les calculs uriques (alcalinisation).

### B. Évolution compliquée

#### 1. Obstruction persistante

Une obstruction qui s'installe de façon aiguë et brutale est facile à reconnaître car elle s'accompagne d'un tableau de CN. Les récidives douloureuses sont possibles.

À l'inverse, une obstruction incomplète qui s'installe de façon progressive peut n'être reconnue que tardivement lorsque le rein est déjà fonctionnellement atteint.

#### 2. Infection

Tous les degrés sont possibles :

- infection urinaire aiguë avec obstacle : CN fébrile/pyélonéphrite aiguë obstructive.
  - La pyélonéphrite aiguë obstructive est bruyante cliniquement avec fièvre, frissons, lombalgies, instabilité hémodynamique. La bactériémie peut aboutir à un choc septique avec tubulopathie bilatérale et insuffisance rénale aiguë.
  - Pour prévenir cette complication gravissime, les patients doivent être traités en urgence absolue (antibiothérapie et drainage des urines) ;

- infection urinaire chronique favorisée par la présence d'un calcul.

L'altération du parenchyme rénal ne se fait que très progressivement.

La « stérilisation urinaire » de ces patients ne peut véritablement être obtenue qu'après avoir enlevé tous les calculs et poursuivi une antibiothérapie adaptée et prolongée.

## C. Récidive des calculs

Hors traitement spécifique de la lithiase urinaire, 50 % des calculs récidivent à 5 ans et 70 % à 10 ans.

Ce type d'évolution justifie de rechercher, et ceci de façon approfondie, un ou plusieurs des facteurs connus de la lithogenèse et de les corriger.

# X. Traitement

## A. Traitement de la colique néphrétique

Il est important d'évaluer la douleur et de la prendre en charge rapidement, avant même de réaliser des examens d'imagerie. La restriction hydrique n'a pas fait la preuve scientifique de son efficacité mais elle est encore prescrite. Des moyens non médicamenteux tels qu'un bain chaud ou encore une séance d'acupuncture peuvent soulager les patients. Certains centres spécialisés proposent également des blocs paravertébraux ou l'injection de lidocaïne dans la fosse lombaire et dans la portion profonde du muscle psoas.



### 1. Traitement médical de la douleur

De nombreux médicaments sont actuellement utilisés par voie orale ou parentérale. Le phloroglucinol n'a pas fait la preuve de son efficacité. Le paracétamol seul ou associé au tramadol peut s'avérer efficace si les douleurs sont de faible intensité. Toutefois, le traitement repose actuellement sur les anti-inflammatoires non stéroïdiens (AINS). Ils agissent en bloquant les cyclo-oxygénases impliquées dans la réaction inflammatoire et diminuent l'œdème local tout en provoquant une relaxation des fibres musculaires lisses de l'uretère. Ils réduisent également le débit de filtration glomérulaire, ce qui n'a aucune conséquence lorsque la fonction rénale est normale. Seul le kétoprofène a reçu une autorisation de mise sur le marché (AMM) pour l'administration intraveineuse. Il a l'avantage d'être d'utilisation facile et relativement sûre et ne nécessite pas de titration. Sa durée d'action est prolongée. Il est donc le traitement de première intention, en l'absence de contre-indication (insuffisance cardiaque, rénale ou hépatique sévère, grossesse, ulcère gastrique, hypersensibilité au produit, infection). La voie intraveineuse est utilisée de façon préférentielle car elle apporte le soulagement le plus rapide. Dans certains cas, la voie rectale peut être utilisée. En général, le kétoprofène est prescrit à raison de 100 mg en intraveineuse lente sur 30 minutes, au maximum trois fois par 24 heures.

La morphine titrée intraveineuse est proposée en cas de non-réponse au traitement initial ou de contre-indication aux AINS.

### 2. Apport des α-bloquants en cas de calcul urétéral

Ces médicaments, utilisés pour traiter l'hypertrophie bénigne de la prostate, constituent une thérapie médicale expulsive (TME) des calculs urétéraux pelviens. Ils augmenteraient le pourcentage d'expulsion spontanée des calculs urétéraux, réduiraient le délai d'expulsion, le nombre d'épisodes douloureux, la quantité d'analgésiques consommés par les patients et le nombre d'hospitalisations nécessaires. Leur utilisation est donc proposée par la plupart des sociétés savantes mais il faut préciser aux patients que la prescription se fait hors AMM et les informer des effets indésirables. La tamsulosine (0,4 mg/j) et la silodosine (8 mg/j) semblent donner des résultats équivalents. Ils ne sont pas recommandés pour les calculs de plus de 10 mm dont l'expulsion spontanée est exceptionnelle.

## 3. Prise en charge des formes accompagnées de signes de gravité/compliquées

Ces formes cliniques nécessitent une hospitalisation en urgence, contrairement aux CN simples qui peuvent être traitées en externe.

Après prélèvements bactériologiques (ECBU, hémocultures) et mise en place d'une perfusion, les formes fébriles doivent faire l'objet d'un traitement antibiotique par voie veineuse associant une céphalosporine et un aminoside, car elles sont considérées comme des pyélonéphrites obstructives. Le traitement antibiotique (ceftriaxone 1 à 2 g/24 h en intraveineuse ou intramusculaire et gentamycine 3 mg/kg/24 h) et les mesures de réanimation adaptées sont débutés avant le drainage des urines qui se fait en urgence par sonde urétérale ou sonde JJ (endoprothèse). L'alternative étant la pose d'un drain de néphrostomie percutanée.

L'obstacle, en l'occurrence le calcul, est traité à distance de l'épisode aigu.

Les formes hyperalgiques et oligoanuriques sont également traitées par un drainage des urines.

La pose d'une sonde urétérale ou d'une sonde JJ (endoprothèse) se fait le plus souvent sous anesthésie générale après avoir vérifié l'absence d'hyperkaliémie menaçante, qui nécessiterait une correction préalable (fig. 5.11). La sonde urétérale est utilisée uniquement lorsque les urines sont très purulentes ou « épaisses » et elle est extériorisée par voie urétrale, ce qui permet d'avoir un contrôle sur la qualité du drainage. Elle est remplacée par une sonde JJ si l'évolution est favorable dans les 48 heures. Néanmoins, le plus souvent on met en place une sonde JJ (endoprothèse) d'emblée. La sonde de néphrostomie percutanée est une alternative (fig. 5.12). Elle est posée sous contrôle échographique, voire TDM, sous anesthésie locale, en l'absence de traitement anticoagulant ou de troubles de l'hémostase.

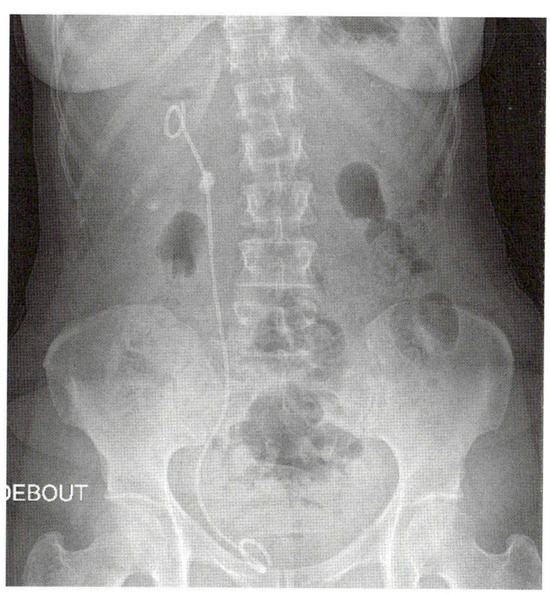


**Fig. 5.11. A ASP de face.**
Sonde JJ droite (endoprothèse) en place et calcul urétéral et caliciel inférieur droit.

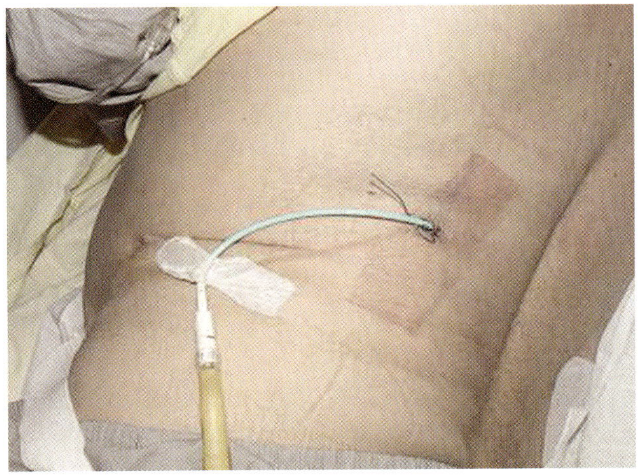

**Fig. 5.12. Ⓐ Drain de néphrostomie gauche extériorisé en fosse lombaire.**

Le choix du type de drainage se fera au cas par cas. Un ECBU complémentaire est prélevé sur les urines pyéliques lors du drainage car dans la moitié des cas son résultat diffère de celui des urines vésicales.

### 4. Cas particulier : la femme enceinte

Les CN peuvent survenir chez les femmes enceintes, essentiellement au deuxième et troisième trimestre, et la présence d'un calcul n'est constatée que dans 70 à 80 % des cas. Il existe en effet une dilatation urétérale qui s'installe physiologiquement au cours du premier trimestre, pour des raisons mécaniques (compression par l'utérus gravide) et hormonales (effet myorelaxant de la progestérone) et qui peut s'accompagner de douleurs.



Le diagnostic de CN et de sa cause pose des problèmes car les examens irradiants doivent être évités ou limités. L'échographie rénale et pelvienne, éventuellement associée à un ASP, doit être utilisée en priorité et la TDM doit être réservée à des cas complexes. Elle doit être réalisée en utilisant de faibles doses d'irradiation et après décision conjointe des différents médecins impliqués, la décision finale étant prise par le radiologue.

La prise en charge doit être concertée et impliquer les gynécologues-obstétriciens. Le traitement médical est limité : les AINS sont contre-indiqués, surtout au troisième trimestre, et seuls le paracétamol et les morphiniques (hors travail) peuvent être utilisés. Néanmoins, les calculs urétéraux s'évacuent spontanément dans près de 80 % des cas chez la femme enceinte. Si le traitement médical n'est pas suffisamment efficace, il faut recourir rapidement au drainage des urines car le risque est essentiellement de voir apparaître des contractions utérines et un accouchement prématuré. La mise en place d'une sonde JJ permet de temporiser jusqu'à la fin de la grossesse et de différer le traitement d'un calcul car la lithotritie extracorporelle (LEC) est contre-indiquée chez la femme enceinte.

## B. Traitement urologique des calculs (tableau 5.4)

Le principe du traitement urologique consiste à débarrasser la voie excrétrice du calcul et à corriger d'éventuelles anomalies congénitales ou acquises qui peuvent favoriser la lithogenèse. Le traitement se fait à distance d'un épisode aigu. Les méthodes de traitement sont plus complémentaires que concurrentes même si dans certains cas leurs indications se chevauchent.

**Tableau 5.4.** Ⓐ **Résumé des caractéristiques des différentes méthodes de traitement.**

| Méthode | Indications préférentielles | Limites | Contre-indications |
|---|---|---|---|
| LEC | Calculs urétéraux < 10 mm<br>Calculs rénaux < 20 mm<br>Calculs de l'enfant | Calculs caliciels inférieurs<br>Calculs denses (> 1 000–1 200 UH) et durs (cystine)<br>Obésité | Grossesse<br>Anticoagulants/antiagrégants/ troubles de l'hémostase<br>Calcifications et anévrismes aortiques et rénaux<br>Infection urinaire non traitée<br>Obstruction d'aval empêchant l'évacuation des fragments |
| Urétéroscopie/ urétérorénoscopie | Calculs urétéraux même > 10 mm<br>Calculs rénaux < 20 mm et caliciels inférieurs<br>Calculs denses > 1 000–1 200 UH et durs (cystine)<br>Reins malformés<br>*Obésité*<br>*Traitements anticoagulants/ antiagrégants* | Accès urétéral<br>Sténose urétérale<br>Très grosse prostate | Infection urinaire non traitée |
| NLPC | Calculs rénaux > 20 mm/ coralliformes<br>Gros calculs urétéraux lombaires<br>Absence d'accès urétéral<br>Calculs très durs | Calculs complexes occupant toutes les cavités<br>Reins multiopérés<br>Reins ectopiques et mal rotés | Infection urinaire non traitée<br>Traitements anticoagulants/ troubles de l'hémostase |
| Chirurgie | Très gros calculs rénaux et urétéraux | | Traitements anticoagulants/ troubles de l'hémostase non corrigés |

LEC : lithotritie extracorporelle ; NLPC : néphrolithotomie percutanée ; UH : unité de Hounsfield.

## 1. Lithotritie extracorporelle

Son principe est de fragmenter le calcul par des ondes de choc issues d'un générateur extracorporel. Les ondes de choc vont être dirigées sur le calcul grâce à un repérage radiologique et échographique et, par des phénomènes de cavitation, provoquer sa fragmentation. L'intervention se fait en ambulatoire sous sédation-analgésie. Les fragments produits doivent être suffisamment fins pour pouvoir s'éliminer sans difficulté par les voies naturelles.

## 2. Urétéroscopie/urétérorénoscopie

L'urétéroscopie consiste, à l'aide d'instruments optiques rigides ou flexibles de 3 mm de diamètre, à pénétrer dans l'uretère par voie rétrograde (urétrovésicale) et à traiter les calculs rénaux et urétéraux.

Les urétéroscopes rigides sont utilisés dans l'uretère et les urétéroscopes flexibles dans le rein.

Les calculs sont traités à l'aide d'appareils de fragmentation (laser, lithotripteur pneumatique) et les fragments retirés avec un panier.

## 3. Néphrolithotomie percutanée (NLPC)

Cette technique, qui consiste à créer un ou deux tunnels entre la peau et un calice à travers le parenchyme rénal, permet de traiter des calculs volumineux en introduisant un instrument optique de 5 à 8 mm de diamètre, appelé néphroscope, et en fragmentant les calculs avec un procédé de type laser ou ultrasons de contact. Les fragments sont ensuite extraits avec une pince ou un panier.

### 4. Chirurgie à ciel ouvert et cœlioscopie

Elle s'adresse aux très volumineux calculs rénaux et urétéraux qui ne peuvent être traités efficacement par les méthodes précédemment décrites. Ces calculs sont devenus rares (<0,5 % des cas).

Elle peut aussi se justifier en cas de malformation associée pour traiter les calculs et la malformation (syndrome de la jonction pyélo-urétérale).

# XI. Bilan et diagnostic étiologique de la lithiase urinaire (à distance du contexte aigu et de tout traitement urologique)

Une évaluation est nécessaire et ce dès le premier calcul, afin de déterminer la nature de la lithiase, sa cause et les facteurs métaboliques favorisants.

## A. Interrogatoire

Il s'enquiert :

- des antécédents familiaux : maladie lithiasique familiale ou héréditaire ;
- des antécédents personnels :
  - autres crises de CN/calculs déjà analysés,
  - terrain goutteux,
  - immobilisation prolongée,
  - maladie accompagnée d'une ostéolyse,
  - prise de traitement cytolytique, antiprotéase, calcium, vitamine D, diurétiques.



## B. Enquête alimentaire

Une évaluation diététique complète est nécessaire avec l'aide d'une diététicienne à la fois sur le plan qualitatif et quantitatif.

## C. Analyse morphoconstitutionnelle du calcul

S'il est obtenu, spontanément lors du filtrage des urines au décours d'une CN, ou après intervention, il peut permettre de tirer des renseignements majeurs.

L'analyse chimique est obsolète et ne doit plus être réalisée.

## D. Imagerie

B Les examens peuvent avoir un intérêt diagnostique et/ou participer au bilan préthérapeutique, **s'ils n'ont pas été effectués en urgence lors d'une colique néphrétique**.

### 1. Abdomen sans préparation

Réalisé de face en décubitus, très utile car 90 % des calculs sont radio-opaques. Les clichés de trois-quarts homolatéraux permettent dans certains cas de dégager le trajet de l'uretère iliopelvien des structures osseuses. Peut être considéré comme normal, ne montrant pas le calcul s'il est radiotransparent (acide urique), ou s'il est radio-opaque mais de petite taille ou encore projeté devant une structure osseuse de même tonalité. Parfois, il peut être difficile de faire la différence avec une calcification non urologique proche du trajet de la voie excrétrice.

## 2. Échographie rénale et pelvienne

Cet examen peu invasif est couplé avec l'ASP. Les meilleures images (interface net et cône d'ombre) sont obtenues pour des calculs rénaux de plus de 4 mm, ainsi que pour des calculs situés dans la portion rétrovésicale de l'uretère. Les calculs qui se situent dans les autres portions de l'uretère peuvent échapper à l'échodétection. L'intérêt de l'échographie est de permettre la détection d'un calcul radiotransparent. Elle permet aussi d'apprécier la perméabilité de la voie excrétrice supérieure (dilatation pyélocalicielle), ainsi qu'un éventuel retentissement sur le parenchyme rénal par mesure de son épaisseur.

## 3. Tomodensitométrie abdominopelvienne avec et sans injections de produit de contraste

La TDM TAP sans injection est l'examen de référence dans l'urgence pour le diagnostic des CN. Elle permet de voir les calculs radiotransparents à l'ASP.

La TDM TAP avec injection de produit de contraste et clichés tardifs, encore appelée uroscanner, est l'examen de référence dans le bilan étiologique. Elle est réalisée après avoir vérifié l'absence d'allergie aux produits de contraste et l'absence d'insuffisance rénale.

Elle fait apparaître avec précision la morphologie de la voie excrétrice et la localisation du calcul. On considère que tout patient lithiasique doit avoir au moins une fois dans sa vie un uroscanner pour connaître l'anatomie de la voie excrétrice. Cet examen est également important dans le choix de la stratégie thérapeutique (fig. 5.13).

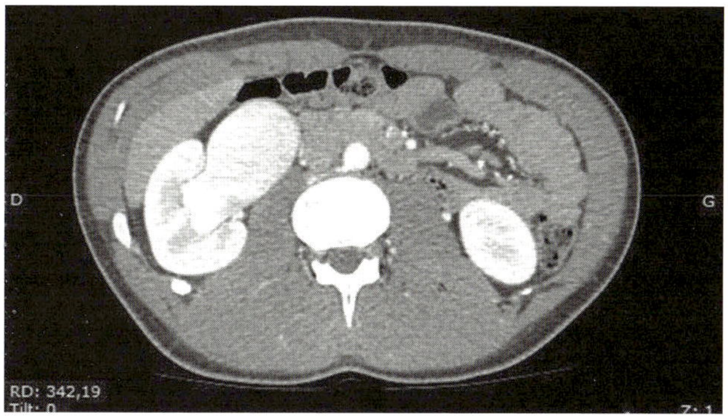


**Fig. 5.13.** B **TDM abdominale injectée au temps tardif urinaire. Syndrome de la jonction pyélo-urétérale.**

## 4. Uro-IRM

Pratiquement jamais utilisée. Prescrite chez la femme enceinte, chez l'insuffisant rénal ou l'allergique aux produits de contraste. Elle ne montre pas les calculs mais des signes d'obstruction.

## 5. Urétéropyélographie rétrograde

Au bloc opératoire, elle consiste à injecter du produit de contraste dans la voie excrétrice supérieure après avoir introduit un cystoscope et une sonde dans l'uretère par voie transurétrale. Elle précède les actes endoscopiques (voir plus haut).

## E. Bilan métabolique recommandé en première intention

Il s'adresse à tous les patients, même pour un premier calcul. À distance (1–2 mois) d'un traitement ou d'un épisode aigu. Il est indispensable et doit être réalisé dans les conditions habituelles d'alimentation. Il complète l'enquête alimentaire et donne une idée des habitudes du patient.

### 1. Sang

- Créatininémie : évalue la fonction rénale.
- Glycémie : recherche ou un syndrome métabolique ou un diabète.
- Uricémie : recherche un syndrome métabolique.
- Calcémie : recherche une hypercalcémie, oriente vers une hyperparathyroïdie.

### 2. Urines des 24 heures

Doit être exhaustif et recueillir la totalité des urines des 24 heures, ni plus ni moins.

- Créatinine : évalue l'exhaustivité du recueil des 24 heures (doit être de l'ordre de 15–20 mg par kg et par 24 heures [130–180 μmol] si le prélèvement est complet).
- Volume urinaire des 24 heures : facteur de risque lithogène si inférieur à 2 L.
- Calcium : facteur de risque lithogène si supérieur à 0,1 mmol/kg/j ou > 3,8 mmol/L d'urine. L'hypercalciurie est l'anomalie la plus fréquente.
- Acide urique : facteur de risque lithogène si supérieur à 5 mmol/24 heures ou 2,5 mmol/L d'urine.
- Sodium (Na) : reflet de la consommation quotidienne de sel, facteur de risque lithogène si supérieur à 150 μmoles/24 h (10 g de sel : 170 mmol/de Na).
- Urée : traduit la consommation protidique les 24 heures précédentes (urée urinaire en grammes × 3,5 : quantité de protéines consommées) ; facteur de risque si > 1 g par kg et par 24 heures (5,5 mmol/kg/24 h).
- Éléments essentiels du bilan métabolique urinaire des 24 heures.



**Tableau 5.5. B Urines des 24 heures.**

| Paramètre | Norme/seuil lithogène |
|---|---|
| Créatinine | Norme : 13–18 mmol/kg/j |
| Volume urinaire | > 2 L/24 h |
| Calcium | > 0,1 mmol/kg/24 h ou 3,8 mmol/L |
| Urée | > 5,5 mmol/kg/24 h |
| Acide urique | > 5 mmol/24 h ou 2,5 mmol/L |
| Sodium | > 150 mmol/24 h |

### 3. Urines du matin

- pH : 5 en faveur d'une lithiase urique, 6,5 en faveur d'une lithiase phosphocalcique.
- Densité urinaire : facteur de risque si supérieure à 1012.
- ECBU : recherche d'une infection.
- Optionnel : la cristallurie qui recherche des cristaux si le calcul n'a pas été recueilli (corrélation entre la cristallurie et la nature du calcul).

## F. Bilans exhaustifs

Ils comportent des examens plus complets et se discutent au cas par cas et selon les résultats du bilan de première intention et l'évolution. Ils sont prescrits dans les contextes suivants :

- lithiase de l'enfant et de l'adolescent ;
- lithiase active (calculs récidivants) avec bilan de première intention négatif ;
- néphrocalcinose ou insuffisance rénale ;
- découverte d'un diabète ou d'un syndrome métabolique méconnu ;
- hypercalcémie ;
- ostéoporose ;
- persistance d'une hypercalciurie malgré un régime hyposodé.

# XII. Traitement médical de la lithiase urinaire

Ⓐ Il cherche à prévenir la récidive des calculs après identification du type de lithiase et, dans certains cas (acide urique), permet leur dissolution.

## A. Mesures générales

L'essentiel du traitement vise à éviter la phase de sursaturation urinaire en facteurs lithogènes. Il s'agit de règles hygiénodiététiques :

- consommer 2 L de boissons au minimum par jour, et plus s'il fait chaud ou en cas d'activités sportives ;
- avoir une activité physique régulière ;
- éviter l'excès de calories ;
- varier l'alimentation et consommer des fibres (fruits et légumes) ;
- réduire l'apport protidique (< 1 g/kg/j) ;
- limiter les protéines d'origine animale ;
- limiter les aliments riches en oxalates ;
- réduire la consommation de sucres et de boissons sucrées ;
- réduire à 7 g/j la consommation de sel.

## B. Mesures spécifiques

Elles sont fonction du type de lithiase.

### *1. Lithiase urique*

L'alcalinisation des urines, par apport de bicarbonates (eau de Vichy) ou de citrate de potassium, en amenant le pH urinaire à 6,5–7, doit entraîner la dissolution d'un calcul d'acide urique pur en 1 à 3 mois.

Conditions préalables : pas d'obstruction de la voie excrétrice urinaire, absence d'infection urinaire (l'alcalinisation en milieu infecté aboutit au dépôt de phosphate de calcium insoluble à la surface du calcul d'acide urique).

Objectif thérapeutique et surveillance : pH, contrôlé par papier coloré réactif, maintenu entre 6,5 et 7 y compris la nuit (contrôle le soir et le matin).

Un régime avec réduction des apports en protéines animales (charcuterie, abats) est mis en œuvre et un traitement hypo-uricémiant (allopurinol) est associé lorsqu'il existe une hyperuricémie avec hyperuricurie.

### 2. Lithiase oxalocalcique

Aucune dissolution des calculs n'est possible. Le traitement médical vise donc à prévenir les récidives après traitement du calcul.

Il ne faut pas supprimer la consommation de produits riches en calcium. Il est même important de maintenir un apport calcique quotidien autour d'1 g sous peine de provoquer une ostéopénie, voire une ostéoporose, sans pour autant empêcher la formation de calculs, qui seront alors d'une autre nature. Les patients consommant des laitages doivent boire une eau peu calcique (Volvic, Évian, eau de ville). Dans le cas contraire, on recommande une eau riche en calcium (Contrex, Hépar, Courmayeur).

Les apports en oxalates doivent être réduits (chocolats, rhubarbe, oseille, etc.).

En ce qui concerne la lithiase calcique secondaire à une maladie identifiable, elle doit bénéficier si possible du traitement de la maladie causale. Ainsi, la lithiase calcique secondaire à un adénome parathyroïdien (hyperparathyroïdie primaire) est traitée par cervicotomie et ablation de l'adénome parathyroïdien.

### 3. Lithiase cystinique

La cystinurie est une maladie autosomique récessive dans laquelle le défaut de réabsorption tubulaire de la cystine entraîne une sursaturation urinaire (concentrations 20 fois supérieures à la normale). Elle nécessite des mesures adaptées :

- diminution des apports en méthionine, précurseur de la cystine (escargots, viande de cheval, parmesan, morue, etc.) ;
- solubilisation de la cystine par l'obtention d'une diurèse importante (3 à 4 L/j) et alcaline (pH supérieur à 7,5) « diurèse alcaline » afin de pouvoir maintenir une faible concentration urinaire en cystine ;
- régime pauvre en sel ;
- en cas d'échec, on propose une chélation de la cystéine, précurseur de la cystine, par la D-pénicillamine (effets secondaires parfois sévères).



### 4. Lithiase d'infection

Les calculs de phosphate ammoniacomagnésien se forment en présence de germes uréasiques et en milieu alcalin. Outre l'ablation des calculs, le traitement repose sur l'obtention d'une « stérilisation » urinaire permanente par une antibiothérapie adaptée, au besoin prolongée.

## XIII. Surveillance/suivi des patients

Assuré par des examens d'imagerie en privilégiant les moins irradiants. Il est souhaitable de ne pas multiplier les TDM si un ASP et/ou une échographie sont suffisants.

Au décours d'une CN ayant évolué favorablement sous traitement médical, le suivi du calcul est assuré par des clichés d'abdomen et une échographie rénale et pelvienne toutes les deux semaines. Après 4 à 6 semaines de suivi, si le calcul est toujours présent, un traitement spécifique est nécessaire.

Un contrôle (ASP, échographie rénale) est effectué 1 à 3 mois après chaque traitement urologique pour évaluer le résultat.

Le suivi d'imagerie est fonction du résultat du traitement (contrôles tous les 6 à 12 mois).

Le suivi médical est également nécessaire et les patients doivent refaire un bilan métabolique 6 mois après la mise en place des règles hygiénodiététiques pour s'assurer de leur bonne observance.

## Résumé hiérarchisé

<table>
<tr><th>Rang</th><th>Descriptif</th></tr>
<tr><td>A</td><td>Lithiase et calcul : connaître les définitions des deux termes<br>Lithiase urinaire : maladie multifactorielle qui aboutit à la formation de calculs dans la voie excrétrice urinaire<br>Termes non synonymes, le calcul étant la conséquence de la lithiase</td></tr>
<tr><td>A</td><td>Épidémiologie de la lithiase urinaire :<br>• incidence multipliée par 3 depuis le début du XX<sup>e</sup> s.<br>• prévalence : 8 % de la population<br>• âge moyen de survenue du premier calcul : 35–40 ans<br>• 120 000 épisodes aigus de CN dont près de 90 % sont liés aux calculs</td></tr>
<tr><td>A</td><td>Fréquence des différents types de calculs<br>
<table>
<tr><td>Composant majoritaire</td><td>Fréquence homme (%)</td><td>Fréquence femme (%)</td><td>Fréquence globale (%)</td><td>Densité (UH) scanner</td><td>Principal facteur favorisant</td></tr>
<tr><td>Oxalates de calcium</td><td>75</td><td>58</td><td>70</td><td></td><td></td></tr>
<tr><td>Whewellite (monohydraté)</td><td>52</td><td>45</td><td>50</td><td>1200–1 700</td><td>Hyperoxalurie</td></tr>
<tr><td>Weddellite (dihydraté)</td><td>23</td><td>13</td><td>20</td><td>900–1 300</td><td>Hypercalciurie</td></tr>
<tr><td>Phosphates de calcium</td><td>10</td><td>28</td><td>15</td><td></td><td></td></tr>
<tr><td>CA</td><td>7</td><td>24</td><td>12</td><td>1300–1 400</td><td>Hypercalciurie</td></tr>
<tr><td>Brushite</td><td>2</td><td>2</td><td>2,5</td><td>1600–1 900</td><td>Hypercalciurie</td></tr>
<tr><td>Struvite</td><td>1</td><td>2</td><td>1,5</td><td>600–900</td><td>Infection urinaire</td></tr>
<tr><td>Présence de struvite (minoritaire)</td><td>4</td><td>12</td><td>6</td><td></td><td></td></tr>
<tr><td>Acides uriques</td><td>11</td><td>7</td><td>10</td><td>350–500</td><td>pH urinaire acide</td></tr>
<tr><td>Urates</td><td>0,5</td><td>0,5</td><td>0,5</td><td></td><td>Hyperuricurie/ pH urinaire alcalin</td></tr>
<tr><td>Cystine</td><td>1</td><td>3</td><td>1,5</td><td>600–850</td><td>Cystinurie</td></tr>
<tr><td>Protéines</td><td>1</td><td>1</td><td>1</td><td></td><td></td></tr>
<tr><td>Médicaments</td><td>0,5</td><td>0,5</td><td>0,5</td><td>200</td><td></td></tr>
<tr><td>Divers</td><td>1</td><td>2</td><td>1,5</td><td></td><td></td></tr>
</table></td></tr>
</table>

| Rang | Descriptif |
|---|---|
| B | Connaître les étapes de la formation des calculs :<br>• sursaturation urinaire<br>• germination cristalline<br>• croissance cristalline<br>• agrégation cristalline<br>• agglomération cristalline<br>• rétention des particules cristallines<br>• croissance du calcul |
| B | Connaître les facteurs lithogènes métaboliques généraux :<br>• diurèse faible par insuffisance des apports liquidiens<br>• apports alimentaires excessifs :<br>produits laitiers<br>protéines animales<br>sel<br>aliments riches en oxalate<br>purines<br>sucres rapides tels que le fructose<br>• diminution de la consommation de fibres alimentaires<br>• le **lithiasique mange trop, mange mal et ne boit pas assez** |
| B | Connaître les facteurs lithogènes spécifiques :<br>• facteurs familiaux (cystinurie)<br>• infection urinaire à germes uréasiques (*Proteus mirabilis, Klebsiella pneumoniae* ou *Pseudomonas aeruginosa*)<br>• anomalies du pH urinaire<br>• médicaments (atazanavir, indinavir) |
| B | Connaître les facteurs lithogènes anatomiques :<br>• syndrome de jonction pyélo-urétérale, diverticule caliciel<br>• rein en fer à cheval<br>• méga-uretère |
| A | Connaître la définition de la CN<br>• CN : syndrome douloureux aigu lomboabdominal lié à la mise en tension brutale de la voie excrétrice supérieure en amont d'une obstruction, quelle qu'en soit la cause<br>• cause la plus fréquente : calcul obstructif |
| A | Connaître les facteurs favorisants de la CN :<br>• voyage récent et prolongé<br>• séjour en pays chaud<br>• travail avec exposition à la chaleur<br>• immobilisation prolongée<br>• hydratation insuffisante<br>• activité sportive<br>• modification de l'alimentation |

<table>
<tr><th>Rang</th><th>Descriptif</th></tr>
<tr><td>A</td><td>Connaître les aspects cliniques de la CN, forme simple :<br>• douleur lombaire unilatérale, brutale et intense avec une irradiation vers la fosse iliaque et les organes génitaux externes ou vers l'angle costovertébral<br>• signes urinaires (pollakiurie, brûlures mictionnelles, mictions impérieuses, hématurie) et signes digestifs (nausées, vomissements)<br>• douleur pouvant se limiter aux zones d'irradiation<br>• douleur pouvant être :<br>- chronique, sourde<br>- localisée à l'uretère ou à des zones de projection<br>• examen clinique : douleur à la palpation et à la percussion de la fosse lombaire sans défense abdominale<br>Patient apyrétique<br>Bandelette urinaire : hématurie microscopique dans 70 à 100 % des cas</td></tr>
<tr><td>A</td><td>Connaître les aspects cliniques de la CN, formes compliquées :<br>CN compliquée dans 5 % des cas (terrain, signes de gravité) : avis spécialisé et hospitalisation en urgence
<table>
<tr><td>Liée au terrain</td><td>• Grossesse<br>• Insuffisance rénale chronique<br>• Rein transplanté<br>• Rein unique<br>• Uropathie connue<br>• Patient VIH + traité par antiprotéases</td></tr>
<tr><td>Avec signes de gravité</td><td>• Fièvre<br>• Oligoanurie/insuffisance rénale<br>• Douleur résistante au traitement médical bien conduit</td></tr>
</table></td></tr>
<tr><td>A</td><td>Connaître les causes de CN sans calcul :<br>• syndrome de la jonction pyélo-urétérale par obstacle fonctionnel (jonction primaire, achalasie de la jonction) ou anatomique (sténose fibreuse)<br>• compression/envahissement urétéral par des tumeurs non urologiques ou urologiques<br>• sténose urétérale<br>• lésion urétérale chirurgicale</td></tr>
<tr><td>B</td><td>Connaître le diagnostic de calcul/CN, imagerie :<br>• affirmer le diagnostic de CN, déterminer sa cause et rechercher des éléments de gravité<br>• délai de réalisation des examens fonction des critères de gravité :<br>forme simple 12 à 48 h<br>forme compliquée ou doute diagnostique : urgence<br>• options :<br>- association ASP-échographie<br>- TDM AP sans injection<br>Choix des examens en fonction du contexte clinique et de leur accessibilité :<br>• CN simple : couple ASP-échographie ou TDM AP sans injection<br>• forme compliquée : TDM sans injection en urgence<br>• cas particulier de la femme enceinte : échographie<br>• doute diagnostique : TDM complétée par des clichés avec injection de produit de contraste</td></tr>
</table>

<table>
<tr><th>Rang</th><th>Descriptif</th></tr>
<tr><td>A</td><td>Connaître les autres aspects cliniques des calculs :<br>• Hématurie :<br>- microscopique, très fréquente<br>- macroscopique, devant toujours faire éliminer une tumeur<br>• Infection urinaire :<br>- CN compliquée d'infection fébrile<br>- infections urinaires récidivantes : recherche d'un calcul d'infection<br>• Insuffisance rénale :<br>- aiguë : par obstruction bilatérale ou d'un rein unique, ou par choc septique<br>- chronique : liée à un obstacle chronique et bilatéral, peu symptomatique<br>• Découverte fortuite sur un cliché d'ASP ou de scanner</td></tr>
<tr><td>A</td><td>Connaître les examens biologiques en urgence pour CN :<br>• Bilan sanguin : ionogramme sanguin, créatininémie et selon le contexte NFS, plaquettes, CRP, hémocultures, ECBU<br>• Calcul récupéré s'il est expulsé pour être analysé (analyse morphoconstitutionnelle à la loupe binoculaire et au spectrophotomètre infrarouge)</td></tr>
<tr><td>A</td><td>Connaître les autres causes de douleurs aigues lombaires/abdominales :<br><table><tr><td>Affections urologiques</td><td>• Pyélonéphrite aiguë<br>• Infarctus rénal<br>• Nécrose papillaire<br>• Douleur scrotale aiguë</td></tr><tr><td>Affections non urologiques</td><td>• Fissuration d'un anévrisme de l'aorte ou de ses branches<br>• Dissection aortique<br>• Grossesse extra-utérine<br>• Torsion de kyste ovarien<br>• Torsion du cordon spermatique<br>• Affections iléocoliques et appendiculaires (infarctus mésentérique)<br>• Pancréatite aiguë<br>• Colique hépatique<br>• Pneumopathie basale<br>• Lombalgie aiguë</td></tr></table></td></tr>
<tr><td>B</td><td>Connaître l'évolution clinique des calculs :<br>• élimination par les voies naturelles au décours d'une CN :<br>- calculs urétéraux symptomatiques évacués spontanément au décours de la CN : un calcul de moins de 4 mm s'élimine dans 80 %, un calcul de plus de 6 mm s'élimine dans moins de 20 % des cas, un calcul de l'uretère distal s'élimine dans 71 % des cas contre 46 % pour un calcul de l'uretère moyen et 22 % pour un calcul de l'uretère proximal. Les calculs dont la taille dépasse 8–10 mm ne s'éliminent pratiquement jamais<br>- un calcul urétéral peu ou pas symptomatique, non évacué après 4–6 semaines de surveillance a très peu de chances de s'évacuer quelle que soit sa taille<br>• persistance à l'intérieur des cavités rénales sans se modifier ni provoquer le moindre trouble et ceci pendant des années<br>• dissolution spontanée par alcalinisation du pH urinaire possible pour les calculs uriques</td></tr>
</table>

| Rang | Descriptif |
|---|---|
| A | Connaître le traitement de la CN :<br>• évaluer la douleur et la prendre en charge rapidement, avant même de réaliser des examens d'imagerie<br>• restriction hydrique : encore prescrite, sans preuve scientifique de son efficacité<br>• moyens non médicamenteux : bain chaud ou séance d'acupuncture<br>• blocs paravertébraux ou injection de lidocaïne dans la fosse lombaire et dans la portion profonde du muscle psoas<br>• traitement médical de la douleur :<br>- paracétamol seul ou associé au tramadol si les douleurs sont de faible intensité<br>- AINS (traitement de référence en l'absence de contre-indication) :<br>bloquent les cyclo-oxygénases impliquées dans la réaction inflammatoire, diminuent l'œdème local, relâchent les fibres musculaires lisses de l'uretère<br>réduisent le débit de filtration glomérulaire, ce qui n'a aucune conséquence lorsque la fonction rénale est normale<br>kétoprofène : seul à avoir une AMM pour l'administration intraveineuse. qui apporte le soulagement le plus rapide<br>prescrit à raison de 100 mg en IV lente sur 30 min, au maximum trois fois par 24 h<br>- morphine titrée intraveineuse : proposée en cas de non-réponse au traitement initial ou de contre-indication aux AINS<br>- $\alpha$-bloquants :<br>constituent une TME des calculs urétéraux pelviens de moins de 10 mm<br>préciser aux patients que la prescription se fait hors AMM et les informer des effets indésirables<br>tamsulosine (0,4 mg/j) et silodosine (8 mg/j) donnent des résultats équivalents |
| A | Connaître le traitement urologique des formes compliquées de CN :<br>• nécessitent une hospitalisation en urgence<br>• formes fébriles (pyélonéphrites obstructives) :<br>- prélèvements bactériologiques (ECBU, hémocultures), mise en place d'une perfusion, traitement antibiotique par voie veineuse associant une céphalosporine (ceftriaxone) et un aminoside (gentamycine), mesures de réanimation adaptées (correction d'une hyperkaliémie)<br>- drainage des urines en urgence par sonde urétérale ou sonde JJ (endoprothèse) ou pose d'un drain de néphrostomie percutanée<br>- les formes hyperalgiques et oligoanuriques sont également traitées par un drainage des urines<br>- le calcul, est traité à distance de l'épisode aigu<br>• femme enceinte :<br>- prise en charge coordonnée avec les gynécologues-obstétriciens<br>- AINS contre-indiqués, surtout au troisième trimestre<br>- paracétamol et les morphiniques autorisés<br>- calculs évacués spontanément dans près de 80 % des cas<br>- drainage des urines si le traitement médical n'est pas efficace car le risque est un accouchement prématuré |

| Rang | Descriptif |
|---|---|
| A | Connaître les traitements urologiques des calculs urinaires |

| Méthode | Indications préférentielles | Limites | Contre-indications |
|---|---|---|---|
| LEC | Calculs urétéraux < 10 mm<br>Calculs rénaux < 20 mm<br>Calculs de l'enfant | Calculs caliciels inférieurs<br>Calculs denses (> 1 000–1 200 UH) et durs (cystine)<br>Obésité | Grossesse<br>Anticoagulants/antiagrégants/troubles de l'hémostase<br>Calcifications et anévrismes aortiques et rénaux<br>Infection urinaire non traitée<br>Obstruction d'aval empêchant l'évacuation des fragments |
| Urétéroscopie | Calculs urétéraux même > 10 mm<br>Calculs rénaux < 20 mm et caliciels inférieurs<br>Calculs denses > 1 000–1 200 UH et durs (cystine)<br>Reins malformés<br>*Obésité*<br>*Traitements anticoagulants/antiagrégants* | Accès urétéral<br>Sténose urétérale<br>Très grosse prostate | Infection urinaire non traitée |
| NLPC | Calculs rénaux > 20 mm/coralliformes<br>Gros calculs urétéraux lombaires<br>Absence d'accès urétéral<br>Calculs très durs | Calculs complexes occupant toutes les cavités<br>Reins multiopérés<br>Reins ectopiques et mal rotés | Infection urinaire non traitée<br>Traitements anticoagulants/troubles de l'hémostase |
| Chirurgie | Très gros calculs rénaux et urétéraux | | Traitements anticoagulants/troubles de l'hémostase non corrigés |

| Rang | Descriptif |
|---|---|
| B | Connaître les examens pour le diagnostic étiologique de la lithiase urinaire :<br>• à distance (1 mois) du contexte aigu et de tout traitement urologique (en plus de l'analyse morphoconstitutionnelle du calcul à la loupe binoculaire et au spectrophotomètre infrarouge)<br>• bilan métabolique de 1re intention :<br>- sang :<br>créatininémie<br>glycémie<br>uricémie<br>calcémie<br>- urines des 24 h :<br>créatinine<br>volume urinaire des 24 h<br>calcium<br>acide urique<br>sodium<br>urée<br>- urines du matin :<br>pH<br>densité urinaire<br>ECBU<br>optionnel : la cristallurie<br>Résumé des paramètres urinaires et des seuils lithogènes : |

| Paramètre urinaire | Norme/seuil lithogène |
|---|---|
| Créatinine | Norme : 13–18 mmol/kg/j |
| Volume urinaire | > 2 L/24 h |
| Calcium | > 0,1 mmol/kg/24 h ou 3,8 mmol/L |
| Urée | > 5,5 mmol/kg/24 h |
| Acide urique | > 5 mmol/24 h ou 2,5 mmol/L |
| Sodium | > 150 mmol/24 h |

| Rang | Descriptif |
|---|---|
| B | Connaître le bilan spécialisé de deuxième intention pour lithiase urinaire :<br>• sont prescrits dans les contextes suivants :<br>- lithiase de l'enfant et de l'adolescent<br>- lithiase active (calculs récidivants) avec bilan de première intention négatif<br>- néphrocalcinose ou insuffisance rénale<br>- découverte d'un diabète ou d'un syndrome métabolique méconnu<br>- hypercalcémie<br>- ostéoporose<br>- persistance d'une hypercalciurie malgré un régime hyposodé<br>• comprennent au cas par cas un test de charge calcique, un dosage de la PTH, des dosages urinaires spécialisés (oxalurie, citraturie) |

| Rang | Descriptif |
|---|---|
| A | Connaître les principes généraux du traitement de la lithiase urinaire :<br>• boire 2 L au minimum par jour<br>• avoir une activité physique régulière<br>• éviter l'excès de calories<br>• varier l'alimentation et consommer des fibres (fruits et légumes)<br>• réduire l'apport protidique (< 1 g/kg/j)<br>• limiter les protéines d'origine animale<br>• limiter les aliments riches en oxalates<br>• réduire la consommation de sucres et de boissons sucrées<br>• réduire à 6–7 g/j la consommation de sel |
| B | Connaître les principes de traitement des formes spécifiques de lithiase urinaire :<br>• lithiase urique : alcalinisation des urines, régime réduit en protéines animales (charcuterie, abats) et traitement hypo-uricémiant<br>• lithiase oxalocalcique : apport calcique quotidien autour de 1 g, réduction des apports en oxalates (chocolats, rhubarbe, oseille, etc.)<br>• lithiase calcique secondaire à une maladie identifiable : traitement de la maladie causale<br>• lithiase cystinique :<br>- diminution des apports en méthionine, précurseur de la cystine (escargots, viande de cheval, parmesan, morue, etc.)<br>- solubilisation de la cystine par une diurèse importante (3 à 4 L/j) et alcaline (pH supérieur à 7,5)<br>- régime pauvre en sel<br>• lithiase infectieuse : ablation des calculs, et « stérilisation » urinaire permanente par une antibiothérapie adaptée, au besoin prolongée |
| B | Connaître la surveillance radiologique d'un patient lithiasique :<br>• privilégier les examens d'imagerie les moins irradiants (ASP, échographie)<br>• 4 à 6 semaines après une CN : traitement spécifique si le calcul est encore présent<br>• 1 à 3 mois après chaque traitement urologique pour évaluer le résultat<br>• suivi d'imagerie tous les 6 à 12 mois par la suite |
| B | Connaître la surveillance métabolique d'un patient lithiasique :<br>• bilan métabolique 6 mois après la mise en place des règles hygiénodiététique<br>• surveillance de la cristallurie pour les cystinuriques |

AINS : anti-inflammatoire non stéroïdien ; AMM : autorisation de mise sur le marché ; ASP : abdomen sans préparation ; CA : carbapatite ; CN : colique néphrétique ; CRP : *C-reactive protein* ; ECBU : examen cytobactériologique des urines ; IV : intraveineuse ; LEC : lithotritie extracorporelle ; NFS : numération-formule sanguine ; pH : potentiel hydrogène ; PTH : parathormone ; TDM AP : tomodensitométrie abdominopelvienne ; TME : thérapie médicale expulsive ; UH : unité de Hounsfield ; VIH ; virus de l'immunodéficience humaine.

CHAPITRE

# 6

# Tumeurs de la prostate

## Situations de départ

- 95 Découverte d'une anomalie au toucher rectal
- 97 Rétention aiguë d'urine
- 102 Hématurie
- 103 Incontinence urinaire
- 106 Masse pelvienne
- 180 Interprétation d'un compte rendu d'anatomopathologie
- 181 Tumeurs malignes sur pièces opératoire/biopsie
- 224 Découverte d'une anomalie abdominale à l'examen d'imagerie médicale
- 227 Découverte d'une anomalie médullaire ou vertébrale à l'examen de l'imagerie médicale
- 228 Découverte d'une anomalie osseuse et articulaire à l'examen de l'imagerie médicale
- 230 Rédaction de la demande d'un examen d'imagerie
- 231 Demande d'un examen d'imagerie
- 232 Demande d'explication d'un patient sur le déroulement, les risques et les bénéfices attendus d'un examen d'imagerie
- 233 Identifier/reconnaître les différents examens d'imagerie (type/fenêtre/séquences/incidences/injection)
- 239 Explication préopératoire et recueil de consentement d'un geste invasif diagnostique ou thérapeutique
- 247 Prescription d'une rééducation
- 250 Prescrire des antalgiques
- 260 Évaluation et prise en charge de la douleur chronique
- 297 Consultation de suivi en cancérologie
- 303 Prévention/dépistage des cancers de l'adulte
- 306 Dépistage et prévention de l'ostéoporose
- 327 Annonce d'un diagnostic de maladie grave au patient et/ou à sa famille
- 337 Identification, prise en soin et suivi d'un patient en situation palliative
- 354 Évaluation de l'observance thérapeutique

## Item, objectifs pédagogiques

### ITEM 310 – Tumeurs de la prostate

| Rang | Rubrique | Intitulé | Descriptif |
|---|---|---|---|
| B | Définition | Connaître les principales lésions bénignes et malignes de la prostate | Hyperplasie prostatique bénigne (adénomyomateuse), adénocarcinome |
| B | Prévalence, épidémiologie | Connaître l'épidémiologie du cancer de la prostate | Connaître la prévalence, les rangs de classement du cancer de la prostate par rapport aux principaux cancers, en termes d'incidence et de mortalité du cancer de la prostate, l'âge de pic de fréquence + les éléments pronostiques |

| Rang | Rubrique | Intitulé | Descriptif |
|---|---|---|---|
| A | Étiologie | Connaître les principaux facteurs de risque du cancer de la prostate | Savoir citer les facteurs de risque reconnus (têtes de chapitre) ; savoir qu'il n'y a pas de chimioprévention dans le cancer de la prostate |
| B | Éléments physiopathologiques | Connaître le mode d'extension du cancer de la prostate | Connaître les modalités d'extension locale, les principales voies lymphatiques et sites de dissémination métastatique |
| A | Diagnostic positif | Connaître les grandes présentations cliniques du cancer de la prostate | Savoir que la plupart des cancers de la prostate sont asymptomatiques ; savoir suspecter un cancer de la prostate à sa forme avancée devant un tableau de rétention urinaire, d'insuffisance rénale, de métastases osseuses diffuses ; savoir que l'hémospermie n'est pas un signe de cancer de la prostate |
| A | Examens complémentaires | Connaître les examens paracliniques de première intention devant une suspicion de cancer de la prostate, règles de bon usage du dosage de PSA | Connaître le dosage de PSA et ses règles de bon usage et de pertinence pour le diagnostic individuel précoce |
| B | Prise en charge | Connaissances générales sur les différentes prises en charge au stade localisé | Connaître la modalité d'abstention-surveillance chez les patients fragiles, de surveillance active et son rapport bénéfice/risque, de prostatectomie radicale et son rapport bénéfice/risque, de radiothérapie externe et son rapport bénéfice/risque, de prise en charge par curiethérapie interstitielle et son rapport bénéfice risque, de prise en charge par ultrasons focalisés et photothérapie dynamique |





# I. Pour comprendre

A Le cancer de la prostate est la tumeur solide la plus fréquente de l'homme de plus de 50 ans. Son évolution naturelle est très lente le plus souvent. Les formes les mieux différenciées peuvent ainsi mettre de très nombreuses années avant de devenir symptomatiques. Il est diagnostiqué le plus souvent chez des patients âgés qui mourront d'une autre cause que de ce cancer. Pourtant, il reste la troisième cause de mortalité par cancer chez l'homme, avec deux explications : sa prévalence très élevée et les cancers agressifs qui se développent chez des patients relativement jeunes. La connaissance de l'épidémiologie de ce cancer est donc particulièrement importante. Les stratégies d'évaluation de la maladie et sa prise en charge sont très variées. Il est par conséquent important de bien les connaître pour arriver à aider un patient à choisir l'option qui aura le meilleur rapport bénéfice/risque dans son cas particulier.

Ce texte est basé sur les recommandations professionnelles 2020-2022 du comité de cancérologie de l'Association française d'urologie (CCAFU). Seules les recommandations « fortes » ont été retenues la plupart du temps. Pour des raisons pédagogiques (possibles ambiguïtés), un nombre limité de recommandations plus « faibles » ont pu être décrites.

# II. Épidémiologie

## A. Incidence

Le cancer de la prostate est le cancer le plus fréquent de l'homme de plus de 50 ans en France : 16 % des cas incidents de l'ensemble des cancers et 28 % des cas chez l'homme. B Le nombre de nouveaux cas observés en 2015 s'élevait à environ 50 000 nouveaux cas. L'incidence du cancer de la prostate a connu une forte augmentation depuis 1990, probablement liée à la découverte de son marqueur sanguin le plus utilisé encore aujourd'hui, le PSA (prostate specific antigen). L'incidence s'est ensuite stabilisée et les données estimées pour 2018 sont voisines de celles de 2015. L'âge moyen au diagnostic est actuellement de 68 ans.

## B. Mortalité

Le cancer de la prostate est la troisième cause de décès par cancer chez l'homme. Plus de trois-quarts des décès surviennent après 75 ans. Alors que l'incidence du cancer de la prostate a beaucoup varié (chapitre 5), la mortalité secondaire au cancer de la prostate est en diminution régulière depuis la fin des années 1990. Le taux de mortalité standardisé est ainsi passé de 18/100 000 cas environ en 1990 à 8,9/100 000 cas en 2015 (dernière évaluation). Cela représentait en 2015 environ 8 500 décès dans l'année. Deux causes de cette évolution sont principalement évoquées : la pratique de la détection précoce permettant de diagnostiquer les cancers dans une fenêtre de curabilité (traitement à un stade local du cancer) et l'amélioration globale de la prise en charge thérapeutique à un stade évolué (phase métastatique résistante à la castration).



## C. Particularités épidémiologiques du cancer de la prostate

### 1. Le cas particulier des Antilles françaises

Dans ce territoire, les chiffres de l'incidence et de la mortalité du cancer de la prostate sont plus élevés qu'en France métropolitaine. Cette anomalie ne concerne pas les autres localisations des cancers (quel que soit le sexe).

### 2. Il n'existe pas en France de dispositif de dépistage systématique du cancer de la prostate

Un tel dispositif (dépistage « de masse ») consisterait à mettre en place, à l'échelle de la population, une recherche systématisée du cancer de la prostate, organisée par l'État (comme dans le cancer du sein ou dans les cancers colorectaux par exemple). De tels dispositifs ne sont mis en place que lorsque des bénéfices ont pu être démontrés sur la réduction de la mortalité spécifique et sur l'amélioration de la qualité de vie de la population entière ciblée.

Cette démonstration est très difficile dans le cas particulier du cancer de la prostate à la fois parce que le cancer a une évolution très lente dans une forte proportion de cas, mais aussi parce que de nombreux patients décèderont à un âge avancé (âge médian de décès à 83 ans). Plusieurs essais cliniques de grande ampleur ont tenté de démontrer le bénéfice d'une telle politique. À l'heure actuelle, leurs résultats ne permettent pas de conclure définitivement. De ce fait toutes les agences d'évaluation en santé ont conclu sur l'absence d'intérêt démontré d'un dispositif de dépistage de masse (= dépistage dans la population générale) pour le cancer de la prostate (recommandations CCAFU 2020-2022).

## 3. En revanche, il est important de proposer à des patients à risque un diagnostic (détection) précoce du cancer de la prostate à haut risque

De nombreux cancers de la prostate peuvent être agressifs (évolution plus rapide) et peuvent survenir chez des patients relativement jeunes à partir de 50 ans, voire un peu moins si l'on retrouve des facteurs de risque. Pour connaître l'intérêt éventuel de ce diagnostic, l'état de santé du patient doit être évalué. L'âge du patient est un des éléments importants de cette évaluation. Ainsi, un patient de 70 ans sans aucune comorbidité peut avoir plus de 15 ans de probabilité de survie et risque donc de souffrir d'un cancer de la prostate agressif, alors qu'un autre patient au même âge mais avec plusieurs comorbidités lourdes (diabète, maladie de Parkinson, autre cancer) peut avoir une probabilité de survie de seulement 2 à 3 ans et n'être en rien menacé, notamment par un cancer de la prostate à bas risque.

L'étude du cas de chaque patient est donc particulièrement importante pour le cancer de la prostate qui est au cœur d'une démarche de « médecine personnalisée », adaptée à chaque individu.

Les points clés autour de la procédure de détection précoce du cancer de la prostate sont résumés dans les recommandations de l'Association française d'urologie 2020-2022 (tableau 6.1).

**Tableau 6.1. B Recommandations de l'AFU 2020-2022.**

| Détection précoce | Modalité | Grade de recommandation |
|---|---|---|
| Qui | Homme avec une survie estimée à plus de 10 ans | Fort |
| Préalable | Information<br>(comprenant les modalités thérapeutiques dont la surveillance active et leurs risques de morbidité induite potentielle) | Fort |
| | Consentement | Fort |
| | Recherche d'antécédents familiaux de CaP | Fort |
| | Recherche d'une ethnie africaine ou afrocaribéenne | Fort |
| Comment | Toucher rectal | Fort |
| | PSA total | Fort |
| Quand | À partir de 50 ans jusqu'à 70 ans (fonction comorbidités) | Fort |
| | À partir de 40 ans en cas de facteurs de risque | Fort |
| | Surveillance régulière : minimum tous les 2 à 4 ans | Fort |
| | Fréquence de suivi éventuellement allongée si PSA < 1 ng/mL à 45 ou 60 ans | Faible |

AFU : Association française d'urologie ; CaP : cancer de la prostate ; PSA : *prostate-specific antigen*.

*Source : Rozet F, Mongiat-Artus P, Hennequin C, et al. Recommandations françaises du comité de cancérologie de l'AFU. Actualisation 2020-2022 : cancer de la prostate. Prog Urol 2020 ; 30 : S136-251.*



## 4. Chimioprévention

Différents agents ont été étudiés : sélénium, vitamine E, aspirine, inhibiteurs de la 5-α-réductase (finastéride et dutastéride). Les résultats sont insuffisants ou sur une période trop courte pour tirer des conclusions. A Aucune modalité de chimioprévention du cancer de la prostate ne peut donc être recommandée.

# III. Éléments physiopathologiques

## A. Facteurs de risque

### *1. Âge*

L'âge est un facteur de risque majeur, l'incidence du cancer de la prostate augmentant avec celui-ci. Ainsi, très peu de cancers sont diagnostiqués avant l'âge de 50 ans (sauf en cas de facteurs de risque).

### *2. Facteurs génétiques*

B La génétique représente le facteur de risque le plus documenté.

- On suspecte une forme héréditaire (mutation somatique) du cancer prostatique lorsqu'il existe :
  - trois cas chez les apparentés du premier (père, frère ou fils) ou deuxième (neveux, oncles) degré de la même branche familiale ;
  - seulement deux cas si un cancer de la prostate est diagnostiqué avant l'âge de 55 ans ou chez les apparentés du premier (père, frère ou fils) ou du deuxième (neveux, oncles) degré de la même branche familiale.
- La prédisposition génétique au cancer de la prostate est polygénique le plus souvent (95 %), rarement monogénique (5 %).
- Une consultation en oncogénétique est recommandée :
  - en cas de suspicion de forme héréditaire d'un cancer de la prostate ;
  - devant une histoire familiale de cancer du sein ou de l'ovaire (cas de cancer du sein diagnostiqué avant l'âge de 40 ans et/ou bilatéral et/ou chez un homme ; un seul cas de cancer de l'ovaire) ;
  - en cas de tumeur de la prostate chez un patient jeune (moins de 50 ans) ;
  - la recherche de mutation de 4 gênes est particulièrement étudiée actuellement : *HOXB13*, *BRCA1* et *BRCA2* et *ATM*.
- Cas particulier des hommes diagnostiqués avec une mutation *BRCA2 ou HOXB13 :* proposer une surveillance régulière du cancer de la prostate (toucher rectal [TR], PSA total) après information préalable à partir de l'âge de 40 ans.

### *3. Facteurs ethniques*

Les facteurs de risque ethniques sont probables, notamment en cas d'ascendants originaires d'Afrique noire ou afrocaribéenne. Ces facteurs sont souvent difficiles à extraire d'autres facteurs confondants socioéconomiques et environnementaux. Les études sur le sujet sont essentiellement américaines, l'étude de groupes « ethniques » étant difficile en France. Il existe cependant une particularité épidémiologique sur le territoire qui donne du crédit à cette hypothèse : le cas de l'incidence et de la mortalité inhabituelle dans les Antilles françaises. On rappelle que cette constatation ne suffit pas à définir une causalité, d'autres particularités locales pouvant être évoqués, comme la possible pollution environnementale à la chlordécone (insecticide semblant responsable d'une pollution environnementale dans les Antilles).

### *4. Facteurs hormonaux, alimentaires et environnementaux*

Le syndrome métabolique est associé à un risque plus élevé de cancer de la prostate. L'obésité est associée à un risque plus élevé de cancer de la prostate à haut risque et à un risque plus faible de cancer de la prostate à faible risque.

Le cancer de la prostate dépendrait également de facteurs hormonaux, puisqu'il est décrit uniquement chez des hommes pubères et est sensible à la castration. Il n'y a pas de preuves formelles, à l'heure actuelle, du rôle des facteurs hormonaux dans la carcinogenèse de la prostate.

Il n'y a pas par ailleurs de preuve de régimes alimentaires « à risque » concernant spécifiquement le cancer de la prostate.

La pollution à la chlordécone est reconnue comme un facteur de risque possible de cancer de la prostate.

## B. Modalité d'extension locale, principales voies lymphatiques et sites de dissémination métastatique

Le cancer de la prostate se développe d'abord localement au sein de la glande prostatique, soit à partir d'une tumeur isolée, soit de façon plus diffuse au sein de l'ensemble de la glande prostatique.

- Deux éléments sont considérés comme importants en terme pronostique dans l'évolution locale : le franchissement de la « capsule prostatique » et l'atteinte des vésicules séminales.
- La tumeur peut ensuite envahir les organes de voisinage (col vésical et abouchement des uretères dans le trigone amenant à une urétérohydronéphrose uni- ou bilatérale ; envahissement de l'urètre prostatique pouvant conduire à une obstruction vésicale), plus rarement envahissement du rectum.

Le cancer de la prostate peut diffuser ensuite :

- sur le plan lymphatique dans les ganglions de la région ilio-obturatrice, puis iliaque interne puis le long de la veine cave jusqu'en sous-rénal ;
- sous une forme d'emblée métastatique. La très grande majorité des métastases sont osseuses. La constatation de métastases viscérales (foie, poumons, etc.) est un critère de mauvais pronostic.



# IV. Diagnostic positif

## A. Diagnostic clinique

### 1. Interrogatoire

**A** La majorité des patients sont asymptomatiques.

C'est notamment le cas des patients diagnostiqués dans le cadre d'une démarche de diagnostic individuel précoce.

#### a. Antécédents

Recherche de facteurs de risque (antécédents personnels et familiaux [cancers de la prostate, du sein et de l'ovaire]), interventions notamment sur la sphère génito-urinaire, recherche de pathologies associées ayant un impact sur la probabilité de survie.

#### b. État fonctionnel urinaire et sexuel « de base » du patient

- Les symptômes urinaires, s'ils existent, sont le plus souvent les témoins d'une pathologie bénigne associée (hypertrophie bénigne de la prostate, par exemple [chapitre 10]), sans lien direct avec le cancer. **B** Le retentissement de cette pathologie bénigne sera important à évaluer de façon concomitante à la démarche diagnostique et thérapeutique, car elle peut avoir un impact sur la stratégie diagnostique et thérapeutique.

- Ⓐ Exceptionnellement, les symptômes urinaires peuvent être le signe d'une obstruction de l'urètre prostatique par le cancer de la prostate. **Dans ces cas-là, le TR (cf. infra) permettra le plus souvent de faire le diagnostic clinique.**
- Le cancer de la prostate **n'entraîne pas** de symptômes sexuels. En revanche, la démarche diagnostique et thérapeutique peut avoir un impact sur ce plan (hémospermie après biopsies, impuissance ou atrophie des organes génitaux externes après certains traitements) et il est donc important de connaître la fonction sexuelle.
- Un épisode isolé d'hémospermie ne peut pas être considéré comme un symptôme d'appel du cancer de la prostate et ne nécessite pas d'investigations complémentaires.

#### c. Lésions secondaires

Certains symptômes, peuvent évoquer la présence de lésions secondaires.

- Altération de l'état général, fatigue, anurie (insuffisance rénale obstructive, anémie par envahissement médullaire métastatique).
- Douleurs osseuses inflammatoires (prédominance nocturne) pouvant être révélatrices de métastases osseuses.
- Signes neurologiques (paresthésie, déficit musculaire des membres, voire syndrome de la queue-de-cheval) faisant évoquer une compression médullaire par des métastases rachidiennes. Ils sont le plus souvent d'installation progressive. En revanche, l'installation brutale d'un tableau de ce type chez un patient connu comme porteur d'un cancer de la prostate métastatique doit faire prendre un avis neurochirurgical en urgence.



### 2. Examen clinique

L'examen clinique est le plus souvent normal.

#### a. Toucher rectal

Le TR doit être systématiquement réalisé avant une demande de dosage de PSA et sera noté dans le dossier. Il recherchera typiquement :

- un nodule dur (« pierreux »), irrégulier, non douloureux pouvant être limité à un lobe prostatique ou pouvant être plus volumineux ;
- cet envahissement peut s'étendre à l'ensemble de la prostate, voire aux vésicules séminales ou aux organes de voisinage (cf. § VI.A. « Groupes à risque »).

Le TR peut aussi retrouver des anomalies associées (une hypertrophie bénigne de la prostate [HBP], une lésion rectale, etc.) ou, au contraire, être parfaitement normal.

Toute anomalie perçue au TR faisant suspecter la présence d'un cancer de la prostate doit faire à elle seule discuter la réalisation de biopsies prostatiques échoguidées. Elle justifie une consultation auprès d'un urologue qui confirmera éventuellement l'indication.

Il n'existe le plus souvent pas d'adénopathies satellites palpables dans le cas du cancer de la prostate (cf. drainage lymphatique du cancer de la prostate).

#### b. Sur symptômes d'appel

Rechercher des éventuelles complications (rares au moment du diagnostic initial) :

- œdème d'un des membres inférieurs (compression veineuse par des adénopathies métastatiques) ;
- symptômes en faveur d'une compression rachidienne.

## B. Prescription des examens biologiques dans la stratégie diagnostique et le suivi du cancer de la prostate

### 1. PSA (prostate-specific antigen) total sérique

Le PSA est une protéine de la famille des kallikréines jouant un rôle dans la liquéfaction du sperme. Cette protéine est spécifique chez l'homme de l'épithélium prostatique mais pas du cancer de la prostate.

#### a. Bonnes pratiques et précautions d'usage du dosage sérique du PSA

- La valeur normale du PSA sérique indiquée par les laboratoires peut varier, mais la valeur considérée comme suspecte est supérieure à 4 ng/mL. Pour mémoire, un taux supérieur à 20 ng/mL est corrélé au risque métastatique (recommandation du CCAFU 2018-2020).
- Certaines pathologies bénignes (HBP, prostatite aiguë, inflammation transitoire, rétention aiguë d'urine, etc.) ou des manipulations de la prostate (TR, sondage urinaire, etc.) peuvent augmenter le taux sérique :
  - si un événement de ce type (ex. : prostatite) est identifié, il est important d'éviter de doser le PSA sérique ou de le répéter à distance (1 mois environ);
  - en cas de constatation d'un dosage de PSA supérieur à la normale, il est important de toujours contrôler ce dosage avec un délai suffisant avant de demander un avis urologique dans le cadre d'une démarche de diagnostic précoce.
- Certains traitements médicaux peuvent artificiellement faire baisser le PSA (inhibiteurs de la 5α-réductase).



#### b. Densité du PSA

- L'augmentation de volume prostatique fait augmenter le taux de PSA puisque ce dernier est sécrété par les cellules épithéliales prostatiques. La traduction de cette augmentation « normale » est appelée « densité de PSA ».
- D'après les recommandations 2020-2022, la densité du PSA peut aider à poser l'indication d'une première série de biopsie prostatique.
- Formule : « taux de PSA autorisé par la "densité" de PSA = 1/10 du volume de la prostate en mL ». Ainsi, un taux de PSA de 5 est considéré comme « normal » chez un patient avec une prostate de 50 mL; un taux de PSA de 8 est considéré comme normal chez un patient avec une prostate de 80 mL.

#### c. Évolution du dosage de PSA

- La valeur absolue du PSA sérique a un intérêt dans le cadre du suivi des traitements du cancer de la prostate.
  - Par exemple, si on enlève totalement la prostate et les vésicules séminales, le PSA sérique devient indosable ou presque (< 0,2 ng/mL).
  - Plusieurs autres traitements du cancer de la prostate vont faire baisser le PSA (cf. infra).
- L'évolution dans le temps (cinétique) du PSA est utile au suivi des patients après traitement

#### d. Rapport PSA libre/PSA total, index Phi

B Le PSA peut dans le sang soit rester libre, soit se fixer à des macromolécules. Il est possible de doser les différentes fractions. Dans le cancer de la prostate, la fraction de PSA libre est moins élevée que dans l'hyperplasie de prostate.

A En l'absence de bénéfice démontré de ce dosage supplémentaire, le taux PSA libre/PSA total doit être abandonné en première intention (recommandations AFU 2020-2022). B L'utilisation d'une combinaison de kallikréines (phi score, 4K score) qui rajoute au rapport PSA libre/PSA total l'analyse de dérivés du PSA est possible en France mais non remboursée. Leurs dosages sont d'indication très spécialisée, réservée aux patients chez qui une première série de biopsies était normale et pour lesquels la poursuite de l'élévation du PSA fait se poser la question de l'indication d'une nouvelle série de biopsies.

### 2. Autres biomarqueurs

A De nombreux tests biologiques dans le sang et/ou les urines sont en cours d'étude, mais l'absence de validation et de disponibilité (même hors remboursement) ne permet pas de les retenir pour l'instant dans la pratique courante.

## C. Intérêt des examens d'imagerie dans la stratégie diagnostique et le suivi du cancer de la prostate

### 1. Échographie de la prostate

#### a. Technique

La meilleure voie pour cet examen est la voie endorectale, plus précise pour estimer le volume prostatique.

#### b. Diagnostic

- Aucun intérêt des anomalies visibles pour la détection du cancer (trop peu sensible et spécifique).
- Systématiquement utilisée pour le guidage des biopsies.
- Permet par ailleurs de calculer précisément le volume prostatique (plus précise que l'échographie par voie abdominale) qui a un impact dans la stratégie diagnostique (densité du PSA) et thérapeutique.

#### c. Bilan d'extension

Aucun intérêt (trop peu sensible et spécifique).

### 2. Imagerie par résonance magnétique prostatique et pelvienne

#### a. Technique

- B Peut être utilisée à 1,5 ou 3 teslas.
- Pas de nécessité d'antenne endorectale.

L'examen doit être fait de façon standardisée :

- imagerie par résonance magnétique (IRM) multiparamétrique avec des séquences morphologiques T2 et des séquences fonctionnelles de perfusion et diffusion ;
- interprétation systématisée par secteur avec une échelle de suspicion allant de 1 à 5 (échelle objective [PI-RADS] ou échelle subjective [échelle de Likert]).

#### b. Diagnostic

- La place de l'IRM dans le bilan diagnostique du cancer de la prostate a changé en 2018 et est confirmée en 2020. Elle est maintenant recommandée de principe, une fois que la décision des biopsies a été posée pour optimiser la technique de biopsie. Dans certains cas exceptionnels, une IRM normale peut faire discuter de différer les biopsies (recommandations CCAFU 2020-2022).
- L'objectif de l'IRM n'est pas de poser l'indication de biopsies de prostate, mais de mieux « échantillonner la prostate » en faisant des biopsies supplémentaires si besoin dans une

zone fortement suspecte (PI-RADS 4 ou 5) en IRM en plus des biopsies systématiques habituelles. L'IRM augmente le taux de détection des cancers cliniquement significatifs (ISUP $\geq$ 2). En cas d'IRM positive (zone PI-RADS $\geq$ 3) dans des zones non échantillonnées par les biopsies standardisées, des biopsies guidées supplémentaires sont recommandées. En cas d'IRM normale, les biopsies restent indiquées (recommandation forte). Dans certains cas sélectionnés, il est possible de sursoir aux biopsies (recommandation faible), mais une surveillance rigoureuse doit être mise en place.

### c. Bilan d'extension (tableau 6.2)

- L'IRM multiparamétrique de la prostate :
  - est recommandée dans le bilan d'extension locale ;
  - il est important de laisser un délai d'au moins 2 mois après les biopsies (sinon les cicatrices des biopsies peuvent faire penser à tort à une tumeur plus évoluée localement).
- L'IRM pelvienne :
  - peut être faite en même temps que l'IRM de la prostate (à bien préciser dans la demande) ;
  - examen de première intention à la recherche d'adénopathies suspectes pelviennes (performances médiocres, notamment pour les envahissements microscopiques ganglionnaires [sensibilité : environ 40 % ; spécificité : environ 80 %]) ;
  - peut également mettre en évidence un envahissement des organes de voisinage (rectum, vessie, os du pelvis, etc.).



**Tableau 6.2. B Place des explorations complémentaires après le diagnostic de cancer de la prostate.**

| | IRM prostatique et pelvienne | TDM TAP | Tomoscintigraphie osseuse | TEP PSMA/TEP choline |
|---|---|---|---|---|
| Patient à faible risque | R | – | – | - |
| Patient à risque intermédiaire | R | – | R (si Gleason 4 + 3/ ISUP 3-5) | - |
| Patient à haut risque | R | – | R | O |
| Patient M1 | Optionnelle | R | R | O |

R : recommandée ; O : optionnelle.
IRM : imagerie par résonance magnétique ; PSMA : *prostate-specific membrane antigen* ; TDM TAP : tomodensitométrie thoraco-abdomino-pelvienne ; TEP : tomographie par émission de positons.
*Source : Rozet F, Mongiat-Artus P, Hennequin C, et al. Recommandations françaises du comité de cancérologie de l'AFU. Actualisation 2020-2022 : cancer de la prostate. Prog Urol 2020 ; 30 : S136-251.*

## *3. Tomoscintigraphie osseuse*

### a. Technique

La « scintigraphie osseuse » a évolué vers la tomoscintigraphie aux phosphonates marqués au technetium-99m ($^{99m}$Tc) (SPECT ou *single-photon emission computed tomography*) couplée à un scanner osseux.

### b. Diagnostic

Aucune place.

### c. Bilan d'extension (tableau 6.1)

- Examen de référence pour le diagnostic des métastases osseuses.
- Elle n'est pas indiquée chez les patients à faible risque (sauf douleurs osseuses).
- Indications :
  - patients ayant des douleurs osseuses quel que soit le taux de PSA ;
  - patients à risque intermédiaire et de haut risque.

## 4. Tomodensitométrie

### a. Diagnostic

Aucune place.

### b. Bilan d'extension (tableau 6.1)

- TDM abdominopelvienne : aucune place, sauf contre-indication à l'IRM (recherche d'envahissement ganglionnaire en cas de tumeur agressive).
- TDM thoraco-abdomino-pelvienne (TAP) : demandée dans les formes métastatiques à la recherche de lésions osseuses ou viscérales secondaires.

## 5. Autres examens d'imagerie

La tomographie par émission de positons (TEP) au 18F-choline détecte précocement les lésions osseuses infraradiologiques (intramédullaires) avec une meilleure spécificité, notamment pour des taux de PSA faibles < 10 ng/mL. Elle est plus sensible et surtout plus spécifique que la scintigraphie osseuse et l'IRM pour la détection précoce des lésions osseuses. En pratique, cependant, les différences observées de performance ne semblent pas suffisantes pour la recommander de façon systématique.

La TEP-PSMA (*prostate-specific membrane antigen*) est supérieure en matière de performance à la scintigraphie osseuse combinée au scanner pour la détection des métastases ganglionnaires et osseuses. Son indication est pour l'instant limitée en France dans le cadre d'une autorisation temporaire d'utilisation à la récidive biologique sans métastase retrouvée sur TEP choline. Son intérêt pourrait se confirmer dans les années futures, ce qui explique sa présence en bilan optionnel dans les formes de cancer de la prostate à haut risque.

L'IRM corps entier, le TEP au fluorure de sodium (FNa) sont en cours d'évaluation et ne sont donc pas recommandés à l'heure actuelle.

# V. Diagnostic anatomopathologique du cancer de la prostate (définition)

Ⓐ Deux grandes circonstances d'analyse anatomopathologique de la prostate :

- on veut établir la preuve formelle de l'existence du cancer de la prostate suite à une démarche diagnostique. On réalise alors des biopsies de la prostate ;
- découverte fortuite dans le cadre du traitement chirurgical de l'HBP. L'analyse histologique est alors faite sur la pièce opératoire ou les fragments de résection.

## A. Biopsie de la prostate

### *1. Consultation initiale*

- B Permet d'affirmer l'indication des biopsies de la prostate.
- Permet d'informer le patient de la balance bénéfice/risque du diagnostic dans son cas particulier, ainsi que du risque spécifique aux biopsies.
- Recherche les facteurs de risque de complication.

### *2. Risques spécifiques des biopsies de la prostate*

- Risques de rectorragie, d'hématurie dans les suites immédiates du geste pouvant nécessiter très rarement (moins d'1 % des cas) une hospitalisation ; hémospermie habituelle dans les semaines qui vont suivre le geste. Risque plus élevé chez les patients sous anticoagulant ou sous antiagrégant plaquettaire.
- Inconfort périnéal dans les suites immédiates du geste possible, s'estompant en général dans les heures qui suivent le geste, mais pouvant persister quelques semaines.
- Risque de rétention d'urine (rare, moins d'1 %, surtout en cas de symptômes urinaires préexistants).
- Risque d'infections urinaires symptomatiques (environ 5 % dont 3 % d'infections fébriles). En cas de traitement retardé ou non adapté, il existe un risque de septicémie voire de décès.

### *3. Facteurs de risque de complication*

- Antécédents d'allergie au latex, à la lidocaïne, aux antibiotiques.
- Facteurs de risque hémorragique : troubles innés ou acquis de la coagulation par prise d'anticoagulants ou d'antiagrégants plaquettaires.
- Facteurs de risque infectieux : antécédents de prostatite, prise d'antibiotiques (quelle que soit l'indication) dans les 6 mois précédents (notamment si ce sont des fluoroquinolones), hospitalisation (quelle que soit la raison) dans les trois derniers mois, vie en institution, présence d'une sonde urinaire.

### *4. Modalités de réalisation*

Examen fait le plus souvent sous anesthésie locale (bloc périprostatique à la lidocaïne), par voie endorectale (fig. 6.1), de façon échoguidée.

## B. Copeaux de résection endo-urétrale ou analyse d'une pièce d'adénomectomie

- Cette modalité de diagnostic est fortuite.
- Il n'est pas recommandé de faire une résection endoscopique de prostate ou une adénomectomie pour le diagnostic d'un cancer de la prostate.

## C. Histologie du cancer de la prostate

Il faut bien distinguer l'HBP (qui ne dégénère jamais) du cancer de la prostate. Il existe trois formes principales de tumeur prostatique.

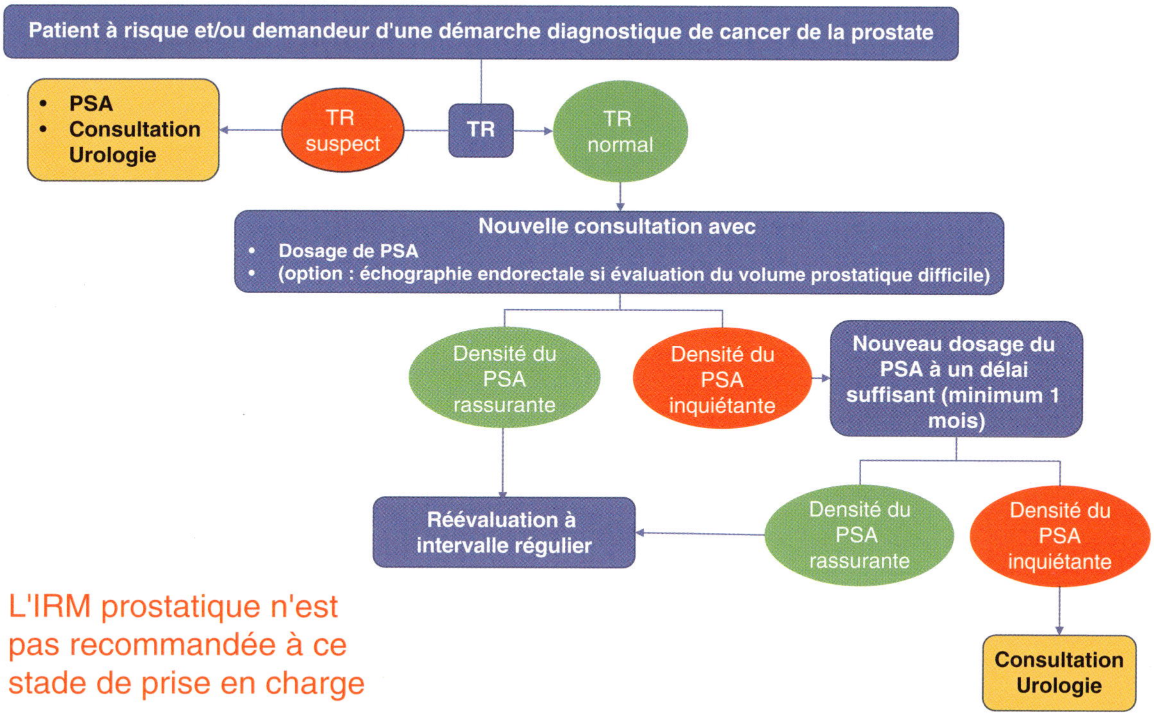


**Fig. 6.1.** B **Tumeur de la prostate : arbre décisionnel.**
PSA : antigène prostatique spécifique (*prostate-specific antigen*) ; TR : toucher rectal.

### 1. *Adénocarcinome*

Les cellules de l'adénocarcinome prostatique ont le phénotype des cellules luminales (p63 –/PSA +) des glandes prostatiques. Il se développe préférentiellement dans la **partie périphérique** de la prostate par opposition à la zone de transition où se développe l'hyperplasie bénigne. La croissance tumorale de ce type particulier peut être inversée temporairement, ou au moins ralentie par des traitements limitant les effets des androgènes circulants.

### 2. *Carcinome neuroendocrine, aussi appelé cancer à petites cellules de la prostate*

Très rare (moins de 5 % des cas).

### 3. *Autres formes histologiques*

La prostate peut être exceptionnellement le lieu de tumeurs secondaires, de lymphome, de sarcome.

## D. Critères pronostics issus de l'analyse anatomopathologique (classification ISUP 2016)

### 1. *Principe*

Il s'agit d'un score caractérisant le **degré de différenciation** de la tumeur. C'est le facteur pronostique le plus important.

## 2. *Signification*

Le score de l'International Society of Urological Pathology (ISUP) apparu en 2016 est noté de 1 à 5. Le score 1 correspond aux tumeurs les mieux différenciées, le score 5 correspond aux tumeurs les plus agressives. Pendant de très nombreuses années, le cancer de la prostate a été classé selon une classification appelée score de Gleason. L'ensemble des laboratoires continuent encore à rajouter cette information du score de Gleason, mais c'est le score ISUP qui permet la prise de décision.

# VI. Prise en charge du cancer de la prostate localisé (M0 au moment du diagnostic)

## A. Groupes à risque

A Afin de mieux guider la prise en charge, les patients doivent être classés en trois groupes à risque (classification de D'Amico) :

- risque faible : B PSA < 10 ng/mL **et** score ISUP 1 **et** tumeur impalpable ou palpable mais limitée à la moitié d'un lobe ;
- risque intermédiaire : B PSA compris entre 10 et 20 ng/mL **ou** grade ISUP 2 **ou** 3 ou stade T2b ;
- risque élevé : B PSA > 20 ng/mL **ou** grade ISUP 4 ou 5 **ou** stade clinique T2c.

A Le stade clinique se réfère à la classification TNM (tableau 6.3).



**Tableau 6.3.** C **Classification TNM 2016 du cancer de la prostate.**

| | |
|---|---|
| T<br>Tumeur primitive | T0: tumeur primitive non retrouvée |
| | T1 : tumeur ni palpable au toucher rectal (TR), ni visible en imagerie<br>• T1a : tumeur occupant moins de 5 % du tissu réséqué avec un score ISUP 1 ou absence de grade 4 ou 5<br>• T1b : tumeur occupant plus de 5 % ou présence de grade 4 ou 5<br>• T1c : tumeur découverte sur une biopsie prostatique en raison d'une élévation de la valeur du PSA |
| | T2: tumeur limitée à la prostate<br>• T2a : tumeur atteignant la moitié d'un lobe ou moins<br>• T2b : tumeur atteignant plus de la moitié d'un lobe mais sans atteindre les deux lobes<br>• T2c : tumeur atteignant les deux lobes |
| | T3: extension au-delà de la prostate<br>• T3a : extension extraprostatique uni- ou bilatérale<br>• T3b : extension aux vésicules séminales uni- ou bilatérale |
| | T4: tumeur fixée ou atteignant d'autres structures que les vésicules séminales (sphincter externe, rectum, muscle élévateur de l'anus ou paroi pelvienne) |
| N<br>Ganglions réionaux | Nx: ganglions régionaux non évalués |
| | N0: absence de métastase ganglionnaire régionale |
| | N1: atteinte ganglionnaire régionale |
| M<br>Métastases à distance | Mx: métastases à distance non évaluées |
| | M0: absence de métastase à distance |
| | M1: métastases à distance<br>• M1a: atteinte des ganglions non régionaux<br>• M1b: atteinte osseuse<br>• M1c: autres sites avec ou sans atteinte osseuse |

## B. Options thérapeutiques

Elles sont proposées en fonction des recommandations professionnelles et validées par une réunion de concertation pluridisciplinaire (RCP).

Le choix définitif de la prise en charge se fait en consultation, après avoir expliqué au patient les bénéfices et risques de chacune de ces options.

B Dans la suite de ce paragraphe, nous présenterons, par souci de clarté, les résultats « bruts » du traitement, c'est-à-dire sans prise en charge adaptée d'éventuelles séquelles. Nombreux sont les effets secondaires des traitements (par exemple : la dysérection) qui peuvent en effet être pris en charge de façon adaptée pour les atténuer ou les faire disparaître (cf. chapitre 9).

### *1. Abstention-surveillance*

A Cette modalité de prise en charge est palliative. Elle consiste à ne traiter la maladie qu'à partir de l'apparition de symptômes (le plus souvent liés à l'évolution locorégionale ou métastatique de la maladie). Elle est généralement limitée aux patients qui ont une probabilité de survie limitée (polypathologies lourdes et menaçantes à court terme).

### *2. Surveillance active*

#### a. Principes

Contrairement à l'abstention-surveillance, la surveillance active (SA) est une modalité de prise en charge curative. Elle vise à retarder le traitement d'une tumeur peu agressive au moment où elle deviendrait agressive tout en restant dans la fenêtre de curabilité de la maladie.

Le principe est basé sur le fait que beaucoup de cancers de la prostate de faible risque ne vont pas progresser ou vont évoluer très lentement. Certains patients vont donc mourir d'une cause intercurrente sans que le cancer de la prostate ait été symptomatique.

Tous les patients du groupe dit « à faible risque » ne peuvent pas bénéficier « automatiquement » de la surveillance active. L'indication doit souvent être affinée après plusieurs consultations.

B Du fait de la lenteur d'évolution de ces formes de cancer de la prostate, la démonstration de l'absence de risque de cette modalité de prise en charge a été assez tardive. En 2016 une étude randomisée britannique a confirmé que cette option est valable chez des patients bien sélectionnés.

Ce qu'il faut retenir des recommandations AFU 2020-2022 sur la surveillance active :

- la surveillance active est une option thérapeutique recommandée des cancers de la prostate à faible risque ;
- les critères d'inclusion sont basés sur les données du TR, le PSA, l'IRM et les données biopsiques ;
- une IRM suivie de biopsies ciblées doit être réalisée :
  - avant les biopsies diagnostiques,
  - avant les biopsies de contrôle ;
- une série de biopsies de confirmation est nécessaire dans les 12 mois suivant le début de la SA, puis sur un rythme régulier non défini pour l'instant ;
- la sortie de la SA est indiquée par la présence d'un grade ISUP 2 ou plus sur les biopsies de contrôle ;
- la surveillance repose sur un TR et un dosage du PSA régulier (au moins deux fois par an). L'IRM de prostate est recommandée dans les protocoles de SA. Le rythme auquel doivent être répétés IRM et biopsies n'est pas établi.

#### b. Balance bénéfice/risque : bénéfices potentiels du traitement

- A La pratique de biopsies répétées de la prostate n'augmente pas le risque évolutif de la tumeur ou la difficulté de prise en charge du patient.

- La surveillance active est une bonne option sous réserve d'une compliance du patient aux visites régulières de suivi. En l'absence de suivi au moins annuel, le risque est de passer à côté d'une évolution de la tumeur.
- Il existe un très faible risque potentiel d'évolution de la tumeur, même si ce risque n'est pas totalement nul.
- À l'inverse, cette option n'expose à aucune séquelle fonctionnelle.
- La probabilité pour un patient de rester en surveillance active à 5 ans est autour de 60 %.

## 3. Prostatectomie totale

### a. Modalités

- Exérèse complète de la prostate et des vésicules séminales, suivie d'une anastomose entre le col de la vessie et le canal de l'urètre.
- Traitement à visée curative.
- B Plusieurs voies chirurgicales peuvent être proposées : voie ouverte, laparoscopique ou laparoscopique robot-assistée. Aucune modalité n'a fait la preuve de sa supériorité sur les autres.

### b. Curage ganglionnaire

- A Exérèse bilatérale des ganglions ilio-obturateurs, iliaques internes et iliaques externes jusqu'à la bifurcation iliaque.
- B Intérêt pronostique.
- Inutile dans les groupes à faible risque (ganglion métastatique exceptionnel).
- Optionnel dans le groupe intermédiaire dans lequel il n'est conseillé que lorsque le risque de positivité des ganglions dépasse 5 % (évalué à partir de calculateurs statistiques).
- Indispensable dans le groupe à haut risque.



### c. Indication

- Tumeur de faible risque et de risque intermédiaire, en fonction des comorbidités et de l'espérance de vie (> 10 ans).
- Tumeur à risque élevé, pouvant s'intégrer dans le cadre d'un traitement multimodal (associant radiothérapie et/ou hormonothérapie).

### d. Contre-indication

- Il n'y a pas de contre-indication de principe à la chirurgie, sauf contre-indication formelle à une anesthésie.
- Certaines situations exposent à un risque plus élevé d'incontinence urinaire (troubles urinaires préexistants, antécédents de chirurgie prostatique, hyperactivité de vessie idiopathique, etc.). La discussion sur la balance bénéfice/risque doit intégrer cette dimension.

### e. Balance bénéfice/risque

- A Contrôle local et à distance possible quelle que soit l'agressivité du cancer.
- Possible en traitement de rattrapage après échec de radiothérapie initiale. (Les risques fonctionnels et chirurgicaux sont cependant alors beaucoup plus élevés.)
- Association possible à la radiothérapie, à l'hormonothérapie pour les tumeurs les plus agressives chez des patients jeunes (traitements multimodaux).
- Risque de complications per- et postopératoires (rares) : hémorragie peropératoire amenant à une transfusion, lymphocèle en cas de curage ganglionnaire, plaie rectale, fistule sur l'anastomose entre la vessie et l'urètre, dysurie par sténose de l'anastomose vésico-urétrale, complications de l'anesthésie.

- Dysfonction érectile : c'est la complication la plus fréquente après prostatectomie (globalement supérieure à 70 %). La récupération d'une fonction érectile spontanée dépend de plusieurs facteurs : qualité des érections avant l'intervention, motivation du patient et conservation des bandelettes neurovasculaires. Lorsque la tumeur est à risque faible ou intermédiaire, la réservation des bandelettes peut permettre une récupération d'érections spontanées dans une proportion plus élevée qu'en cas de radiothérapie pelvienne.
- Incontinence urinaire : fréquente après l'intervention chirurgicale, elle régresse dans la majorité des cas dans les semaines ou les mois qui suivent. Le risque d'incontinence définitive est évalué de 5 à 10 %.
- **Infertilité** et anéjaculation : constantes.

## *4. Radiothérapie externe*

### a. Modalités

- Irradiation guidée par l'image de la loge prostatique, dite en modulation d'intensité.
- Dose recommandée ≥76 Gy.

### b. Indication

- Irradiation à visée curative :
  - absence de métastases ;
  - tumeur de faible risque si la curiethérapie ou la chirurgie ne sont pas indiquées ;
  - tumeur à risque intermédiaire, en fonction des comorbidités et de l'espérance de vie (> 10 ans). Une hormonothérapie adjuvante de 6 mois est alors recommandée ;
  - B tumeur à risque élevé, en fonction des comorbidités et de l'espérance de vie (> 10 ans). Une hormonothérapie adjuvante de 18 mois (minimum) est alors recommandée.
- Irradiation à visée adjuvante ou de rattrapage :
  - proposée sur les tumeurs à très haut risque dans le cadre d'un traitement multimodal ;
  - proposée en cas d'élévation après le traitement chirurgical.

### c. Contre-indication

- Antécédents d'irradiation pelvienne, maladie inflammatoire rectale active, sclérodermie, impossibilité de maintien de la position (trouble du comportement, attitude vicieuse).
- La présence de symptômes dysuriques très importants en rapport avec un adénome obstructif de la prostate doit faire discuter un traitement préalable à l'irradiation.

### d. Balance bénéfice/risque : risques potentiels du traitement

- A Les effets secondaires de la radiothérapie les plus gênants sont essentiellement les risques de sténose de l'urètre, de cystite ou de rectite radique (5 à 10 % de toxicité de grade 3), en règle réversibles.
- La complication la plus fréquente est le risque de **dysfonction érectile** (globalement supérieur à 70 %). Ce risque est majoré en cas d'utilisation concomitante d'hormonothérapie.

## *5. Curiethérapie interstitielle exclusive*

### a. Modalités

- Implantation permanente de grains par voie périnéale (fig. 6.2).
- Sous contrôle échographique (sonde endorectale).
- B Le plus souvent de l'iode 125.
- A Un seul temps de traitement, sous anesthésie générale ou locorégionale.

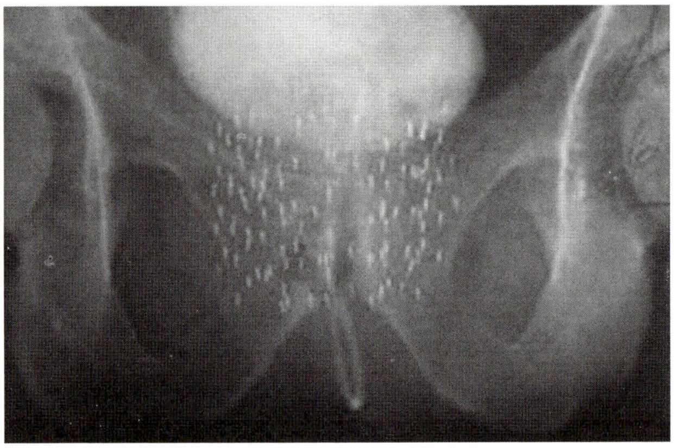

**Fig. 6.2.** Ⓐ **Aspect post-curiethérapie.**

### b. Indication

- Ⓑ Groupe à faible risque non éligible à une surveillance active.
- Sous-groupe des risques intermédiaires : PSA entre 10 et 15 et/ou présence de grade ISUP 2.

### c. Contre-indication

- Antécédents d'irradiation pelvienne, maladie inflammatoire rectale active, sclérodermie.
- Volume de la prostate supérieur à 60 mL.
- Présence d'un lobe médian symptomatique.
- Présence de symptômes urinaires marqués (hyperactivité vésicale et/ou dysurie).
- Antécédent de résection endo-urétrale de la prostate.



### d. Balance bénéfice/risque : risques potentiels du traitement

- Ⓐ Les effets secondaires sont identiques à ceux de la radiothérapie externe, avec une fréquence des effets secondaires de grades supérieurs à 2 plus rare.
- Intérêt de pouvoir être faite en une seule séance contrairement à la radiothérapie externe.
- Option thérapeutique standard qui a le plus faible risque d'entraîner une dysérection (< 30 %).

## 6. Ultrasons focalisés de haute intensité (ou HIFU)

### a. Modalités

- Destruction par ultrasons focalisés du tissu prostatique.
- Sous contrôle échographique (sonde endorectale, fig. 6.3).
- Souvent associée à une résection endo-urétrale de la prostate pour éviter les troubles dysuriques après traitement.
- Un seul temps de traitement, sous anesthésie.

### b. Indication

- Ⓑ Traitement de rattrapage en cas de récidive après radiothérapie externe.
- En cours d'évaluation nationale en traitement de première intention dans des indications voisines de celles de la curiethérapie, plutôt chez des patients de plus de 70 ans ou ayant une contre-indication à la radiothérapie.

### c. Balance bénéfice/risque : risques potentiels du traitement

Ⓐ Morbidité faible en cas de séance unique et de traitement limité.

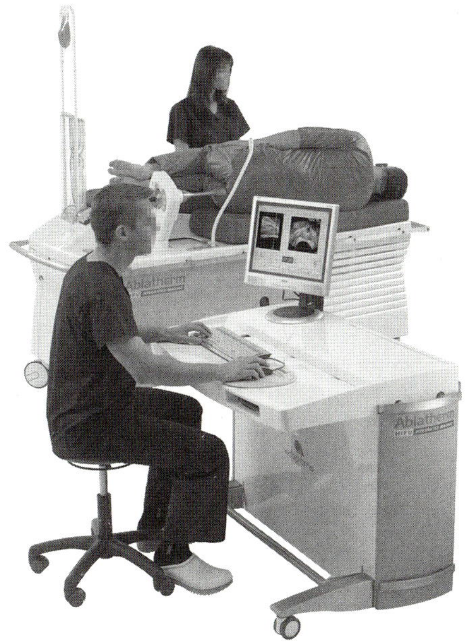


**Fig. 6.3.** Ⓐ **Traitement par ultrasons focalisés.**





Le risque d'échec d'un traitement unique est plus élevé qu'en cas de chirurgie ou de radiothérapie, mais il est parfois possible de répéter le traitement.

B La morbidité est beaucoup plus élevée en cas de traitement de rattrapage après radiothérapie :

- sténose de l'urètre prostatique : environ 20 % ;
- incontinence urinaire : 5 à 10 % ;
- dysérection : 50 à 70 % ;
- fistule prostatorectale exceptionnelle.

## 7. Traitement par laser (photothérapie dynamique)

- Ⓐ Traitement en cours d'évaluation ne pouvant être proposé en dehors d'essais thérapeutiques.
- Repose sur la sensibilisation des cellules de l'organisme à la lumière par un produit injecté par voie intraveineuse. Des fibres lumineuses sont ensuite insérées dans la prostate qui est ainsi illuminée de façon intense, ce qui amène à un effet de destruction tumorale.
- Suite à un essai randomisé positif, indication potentielle pour des tumeurs à faible risque envisageable, mais non autorisée en France depuis 2020.

## 8. Hormonothérapie (= suppression androgénique)

Nous présentons ici les modalités de l'hormonothérapie telle qu'elle peut être envisagée dans le cadre des traitements adjuvants à la radiothérapie. Les modalités d'usage de ces traitements à la phase métastatique ne seront pas détaillées, de même que les hormonothérapies dites de deuxième génération, qui n'ont pas à ce jour d'indication au stade localisé.

### a. Principes généraux (fig. 6.4)

- Les cellules épithéliales de la glande prostatique normale et le cancer de la prostate sont sensibles aux androgènes.
- Le retrait des androgènes entraîne une mort cellulaire (apoptose) massive dans la glande normale et dans les cellules cancéreuses. Dans le cas des cellules tumorales, un contingent est capable de survivre (résistance à la castration) et de se développer ultérieurement. Le traitement hormonal seul ralentit donc l'évolution du cancer mais ne peut le guérir ; c'est un traitement palliatif lorsqu'il n'est pas combiné à la radiothérapie.
- B Le traitement hormonal du cancer de la prostate a pour objectif de diminuer la testostérone circulante en deçà d'un seuil fixé à 50 ng/dL :
  - dans le cas d'un traitement adjuvant à la radiothérapie, l'hormonothérapie sera arrêtée après un délai variable décidé en fonction du type de tumeur et de l'indication (radiothérapie initiale, de rattrapage, etc..) ;
  - dans le cas d'un traitement d'un cancer de la prostate au stade métastatique, ou en cas de récidive biologique, le traitement hormonal sera maintenu tout au long de l'évolution de la maladie.

### b. Castration chirurgicale

- A Principe d'action : ablation des deux testicules (orchidectomie) ou de la pulpe testiculaire (pulpectomie).
- Délai avant castration : 12 heures.
- Bénéfice/risque :
  - impact psychologique éventuel ;
  - traitement irréversible, donc non proposé dans le cadre des traitements adjuvants à la radiothérapie ;
  - persistance de sécrétion d'androgènes surrénaliens.



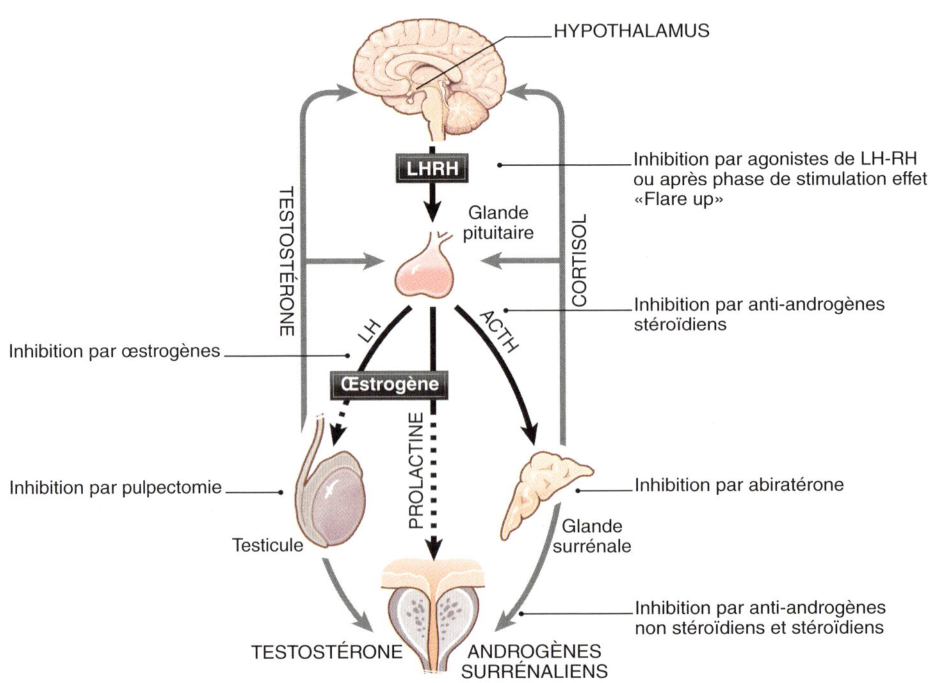


**Fig. 6.4.** A **Action des différents traitements hormonaux.**

### c. Antagoniste LH-RH

- Principe d'action : bloque directement les récepteurs hypophysaires de la LH-RH en les inhibant : il n'y a plus de sécrétion de LH ni de FSH. La conséquence est la disparition de la stimulation des cellules de Leydig.
- Délai avant castration : 48 à 72 heures.
- C Dénomination commune internationale (DCI) de la molécule disponible en France : dégarélix.
- Injection sous-cutanée mensuelle.

### d. Agoniste LH-RH

- A Principe d'action : saturation des récepteurs hypophysaires de la LH-RH qui induit, après une stimulation initiale, un arrêt différé de la stimulation pulsatile et une interruption de la sécrétion de LH et de FSH. La conséquence est la disparition de la stimulation des cellules de Leydig.
- La stimulation initiale est responsable d'un pic bref de sécrétion de la testostéronémie (dit *flare up*).
- Délai avant castration : 2 à 4 semaines.
- C DCI des molécules disponibles en France : goséréline, leuproréline, triptoréline.
- B Injection sous-cutanée mensuelle, trimestrielle ou semestrielle.
- A Principales précautions d'emploi : en cas de forte masse tumorale, notamment, il est suspecté que le pic initial de testostérone puisse stimuler la croissance tumorale, ce qui conduit à recommander d'associer un antiandrogène au moins du premier au quinzième jour.

### e. Antiandrogènes non stéroïdiens de première génération

- Principe d'action : blocage direct du récepteur des androgènes en raison d'une affinité supérieure à celle des androgènes.
- Délai avant la castration : non applicable. En effet, les antiandrogènes augmentent paradoxalement la testostéronémie par diminution du rétrocontrôle central exercé par la testostérone.
- C DCI des molécules disponibles en France : flutamide, nilutamide, bicalutamide.
- B Forme orale quotidienne en une ou plusieurs prises.
- Indication : prévention du *flare up*.
- Principales précautions d'emploi :
  - l'utilisation en monothérapie n'est pas recommandée (formellement contre-indiquée chez les patients métastatiques) ;
  - l'utilisation prolongée au-delà d'un mois n'a pas d'intérêt démontré.

### f. Antiandrogènes stéroïdiens

- A Principe d'action : centrale, similaire à celle des analogues, et action périphérique, similaire à celle des antiandrogènes non stéroïdiens.
- Délai avant la castration : 7 jours.
- C DCI de la molécule disponible en France : acétate de cyprotérone (progestatif de synthèse).
  - B Indications : suite à de nombreux effets secondaires, réduction des indications. Non utilisée dans le traitement adjuvant de la radiothérapie.

### g. Principaux effets secondaires induits par la castration de première ligne (tableau 6.3)

A Même si les effets secondaires sont d'autant plus importants que le traitement est maintenu longtemps, la prescription d'une hormonothérapie expose à un certain nombre de risques dès 6 mois de traitement. Il apparaît donc logique d'appliquer la précaution d'un suivi particulier des patients pour dépister ces complications et les éviter si possible.

### *Bilan avant prescription d'une hormonothérapie (tableau 6.4)*

**Tableau 6.4. B Bilan à réaliser avant prescription d'une hormonothérapie.**

| Mode d'investigation | Bilan |
|---|---|
| Clinique | Interrogatoire sur :<br>• facteurs de risque cardiovasculaire<br>• facteurs d'ostéoporose<br>• facteurs de risque de chute<br>• troubles de l'humeur<br>• troubles de la sexualité |
| | Pression artérielle |
| | Poids |
| | Taille |
| | Périmètre abdominal et index de masse corporelle |
| Paraclinique | Glycémie à jeun |
| | Bilan lipidique (triglycérides, cholestérol total, HDL-cholestérol, LDL-cholestérol) |
| | Vitamine D |
| | Ostéodensitométrie |

HDL : lipoprotéine de haute densité (high-density lipoprotein) ; HDL : lipoprotéine de basse densité (*low-density lipoprotein*).
*Source : Rozet F, Hennequin C, Beauval JB, et al. CCAFU. Recommandations française 2018-2020. Prog Urol 2018 ; 28 : S79-130.*



### *Bouffées de chaleur*

- 50 à 80 % des patients.

### *Dysérection*

- 90 à 95 % des patients.
- Altération des érections et de la libido.
- Aggravé par diminution de volume des organes génitaux externes, apparition fréquente d'une gynécomastie.

### *Fatigue*

- Difficilement quantifiable mais fréquente.

### *Facteurs de risque cardiovasculaire*

- La castration induit une résistance à l'insuline et est un facteur de risque de diabète.
- La castration est un facteur de risque d'hypercholestérolémie, mais elle s'accompagne d'une augmentation du HDL-cholestérol.
- La castration induit une baisse de masse « maigre » et une augmentation de la masse grasse.
- L'ensemble de ces modifications conduit au développement de ce que l'on appelle le syndrome pseudométabolique (il diffère du syndrome métabolique par son profil lipidique) qui pourrait expliquer le risque cardiovasculaire associé à la castration. Cependant, les complications cardiovasculaires semblent survenir de façon très précoce (dans les 6 premiers mois) chez des patients ayant déjà eu des événements cardiovasculaires. Le mécanisme exact n'est donc pas encore élucidé.
- Ce risque existe dès l'induction du traitement et impose de conseiller de :
  - dépister les facteurs de risque cardiovasculaire à l'initiation de la castration ;
  - prescrire un bilan lipidique et un dépistage de résistance à l'insuline (glycémie à jeun) ;
  - optimiser précocement la prise en charge cardiologique en cas de besoin.

### *Déperdition du capital osseux*

- Précoce (6 à 12 premiers mois).
- Profonde (plus intense en comparaison de l'ostéopénie observée chez la femme ménopausée).
- La recherche de facteurs de risque d'ostéopénie est importante et peut justifier une consultation spécialisée en rhumatologie.

### *Troubles psychologiques voire neurologiques*

- Plus difficiles à quantifier au regard de l'âge des patients et de leurs comorbidités fréquentes.
- Probable impact à la fois sur l'augmentation du risque dépressif et sur le risque de détérioration cognitive.

### h. Intérêts de l'association d'une hormonothérapie à une radiothérapie

- En l'absence de métastase, il n'y a aucun bénéfice à une suppression androgénique isolée.
- L'hormonoradiothérapie est supérieure à la radiothérapie exclusive dans tous les domaines en cas de cancer de la prostate à haut risque.
- En cas de cancer de la prostate de risque intermédiaire, la durée de la suppression androgénique peut être raccourcie à 6 mois.
- Dans les formes à haut risque, la suppression androgénique doit être au moins de 18 mois et peut être même prolongée jusqu'à 3 ans.



## C. Stratégie thérapeutique et suivi en cas de maladie localisée au moment du bilan initial

Elle doit prendre en compte :

- les caractéristiques du cancer;
- les facteurs de morbidité-mortalité du patient;
- les souhaits du patient.

### *1. Stratification selon le risque du cancer de la prostate (tableau 6.5)*

**Tableau 6.5. Ⓐ Synthèse des stratégies suivant le risque tumoral pour les options standards de prise en charge du cancer de la prostate non métastatique selon le CCAFU 2018-2020.**

| | Abstention surveillance | Surveillance active | Prostatectomie | Radiothérapie externe | Curiethérapie | US focalisés et cryothérapie | Hormonothérapie seule |
|---|---|---|---|---|---|---|---|
| Risque faible | R | R | R | R | R | E | - |
| Risque intermédiaire | R | O | R ± curage | R + hormonothérapie 6 mois | R si PSA < 15 et ISUP2 (ou Gleason 3 + 4) | E | - |
| Risque élevé | R | – | R + curage | R + hormonothérapie 18 mois | – | - | - |

AS : abstention-surveillance; R : recommandé; E : en évaluation; O : optionnel.

*Source : Rozet F, Hennequin C, Beauval JB, et al. CCAFU Recommandations française 2018-2020. Prog Urol 2018; 28 : S79-130.*

## 2. Suivi en fonction des traitements proposés

Le suivi après traitement local a pour but de vérifier l'absence de récidive, d'évaluer la tolérance et/ou les toxicités des traitements et de décider le cas échéant de traitements complémentaires.

La durée de suivi doit probablement être d'au moins 10 ans, des récidives tardives, éligibles à un traitement curatif pouvant survenir avant ce délai.

Seul le suivi des modalités de prise en charge standard est décrit, les autres options étant dans le cadre de protocoles d'évaluation trop spécifiques.

### a. Suivi surveillance active

Le suivi n'est pas encore parfaitement standardisé. Les points communs des différents protocoles sont les suivants :

- suivi par l'association de TR, dosage sérique du PSA et série de biopsies de la prostate régulières ;
- B une biopsie de confirmation est nécessaire dans les 18 premiers mois suivant le début de la surveillance active ;
- pendant toute la période de surveillance active :
  - le PSA doit être fait tous les 3 à 6 mois ;
  - le TR doit être fait au moins une fois par an ;
  - les biopsies doivent être répétées sur un rythme régulier.
- L'IRM de prostate est en cours d'évaluation et n'a pas d'indication formelle et de rythme défini.

### b. Suivi après prostatectomie radicale

- A Le PSA seul suffit. Le patient est considéré en réponse complète si le PSA est < 0,2 ng/mL 6 semaines après la chirurgie.
- B Un niveau de PSA > 0,2 ng/mL confirmé à une reprise définit une récidive biologique (ou une absence de réponse initiale).
- Rythme recommandé dans les suites de l'intervention : consultation avec dosage PSA à 1,5 mois, 3 mois, 6 mois, 12 mois, puis tous les 6 mois pendant 3 ans puis annuellement.



### c. Suivi après radiothérapie externe (avec ou sans hormonothérapie adjuvante) et/ou curiethérapie

- A TR et PSA nécessaires.
- Il n'y a pas de seuil de PSA permettant d'affirmer la réponse complète. On appelle le PSA « nadir » la valeur la plus faible de PSA atteinte par le patient. On tolère ensuite de petites variations autour de ce dosage de PSA.
- B La définition de la récidive biologique est différente de la définition après chirurgie. Elle est définie dans ce cas précis par l'augmentation de plus de 2 ng/mL au-dessus du PSA nadir (valeur la plus basse de PSA observée après traitement local). Cette définition suppose donc d'avoir demandé plusieurs dosages successifs de PSA avant d'affirmer la récidive. Il est souhaitable d'observer un délai suffisant entre les dosages de PSA pour observer cette récidive (en général 3 mois, au minimum 1 mois).
- Rythme recommandé dans les suites de la fin de la radiothérapie : consultation avec dosage PSA à 1,5 mois, 3 mois, 6 mois, 12 mois, puis tous les 6 mois pendant 3 ans puis annuellement.
- Pour évaluer les risques de toxicité spécifiques à la radiothérapie, le suivi doit être fait en radiothérapie au moins une fois par an pendant 5 ans.

# D. Conduite à tenir en cas de récidive

A Un nouveau bilan d'extension est toujours indiqué afin de vérifier l'absence de maladie métastatique.

## 1. Récidive après chirurgie

B Une radiothérapie de la loge de prostatectomie peut être proposée, pouvant être associée à une hormonothérapie courte concomitante éventuellement complétée par une irradiation des aires ganglionnaires.

## 2. Récidive après radiothérapie externe ou curiethérapie

- Les ultrasons focalisés et la cryothérapie présentent une bonne balance bénéfice/risque dans le cadre du traitement de rattrapage.
- Dans des cas très sélectionnés, une chirurgie radicale peut être proposée, avec un risque de complications bien plus élevé qu'en cas de traitement initial.

## 3. Récidive biologique persistante malgré les traitements locaux

- A Après plusieurs traitements locaux, il est possible que la seule manifestation d'une maladie résiduelle soit un PSA qui continue régulièrement d'augmenter. Les différents d'examen d'imagerie sont alors normaux.
- Dans ce cas on parle de récidive biologique.
- B La castration est pour l'instant la seule option discutée dans ce cadre. Le moment précis à partir duquel la castration doit être proposée n'est pas défini.
- C'est particulièrement dans ce cadre (dans lequel la durée prévisible de la castration peut atteindre plusieurs années) que l'on peut discuter de faire une hormonothérapie intermittente (arrêt régulier de l'hormonothérapie).
- Cette option a été validée après échec de radiothérapie et ne peut se discuter qu'après validation en RCP et en cas de très bonne réponse à un traitement initial (effondrement rapide du PSA).

### Pour en savoir plus

| | |
|---|---|
| | Site de l'AFU.<br>www.urofrance.org |
| | Site d'information sur le cancer de la prostate pour les patients.<br>www.anamacap.fr |
| | Site de l'Institut national du cancer (InCa).<br>www.e-cancer.fr |
| | Rozet F, Mongiat-Artus P, Hennequin C, et al. Recommandations françaises du comité de cancérologie de l'AFU. Actualisation 2020-2022 : cancer de la prostate. Prog Urol 2020 ; 30 : S136-251.<br>https://www.urofrance.org/base-bibliographique/recommandations-francaises-du-comite-de-cancerologie-de-lafu-actualisation-17 |

## *Résumé*

### Épidémiologie

- Cancer le plus fréquent de l'homme de plus de 50 ans.
- Troisième cause de décès par cancer chez l'homme de plus de 50 ans.
- Diagnostic individuel précoce :
  - après 50 ans en l'absence de facteurs de risque, 45 ans en cas de facteur de risque identifié (familial ou ethnique);
  - interrompue au-delà de 75 ans généralement;
  - espérance de vie > 10 ans.

### Diagnostic

Interrogatoire/clinique :

- asymptomatique en majorité;
- anomalies TR : nodule pierreux, blindage pelvien;
- symptômes de lésions secondaires : altération de l'état général, douleurs osseuses, signes neurologiques.

Biologie : PSA.



Imagerie : intérêt de l'IRM de prostate avant réalisation des biopsies.

Anatomopathologique :

- ponction-biopsie de prostate sous anesthésie locale, 12 biopsies;
- adénocarcinome le plus fréquent;
- grade ISUP de 1 à 5.

### Classifications

- TNM.
- D'Amico :
  - risque faible : PSA < jusqu'à 10 ng/mL et ISUP 1 et stade clinique T1c ou T2a;
  - risque intermédiaire : PSA compris entre 10 et 20 ng/mL ou ISUP 2 ou 3 ou stade T2b;
  - risque élevé : PSA > 20 ng/mL ou ISUP 4 ou 5 ou stade clinique T2c.

### Bilan extension

Voir tableau 6.2.

### Traitements (tableau 6.5)

**Tableau 6.5. Ⓐ Synthèse des stratégies suivant le risque tumoral pour les options standard de prise en charge du cancer de la prostate non métastatique selon le CCAFU 2020-2022.**

| | AS | Surveillance active | Prostatectomie | Radiothérapie externe | Curiethérapie | US focalisés et cryothérapie | Hormonothérapie seule |
|---|---|---|---|---|---|---|---|
| Risque faible | R | R | R | R | R | E | - |

▸ **Tableau 6.5. Suite.**

| | AS | Surveillance active | Prostatectomie | Radiothérapie externe | Curiethérapie | US focalisés et cryothérapie | Hormonothérapie seule |
|---|---|---|---|---|---|---|---|
| Risque intermédiaire | R | O | R ± curage | R + hormonothérapie 6 mois | R si PSA < 15 et ISUP 2 (ou Gleason 3 + 4) | E | - |
| Risque élevé | R | – | R + curage | R + hormonothérapie 18 mois | – | - | - |

AS : abstention-surveillance ; R : recommandé ; E : en évaluation ; O : optionnel.
ISUP : International Society of Urological Pathology ; PSA : antigène prostatique spécifique (*prostate-specific antigen*) ; US : ultrason.
*Source : Rozet F, Hennequin C, Beauval JB, et al. [CCAFU french national guidelines 2016-2018 on prostate cancer]. Prog Urol 2016 ; 27(Suppl 1) : S95-S143.*

### Stratégie thérapeutique

› Cancer de la prostate localisé : surveillance active ou traitement curatif (par chirurgie ou radiothérapie).

› Cancer de la prostate localement avancé : traitement curatif par chirurgie chez le sujet jeune ou hormonoradiothérapie.

› Cancer de la prostate d'emblée métastatique : castration. Discuter chimiothérapie ou hormonothérapie de deuxième génération en RCP.

› Cancer de la prostate en phase de résistance à la castration : maintenir la castration et proposer chimiothérapie ou hormonothérapie de deuxième génération. Penser à prévenir les lésions secondaires osseuses.

### Récidives

› Toujours réaliser une imagerie pour rechercher des métastases ; discuter l'intérêt d'une IRM pelvienne.

› Après prostatectomie :
- définition : PSA > 0,2 ng/mL ;
- traitement : discuter une radiothérapie de la loge et/ou des aires ganglionnaires.

› Après radiothérapie :
- définition : augmentation de 2 ng/mL au-dessus du PSA nadir ;
- traitement : discuter ultrasons (US) focalisés. Chirurgie après radiothérapie difficile ++.

### Ne pas oublier…

› Prise en charge en affection de longue durée (ALD) à 100 %, soins de confort (traitement de la douleur, des troubles urinaires, etc.).

› Balance bénéfice/risque particulièrement importante du fait de la lenteur d'évolution du cancer.

› Une surveillance d'au moins 10 ans est préconisée.

CHAPITRE

7

# Tumeur du rein de l'adulte





## *Situations de départ*

- 8 Masse abdominale
- 102 Hématurie
- 180 Interprétation d'un compte rendu d'anatomopathologie
- 181 Tumeurs malignes sur pièces opératoire/biopsie
- 214 Anomalie des indices érythrocytaires (Hb, Ht, etc.)
- 224 Découverte d'une anomalie abdominale à l'examen d'imagerie médicale
- 230 Rédaction de la demande d'un examen d'imagerie
- 231 Demande d'un examen d'imagerie
- 232 Demande d'explication d'un patient sur le déroulement, les risques et les bénéfices attendus d'un examen d'imagerie
- 233 Identifier/reconnaître les différents examens d'imagerie (type/fenêtre/séquences/incidences/injection)
- 297 Consultation de suivi en cancérologie
- 303 Prévention/dépistage des cancers de l'adulte
- 327 Annonce d'un diagnostic de maladie grave au patient et/ou à sa famille

## *Item, objectifs pédagogiques*

***ITEM 311 – Tumeur du rein***

| Rang | Rubrique | Intitulé | Descriptif |
|---|---|---|---|
| B | Prévalence, épidémiologie | Connaître l'épidémiologie des tumeurs du rein | Y compris le pronostic |
| B | Prévalence, épidémiologie | Connaître les facteurs de risque | Connaître les facteurs de risque, y compris formes génétiques |
| B | Définition | Connaître les principaux types histologiques des tumeurs | – |
| A | Diagnostic positif | Connaître les présentations cliniques des tumeurs du rein | Savoir que ces tumeurs sont asymptomatiques dans un grand pourcentage des cas, évoquer les indications de consultation d'oncogénétique en cas de pathologies associées, connaître l'existence d'un syndrome paranéoplasique |
| A | Examens complémentaires | Connaître les indications des examens complémentaires nécessaires en cas de suspicion clinique de tumeur du rein | Savoir proposer un algorithme décisionnel des examens complémentaires utiles au diagnostic ; connaître les principaux critères diagnostiques radiologiques d'une tumeur maligne du rein, y compris les biopsies |
| A | Contenu multimédia | Exemple d'échographie d'un kyste rénal simple | – |

# I. Pour comprendre

B La découverte d'une tumeur du rein est une situation relativement fréquente. Dans 70 à 80 % des cas, les tumeurs du rein sont découvertes de façon fortuite par des examens d'imagerie abdominale (échographie, scanner ou imagerie par résonance magnétique [IRM]) demandés pour une autre raison. Les tumeurs du rein peuvent aussi être révélées par des symptômes locaux (hématurie macroscopique, lombalgie) ou généraux (altération de l'état général) qui témoignent souvent d'une maladie localement avancée ou métastatique. La majorité des tumeurs du rein sont malignes mais un certain nombre d'entre elles sont bénignes (notamment les petites tumeurs) ou ont un faible potentiel évolutif.

La plupart des tumeurs du rein ont un aspect solide (tissulaire) à l'imagerie. D'autres, moins fréquentes, se présentent sous une forme kystique. La démarche diagnostique n'est pas identique dans ces deux situations.

# II. Épidémiologie

B Le cancer du rein est le 6e cancer le plus fréquent. En France, il a été relevé 15 323 nouveaux cas de cancers du rein en 2018 soit une augmentation de son incidence de + 1,7 % par an chez l'homme et de + 1,4 % chez la femme entre 1990 et 2018. En 2018, le cancer du rein a été responsable de 5 589 décès en France soit un taux de mortalité de respectivement 5 et 1,5 décès pour 100 000 habitants chez l'homme et chez la femme (fig. 7.1). L'âge et le sexe sont deux facteurs de risques non modifiables, avec un sex-ratio d'1,5 homme pour une femme et un pic d'incidence entre 60 et 70 ans.



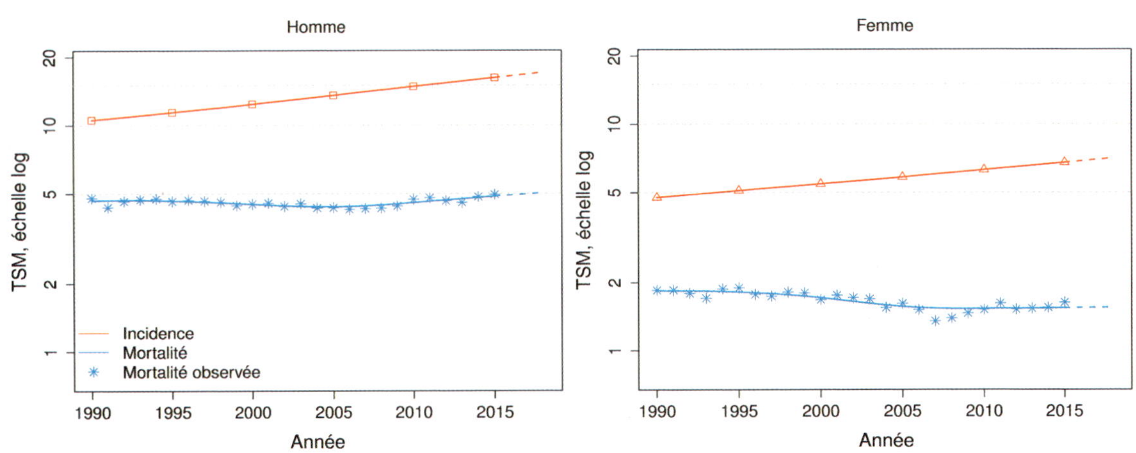


**Fig. 7.1. A Incidence et mortalité des cancers du rein en France selon la cohorte de naissance.**

Source : Defossez G, Le Guyader-Peyrou S, Uhry Z, et al. Estimations nationales de l'incidence et de la mortalité par cancer en France métropolitaine entre 1990 et 2018. Synthèse. Saint-Maurice : Santé publique France, 2019 (www.e-cancer.fr/Expertises-et-publications/Catalogue-des-publications/National-estimates-of-cancer-incidence-and-mortality-in-metropolitan-France-between-1990-and-2018-Overview).

Au moment du diagnostic, environ 10 à 20 % des cancers rénaux sont d'emblée métastatiques et environ 10 à 30 % le deviendront après néphrectomie pour un stade localisé. Les principaux sites métastatiques sont : le poumon, le foie, les os, les surrénales, le cerveau. Les tumeurs malignes du rein ont cependant la particularité de pouvoir métastaser dans n'importe quel organe et même plusieurs années après le diagnostic. L'autre particularité du cancer du rein est sa capacité à s'étendre dans le système veineux cave à partir de la veine rénale.

# III. Facteurs de risque

B Les facteurs de risque de cancer du rein sont :

- le tabac ;
- l'obésité ;
- le sexe masculin ;
- l'hypertension artérielle ;
- l'insuffisance rénale ;
- la transplantation rénale ;
- l'exposition environnementale (trichloréthylène) ;
- les prédispositions génétiques familiales :
  - la maladie de von Hippel-Lindau (gène *VHL*), qui prédispose aux carcinomes à cellules claires,
  - le cancer rénal papillaire héréditaire (gène *MET*), qui prédispose aux carcinomes papillaires de type 1,
  - léiomyomatose cutanéo-utérine héréditaire (gène *FH*), qui prédispose aux carcinomes papillaires de type 2,
  - le syndrome de Birt-Hogg-Dubé (gène *BHD*), qui prédispose aux carcinomes chromophobes.

# IV. Formes histologiques

## A. Tumeurs rénales malignes

B Près de 70 à 80 % des tumeurs du rein sont des tumeurs malignes. Les carcinomes les plus fréquents sont :

- les carcinomes rénaux à cellules claires (CRCC) (75–85 %) ;
- les carcinomes rénaux tubulopapillaires (CRTP) avec deux sous-types, 1 et 2 (12–14 %) ;
- les carcinomes chromophobes (4–6 %).

Lorsqu'elles sont malignes, les tumeurs du rein doivent être décrites selon la classification TNM de 2018.

Le grade tumoral ISUP (International Society of Urological Pathology), anciennement appelé grade de Fuhrman est utilisé pour les CRCC et les CRTP pour évaluer l'agressivité de la tumeur. Il va de 1 à 4 et on distingue souvent les tumeurs de bas grade (1 et 2) et de haut grade (3 et 4). Il est établi à partir de l'analyse de la tumeur (lorsqu'elle a été retirée) ou de la biopsie et repose sur la présence d'anomalies cytonucléaires.

## B. Tumeurs rénales bénignes

Les deux plus importantes à connaître sont :

- l'oncocytome (aussi appelé adénome oncocytaire) :
  - plus fréquent chez la femme,
  - il peut parfois avoir une cicatrice stellaire centrale visible sur les examens d'imagerie ;
- l'angiomyolipome :
  - c'est une tumeur bénigne qui associe trois composantes (adipeuse, musculaire et vasculaire),
  - c'est la seule tumeur bénigne dont on peut évoquer le diagnostic lorsqu'il y a une plage graisseuse (densité négative) à la tomodensitométrie,
  - c'est une tumeur rare (0,1 à 0,2 % de la population), plus fréquente chez la femme,
  - il est en général petit et isolé,
  - il est parfois volumineux et multiple et il faut alors évoquer une sclérose tubéreuse de Bourneville,
  - le risque principal de cette tumeur est un saignement qui peut justifier un traitement préventif lorsque la taille tumorale est supérieure à 4 cm.

# V. Diagnostic

## A. Circonstances de découverte



(A) Dans près de 70 % des cas les tumeurs rénales sont découvertes fortuitement à un stade asymptomatique à partir d'un examen d'imagerie.

Les tumeurs du rein deviennent symptomatiques dans les cas suivants :

- lorsqu'elles sont volumineuses. Elles peuvent alors être responsables d'une pesanteur lombaire et sont palpées à l'examen clinique (masse lombaire) ;
- lorsqu'elles envahissent les voies excrétrices. Elles peuvent alors être responsables d'une hématurie microscopique ou macroscopique ;
- lorsqu'elles sont métastatiques. Elles sont alors associées à une altération de l'état général (asthénie, amaigrissement). Les métastases peuvent également être symptomatiques : dyspnée, douleurs osseuses, troubles neurologiques, etc. ;
- dans certains cas, elles peuvent être associées à un syndrome paranéoplasique (hypercalcémie, polyglobulie, syndrome inflammatoire, fièvre inexpliquée, etc.).

Il faut envisager une forme génétique familiale de cancer du rein et proposer une consultation d'oncogénétique en cas d'âge de survenue avant 45 ans :

- sous-type autre que le carcinome à cellules claires ;
- tumeurs rénales multiples ;
- tumeurs rénales bilatérales ;
- antécédent familial de cancer du rein ;
- manifestations extrarénales évoquant une forme syndromique personnelle ou familiale.

## B. Examen clinique

L'examen clinique d'un patient atteint d'une tumeur du rein comprend essentiellement la palpation de la fosse lombaire et l'évaluation de l'état général. En cas de cancer du rein métastatique, des signes neurologiques et des douleurs osseuses sont également recherchés.

## C. Bilan biologique

Le bilan d'une tumeur du rein est simple :

- dosage de la créatinine sanguine avec mesure de la clairance selon MDRD (*modification of the diet in renal disease*) ou, plus récemment CKD-EPI (*chronic kidney disease-epidemiology collaboration*) ;
- numération-formule sanguine (NFS).

En cas de tumeur métastatique, il faut y ajouter :

- bilan hépatique ;
- lactates déshydrogénases (LDH) ;
- phosphatases alcalines ;
- calcémie ;
- bilan de coagulation ;
- plaquettes.

L'objectif du bilan est :

- d'évaluer la fonction rénale ;
- de déterminer les facteurs pronostiques (en cas de tumeur métastatique) ;
- de dépister un syndrome paranéoplasique : anémie, hypercalcémie, cholestase, syndrome inflammatoire.



## D. Imagerie des tumeurs du rein

La démarche diagnostique des tumeurs du rein repose essentiellement sur l'imagerie.

### 1. Échographie

C'est le mode de découverte le plus fréquent d'une tumeur du rein.

L'échographie manque de précision et ne suffit pas en elle-même pour décider du traitement. Elle doit systématiquement être complétée par une tomodensitométrie (TDM) abdominale ou une IRM.

Elle permet de faire la différence entre tumeur solide et kystique (fig. 7.2).

Elle peut être couplée à l'injection de produit de contraste (échographie de contraste) pour aider à analyser les tumeurs kystiques de diagnostic difficile.

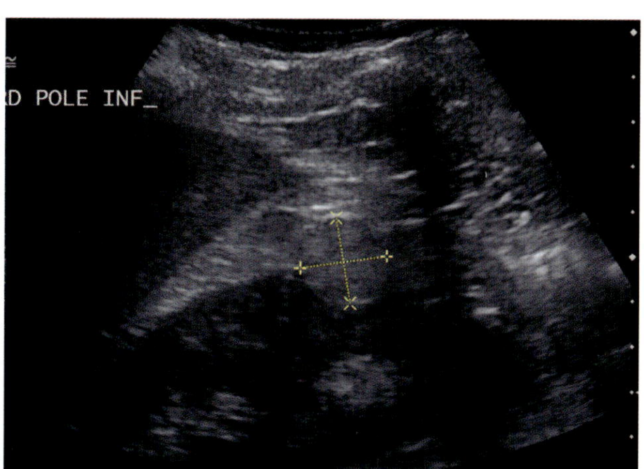


**Fig. 7.2. Ⓐ Échographie rénale permettant de découvrir une petite masse rénale droite.**

## 2. Tomodensitométrie abdominale avec injection

C'est l'examen de référence pour faire le diagnostic d'une tumeur du rein.

Il doit comprendre quatre temps : sans injection, artériel ou précoce, tubulaire et excréteur ou tardif.

La TDM permet de caractériser la tumeur :

- elle renseigne sur son caractère tissulaire (caractérisé par une prise de contraste significative de plus de 15 unités de Hounsfield [UH]) ou kystique ;
- elle évalue précisément sa taille et sa topographie ;
- elle peut montrer une zone de densité lipidique, graisseuse sur les coupes sans injection qui est caractéristique d'un angiomyolipome (fig. 7.3) ;
- en cas de tumeur kystique, elle permet de classer la tumeur selon la classification de Bosniak.

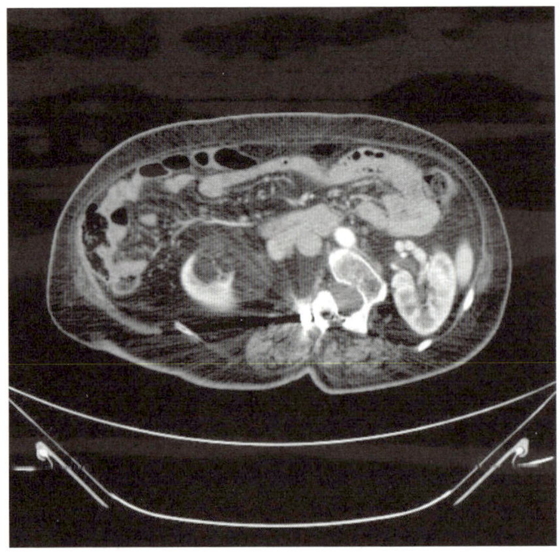

**Fig. 7.3. Ⓐ Scanner abdominal avec injection montrant un angiomyolipome du rein droit.**
Plage de densité négative donc graisseuse.



La TDM permet d'apprécier l'extension locorégionale d'une tumeur maligne :

- envahissement veineux :
  - certaines tumeurs du rein (malignes dans leur grande majorité) ont la capacité d'envahir le système veineux,
  - le scanner montre alors un thrombus tumoral dans la veine rénale et éventuellement la veine cave (qui peut aller d'un petit bourgeon cave jusqu'à un envahissement de l'oreillette gauche) ; il est présent dans 5 à 10 % des tumeurs malignes (fig. 7.4) ;
- envahissement d'organes de voisinage : foie (fig. 7.5), côlon, surrénale ;
- présence d'adénopathies qui sont dans la grande majorité des cas lomboaortiques (fig. 7.6) ;
- présence de métastases hépatiques.

La TDM abdominale doit être associée à une TDM thoracique pour faire le bilan d'extension de la tumeur.

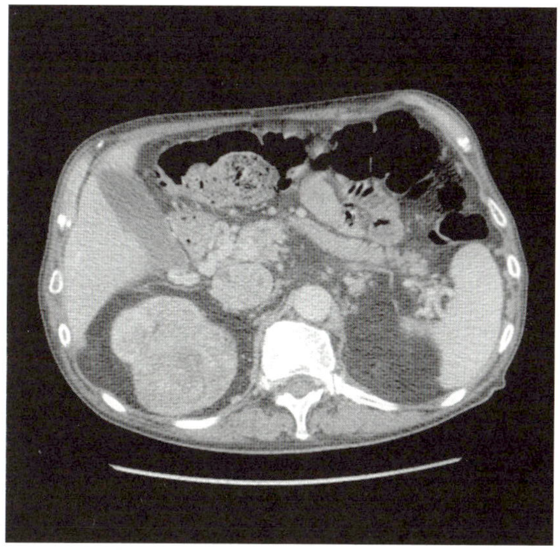

**Fig. 7.4.** Ⓐ Scanner abdominal au temps portal qui montre une tumeur du rein droit avec un thrombus tumoral dans la veine cave inférieure.

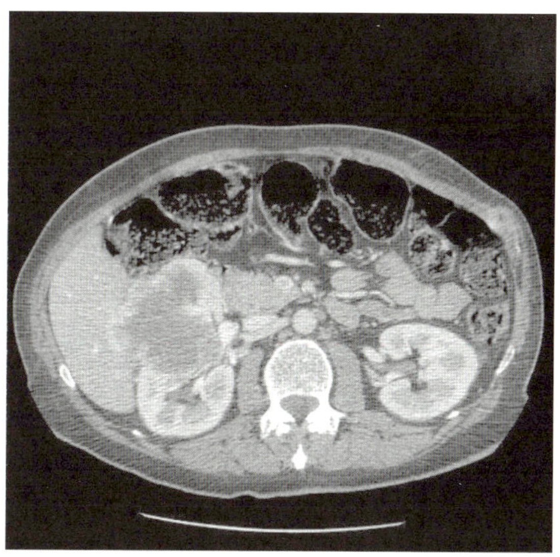

**Fig. 7.5.** Ⓐ Scanner abdominal avec injection qui montre une tumeur du pôle supérieur du rein droit qui envahit le foie (elle peut être classée T4).

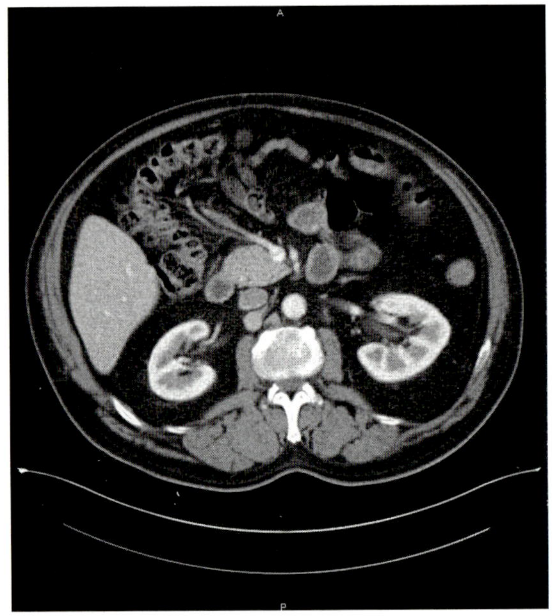

**Fig. 7.6. Ⓐ Scanner abdominal qui montre une adénopathie rétrocave en rapport avec une tumeur du pôle supérieur du rein droit (que l'on ne voit pas sur cette image).**

## 3. IRM rénale



Elle est moins irradiante que la TDM et le gadolinium, utilisé comme produit d'injection, est moins néphrotoxique.

Elle est intéressante dans les situations suivantes :

- altération de la fonction rénale (clairance MDRD <60 mL/min);
- exploration des lésions kystiques mal caractérisées par les autres examens d'imagerie;
- évaluation du niveau supérieur d'un thrombus veineux.

## 4. Biopsie d'une tumeur du rein

La biopsie d'une tumeur du rein est un examen simple, qui se fait sous anesthésie locale, par voie percutanée (fig. 7.7), sous TDM ou échographie et idéalement en ambulatoire.

La biopsie donne des renseignements diagnostiques et pronostiques :

- nature de la tumeur : maligne ou bénigne;
- sous-type histologique si elle est maligne;
- grade de l'ISUP (anciennement appelé grade de Fuhrman).

Elle peut ainsi aider à choisir une option thérapeutique en donnant une idée de l'agressivité de la tumeur.

Dans les centres expérimentés, la biopsie a une bonne performance diagnostique, notamment pour déterminer la malignité (>95 %).

Les complications sont peu fréquentes (<10 %) et le plus souvent mineures.

La biopsie n'est pas systématique et sa place est discutée. Elle est recommandée lorsque ses résultats sont susceptibles d'influencer la décision thérapeutique.

Les indications de biopsies sont :

- avant de donner un traitement médical en cas de tumeur métastatique;
- en cas d'incertitude diagnostique sur l'imagerie (lorsqu'on pense qu'il peut s'agir d'une tumeur qui n'est pas un cancer du rein : sarcome, lymphome, métastase d'une autre tumeur);

- avant décision de surveillance active d'une petite tumeur;
- avant thermoablation d'une petite tumeur;
- en cas de petite tumeur chez une personne âgée (> 70 ans) avec des comorbidités.

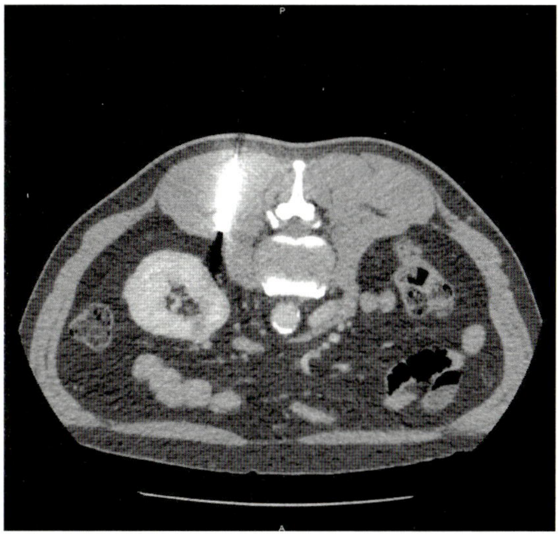

**Fig. 7.7.** **Ⓐ Ponction sous scanner chez un patient qui a une petite tumeur de 2 cm de la lèvre antérieure d'un rein unique (le patient est sur le ventre pour la biopsie).**
On devine le trajet de ponction de l'aiguille à biopsie.

## 5. Stratégie diagnostique

### a. Tumeur tissulaire

La nature tissulaire de la tumeur est déterminée par l'échographie ou la TDM (rehaussement significatif > 15 UH de la tumeur au temps artériel).

→ Il y a des signes de métastases à distance.

Le contexte clinique est souvent évocateur :

- altération de l'état général;
- perte de poids;
- anémie;
- parfois fièvre (le cancer du rein est une cause classique à rechercher dans le cadre des fièvres inexpliquées).

Le diagnostic est confirmé par la TDM thoracique, abdominale et pelvienne qui montre des lésions secondaires qui peuvent être multiples : poumons, foie, adénopathies, etc.

Il faut compléter le bilan par une scintigraphie osseuse et une TDM cérébrale.

Il faut obtenir une preuve histologique de la nature de la tumeur :

- le plus souvent par une biopsie percutanée;
- dans certaines situations par la néphrectomie;
- pour pouvoir décider du meilleur traitement.

→ Il n'y a pas de signe d'extension à distance : la tumeur est localisée au rein.

#### *Petite tumeur du rein*

On parle de petite tumeur du rein en cas de tumeur tissulaire, isolée, de moins de 4 cm (fig. 7.8).

C'est une situation fréquente.

Les petites tumeurs sont le plus souvent découvertes de façon fortuite.

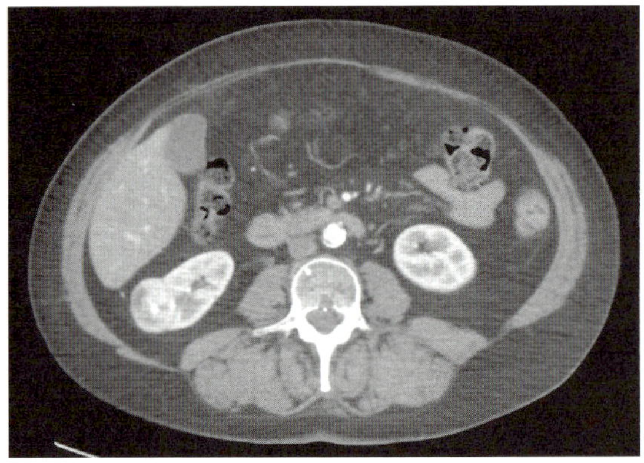

**Fig. 7.8.** Ⓐ **Scanner abdominal montrant une petite tumeur de 32 mm du rein droit.**
Elle a été opérée et il s'agit d'un carcinome à cellules claires.

La TDM thoracique, abdominale et pelvienne est suffisante pour le bilan d'extension.

Il n'y a en général pas d'anomalie biologique associée.

Les petites tumeurs du rein sont malignes dans 80 % des cas et bénignes dans 20 % des cas.

Les examens d'imagerie ne sont pas suffisamment performants pour statuer sur la nature bénigne ou maligne sauf en cas de plage de densité graisseuse qui doit faire évoquer un angiomyolipome.

La biopsie percutanée peut être proposée pour confirmer le diagnostic avant de proposer un traitement dans les situations difficiles (patients avec lourdes comorbidités, rein unique, tumeurs bilatérales, tumeur dont l'exérèse chirurgicale est à risque de par sa localisation dans le rein).



### *Tumeur localisée de plus de 4 cm (T1b et T2)*

Ce sont des tumeurs localisées qui n'ont pas dépassé la capsule du rein (fig. 7.9 ; vidéos 7.1 et 7.2).

Elles sont en général asymptomatiques et découvertes fortuitement.

Elles sont souvent malignes et, sauf cas particulier (personne âgée, tumeur complexe), la biopsie n'est pas nécessaire avant traitement.

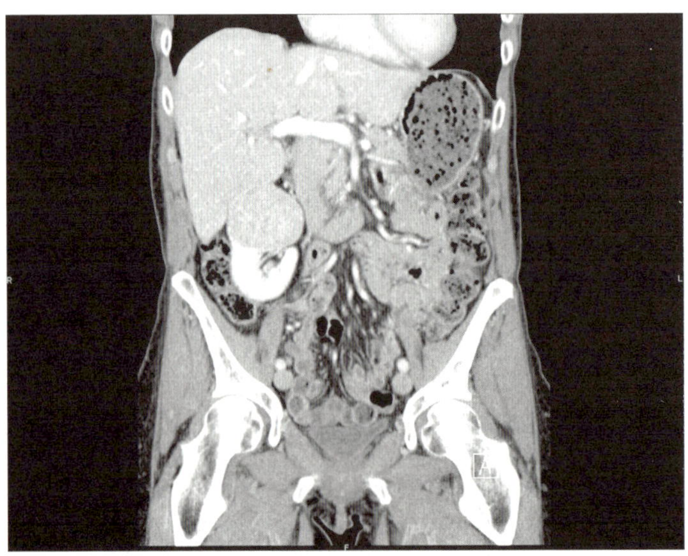

**Fig. 7.9.** Ⓐ **Reconstruction coronale d'un scanner abdominal injecté qui montre une tumeur de 6 cm du rein droit.**
Elle a été retirée chirurgicalement et il s'agit d'un carcinome chromophobe.

## Tumeur localement avancée

Ce sont des tumeurs du rein qui ne sont ni intracapsulaires (T1-T2), ni métastatiques (M1).

Elles sont malignes dans la grande majorité des cas.

Il est donc rare de devoir faire une biopsie et le traitement (chirurgical) est proposé sans preuve histologique.

Ce type de tumeur peut envahir la graisse périrénale (tumeur T3a ; fig. 7.10), la veine rénale, la veine cave (fig. 7.11) et s'accompagner d'adénopathies lomboaortiques (fig. 7.12).

Ce sont ces tumeurs qui sont volontiers symptomatiques : hématurie, lombalgie, masse perceptible à la palpation et qui peuvent s'accompagner d'anomalies biologiques (anémie le plus souvent).

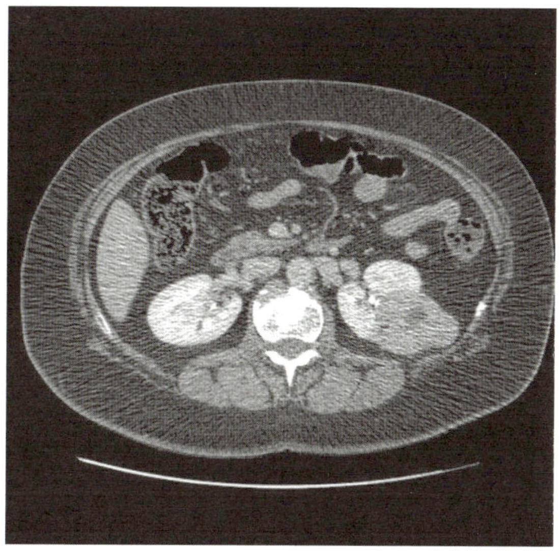

**Fig. 7.10.** Ⓐ **Tumeur du rein gauche qui envahit la graisse périrénale, ce qui a été confirmé par l'analyse histologique (carcinome à cellules claires classé pT3a).**

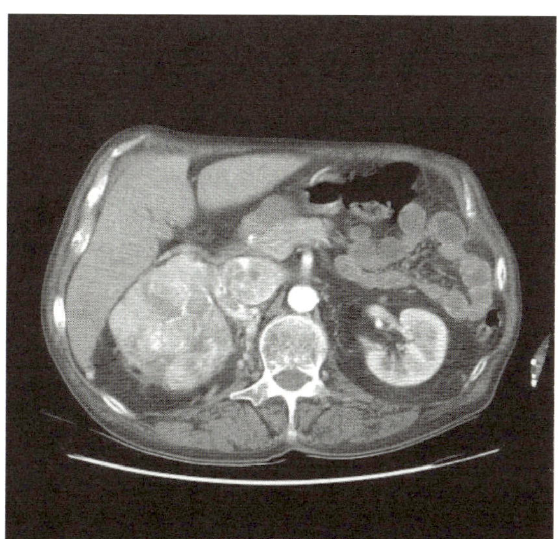

**Fig. 7.11.** Ⓐ **Volumineuse tumeur du rein droit avec un thrombus cave.**

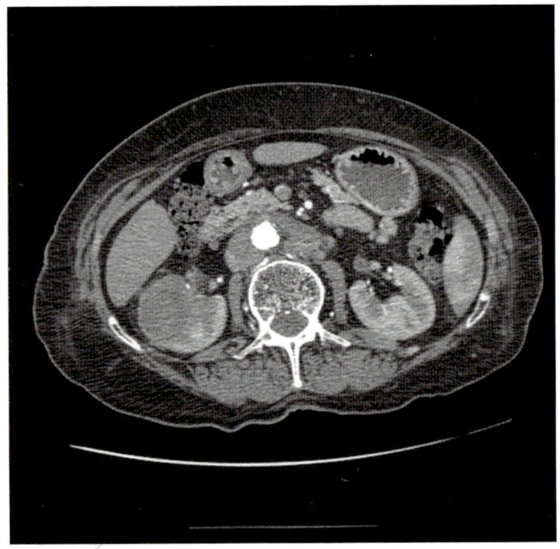

**Fig. 7.12.** Ⓐ **Tumeur du rein droit avec adénopathies lomboaortiques.**

## b. Tumeur kystique

Elles représentent 5 à 10 % des tumeurs du rein.

Elles sont en général peu agressives.

Elles doivent être analysées par un scanner abdominal ou une IRM.



L'échographie de contraste peut être intéressante lorsque le scanner ou l'IRM ne permettent pas de conclure.

Un kyste simple est constitué d'une paroi très fine et a un contenu hydrique (fig. 7.13). Ces kystes sont très fréquents à partir de 50 ans et sont bénins.

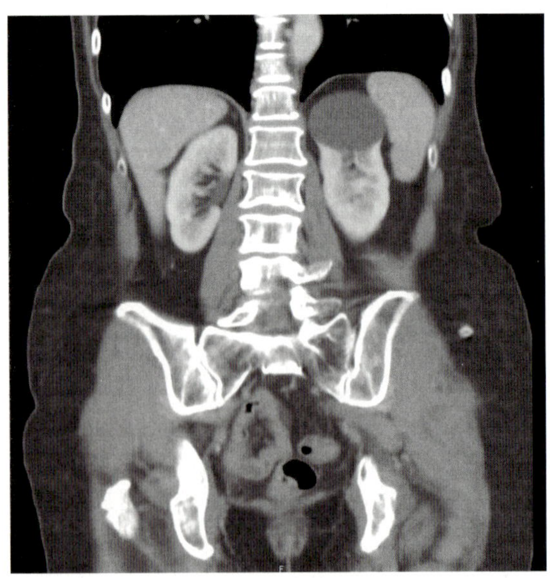

**Fig. 7.13.** Ⓐ **Kyste du pôle supérieur du rein gauche de 5 cm, dont la paroi est fine et le contenu hydrique et homogène.**

C'est un kyste bénin (classé Bosniak I) qui ne nécessite ni traitement ni surveillance.

Certains éléments d'imagerie doivent faire considérer le kyste comme atypique, suspect ou franchement tumoral :

- la présence de cloisons ;
- l'épaississement des parois ou des cloisons ;
- les calcifications ;
- le rehaussement de la paroi ou des cloisons ;
- la présence de végétations intrakystiques.

La présence d'un ou de plusieurs de ces éléments permet de caractériser le kyste selon la classification de Bosniak (tableau 7.1) :

- les kystes bénins (Bosniak I ou II) ne nécessitent ni traitement, ni surveillance ;
- les kystes Bosniak III (fig. 7.14) sont dits suspects et ont 50 % de risque d'être malins ; il est recommandé de les opérer ;
- les kystes Bosniak IV (fig. 7.15) sont dits malins et doivent être opérés.

On distingue aussi les kystes classés Bosniak IIF (pour *follow-up*, surveillance).

**Tableau 7.1. Ⓐ Classification de Bosniak.**

| | | |
|---|---|---|
| I | Kyste bénin avec une paroi fine sans cloisons intrakystiques, sans calcifications et sans composante tissulaire<br>Densité hydrique<br>Pas de rehaussement après injection du produit de contraste | Bénin (aucune surveillance) |
| II | Kyste bénin pouvant contenir une fine cloison<br>De petites calcifications peuvent être présentes dans la paroi du kyste ou au sein de la paroi<br>Pas de rehaussement à l'injection du produit de contraste | Bénin (kyste atypique ne nécessitant aucune surveillance) |
| IIF (pour *follow-up*) | Cloisons nombreuses et fines<br>Minime épaississement des parois ou des cloisons ($\leq$ 1 mm)<br>Minime rehaussement de la paroi et des cloisons<br>Calcifications pariétales et des cloisons régulières<br>Kyste hyperdense et entièrement intrarénal et $\geq$ 3 cm | Probablement bénin mais à surveiller |
| III | Paroi épaisse et irrégulière<br>Calcifications épaisses et irrégulières<br>Rehaussement significatif de la paroi et des cloisons | Kyste suspect avec un risque > 50 % de malignité |
| IV | Kyste avec végétations intrakystiques se rehaussant<br>Paroi épaisse et irrégulière se rehaussant | Kyste malin |

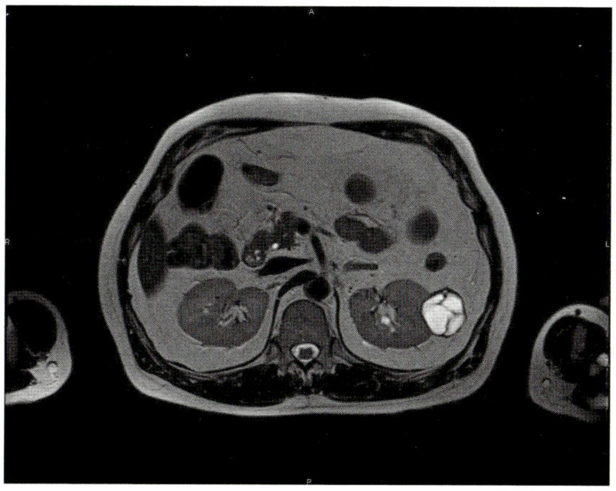

**Fig. 7.14. Ⓐ IRM abdominale (séquence T2) qui montre un kyste Bosniak III du rein gauche avec des cloisons qui se rehaussent.**

C'est un kyste qui a 50 % de risque d'être malin.

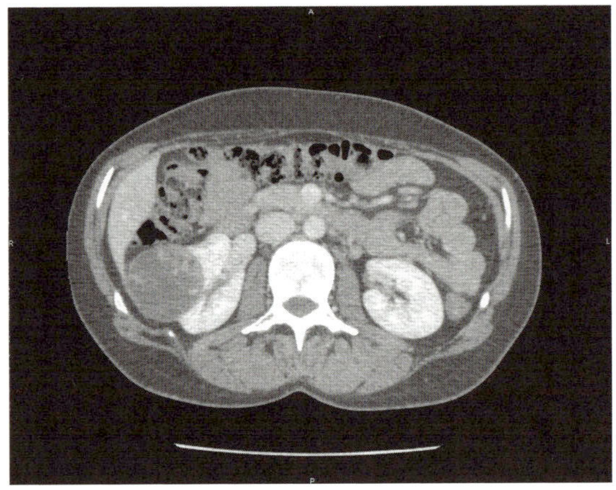

**Fig. 7.15. Ⓐ Scanner abdominal montrant un kyste de 5 cm du rein droit avec des végétations qui se rehaussent classé Bosniak IV (kyste malin).**

# VI. Diagnostics différentiels

Il faut distinguer les tumeurs primitives du rein qu'elles soient bénignes ou malignes des :

- tumeurs secondaires : métastases ou localisations d'un autre cancer (poumon, mélanome, lymphome, etc.) ;
- tumeurs de la voie excrétrice supérieure qui sont des carcinomes urothéliaux. Ces tumeurs peuvent envahir le parenchyme rénal. Elles sont plus rares et plus agressives et se manifestent généralement par une hématurie macroscopique et des crises de coliques néphrétiques.



# VII. Conclusion

La découverte d'une tumeur du rein est une situation fréquente en pratique clinique.

La démarche diagnostique est surtout guidée par l'imagerie (TDM ou IRM).

La biopsie percutanée peut aider dans certains cas.

La majorité des tumeurs sont tissulaires. La prise en charge dépend du bilan d'extension, de la taille et des rapports de la tumeur.

Les tumeurs kystiques sont moins fréquentes et doivent être caractérisées par le scanner ou l'IRM pour être classées selon la classification de Bosniak.

# VIII. Pour en savoir plus

## A. Classification TNM 2018 des tumeurs du rein (tableau 7.2)

**Tableau 7.2. C Stade pTNM (2009).**

| | |
|---|---|
| Tumeur (T) | |
| Tx | Le statut tumoral ne peut être défini |
| T1a | Tumeur ≤ 4 cm localisée au rein |
| T1b | Tumeur > 4 cm localisée au rein |
| T2a | Tumeur localisée au rein de 7 à ≤ 10 cm |
| T2b | Localisée au rein > 10 cm |
| T3a | Envahissement du tissu adipeux périrénal et/ou du tissu adipeux hilaire et/ou des voies excrétrices et ou de la veine rénale et ses branches |
| T3b | Thrombus dans la veine cave sous le diaphragme |
| T3c | Thrombus dans la veine cave au-dessus du diaphragme ou envahissant la paroi de la veine cave |
| T4 | Tumeur infiltrant le fascia de Gerota et/ou envahissement par contiguïté de la surrénale |
| N : statut métastatique ganglionnaire régional | |
| Nx | Pas d'évaluation du statut ganglionnaire |
| N0 | Pas de métastase ganglionnaire |
| N1 | Métastase ganglionnaire |
| M : métastase à distance | |
| Mx | Pas d'évaluation du statut métastatique |
| M0 | Pas de métastase |
| M1 | Métastase à distance |

*Source : Bensalah K, Albiges L, Bernhard JC, et al. [CCAFU french national guidelines 2016-2018 on renal cancer]. Prog Urol 2016 ; 27(Suppl 1) : S27-51.*

## B. Traitement des tumeurs du rein

C Les décisions de traitement des tumeurs du rein doivent être prises en réunion de concertation pluridisciplinaire d'uro-oncologie.

### *1. Tumeurs localisées au rein*

#### a. Tumeurs de moins de 6 cm

*Néphrectomie partielle*

Le traitement de référence des petites tumeurs du rein est la néphrectomie partielle lorsqu'elle est techniquement réalisable. La néphrectomie partielle permet un contrôle oncologique identique à la néphrectomie élargie tout en diminuant la morbidité cardiovasculaire à long terme en préservant la fonction rénale.

*Techniques thermoablatives*

La radiofréquence ou la cryoablation percutanée peuvent être proposées après confirmation histologique de la nature maligne de la tumeur pour les tumeurs de moins de 3 cm dans certains cas sélectionnés :

- patients avec de nombreuses comorbidités;
- rein unique fonctionnel;
- tumeurs multiples.

*Surveillance simple*

Dans certains cas, et en raison de la nature souvent indolente des petites tumeurs du rein, une surveillance simple par imagerie peut être proposée chez les patients dont l'espérance de vie est limitée.

### b. Tumeurs de plus de 6 cm

Le traitement de référence des volumineuses tumeurs du rein est la néphrectomie élargie. La surrénale homolatérale est conservée sauf en cas d'envahissement sur l'imagerie préopératoire.

### c. Surveillance après néphrectomie

Actuellement, aucun traitement adjuvant (thérapie ciblée, immunothérapie ou radiothérapie) n'est recommandé après néphrectomie pour une tumeur localisée. Il est proposé un suivi clinique, biologique (créatinémie plasmatique) et d'imagerie (scanner thoracique, abdominal et pelvien) dont la fréquence dépend de l'agressivité histologique et du stade de la tumeur.



## 2. Tumeurs du rein métastatiques

### a. Tumeurs oligométastatiques

Dans le cadre des tumeurs du rein avec peu de métastases, il peut être proposé un traitement de la tumeur primitive (néphrectomie) et des métastases (exérèse chirurgicale, radiothérapie ou traitement ablatif) afin d'obtenir une rémission complète.

### b. Tumeurs du rein multimétastatiques

Dans ce contexte la néphrectomie est discutée en fonction de l'état général, de la difficulté de la chirurgie et du pronostic de la maladie. Un traitement systémique est ensuite proposé. Les traitements systémiques reposent sur deux grandes classes thérapeutiques :

- les thérapies ciblées (inhibiteur de tyrosine kinase et inhibiteur de mTOR);
- l'immunothérapie (anti-CTLA-4, inhibiteur de PD-L1 et PD-L1 ligand).

# Compléments en ligne

Des compléments numériques sont associés à ce chapitre. Ils sont indiqués dans le texte par l'icône . Ils proposent deux vidéos. Pour voir ces compléments, connectez-vous sur www.em-consulte/e-complement//477071 et suivez les instructions.

**Vidéo 7.1.**

**Vidéo 7.2.**

**Reconstruction coronale d'un scanner abdominal injecté qui montre une tumeur de 6 cm du rein droit. Elle a été retirée chirurgicalement et il s'agit d'un carcinome chromophobe.**

## *Pour en savoir plus*

Capitanio U., Bensalah K., Bex A., et al. Epidemiology of renal cell carcinoma. Eur Urol. 2019; 75 : 74-84.

Ljungberg B., Bensalah K., Canfield S., et al. EAU guidelines on renal cell carcinoma: the 2014 update. Eur Urol 2015; 67 : 913-24.

Ljungberg B., Campbell S.C., Choi H.Y., et al. The epidemiology of renal cell carcinoma. Eur Urol 2011; 60 : 615-21.

Bensalah K, Albiges L, Bernhard JC, et al. CCAFU french national guidelines 2016-2018 on renal cancer. Prog Urol 2016 ; 27(Suppl 1) : S27-51.
https://www.sciencedirect.com/science/article/pii/S1166708716307023?via%3Dihub

Bensalah K, Bigot P, Albiges L, et al. CCAFU french national guidelines 2020-2022 on renal cancer. Prog Urol 2020 ; 30(12S) : S2–S51.
www.urofrance.org/base-bibliographique/recommandations-en-onco-urologie-2016-2018-du-ccafu-cancer-du-rein

Defossez G, Le Guyader-Peyrou S, Uhry Z, et al. Estimations nationales de l'incidence et de la mortalité par cancer en France métropolitaine entre 1990 et 2018. Synthèse. Saint-Maurice : Santé publique France, 2019.
www.e-cancer.fr/Expertises-et-publications/Catalogue-des-publications/National-estimates-of-cancer-incidence-and-mortality-in-metropolitan-France-between-1990-and-2018-Overview

## Résumé

| Rang | Descriptif |
|---|---|
| B | Prévalence, épidémiologie. Connaître l'épidémiologie des tumeurs du rein<br>• 6e tumeur solide de l'adulte<br>• En France, il a été relevé en 2018 :<br>- 15 323 nouveaux cas de cancers du rein<br>- 5 589 décès par cancer du rein<br>- un taux de mortalité de 5 pour 100 000 habitants chez l'homme<br>- un taux de mortalité de 1,5 pour 100 000 habitants chez la femme<br>- un pic d'incidence entre 60 et 70 ans |
| B | Prévalence, épidémiologie. Connaître les facteurs de risque<br>Les facteurs de risque de cancer du rein sont :<br>• le tabac<br>• l'obésité<br>• le sexe masculin<br>• l'hypertension artérielle<br>• l'insuffisance rénale<br>• la transplantation rénale<br>• l'exposition environnementale (trichloréthylène)<br>• les prédispositions génétiques familiales :<br>- la maladie de von Hippel-Lindau (gène *VHL*), qui prédispose aux carcinomes à cellules claires<br>- le cancer rénal papillaire héréditaire (gène *MET*), qui prédispose aux carcinomes papillaires de type 1<br>- Léiomyomatose cutanéo-utérine héréditaire (gène *FH*), qui prédispose aux carcinomes papillaires de type 2<br>- le syndrome de Birt-Hogg-Dubé (gène *BHD*), qui prédispose aux carcinomes chromophobes |
| B | Définition. Connaître les principaux types histologiques des tumeurs<br>Près de 70 à 80 % des tumeurs du rein sont des tumeurs malignes. Les carcinomes les plus fréquents sont :<br>• les CRCC (75-85 %)<br>• les CRTP avec deux sous-types, 1 et 2 (12-14 %)<br>• les carcinomes chromophobes (4-6 %)<br>Les deux tumeurs bénignes les plus fréquentes sont :<br>• l'oncocytome (aussi appelé adénome oncocytaire)<br>• l'angiomyolipome |

| Rang | Descriptif |
|---|---|
| A | Diagnostic positif. Connaître les présentations cliniques des tumeurs du rein<br>Dans près de 70 % des cas les tumeurs rénales sont découvertes fortuitement à un stade asymptomatique<br>Les tumeurs du rein sont symptomatiques dans les cas suivants :<br>• lorsqu'elles sont volumineuses. Elles peuvent alors être responsables d'une pesanteur lombaire et sont palpées à l'examen clinique (masse lombaire)<br>• lorsqu'elles envahissent les voies excrétrices. Elles peuvent alors être responsables d'une hématurie microscopique ou macroscopique<br>• lorsqu'elles sont métastatiques. Elles sont alors associées à une altération de l'état général (asthénie, amaigrissement). Les métastases peuvent également être symptomatiques : dyspnée, douleurs osseuses, troubles neurologiques, etc.<br>• dans certains cas, elles peuvent être associées à un syndrome paranéoplasique (hypercalcémie, polyglobulie, syndrome inflammatoire, fièvre inexpliquée, etc.) |
| A | Examen complémentaire. Connaître les indications des examens complémentaires nécessaires en cas suspicion clinique de tumeur du rein<br>Devant une tumeur solide du rein, plusieurs situations se présentent :<br>• il y a une suspicion de tumeur métastatique. Un bilan d'extension (TDM thoracique, scintigraphie osseuse et éventuellement TDM cérébral) et une anatomopathologie sont indispensables (biopsie ou néphrectomie)<br>• devant une petite tumeur du rein (<4 cm), l'exérèse chirurgicale est recommandée et dans certaines situations une biopsie est proposée<br>• devant une volumineuse tumeur du rein, l'exérèse chirurgicale est proposée en première intention<br>• Dans tous les cas, un scanner thoracique et une évaluation de la fonction rénale par dosage de la créatinémie plasmatique seront proposés |

CRCC : carcinome rénal à cellules claires ; CRTP : carcinome rénal tubulopapillaire ; TDM : tomodensitométrie.

CHAPITRE
# 8
# Tumeurs du testicule

## Situations de départ

- 100 Douleur testiculaire
- 108 Anomalie des bourses
- 164 Anomalie de l'examen clinique mammaire
- 180 Interprétation d'un compte rendu d'anatomopathologie
- 181 Tumeurs malignes sur pièces opératoire/biopsie
- 224 Découverte d'une anomalie abdominale à l'examen d'imagerie médicale
- 230 Rédaction de la demande d'un examen d'imagerie
- 231 Demande d'un examen d'imagerie
- 232 Demande d'explication d'un patient sur le déroulement, les risques et les bénéfices attendus d'un examen d'imagerie
- 239 Explication préopératoire et recueil de consentement d'un geste invasif diagnostique ou thérapeutique
- 297 Consultation de suivi en cancérologie
- 303 Prévention/dépistage des cancers de l'adulte
- 327 Annonce d'un diagnostic de maladie grave au patient et/ou à sa famille

## Item, objectifs pédagogiques

### *ITEM 313 – Tumeurs du testicule*

| Rang | Rubrique | Intitulé | Descriptif |
|---|---|---|---|
| A | Définition | Connaître les 3 principaux types histologiques des tumeurs du testicule<br>Tumeurs germinales du testicule | Positionner les tumeurs germinales au sein de la classification des tumeurs testiculaires et avoir intégré la différence entre tumeur germinale séminomateuse et non séminomateuse, ainsi que leurs différentes composantes |
| B | Prévalence, épidémiologie | Données épidémiologiques | Connaître le rang de fréquence au sein des tumeurs urologiques, l'âge de survenu moyen des séminomes et tumeurs germinales non séminomateuses (TGNS) |
| B | Étiologie | Histoire naturelle des tumeurs germinales du testicule | Croissance volumique locale, tropisme particulièrement lymphophile de l'extension et localisations métastatiques hématogènes préférentielles aux poumons |
| B | Étiologie | Facteurs de risque des tumeurs germinales du testicule | Connaître les facteurs de risque classiquement reconnus |
| A | Diagnostic positif | Connaître les présentations cliniques des tumeurs du testicule | Connaître les circonstances de découverte les plus fréquentes d'une tumeur testiculaire |
| A | Diagnostic positif | Examen clinique du testicule tumoral | Savoir rechercher les signes cliniques locaux faisant évoquer une lésion tumorale maligne et mener l'examen général à la recherche d'une extension métastatique |

| Rang | Rubrique | Intitulé | Descriptif |
|---|---|---|---|
| A | Diagnostic positif | Démarche diagnostique | Décrire les principales étapes de démarche diagnostique du cancer testiculaire |
| A | Examens complémentaires | Connaître l'examen de première intention: échographie scrotale | Échographie scrotale |
| B | Examens complémentaires | bilan d'extension : scanner TAP et les 3 marqueurs sériques : AFP, hCG totales et LDH | – |
| B | Diagnostic positif | Tumeurs testiculaires bénignes, tumeurs extratesticulaires | Diagnostic différentiel : savoir identifier une tuméfaction scrotale extratesticulaire, une tumeur kystique, une tumeur potentiellement bénigne afin d'éviter une orchidectomie totale indue |
| B | Suivi et/ou pronostic | Prise en charge andrologique | Appréhender l'importance d'une prise en charge andrologique concomitante ; en particulier, par l'orientation vers un centre d'étude et de conservation des œufs et du sperme humains (CECOS ; volet médicolégal) |

I. **Définition**
II. **Prévalence, épidémiologie**
III. **Éléments physiopathologiques**
IV. **Diagnostic positif**
V. **Androgénisme et fertilité**



# I. Définition

A Les tumeurs germinales testiculaires sont des tumeurs malignes issues de la transformation des cellules primitives de la spermatogenèse, situées au contact de la membrane basale des tubes séminifères.

On en distingue deux types :

- tumeurs germinales séminomateuses ;
- tumeurs germinales non séminomateuses (TGNS), assemblage mosaïque de différents sous types histologiques en proportion variable (tératome, choriocarcinome, tumeur vitelline et carcinome embryonnaire). À noter que la présence de séminome au sein d'une tumeur mosaïque comportant des contingents non séminomateux fait classer la tumeur : non séminomateuse.

Les tumeurs germinales représentent 95 % de l'ensemble des tumeurs primitives du testicule.

B Les autres types sont représentés par :

- les tumeurs du stroma gonadique : tumeur à cellule de Leydig (bénignes dans 90 % des cas) et tumeurs à cellules de Sertoli ; (= tumeurs du cordon sexuel)
- le gonadoblastome (tumeur bénigne) ;
- l'adénocarcinome du *rete testis*.

Enfin, le testicule peut être le siège de localisations secondaires : de tumeurs solides (prostate, poumon, mélanome, rein) ou de lymphome.

• Curabilité ++

# II. Prévalence, épidémiologie

A Les tumeurs germinales du testicule sont rares. Leur incidence, en augmentation, B est d'environ 8,7 nouveaux cas/100 000 hommes/an en France A soit un peu plus de 2 700 cas. B Elles représentent 1,5 % des tumeurs solides de l'homme et se situent au 4e rang des tumeurs urologiques (après la prostate, la vessie/voies excrétrices supérieures, le rein).

A Le pic d'incidence se situe entre 30 et 34 ans. Le séminome se déclare plus tardivement, B vers 39 ans en moyenne.

# III. Éléments physiopathologiques

## A. Histoire naturelle des tumeurs germinales testiculaires

A Les tumeurs germinales testiculaires ont une extension métastatique :

- lymphophile, principalement aux ganglions rétropéritonéaux axiaux (péricave et périaortique), moins fréquemment aux ganglions pelviens iliaques, médiastinaux ou sus-claviculaire gauche ;
- hématogène, principalement aux poumons, plus rarement au foie, au cerveau.

## B. Facteurs de risque des tumeurs germinales du testicule

Les facteurs de risque reconnus sont :

- un antécédent personnel (controlatéral) ou familial du premier degré de tumeur germinale ;
- une cryptorchidie ou ectopie testiculaire ;
- une atrophie testiculaire ;
- l'infertilité.

B Plusieurs facteurs de risque d'exposition environnementale (pesticides, perturbateurs endocriniens, cannabis) sont en cours d'investigation.

Situation rare, les tumeurs germinales s'intègrent parfois dans une affection syndromique (Down, Klinefelter).

# IV. Diagnostic positif

## A. Circonstances cliniques de découverte

A Les circonstances cliniques de découverte sont dans la grande majorité des cas la palpation d'une masse intrascrotale (autopalpation, partenaire, examen systématique), dure, indolore, unilatérale.

Plus rarement, une symptomatologie subaiguë, mimant les conséquences d'un traumatisme, une orchite ou une torsion du cordon, est à l'origine du diagnostic.

B Exceptionnellement, un syndrome de détresse respiratoire aigu peut être à l'origine du diagnostic de l'extension métastatique pulmonaire.

## B. Examen clinique

Ⓐ L'examen clinique local est bilatéral et comparatif. La palpation retrouve du côté pathologique une masse pierreuse, circonscrite, sensible plus que douloureuse. Le sillon épididymo-testiculaire est conservé, ce qui signe l'origine testiculaire de la tumeur (signe de Chevassu).

L'examen général, dédié au bilan clinique de l'extension métastatique s'attache à :

- la palpation abdominale profonde, à la recherche de volumineuses adénopathies rétropéritonéales ;
- la palpation de l'aire ganglionnaire sus-claviculaire gauche, à la recherche d'un ganglion métastatique de Troisier ;
- la palpation des glandes mammaires à la recherche d'une gynécomastie ;
- l'auscultation pulmonaire.

## C. Démarche diagnostique

Une fois le diagnostic suspecté à partir des éléments cliniques sus-cités, la démarche diagnostique vise à confirmer le diagnostic, réaliser le bilan d'extension de la maladie, obtenir le diagnostic de certitude histologique obtenu par l'orchidectomie.

## D. Échographie scrotale



L'échographie scrotale est l'examen systématique de première intention du bilan. Il possède une sensibilité diagnostique approchant 95 % couplé à la clinique. Il explore les deux testicules, affirme le caractère intratesticulaire de la masse palpée. Les tumeurs séminomateuses se présentent le plus souvent comme des masses intratesticulaires lobulées, hypoéchogènes, assez homogènes. Les TGNS sont habituellement plus hétérogènes polycycliques (fig. 8.1). Les tumeurs germinales sont vascularisées au Doppler couleur.

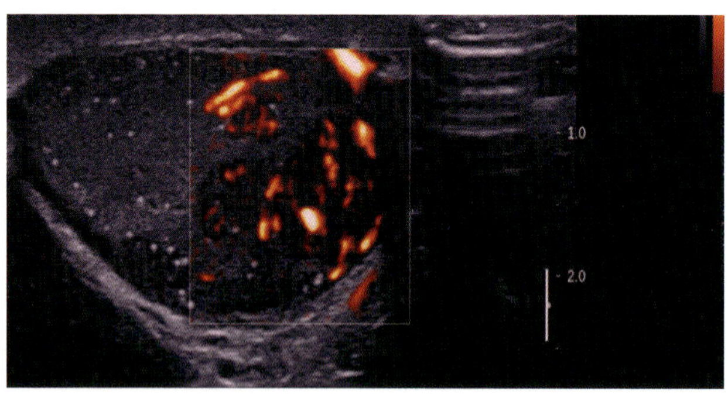


**Fig. 8.1. Ⓐ Aspect échographique typique d'une TGNS du testicule.**
Lésion tissulaire, globalement hypoéchogène, hétérogène, polycyclique, aux contours festonnés, vascularisée en Doppler.

## E. Scanner thoraco-abdomino-pelvien

Le scanner thoraco-abdomino-pelvien est la pierre angulaire du bilan d'extension. Cet examen est le plus sensible pour la détection des métastases pulmonaires ou des ganglions médiastinaux au niveau du thorax, ainsi que la détection des adénopathies rétropéritonéales (fig. 8.2), pelviennes au niveau abdominal, ou des métastases viscérales telles que les localisations hépatiques.

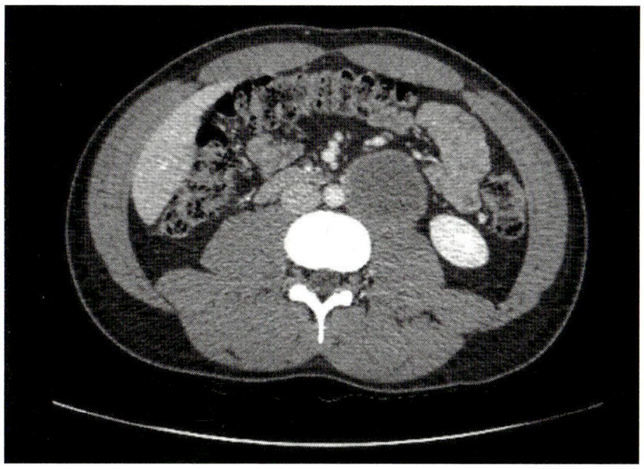

Fig. 8.2. **A** **Extension métastatique ganglionnaire rétropéritonéale en situation latéroaortique d'une tumeur germinale du testicule gauche.**

B La tomographie par émission de positons (TEP) au 18FDG n'est pas recommandée dans le bilan d'extension. Les imageries par résonance magnétique (IRM) encéphalique, hépatique, peuvent trouver un intérêt en seconde intention en cas de signes d'appel cliniques.

A Le bilan de la maladie comprend systématiquement le dosage sérique de trois marqueurs :

- AFP : α-fœtoprotéine, B produite par la tumeur vitelline et le carcinome embryonnaire ;
- hCG totales : hormone chorionique gonadotrope humaine, B produite par le choriocarcinome et 20 % des séminomes ;
- LDH : lactate déshydrogénase, B non spécifique, reflet de la masse tumorale.

A Ces marqueurs ont un intérêt d'orientation pour le diagnostic positif et un intérêt pronostique dans les formes métastatiques.

## F. Diagnostic positif histologique

La confirmation histologique est obtenue par l'orchidectomie totale. Le principe en est l'exérèse du testicule, du cordon spermatique par voie inguinale, avec ligature première du cordon (fig. 8.3). Il s'agit du dernier geste diagnostique et du premier geste thérapeutique. Les biopsies transscrotales sont absolument proscrites. L'orchidectomie est réalisée à l'issue du bilan clinique et du bilan d'extension.

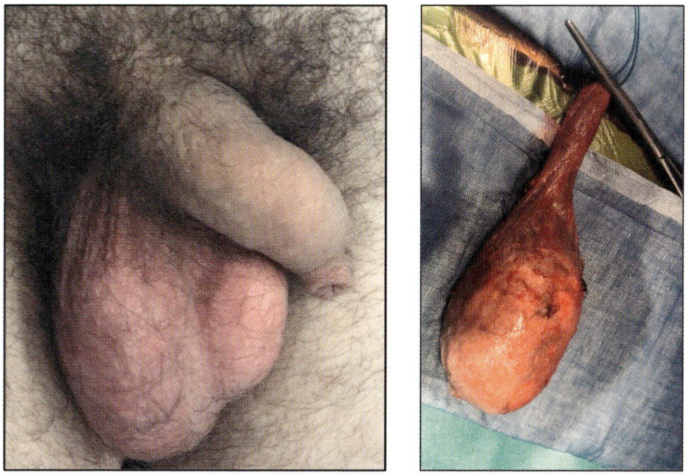

Fig. 8.3. **A** **Aspects cliniques d'une tumeur germinale testiculaire droite et peropératoire de l'orchidectomie totale droite par voie inguinale chez le même patient.**

## G. Diagnostics différentiels

B La présence d'une tuméfaction scrotale chez un jeune patient doit faire évoquer de principe une tumeur germinale. Pour autant, un examen clinique attentif et l'échographie scrotale systématique peuvent redresser ce diagnostic.

L'hydrocèle se manifeste par l'augmentation progressive du volume scrotal. La palpation et la transillumination font le diagnostic clinique, alors que l'échographie confirme dans ce cas l'épanchement liquidien de la vaginale testiculaire et l'absence de toute anomalie morphologique du testicule.

Les tuméfactions épididymaires sont indépendantes du testicule à la palpation. L'échographie affirme le caractère épididymaire de la tuméfaction et précise sa nature : kystique dans l'immense majorité des cas ou tissulaire (granulome inflammatoire ou exceptionnelle tumeur de l'épididyme).

Enfin, toutes les tumeurs intratesticulaires ne sont pas des tumeurs germinales. L'échographie permet d'évoquer l'aspect typique du kyste épidermoïde (fig. 8.4) ou certaines tumeurs bénignes comme les tumeurs à cellules de Leydig. L'évocation de ces diagnostics en échographie doit être suivie d'une confirmation histologique par exérèse de la lésion, selon un mode de conservation d'organe (orchidectomie partielle par voie inguinale). Il s'agit d'une situation rare.

• Abcès testiculaire / torsion / orchi-épididymite

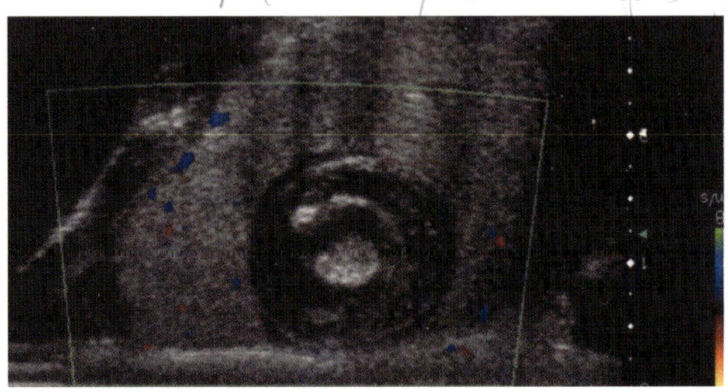

**Fig. 8.4. A Aspect échographique typique d'une tumeur bénigne, le kyste épidermoïde testiculaire.** Lésion hypoéchogène, ovalaire, bien limitée, peu vascularisée, habitée de structures concentriques dites en pelures d'oignon.

# V. Androgénisme et fertilité

La dimension andrologique de prise en charge des tumeurs germinales est essentielle chez ces jeunes patients, qui présentent fréquemment une altération intrinsèque de la fertilité intégrée dans un syndrome de dysgénésie gonadique. Les traitements chirurgicaux, cytotoxiques ou physiques de la tumeur germinale contribuent à altérer encore la spermatogenèse des patients. Aussi, la conservation de gamètes auprès d'un centre d'étude et de conservation des œufs et du sperme humains (CECOS) doit être systématiquement proposée avant traitement. Le traçage de cette information est une obligation médicolégale.

Cette conservation a pour but d'évaluer la capacité procréative initiale du patient avant traitement et de la préserver pour une paternité ultérieure.

## Résumé

| Rang | Descriptif |
|---|---|
| B | Définition :<br>• les tumeurs germinales du testicule comportent 2 sous-types : séminomateux et non séminomateux<br>• les TGNS intègrent plusieurs contingents : tératome, tumeur vitelline, choriocarcinome et carcinome embryonnaire, en proportion variables |
| B | Épidémiologie :<br>• rares (2 700 cas/an, 8,7/100 000 h/an, 1,5 % des tumeurs solides)<br>• pic d'incidence entre 30 et 34 ans. Plus tardif pour les séminomateuses |
| A | Histoire naturelle :<br>• extension lymphophile principalement aux ganglions rétropéritonéaux<br>• extension hématogène surtout aux poumons, plus rarement foie, cerveau |
| A | Facteurs de risque :<br>• antécédent personnel (controlatéral) ou familial du premier degré, cryptorchidie, atrophie testiculaire, infertilité<br>• facteurs d'exposition environnementale (perturbateurs endocriniens) en cours d'exploration |
| A | Présentations cliniques :<br>• autopalpation d'une tuméfaction intrascrotale peu symptomatique progressivement croissante<br>• certaines formes subaiguës mimant un phénomène inflammatoire ou traumatique |
| A | Examen clinique local :<br>• bilatéral et comparatif, du côté pathologique : tuméfaction pierreuse, peu douloureuse, solidaire du testicule (signe de Chevassu), non transilluminable<br>• général : auscultation pulmonaire, palpation abdominale profonde pour exploration des aires ganglionnaire rétropéritonéales, recherche ganglion sus-claviculaire gauche |
| A | Démarche diagnostique :<br>• suspicion (anamnèse et clinique)<br>• confirmation par échographie scrotale en première intention<br>• bilan d'extension par scanner thoraco-abdomino-pelvien et marqueurs sériques<br>• confirmation histologique sur pièce d'orchidectomie totale |
| A | Échographie scrotale (examen de première intention, systématique) :<br>• affirme le caractère intratesticulaire, tissulaire, vascularisé du processus<br>• formation hypoéchogène, plus ou moins hétérogène et polycyclique en fonction du sous-type histologique<br>• élimine d'emblée certains diagnostics différentiels : ce qui n'est pas tumoral, ce qui est intrascrotal mais extratesticulaire, certaines tumeurs testiculaires dont l'aspect typique doit faire évoquer une tumeur bénigne et surseoir à l'orchidectomie totale |
| A | Aspect typique échographique de tumeur germinale : lésion tissulaire, globalement hypoéchogène, hétérogène, polycyclique, aux contours festonnés et vascularisée en écho-Doppler (fig. 8.2) |

| Rang | Descriptif |
|---|---|
| B | Principes du bilan d'extension :<br>• explorer les territoires de drainage ganglionnaires profonds (rétropéritonéaux, pelviens, médiastinaux) et superficiels (sus-claviculaires)<br>• explorer les sites d'extension métastatiques pulmonaires, hépatique et, en cas de point d'appel clinique, cérébral et osseux<br>• explorer la production de molécules par les cellules tumorales dans le sérum à visée d'orientation diagnostique et d'évaluation pronostique |
| A | Savoir demander le bilan d'extension :<br>• scanner thoraco-abdomino-pelvien systématique<br>• dosage sérique systématique de 3 marqueurs sériques : AFP, hCG totales, LDH<br>• TDM encéphalique en cas de signe d'appel clinique ou de maladie de mauvais pronostic |
| B | Diagnostics différentiels :<br>• tuméfactions extratesticulaires : kyste de l'épididyme, granulome épididymaire, exceptionnelle tumeur épididymaire<br>• tumeurs testiculaires bénignes : tumeur à cellules de Leydig, kyste épidermoïde<br>• l'échographie scrotale est l'examen discriminant de ces différentes entités |
| B | **Aspect typique échographique de kyste épidermoïde :** lésion hypoéchogène, ovalaire, bien limitée habitée de structures concentriques dites en pelures d'oignon (fig. 8.4) |
| B | Fertilité :<br>• facteurs d'infertilité intrinsèques des patients porteurs d'une tumeur germinale, aggravés par les traitements chirurgicaux, systémiques ou physiques ultérieurs<br>• impérative nécessité d'une conservation de gamètes en CECOS<br>• obligation médicolégale |

AFP : α- fœtoprotéine; CECOS : centre d'étude et de conservation des œufs et du sperme humains; hCG : hormone chorionique gonadotrope humaine; LDH : lactate déshydrogénase; TDM : tomodensitométrie; TGNS : tumeur germinale non séminomateuse.

CHAPITRE

# 9

# Tumeurs vésicales

## Situations de départ

- 96 Brûlure mictionnelle
- 102 Hématurie
- 103 Incontinence urinaire
- 106 Masse pelvienne
- 180 Interprétation d'un compte rendu d'anatomopathologie
- 181 Tumeurs malignes sur pièces opératoire/biopsie
- 182 Analyse de bandelette urinaire
- 224 Découverte d'une anomalie abdominale à l'examen d'imagerie médicale
- 230 Rédaction de la demande d'un examen d'imagerie
- 231 Demande d'un examen d'imagerie
- 232 Demande d'explication d'un patient sur le déroulement, les risques et les bénéfices attendus d'un examen d'imagerie
- 239 Explication préopératoire et recueil de consentement d'un geste invasif diagnostique ou thérapeutique
- 297 Consultation de suivi en cancérologie
- 303 Prévention/dépistage des cancers de l'adulte
- 314 Prévention des risques liés au tabac
- 327 Annonce d'un diagnostic de maladie grave au patient et/ou à sa famille

## Item, objectifs pédagogiques

***ITEM 314 – Tumeurs vésicales***

| Rang | Rubrique | Intitulé | Descriptif |
|---|---|---|---|
| A | Définition | Connaître le principal type histologique de tumeur vésicale | Carcinome urothélial |
| B | Prévalence, épidémiologie | Connaître l'épidémiologie et les facteurs de risque des tumeurs vésicales | Incidence et prévalence ; énumérer les principaux facteurs de risque ; tabac : l'intoxication tabagique est le principal facteur de risque, il multiplie par 3 le risque de tumeur de la vessie |
| B | Prévalence, épidémiologie | Connaître les principales lésions tissulaires précancéreuses | – |
| B | Étiologie | Connaître les expositions professionnelles prédisposantes | Carcinogènes industriels ; la découverte d'une tumeur de la vessie doit faire évoquer systématiquement une exposition professionnelle |

| Rang | Rubrique | Intitulé | Descriptif |
|---|---|---|---|
| A | Diagnostic positif | Connaître les signes fonctionnels (hématurie et autres signes fonctionnels) révélateurs d'une tumeur de la vessie et les anomalies de l'examen clinique associées | L'hématurie macroscopique : c'est le signe révélateur le plus fréquent (80 %). Toute hématurie microscopique ou macroscopique doit faire rechercher une tumeur de la vessie (mais aussi d'un rein ou d'un uretère). Les signes irritatifs vésicaux (pollakiurie, urgenturie, brûlures mictionnelles) moins fréquents (20 %), doivent faire évoquer le diagnostic s'ils sont d'apparition récente et persistent après avoir éliminé une infection urinaire (examen cytobactériologique des urines [ECBU]). Toucher rectal à la recherche d'un envahissement pelvien (blindage) ; palpation abdominale et lombaire. Recherche d'une masse hypogastrique palpable correspondant à une tumeur volumineuse, recherche de douleurs lombaires en rapport avec une obstruction urétérale. Adénopathies (sus-claviculaires) ; signes cliniques d'anémie, de dénutrition ; palpation des zones douloureuses osseuses précisant leur localisation précise ; auscultation pulmonaire |
| B | Diagnostic positif | Connaître l'indication d'une résection transurétrale de vessie | Diagnostic positif anatomopathologique ; pronostic distingue tumeur de la vessie n'infiltrant pas le muscle (TVNIM) et tumeur de la vessie infiltrant le muscle (TVIM) ; thérapeutique en cas de TVNIM |
| B | Diagnostic positif | Stratégie des examens complémentaires cytologie urinaire et cystoscopie | Sa normalité n'exclut pas le diagnostic de carcinome urothélial et ne dispense pas des contrôles endoscopiques itératifs. Sa positivité alerte sur la très probable présence d'une tumeur urothéliale qu'il convient de confirmer et de localiser dans la voie excrétrice urinaire |
| B | Examens complémentaires | Connaître l'indication des examens d'imagerie d'une tumeur vésicale | – |





# I. Généralités

B Le cancer de la vessie est le 5e cancer en fréquence en France (12 000 cas/an). A Dans plus de 95 % des cas, il s'agit d'une **tumeur urothéliale** (cellules transitionnelles). Les tumeurs urothéliales peuvent être **multifocales** et être localisées à la voie excrétrice supérieure (TVES), à la vessie (TV), à l'urètre. Les tumeurs urothéliales sont favorisées par des carcinogènes urothéliaux (**tabac**) auxquels l'exposition doit cesser. Le bilan urothélial puis la surveillance urothéliale associent **cytologie urinaire**, **urétrocystoscopie** et **uroscanner**.

La prise en charge d'une TV dépend de l'éventuelle infiltration du **muscle vésical** sur les copeaux de résection transurétrale de la tumeur vésicale (RTUV).

# II. Physiopathologie

## A. Urothélium

L'urothélium (ou épithélium transitionnel) est l'épithélium de revêtement de l'arbre urinaire. Il recouvre **tout l'appareil urinaire** (haut et bas appareils excréteurs). La maladie de l'urothélium peut donc toucher de manière synchrone ou métachrone : calices, pyélons, uretères, vessie et urètre. La vessie est touchée préférentiellement en raison de la surface importante de l'urothélium et du temps de contact prolongé avec les carcinogènes urinaires.

**Attention !**

Devant une TV, il faut systématiquement rechercher une seconde localisation urothéliale (TVES).

## B. Facteurs de risque

- B Tabac : l'intoxication tabagique est le principal facteur de risque, elle multiplie par trois le risque de TV.
- Carcinogènes industriels : **la découverte d'une TV doit faire évoquer systématiquement une exposition professionnelle** :
  - les hydrocarbures aromatiques polycycliques (tableau 16bis du régime général de la Sécurité sociale) :
    - goudrons, huiles et brais de houille ;
    - suie de combustion du charbon ;
    - métallurgie ;
  - les amines aromatiques et N-nitroso-dibutylamine (tableau 15ter du régime général de la Sécurité sociale) :
    - colorants (teinture),
    - industrie du caoutchouc (pneu de voiture),
    - plastinurgie (fabrication de plastiques),
    - industrie pharmaceutique (laboratoires).
- Inflammation/irritation vésicale :
  - bilharziose, sondage vésical chronique, irradiation pelvienne, exposition à certaines chimiothérapies (cyclophosphamide).
- Antécédents à risque :
  - antécédent de tumeur du bas (vessie) ou du haut (uretère, pyélon, calice) appareil urinaire ;
  - syndrome de Lynch.

# III. Circonstances de découverte

A Le diagnostic est presque toujours fait sur des points d'appel cliniques et la découverte fortuite sur des examens d'imagerie est rare (échographie, scanner ou imagerie par résonance magnétique [IRM]).

## A. Signes cliniques locaux (communs à toutes les tumeurs)

Le diagnostic est rarement fortuit, deux symptômes sont évocateurs :

- l'hématurie macroscopique :
  - c'est le signe révélateur le plus fréquent (80 %). Toute hématurie microscopique ou macroscopique doit faire rechercher une TV (mais aussi d'un rein ou d'un uretère) ;
- les signes irritatifs vésicaux (pollakiurie, urgenturie, brûlures mictionnelles) :
  - moins fréquents (20 %), doivent faire évoquer le diagnostic s'ils sont d'apparition récente et persistent après avoir éliminé une infection urinaire (examen cytobactériologique des urines [ECBU]).

## B. Signes cliniques évocateurs d'extension locorégionale ou à distance

Ces signes sont liés à l'extension tumorale au-delà des limites de la vessie :

- extension locorégionale (pelvis et rétropéritoine) :
  - douleurs pelviennes,
  - douleurs lombaires en rapport avec une dilatation des cavités pyélocalicielles secondaire à une obstruction mécanique :
    - du méat urétéral par la tumeur,
    - de l'uretère par une adénopathie iliaque ou lomboaortique ;
- extension métastatique à distance :
  - altération de l'état général, amaigrissement, asthénie, anémie,
  - signes pulmonaires liés à des métastases pulmonaires,
  - douleurs osseuses liées à des métastases osseuses.



# IV. Bilan initial

## A. Interrogatoire – Facteurs de risque

- Recherche des facteurs de risque.
- Recherche de symptômes évocateurs d'envahissement locorégional ou à distance et date de début des symptômes.
- Score G8 si âgé de plus de 70 ans.

## B. Examen physique urologique et général

- Recherche de signes en faveur d'un envahissement locorégional :
  - toucher rectal à la recherche d'un envahissement pelvien (blindage) ;
  - palpation abdominale et lombaire à la recherche :
    - d'une masse hypogastrique palpable,
    - de douleurs lombaires en rapport avec une obstruction urétérale.
- Recherche de signes en faveur d'un envahissement métastatique à distance :
  - adénopathies (sus-claviculaires) ;
  - signes cliniques d'anémie, de dénutrition ;

– palpation des zones douloureuses osseuses précisant leur localisation ;
– auscultation pulmonaire.

## C. Examens complémentaires à visée diagnostique

B Le bilan diagnostique initial repose sur deux examens essentiels : **cytologie urinaire** et **cystoscopie**.

A Le dosage de la créatininémie permet de dépister un éventuel retentissement rénal. C'est aussi un préalable avant la prescription d'une uro-tomodensitométrie (uro-TDM) pour **éliminer la présence d'une tumeur synchrone du haut appareil urinaire** lorsque le diagnostic de tumeur vésicale est confirmé.

### *1. Cytologie urinaire*

- B Examen au microscope d'un échantillon urinaire, à la recherche de cellules urothéliales tumorales (fig. 9.1) ;
- Sa normalité n'exclut pas le diagnostic de carcinome urothélial et ne dispense pas des contrôles endoscopiques itératifs ;
- Sa positivité alerte sur la très probable présence d'une tumeur urothéliale qu'il convient de confirmer et de localiser dans la voie excrétrice urinaire ;
- En cas d'atypies cellulaires ou de matériel insuffisant, une nouvelle cytologie peut être demandée.

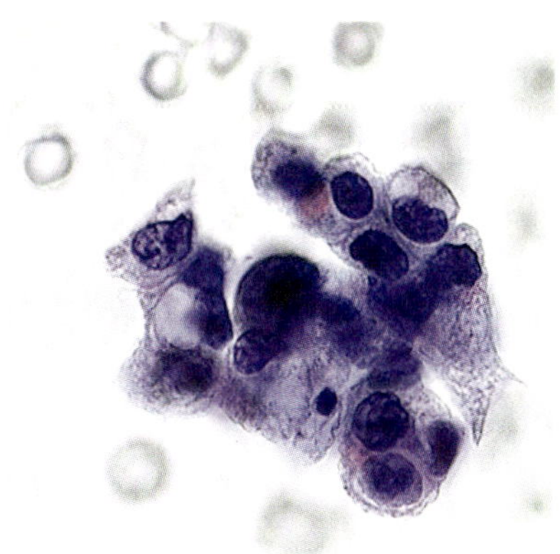

**Fig. 9.1.** B **Cytologie urinaire.**
AH-HP.

### *2. Cystoscopie, fibroscopie*

En cas de signe d'alerte, l'examen endoscopique fait **référence**. Il est réalisé sous anesthésie locale en consultation après vérification de la stérilité des urines (ECBU). Il est réalisé avec un fibroscope souple idéalement, sinon avec une cystoscopie rigide. Il permet de visualiser et de décrire les lésions. Les résultats sont notés sur un schéma de cartographie vésicale et précisent :

- le nombre et la taille de la ou des tumeurs ;
- la localisation (notamment en cas de tumeur au trigone, proche des méats urétéraux ou du col vésical) ;
- l'aspect tumoral (sessile ou pédiculée, papillaire ou solide) (fig. 9.2) ;
- l'aspect de la muqueuse vésicale avoisinante (recherche de zones érythémateuses évocatrices de carcinome in situ).

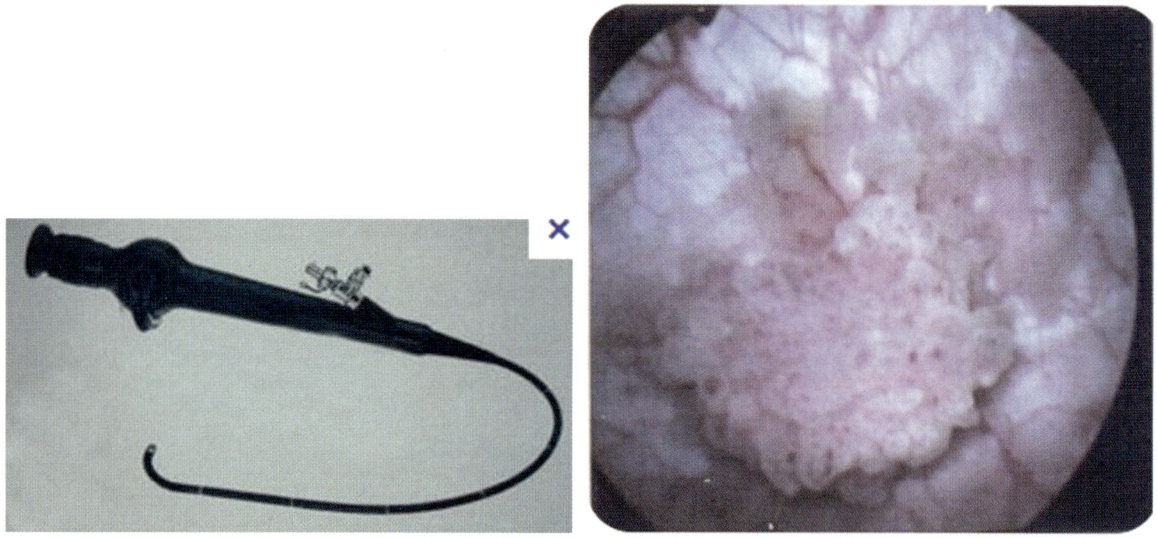

**Fig. 9.2.** Ⓐ **Cystoscopie.**
Aspect d'une lésion vésicale papillaire en cystoscopie.
AH-HP.



## V. Résection transurétrale de tumeurs vésicales (vidéo 9.1)

En cas de tumeur diagnostiquée par endoscopie ou par radiologie, une résection endovésicale, transurétrale, est programmée au bloc opératoire sous anesthésie générale ou locorégionale, après arrêt (ou relais) des anticoagulants et vérification de la stérilité des urines. Les copeaux (ou la pièce monobloc) de résection sont analysés en anatomopathologie.

La résection doit :

- être **complète** (ce n'est donc pas une biopsie);
- être suffisamment profonde pour avoir une analyse du muscle vésical (le détrusor), sans perforer la vessie;
- respecter les méats urétéraux s'ils ne sont pas envahis.

Ⓐ La résection est un geste indispensable qui a un rôle :

- Ⓑ **diagnostique :** permet le **diagnostic anatomopathologique** Ⓐ de certitude des lésions et leur type histologique;
- Ⓑ pronostique :
  - Ⓐ définit le stade et le grade tumoral,
  - Ⓑ distingue TV n'infiltrant pas (TVNIM) et infiltrant le muscle (TVIM) selon l'envahissement ou non du muscle,
  - Ⓐ évalue le risque de récidive ou de progression en cas de TVNIM;
- Ⓑ **thérapeutique :** Ⓐ en cas de TVNIM, c'est souvent le seul geste chirurgical nécessaire et qui permet de déterminer les examens et traitements complémentaires nécessaires.

La résection est un geste parfois incomplet et nécessite d'être réalisée une seconde fois 4 à 6 semaines après, ce qui permet de préciser le diagnostic et d'améliorer l'efficacité thérapeutique (résection dite de second *look*) :

- lorsqu'elle a probablement été incomplète (tumeur volumineuse);

- lorsqu'il existe un risque de méconnaître une TVIM :
  - tumeur affleurant le muscle (stade T1),
  - résection insuffisamment profonde (muscle non visualisé sur les copeaux de résection).

# VI. Résultats anatomopathologiques

## A. Type histologique

- **Carcinomes urothéliaux** (95 % des cas) : tumeurs développées à partir de l'urothélium vésical qui est l'épithélium de revêtement des voies excrétrices urinaires (haut et bas appareil). Elles peuvent comporter une différentiation épidermoïde ou adénocarcinomateuse.
- Formes rares (5 %) :
  - carcinomes épidermoïdes dont la prise en charge se rapproche de celle des cancers du poumon de même type ;
  - adénocarcinomes dont la prise en charge se rapproche de celle des cancers digestifs de même type.
- Formes exceptionnelles (< 1 %) :
  - carcinomes neuroendocrines ;
  - sarcomes.

## B. Stade tumoral T

Il précise la profondeur de l'envahissement vésical :

- **jusqu'à T1, on parle de TVNIM** ;
- **à partir de T2, on parle de TVIM**.

# VII. Bilan d'extension (tableau 9.1)

**Tableau 9.1.** B **Bilan d'extension des tumeurs vésicales.**

| | Bilan urothélial | Bilan locorégional | Bilan à distance |
|---|---|---|---|
| TVNIM | Uro-TDM (selon créatininémie) | Non | Non |
| TVIM | Uro-TDM (selon créatininémie) | TDM AP | TDM thoracique<br>Si négative : STOP<br>Si positive (ou point d'appel clinique) : TDM cérébrale, scintigraphie osseuse |

TDM : tomodensitométrie ; TDM AP : tomodensitométrie abdominopelvienne.

## A. Tumeur de la vessie n'infiltrant pas le muscle

B Aucun bilan d'extension n'est nécessaire pour la tumeur vésicale elle-même. Cependant une **uro-TDM** (avec **un temps tardif urinaire ou excrétoire**) doit être réalisée, après vérification de la fonction rénale (créatininémie), afin de rechercher une **localisation tumorale synchrone dans le haut appareil urinaire**.

## B. Tumeur de la vessie infiltrant le muscle

Une TDM TAP (thoraco-abdomino-pelvienne) avec injection de produit de contraste et réalisation d'un temps tardif urinaire (ou excrétoire) est indispensable après vérification de la fonction rénale (créatininémie) et permet :

- l'évaluation d'un éventuel retentissement sur le haut appareil urinaire (obstruction urétérale par la tumeur);
- la recherche d'une **seconde localisation urothéliale** (tumeur concomitante du haut appareil);
- l'évaluation de l'extension locorégionale et à distance de la tumeur :
  - envahissement de la graisse périvésicale ou des organes de voisinage,
  - recherche d'adénopathies pelviennes ou lomboaortiques,
  - recherche de métastases à distance.

Les examens optionnels sont :

- la scintigraphie osseuse en cas :
  - de douleurs osseuses évocatrices à l'examen clinique,
  - d'une anomalie osseuse au scanner,
  - de la présence de métastases pulmonaires;
- le **scanner cérébral** en cas de troubles neurologiques.

# Compléments en ligne



Des compléments numériques sont associés à ce chapitre. Ils sont indiqués dans le texte par l'icône . Ils proposent une vidéo. Pour voir ce complément, connectez-vous sur www.em-consulte/e-complement//477071 et suivez les instructions.

**Vidéo 9.1.**
**Vidéo de RTUV.**

## Pour en savoir plus

Larré S, Leon P, El Bakri A. Cancer de la vessie : diagnostic et principes de traitement. EMC - Urologie 2016; 9(3) : 1-17. [Article 18-243-A-10].

| | |
|---|---|
| | Recommandation de la Haute Autorité de santé (HAS). Institut national du cancer. Guide - Affection de longue durée. Cancer de la vessie, mai 2010.<br>www.has-sante.fr/portail/jcms/c_969326/fr/ald-n-30-cancer-de-la-vessie |
| | Rouprêt M, Neuzillet Y, Pignot G, et al. [French CCAFU guidelines – Update 2018-2020: Bladder cancer]. Prog Urol 2019 ;28(S1) : R48-80.<br>https://www.sciencedirect.com/science/article/pii/S1166708719300223?via%3Dihub |

## Résumé

### B Épidémiologie et facteurs de risque

- Cinquième cause de cancer en France (12 000 cas par an en France).
- Facteur de risque majeur : le tabac.
- Facteur de risque professionnel : carcinogènes industriels dont les hydrocarbures aromatiques polycycliques.
- Lésions multifocales d'emblée parfois.

L'urothélium tapisse toutes les voies excrétrices urinaires et les carcinomes urothéliaux sont en majorité au niveau de la vessie (90 %) mais également au niveau des voies excrétrices supérieures (10 % ; uretère, bassinet).

### Diagnostic

- A Clinique :
  - signes cliniques locaux : hématurie macroscopique (80 %) ; impériosités mictionnelles (20 %) ;
  - signes cliniques évocateurs d'extension locorégionale ou à distance : notamment touchers pelviens.
- B Paraclinique :
  - cystoscopie à but diagnostique, examen endoscopique de référence pour mettre en évidence la tumeur ;
  - cytologie urinaire : examen anatomopathologique au microscope d'un échantillon urinaire à la recherche de cellules urothéliales tumorales ;
  - uro-TDM pour explorer la voie excrétrice supérieure.

### RTUV

La résection transurétrale de la tumeur vésicale doit être macroscopiquement complète, emporter du muscle vésical, permet le diagnostic anatomopathologique.

### A Anatomopathologie

- Permet le diagnostic positif.
- Type histologique : carcinome urothélial (95 % des cas).
- Précise l'envahissement en profondeur de la paroi vésicale :
  - les TVNIM ;
  - les TVIM.

### B Bilan d'extension

- TVNIM : aucun bilan d'extension sauf recherche d'une seconde localisation urothéliale synchrone.
- TVIM : TDM TAP sans et avec injection de produit de contraste.

CHAPITRE

10

# Rétention aiguë d'urine

## Situations de départ

- 22 Diminution de la diurèse
- 23 Anomalie de la miction
- 97 Rétention aiguë d'urine
- 102 Hématurie
- 239 Explication préopératoire et recueil de consentement d'un geste invasif diagnostique ou thérapeutique
- 311 Prévention des infections liées aux soins

## Item, objectifs pédagogiques

*ITEM 347 – Rétention aiguë d'urine*

| Rang | Rubrique | Intitulé |
|---|---|---|
| A | Définition | Connaître la définition de la rétention aiguë d'urine |
| B | Éléments physiopathologiques | Connaître la physiopathologie de la rétention aiguë d'urine |
| A | Étiologie | Connaître les principales causes de rétention aiguë d'urine |
| A | Diagnostic positif | Connaître les éléments cliniques de la rétention aiguë d'urine |
| B | Diagnostic positif | Connaître les présentations cliniques atypiques de rétention aiguë d'urine |
| A | Diagnostic positif | Connaître les signes cliniques distinguant la rétention aiguë d'urine de l'anurie |
| A | Examens complémentaires | Connaître le bilan initial d'une rétention d'urine |
| A | Examens complémentaires | Connaître les indications et les examens biologiques de première intention |
| A | Identifier une urgence | Connaître les éléments de gravité en cas de rétention aiguë d'urine |
| B | Prise en charge | Connaître les indications respectives du sondage vésical et du cathétérisme sus-pubien |
| A | Prise en charge | Connaître la prise en charge en urgence de la rétention aiguë d'urine |



# I. Pour comprendre

## A. Définitions

A La rétention aiguë d'urine est l'impossibilité totale et brutale d'uriner malgré la réplétion vésicale.

Elle s'accompagne d'une envie pressante et douloureuse d'uriner.

Elle traduit le plus souvent la présence d'un obstacle sous-vésical empêchant l'évacuation des urines. Le diagnostic est généralement facile sur la constatation clinique du globe vésical.

Un globe vésical se définit comme une masse sus-pubienne, douloureuse, à convexité supérieure et mate à la percussion. Le globe vésical correspond à une vessie douloureuse et tendue.

## B. Prise en charge en urgence

Le drainage vésical s'impose en urgence, soit par sondage vésical soit par cathétérisme sus-pubien. Aucun examen complémentaire n'est requis en urgence avant le drainage : la douleur impose un drainage rapide.

## C. Physiopathologie

B La rétention aiguë d'urine est une pathologie essentiellement masculine en dehors du contexte de vessie neurologique.

Une miction normale nécessite :

- un réservoir (la vessie), capable de se remplir facilement (compliance) et de se contracter efficacement (le muscle vésical s'appelle le détrusor) ;
- une filière urétrale (col vésical, prostate, sphincter strié, urètre) permettant à la fois la continence (entre les mictions) et le libre passage des urines (durant la miction) ;
- un système nerveux qui contrôle à la fois les phases de remplissage de la vessie et les phases per- et postmictionnelles, en permettant notamment que la vessie se contracte après que le sphincter urinaire se soit parfaitement relâché (synergie vésicosphinctérienne).

La rétention aiguë d'urine peut donc résulter :



- d'un obstacle sous-vésical (le plus souvent) ;
- d'une altération de la commande neurologique ;
- d'un défaut de contraction vésicale (plus rarement).

# II. Diagnostic

## A. Interrogatoire

A L'interrogatoire doit permettre de préciser : les circonstances d'apparition, les signes associés (fièvre, hématurie), les signes fonctionnels urinaires préexistants, la douleur du patient (localisation et intensité), les épisodes antérieurs de rétention aiguë d'urine, les antécédents urologiques, les autres antécédents (neurologiques notamment) et les traitements en cours. L'interrogatoire doit être rapide et précis afin de ne pas retarder la prise en charge.

### *1. Circonstances d'apparition et signes associés à rechercher lors de l'interrogatoire*

- Circonstances d'apparition (spontanée ou favorisée par des circonstances extérieures comme une anesthésie générale ou locorégionale).
- Dysurie, signes fonctionnels urinaires, brûlures mictionnelles.
- Hyperthermie, frissons.
- Hématurie macroscopique.

### *2. Antécédents urologiques à rechercher*

- Épisodes antérieurs de rétention aiguë d'urine.
- Hyperplasie bénigne de la prostate (HBP).

- Cancer de la prostate.
- Sténose urétrale (traumatisme urétral, urétrite, notion de sondages traumatiques).
- Intervention urologique endoscopique (résection endo-urétrale de la prostate, résection endo-urétrale de la vessie, incision endoscopique du col de la vessie).
- Sondage urinaire permanent ou intermittent.
- Prostatite, infection urinaire basse.
- Cancer de la vessie.

### 3. Antécédents neurologiques à rechercher

- Lésion médullaire.
- Sclérose en plaques.
- *Spina bifida*.
- Maladie de Parkinson.
- Neuropathie diabétique.
- Accident vasculaire cérébral (AVC).

### 4. Traitements en cours

- Médicaments pouvant induire une rétention aiguë d'urine (cf. infra).
- Médicaments pouvant gêner le traitement de la rétention aiguë d'urine :
  - antiagrégants plaquettaires ;
  - anticoagulants (antivitamine K [AVK], héparine).



## B. Examen physique

- Tableau typique : patient algique, anxieux, agité, avec une envie permanente d'uriner.
- Palpation abdominale ; on retrouve un globe vésical :
  - masse immédiatement sus-pubienne ;
  - voussure à convexité supérieure ;
  - matité à la percussion sus-pubienne ;
  - masse douloureuse dans la plupart des cas (la palpation augmente l'envie d'uriner).
- Touchers pelviens (chez l'homme : réaliser un toucher rectal ; chez la femme : réaliser un toucher vaginal et un toucher rectal) :
  - chez l'homme : le toucher rectal permet de rechercher une hyperplasie bénigne de la prostate et d'évaluer le volume de la prostate (typiquement une prostate augmentée de volume, ferme, indolore, avec disparition du sillon médian). Il permet aussi de rechercher des signes de prostatite aiguë (prostate douloureuse) et de rechercher un cancer de la prostate (nodule dur et indolore ou prostate pierreuse voire un blindage pelvien) ;
  - chez la femme : le toucher vaginal permet de rechercher une tumeur gynécologique, un prolapsus génital et d'estimer la trophicité des tissus vaginaux ;
  - chez la femme comme chez l'homme : le toucher rectal permet de rechercher un fécalome (cause isolée possible de rétention par distension de l'ampoule rectale) et de rechercher une pathologie associée de l'ampoule rectale (hémorroïdes, tumeur du rectum, etc.).
- Examen des organes génitaux externes :
  - rechercher un phimosis serré chez l'homme ;
  - rechercher une sténose du méat urétral (homme et femme) ;
  - une orchiépididymite peut parfois être associée à une prostatite aiguë.

- B Cas particuliers : parfois, la symptomatologie peut être plus fruste rendant le diagnostic plus difficile chez les patients suivants :
  - les personnes âgées : confusion, désorientation temporospatiale, agitation, anxiété, dyspnée. Il faut systématiquement rechercher un fécalome lors du toucher rectal ;
  - les patients diabétiques : hypoesthésie vésicale avec rétention indolore ;
  - les patients blessés médullaires ou sous anesthésie : rétention urinaire indolore.
- A **Diagnostique différentiel :** l'anurie. Elle correspond à une absence de sécrétion d'urine par les reins. La vessie est alors vide. Cliniquement, il n'y a pas de globe vésical, pas d'envie d'uriner, pas de douleur pelvienne associée. Une insuffisance rénale aiguë lui est associée.

## C. Examens complémentaires

Deux temps sont à distinguer : le bilan en urgence et le bilan étiologique. Le bilan étiologique a lieu à distance de l'épisode aigu.

### 1. Aux urgences

#### a. Avant drainage

- Aucun examen complémentaire n'est requis en urgence avant le drainage : la douleur impose un drainage rapide.
- En cas d'indication de drainage par cathéter sus-pubien, il faut discuter :
  - un bilan d'hémostase (en cas de suspicion de troubles de l'hémostase ou en cas de prise de traitement anticoagulant) ;
  - une échographie vésicale. Indispensable en cas de doute clinique sur le diagnostic de rétention aiguë d'urine (méfiance chez les patients obèses, chez les personnes âgées confuses et dans un contexte de pathologie neurologique).



#### b. Après drainage

- Examen cytobactériologique des urines (ECBU) systématique.
- Créatinémie, ionogramme sanguin.
- Échographie du haut appareil en cas de fièvre ou d'insuffisance rénale aiguë, afin de rechercher une dilatation urétéro-pyélo-calicielle ou de signes de pyélonéphrite. Si l'on retrouve une dilatation des cavités pyélocalicielles au moment de la rétention aiguë d'urine, il faudra s'assurer de la disparition de cette dilatation sur une échographie ultérieure. La persistance de la dilatation signe le caractère chronique de la rétention et doit inciter à une prudence particulière sur le risque de syndrome de levée d'obstacle (cf. infra).
- Jamais de dosage de PSA (*prostate-specific antigen*) dans ce contexte (fausse élévation).

### 2. Bilan étiologique

Le bilan étiologique ne doit être réalisé que secondairement. **La priorité est la dérivation des urines en urgence.**

- Échographie vésicoprostatique par voie sus-pubienne qui permet :
  - la recherche d'un résidu postmictionnel (si aucune sonde urinaire n'est en place) ;
  - l'évaluation du retentissement vésical : présence de diverticules vésicaux, d'un épaississement pariétal, de lithiase vésicale ;
  - la recherche de tumeurs vésicales en cas d'hématurie (mais cela ne dispense pas de la réalisation d'une fibroscopie urétrovésicale en cas d'hématurie) ;
  - la recherche un lobe médian prostatique et d'une protrusion prostatique intravésicale ;

- l'évaluation du volume prostatique (possibilité d'effectuer une échographie endorectale pour une évaluation plus précise).
- Débitmétrie : à distance de l'épisode de rétention et en l'absence de sonde vésicale.
- Urétrocystoscopie (fibroscopie urétrovésicale) :
  - bilan obligatoire en cas d'hématurie macroscopique associée ;
  - indispensable aussi en cas de difficultés de sondage : recherche d'une sténose urétrale.
- B Plus rarement :
  - urétrocystographie rétrograde et mictionnelle : bilan de sténose urétrale ou de traumatisme urétral ;
  - bilan urodynamique : en cas de pathologie neurologique sous-jacente.

## III. Prise en charge

A **C'est une urgence thérapeutique** (fig. 10.1 et 10.2). Un drainage vésical doit être réalisé.

La rétention aiguë d'urine est une urgence thérapeutique. Elle se traite par la vidange vésicale. Le drainage des urines peut se faire :

- par les voies naturelles : **sonde vésicale** ;
- par voie percutanée : **cathéter sus-pubien**.

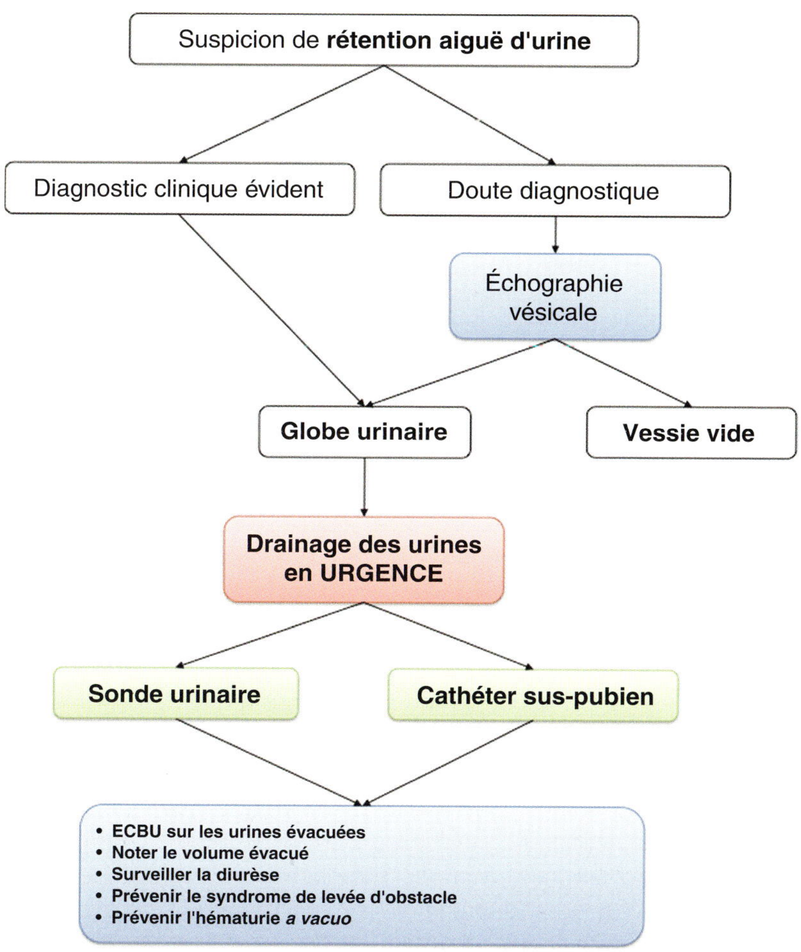


**Fig. 10.1.** A **Algorithme de prise en charge d'une rétention aiguë d'urine.**

Quelle que soit la modalité de drainage, il faut systématiquement :

- relever le volume contenu dans la vessie au moment de la rétention (meilleur pronostic si inférieur à 600 mL) ;
- surveiller la diurèse horaire ;
- prévenir le syndrome de levée d'obstacle et l'hématurie a vacuo.

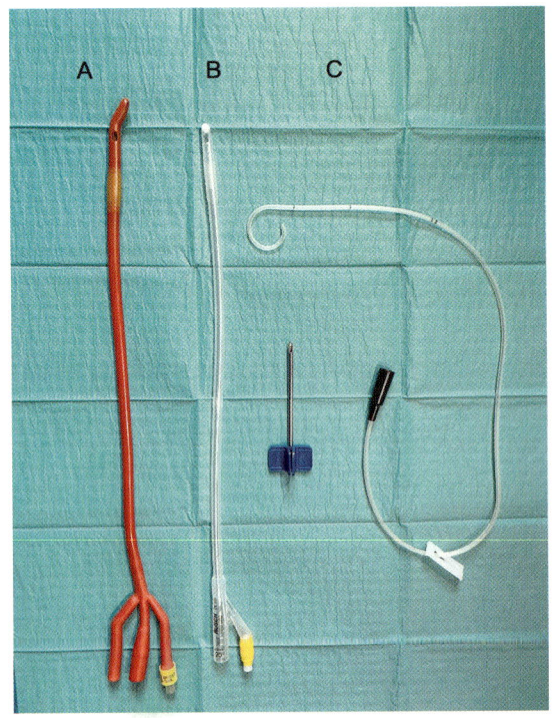


**Fig. 10.2.** Ⓐ **Sonde urinaire double courant (A), sonde urinaire simple courant (B), cathéter sus-pubien (C).**



## A. Sondage urinaire à demeure (sondage vésical)

Le sondage vésical est le mode drainage le plus fréquemment utilisé. C'est une méthode simple. Il existe néanmoins un risque de lésion urétrale lors de sa pose pouvant évoluer secondairement vers une sténose urétrale.

- Modalités de mise en place d'une sonde urinaire :
  - sonder dans des strictes conditions d'asepsie et de stérilité ;
  - utiliser du gel lubrifiant en seringue ;
  - maintenir un système clos : interdiction de déconnecter la sonde vésicale du système de drainage ;
  - utiliser des sondes à double courant si une irrigation est nécessaire (en cas d'hématurie macroscopique) ;
  - instaurer un drainage vésical déclive en permanence pour éviter toute stase urinaire ;
  - prélever de manière rigoureusement aseptique les urines pour les examens cytobactériologiques ;
  - éviter les sondes de petit calibre en première intention, (utiliser une Charrière 18–20 chez les hommes susceptibles d'avoir une HBP) ;
  - utiliser de l'eau pour préparation injectable pour gonfler le ballonnet de la sonde urinaire. Ne pas utiliser de sérum physiologique pour gonfler le ballonnet : le chlorure de

sodium peut cristalliser et empêcher le dégonflage du ballonnet par la suite ; ballon gonflé à 8–10 mL habituellement ;
  - toujours recalotter le malade en fin de geste (risque de paraphimosis).
- B Contre-indications du sondage vésical :
  - sténose urétrale ;
  - traumatisme de l'urètre, notamment en cas de polytraumatisme (fracture du bassin associée à une urétrorragie) ;
  - prostatite aiguë (contre-indication relative, possibilité de sondage si le patient est apyrétique et après mise en route d'une antibiothérapie) ;
  - présence d'un sphincter urinaire artificiel (nécessité de désactivation préalable du système).

## B. Cathétérisme sus-pubien

Le cathéter sus-pubien constitue une excellente méthode de drainage des urines, dont les avantages sont les suivants :

- pas de risque de fausse route urétrale ;
- épreuve de clampage possible pour juger de la reprise mictionnelle ;
- moins de complications locales au long cours ;
- bon système de drainage à moyen terme ;
- modalités de mise en place d'un cathéter sus-pubien :
  - indication en cas d'échec ou de contre-indication au sondage vésical,
  - toujours s'assurer de l'existence d'un globe vésical avant de mettre en place un cathéter sus-pubien. En l'absence de globe, il y a un risque élevé de perforation d'une anse intestinale,
  - c'est un acte médical,
  - informer le patient, lui expliquer le principe du soin et son utilité, le rassurer,
  - strictes conditions d'asepsie et de stérilité, désinfection de la zone de ponction en quatre temps,
  - repérage du point de ponction qui est situé à l'intersection de deux lignes : la ligne médiane de l'abdomen et la ligne horizontale située à deux travers de doigts au-dessus de la symphyse pubienne,
  - sous anesthésie locale (lidocaïne 1 %),
  - incision cutanée,
  - introduction du trocart dans le globe vésical,
  - mise en place du cathéter sus-pubien dans la vessie par la lumière du trocart,
  - ablation du trocart et fixation du cathéter à la peau.
- Contre-indications du cathéter sus-pubien :
  - absence de globe vésical (contre-indication absolue) ;
  - pontage vasculaire extra-anatomique en région sus-pubienne (fémorofémoral croisé) (contre-indication absolue) ;
  - antécédents de cancer de la vessie (risque d'essaimage du cancer dans la paroi) ;
  - hématurie macroscopique (risque de cancer de vessie méconnu et risque d'obstruction du cathéter par des caillots) ;
  - troubles de l'hémostase, patients sous anticoagulant ;
  - cicatrices de laparotomie (**contre-indication relative**, il faut s'assurer avec une échographie qu'il n'y ait pas d'anse digestive intercalée entre la vessie et la paroi).

## C. Épreuve d'ablation de sonde

A Quelques jours après l'épisode de rétention, sera organisée une épreuve d'ablation de sonde vésicale (ou de clampage de cathéter), sous réserve que la cause ait été diagnostiquée et traitée. Pour majorer les chances de reprise des mictions chez l'homme, un traitement α-bloquant sera mis en place et ce d'autant plus qu'une hypertrophie prostatique est impliquée dans le mécanisme de la rétention. Lors de cette épreuve d'ablation de sonde, une mesure du résidu post-mictionnel sera réalisée et un avis spécialisé sera habituellement demandé.

# IV. Étiologies

Les rétentions aiguës d'urine peuvent avoir des causes :

- mécaniques : liées à une obstruction par HBP, par prostatite aiguë, par cancer de la prostate, par sténose urétrale, par traumatisme de l'urètre, par hématurie macroscopique caillottante, par calcul de vessie, par prolapsus génital (chez la femme);
- fonctionnelles : réflexes par pathologie anorectale (fécalome, hémorroïdes), causes neurologiques centrales, causes neurologiques périphériques, cystite aiguë (chez la femme);
- iatrogènes et médicamenteuses.

## A. Hypertrophie bénigne de la prostate



L'incidence annuelle de la rétention aiguë d'urine dans les populations de patients présentant une HBP symptomatique a été évaluée entre 0,4 et 6 % (chapitre 3).

L'âge et la sévérité des symptômes (IPSS > 7) apparaissent comme des facteurs augmentant le risque de rétention aiguë d'urine.

B L'ablation de la sonde peut être tentée après 48 heures de traitement par α-bloquant (si le patient n'était pas déjà traité). En l'absence de facteur de risque lors de l'épisode de rétention, le risque de récidive se situe aux alentours de 50 %.

Une intervention chirurgicale sera discutée d'emblée en cas d'HBP compliquée ou sévère ou en cas d'échec de désondage.

## B. Prostatite aiguë

A La prostatite aiguë est une infection urinaire parenchymateuse de la prostate. Elle peut être favorisée par l'HBP chez l'homme de plus de 50 ans ou par une infection sexuellement transmissible (IST) chez l'homme jeune. Dans tous les cas, il faut dériver les urines, préférentiellement par un cathéter sus-pubien et instaurer une antibiothérapie adaptée à l'ECBU pendant 14 jours (chapitre 13).

B L'utilisation d'un α-bloquant peut être proposée pour permettre la résolution de l'épisode de rétention. Le traitement par α-bloquant peut être prolongé dans le cadre de la prise en charge d'une HBP.

## C. Cancer de la prostate

A Le cancer de la prostate ne donne des rétentions qu'en cas de pathologie localement avancée (stades T3 ou T4). Le toucher rectal révèle alors une prostate « pierreuse » et une infiltration locale voire un blindage pelvien (chapitre 6).

## D. Causes neurologiques

### 1. Centrales

- Sclérose en plaques.
- Compression/lésion médullaire.
- Lésions congénitales de la moelle (ex. : *spina bifida*).
- Maladie de Parkinson.
- AVC.

### 2. Périphériques

- Neuropathie diabétique.
- Chirurgies lourdes d'exentération pelvienne (tumeur de lésions étendues du rectum, de l'utérus).

## E. Causes médicamenteuses

### 1. Anticholinergiques

De nombreuses spécialités pharmaceutiques ont des effets anticholinergiques directs ou secondaires :

- B collyre mydriatique : atropine (Atropine®), cyclopentolate (Skiacol®), topicamide (Mydriaticum®), etc.
- anticholinergiques utilisés en urologie pour traiter l'instabilité vésicale : oxybutinine (Ditropan®, Driptane®), toltérodine (Détrusitol®), trospium (Céris®) ;
- neuroleptiques, en particulier les phénothiazines : halopéridol (Haldol®), zuclopenthixol (Clopixol®), chlorpromazine (Largactil®), etc. ;
- antidépresseurs tricycliques imipraminiques (première génération) ;
- certains antiparkinsoniens : bipéridène (Akineton®), trihexyphénidyle (Artane®), tropatépine (Lepticur®) ;
- antalgiques d'usage courant : néfopam (Acupan®) ;
- bronchodilatateurs bêtamimétiques à action secondaire anticholinergique (Atrovent®, Tergistat®) ou associés à un anticholinergique (Bronchodual®, Combivent®) ;
- antihistaminiques utilisés comme antitussifs (Hexpneumine®, Toplexil®, etc.), comme sédatifs (hydroxyzine : Atarax®, Théralène®), comme antiallergiques (Polaramine®) ou encore dans la prévention du mal des transports (Mercalm®, Nautamine®, Scopoderm®).

A Ces produits exposent à un risque élevé de rétention surtout si on les prescrit chez un patient ayant déjà une rétention chronique avec un résidu postmictionnel supérieur à 100 mL.

### 2. Morphiniques

- Au cours des rachianesthésies et des anesthésies péridurales (le plus souvent).
- Forte dose par voie orale, sous-cutanée ou intraveineuse (analgésie, ou toxicomanie).

### 3. Autres traitements (moins fréquents)

- B Les sympathomimétiques : phénylpropanolamine, pseudoéphédrine, phényléphrine, éphédrine (vasoconstricteurs nasaux).
- Les β-2-mimétiques : salbutamol, terbutaline.
- Les inhibiteurs calciques.

## F. Sténose de l'urètre

- L'étiologie des sténoses de l'urètre peut être :
  - post-traumatique ;
  - iatrogène (compliquant un sondage urétral traumatique ou une chirurgie endoscopique urologique) ;
  - postinfectieuse (urétrite sur IST).
- B La dérivation des urines doit se faire par cathéter sus-pubien. Le sondage urétral risque d'aggraver les lésions.
- Le bilan lésionnel devra comporter une urétrocystographie rétrograde et permictionnelle (UCRM) permettant de déterminer la localisation et la longueur de la lésion.

## G. Traumatisme de l'urètre

A Le contexte est souvent celui d'un polytraumatisme avec lésion du bassin associée à une urétrorragie. Il est contre-indiqué de tenter un sondage urétral. Un cathéter sus-pubien devra être mis en place d'emblée. B La prise en charge du traumatisme de l'urètre est souvent différée. Une UCRM sera réalisée au préalable.

## H. Caillotage vésical

- A Nécessite la pose d'une sonde vésicale double-courant de gros calibre (22 ou 24) pour réaliser un lavage vésical continu jusqu'à éclaircissement des urines.
- Un décaillotage peut être nécessaire, soit au lit du malade soit au bloc opératoire par voie endoscopique en cas de caillotage majeur.
- Un bilan étiologique d'hématurie macroscopique devra être effectué à l'arrêt du saignement (chapitre 4).



## I. Autres causes de rétention aiguë d'urine

- Prolapsus génital chez la femme : réduire le prolapsus.
- Fécalome : à évacuer.
- Phimosis serré : en cas d'impossibilité de mettre une sonde urétrale en place, il faudra recourir à un cathéter sus-pubien et réaliser une circoncision dans un second temps.

# V. Complications

## A. Insuffisance rénale aiguë

La rétention aiguë d'urine peut avoir un retentissement sur le haut appareil par l'augmentation de la pression intravésicale et le reflux des urines vers le haut appareil urinaire. On peut observer alors une dilatation bilatérale des voies excrétrices supérieures à l'imagerie, une augmentation de la créatininémie ou l'association des deux.

L'insuffisance rénale régresse rapidement après drainage vésical. La dilatation des cavités pyélocalicielles peut persister pendant quelques semaines.

## B. Syndrome de levée d'obstacle

Le syndrome de levée d'obstacle (SLO) peut survenir après dérivation des urines. Il est favorisé par une insuffisance rénale aiguë obstructive due à la rétention aiguë d'urine. Du fait de l'augmentation de pression dans les cavités rénales, les reins vont surcompenser afin de maintenir une diurèse. Après dérivation des urines, cette surcompensation va persister quelque temps induisant une polyurie avec risque de déshydratation. La diurèse doit donc être surveillée toutes les heures après dérivation des urines. La polyurie peut parfois être majeure avec un volume supérieur à un litre par heure ; la déshydratation consécutive peut engager le pronostic vital du patient. Une réhydratation parentérale en adaptant les entrées aux sorties doit être mise en place en cas de polyurie liée à un SLO.

## C. Hématurie a vacuo

En cas de vidange vésicale trop rapide, il peut survenir une hématurie macroscopique, appelée hématurie a vacuo. Cette hématurie est favorisée en cas de troubles de l'hémostase ou de traitements anticoagulants. Il est conseillé de réaliser une vidange vésicale progressive.

## D. Vessie claquée

La distension détrusorienne peut aboutir à un claquage musculaire du détrusor : la vessie perd alors ses capacités contractiles. C'est la raison pour laquelle il peut être nécessaire d'attendre quelques jours à quelques semaines avant de tenter d'enlever une sonde à demeure.

Les altérations de la paroi vésicale peuvent aboutir au développement de diverticules vésicaux. Ces altérations peuvent favoriser des récidives de rétention aiguë d'urine ou le développement de rétention chronique d'urine.

## *Pour en savoir plus*

Descazeaud A, Robert G, Delongchamps NB, et al. Comité des troubles mictionnels de l'homme de l'association française d'urologie. Bilan initial, suivi et traitement des troubles mictionnels en rapport avec hyperplasie bénigne de prostate : recommandations du CTMH de l'AFU. Prog Urol 2012 ; 22 : 977-88.
www.urofrance.org/base-bibliographique/bilan-initial-suivi-et-traitement-des-troubles-mictionnels-en-rapport-avec

Gratzke C, Bachmann A, Descazeaud A, et al. EAU Guidelines on the Assessment of non-neurogenic male lower urinary tract symptoms including benign prostatic obstruction. Eur Urol 2015 ; 67 : 1099-109.
https://uroweb.org/wp-content/uploads/EAU-Guidelines-Management-of-non-neurogenic-male-LUTS-2016-1.pdf

## Résumé

| Rang | Descriptif |
|---|---|
| A | **Définition de la rétention aiguë d'urine :** impossibilité totale et brutale d'uriner malgré la réplétion vésicale. S'accompagne d'une envie pressante et douloureuse d'uriner |
| B | Physiopathologie de la rétention aiguë d'urine.<br>Peut donc résulter :<br>• d'un obstacle sous-vésical (le plus souvent)<br>• d'une altération de la commande neurologique<br>• d'un défaut de contraction vésicale (plus rarement) |
| A | **Principales causes de rétention aiguë d'urine :** hyperplasie bénigne de la prostate, prostatite aiguë, cancer de la prostate, vessie neurologique, iatrogénie médicamenteuse, sténose de l'urètre, caillotage vésicale sur hématurie macroscopique, prolapsus génital chez la femme, fécalome, phimosis serré |
| A | **Éléments cliniques de la rétention aiguë d'urine :** douleur abdominale sus-pubienne intense, envie pressante et douloureuse d'uriner, globe vésical (masse sus-pubienne douloureuse, à convexité supérieure, mate à la percussion) |
| B | Présentations cliniques atypiques de rétention aigue d'urine :<br>• personnes âgées : confusion, désorientation temporospatiale, agitation, anxiété, dyspnée ; systématiquement rechercher un fécalome.<br>• patients diabétiques : hypoesthésie vésicale avec rétention indolore<br>• patients blessés médullaires ou sous anesthésie : rétention urinaire indolore |
| A | Signes cliniques distinguant la rétention aigue d'urine de l'anurie :<br>• absence de sécrétion d'urine par les reins<br>• vessie vide. Pas de globe vésical, pas d'envie d'uriner, pas de douleur pelvienne associée<br>• insuffisance rénale aiguë associée |
| A | Bilan initial d'une rétention d'urine :<br>• aucun examen complémentaire en urgence avant le drainage<br>• échographie abdominale ou BladderScan en cas de doute diagnostique |
| A | • indications et examens biologiques de première intention<br>• ECBU après drainage, créatinémie, ionogramme sanguin<br>• jamais de dosage de PSA en urgence |
| A | Indications et les examens d'imagerie de première intention :<br>• échographie abdominale ou BladderScan en cas de doute diagnostique<br>• échographie du haut appareil à la recherche d'une dilatation urétéro-pyélo-calicielle et également des signes de pyélonéphrite |
| A | Éléments de gravité en cas de rétention aiguë d'urine :<br>• insuffisance rénale aiguë<br>• syndrome de levée d'obstacle<br>• hématurie a vacuo<br>• vessie claquée et rétention chronique d'urine |
| B | Indications respectives du sondage vésical et du cathétérisme sus-pubien :<br>• indication d'un sondage urétral si cathéter sus-pubien contre-indiqué : en cas d'absence de globe, d'anticoagulation efficace, de cancer de vessie, de pontage croisé<br>• indication d'un cathéter sus-pubien si sondage urétral contre-indiqué : en cas de traumatisme de l'urètre, de sténose de l'urètre, de prostatite aiguë ou de sphincter artificiel urinaire |

| Rang | Descriptif |
|---|---|
| A | **Prise en charge en urgence de la rétention aiguë d'urine :**<br>• urgence thérapeutique<br>• elle se traite par la vidange vésicale :<br>- par les voies naturelles : sonde vésicale<br>- par voie percutanée : cathéter sus-pubien<br>Systématiquement :<br>• relever le volume contenu dans la vessie au moment de la rétention<br>• surveiller la diurèse horaire<br>• prévenir le syndrome de levée d'obstacle et l'hématurie a vacuo |

ECBU : examen cytobactériologique des urines ; PSA : *prostate-specific antigen*.

CHAPITRE

11

# Contraception masculine

## Situations de départ

33 Difficulté à procréer

## Item, objectifs pédagogiques

**ITEM 36 – Contraception**

| Rang | Rubrique | Intitulé |
|---|---|---|
| A | Définition | Connaître les différentes modalités de contraceptions existantes |
| A | Définition | Connaître les différents types de contraception hormonales estroprogestatives, leur voie d'administration et leur classification* |
| A | Définition | Connaître les différents types de contraception hormonales progestatives, leurs voies d'administration* |
| A | Définition | Connaître les différents types de contraception d'urgence* |
| B | Éléments physiopathologiques | Connaître les mécanismes d'action de la contraception estroprogestative, progestative, d'urgence et intra-utérine* |
| A | Définition | Connaître les contraceptions barrières (et notamment le préservatif masculin) et naturelles |
| A | Prise en charge | Connaître les contre-indications de la contraception estroprogestative, progestative, intra-utérine* |
| B | Prise en charge | Connaître les critères de choix en 1re intention de la contraception estroprogestative* |
| B | Prise en charge | Connaître les éléments à explorer lors de l'entretien et de l'examen clinique avant la prescription d'une contraception hormonale et intra-utérine* |
| A | Suivi et/ou pronostic | Connaître la tolérance et les effets indésirables des différents contraceptifs hormonaux* |
| B | Prise en charge | Prescrire les examens complémentaires recommandés à l'initiation d'une contraception estroprogestative* |
| B | Prise en charge | Savoir prescrire les différentes contraceptions disponibles y compris la contraception d'urgence* |
| A | Suivi et/ou pronostic | Connaître les niveaux d'efficacité des différentes stratégies contraceptives et des contraceptions d'urgence (indice de Pearl)* |
| B | Prise en charge | Connaître et savoir expliciter à la patiente la conduite à tenir en cas d'oubli de pilule* |
| B | Prise en charge | Être capable d'expliciter à la patiente les avantages et inconvénients des différentes contraceptions* |
| A | Suivi et/ou pronostic | Connaître les interactions potentielles médicamenteuses* |
| B | Suivi et/ou pronostic | Connaître les éléments de suivi (cliniques et biologiques) d'une contraception hormonale ou intra-utérine* |
| B | Prise en charge | Savoir prescrire une contraception chez les femmes à risque vasculaire* |
| B | Prise en charge | Connaître les modalités de prescription chez la jeune femme mineure* |
| A | Définition | Connaître les différents modes de stérilisation féminine* et masculine et l'existence d'une législation |

# I. Pour comprendre

La contraception masculine comprend des moyens contraceptifs et la stérilisation.

La définition de la contraception est : « méthode permettant d'obtenir une fécondité nulle. » La stérilisation est un terme plus général signifiant : « méthode détruisant les micro-organismes. » Ainsi, il existe la stérilisation à visée contraceptive. La stérilisation féminine ou masculine est un acte chirurgical, réalisé par un médecin en établissement de santé public ou privé (hôpital ou clinique). C'est une méthode contraceptive qui se distingue profondément des autres méthodes existantes car son objectif est d'empêcher de manière définitive la procréation. Il convient de la considérer comme irréversible.

B La spermatogenèse a lieu dans les testicules à partir des spermatogonies (cellules souches) qui se transforment ensuite en spermatocytes I qui vont subir la mitose réductionnelle de la méiose pour donner les spermatocytes II. Ces spermatocytes II vont donner les spermatides après avoir subi la mitose équationnelle. Les spermatides, qui sont en réalité des spermatozoïdes immatures, vont subir une phase de maturation, appelée spermiogenèse, pour donner naissance aux spermatozoïdes. À la sortie du testicule, les spermatozoïdes, bien que morphologiquement différenciés, sont donc immatures et non fertiles et vont le devenir lors du passage dans l'épididyme (qui correspond au canal épididymaire, long tube pelotonné sur lui-même). Les spermatozoïdes transitent ensuite dans le canal déférent jusque dans la prostate.



## A. Mesure d'efficacité

A Une méthode contraceptive vise à éviter la fécondation d'un ovule par un spermatozoïde. Elle doit présenter quatre critères incontournables :

- efficace ;
- réversible ;
- acceptable ;
- faible coût.

L'efficacité d'une méthode contraceptive est évaluée par l'**indice de Pearl** (IP) calculé par la formule suivante : IP (%) = [(nombre de grossesses non planifiées/nombre de mois d'utilisation d'une méthode contraceptive) × 1 200]/100.

B Plus l'IP est faible et plus la méthode contraceptive est efficace. Cependant, il s'agit de l'efficacité théorique d'une méthode contraceptive puisque l'IP est toujours calculé en condition d'utilisation optimale.

## B. Moyens contraceptifs

- A Le préservatif.
- Le rapport interrompu ou retrait ou *coitus interruptus*.
- Le traitement hormonal.
- Les substances spermicides.
- La stérilisation par vasectomie.

# II. Préservatif masculin

Le préservatif masculin couvre le pénis d'une fine membrane afin de prévenir l'émission de sperme dans le vagin. Les préservatifs en **latex** sont les plus efficaces. Le **polyuréthane** peut être utilisé en cas d'allergie.

Il s'agit de la méthode contraceptive masculine la plus utilisée. L'IP du préservatif masculin est de 2 % mais le taux d'échec en condition d'utilisation réelle peut aller jusqu'à 15 % (OMS 2005). La diffusion d'une **information complète** sur l'utilisation correcte et les différentes fonctions du préservatif masculin améliore son efficacité.

Le préservatif masculin est la seule méthode contraceptive permettant la **prévention des infections sexuellement transmissibles** (IST) (tableau 11.1).

- **Précautions :** vérifier la date de péremption, éviter les objets tranchants lors des manipulations (bagues, etc.).
- **Pour la prévention des IST :** éviter le contact avec le pénis avant la mise en place du préservatif. En cas de dysfonctionnement, rupture (exceptionnelle) : la partenaire doit prendre en compte le risque de grossesse si besoin. Concernant l'accident d'exposition aux agents infectieux : le couple doit se présenter rapidement aux urgences où une procédure est institutionnelle 24/24 h. Un traitement préventif VIH est réalisable jusqu'à 72 heures.

**Tableau 11.1.** Ⓐ **Préservatif masculin.**

| | |
|---|---|
| Efficacité | Fonction de l'utilisation correcte (IP = 2 %) |
| Réversibilité | Réversible |
| Acceptabilité | Fonction de l'information du patient |
| Coût | Faible |
| Fonctions | Contraception, prévention des IST |

IP : indice de Pearl ; IST : infection sexuellement transmissible.

# III. *Coitus interruptus* (retrait)

Le *coitus interruptus* consiste à retirer le pénis du vagin avant l'éjaculation. Les avantages de cette méthode contraceptive sont sa simplicité, son coût inexistant et l'absence de contre-indication.

L'IP du *coitus interruptus* est de 4 % mais le taux d'échec en condition d'utilisation réelle peut aller jusqu'à 27 % (OMS 2005). Les échecs sont expliqués par la présence de quelques spermatozoïdes dans la fraction initiale de l'éjaculation, et la difficulté des hommes à contrôler leur éjaculation (tableau 11.2).

**Tableau 11.2.** Ⓐ ***Coitus interruptus.***

| | |
|---|---|
| Efficacité | Fonction de l'utilisation correcte (IP = 4 %) |
| Réversibilité | Réversible |
| Acceptabilité | Difficulté de réalisation |
| Coût | Inexistant |
| Fonctions | Contraception uniquement |

IP : indice de Pearl.

# IV. Traitement hormonal

Il est possible en administrant de la testostérone associée à de la progestérone d'entraîner une infertilité masculine. L'efficacité est bonne, mais les effets secondaires et la tolérance sur le long terme rendent cette méthode inutilisable en pratique. Ce moyen n'est donc pas utilisé.

# V. Substances spermicides

Il n'existe pas actuellement de substance spermicide intra-urétrale. Les produits spermicides sont donc intravaginaux (cf. contraception féminine).

# VI. Vasectomie

## A. Principes

La vasectomie est une méthode de **stérilisation masculine**. Il s'agit d'une **intervention chirurgicale** qui consiste à ligaturer, sectionner et/ou coaguler les canaux déférents au niveau scrotal pour empêcher les spermatozoïdes de se mélanger au liquide spermatique (fig. 11.1). La vasectomie est une intervention à visée contraceptive en principe **définitive**.

Il n'existe pas à l'heure actuelle de solution d'occlusion temporaire des canaux déférents.



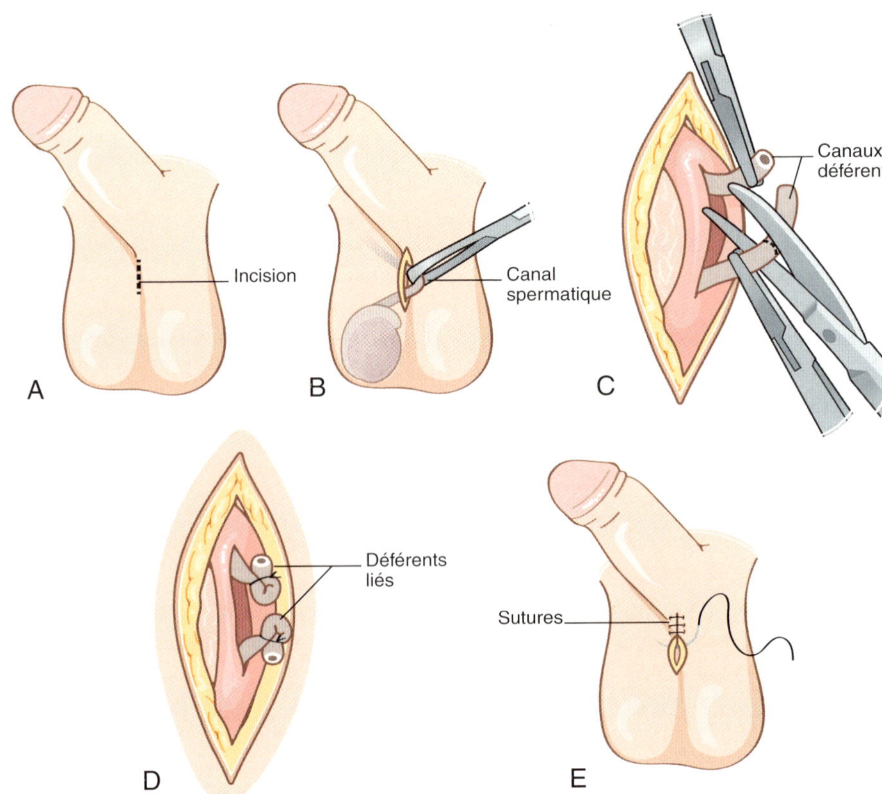


**Fig. 11.1.** Ⓐ **Vasectomie.**
Source : Huyghe E, Blanc A, Nohra J, et al. Vasectomie, contraception masculine. Prog Urol 2007 ; 17 : 789-93.

Différentes variantes chirurgicales ont été décrites mais le plus souvent l'intervention est réalisée sous anesthésie locale, parfois sous anesthésie générale. On pratique une courte incision de chaque côté à la partie haute du scrotum. Le canal déférent est saisi par une pince. Il est sectionné et généralement on en excise quelques millimètres. Puis le canal est obturé par un fil ou une coagulation des deux côtés. On peut compléter le geste en interposant des tissus entre les deux extrémités. Enfin, les deux incisions seront refermées.

B Malgré l'existence de techniques microchirurgicales de **reperméabilisation**, la vasectomie est présentée au patient comme **irréversible**.

Une **cryoconservation du sperme** (dans un centre d'étude et de conservation des œufs et du sperme humains [CECOS]) peut être proposée au patient avant d'effectuer le geste chirurgical.

## B. Complications postopératoires

A Malgré la rapidité et la simplicité de l'intervention, certaines complications postopératoires peuvent survenir :

- B hématome : 1–2 % ;
- infection : 0–2,5 % ;
- douleur chronique : 3–6 % ;
- épididymite congestive : 0–2 % ;
- retard de cicatrisation : 0–2 % ;
- atrophie testiculaire : rare ;
- granulome : 1–4 %.



## C. Mesures associées

La stérilisation après vasectomie n'est pas immédiate puisque quelques spermatozoïdes peuvent persister dans les vésicules séminales. Il est donc nécessaire que soit maintenue une **autre méthode contraceptive** pendant **12 semaines** A après l'intervention (bien l'expliquer au patient). Elle ne pourra être interrompue qu'après la **réalisation d'un spermogramme** montrant l'**absence de spermatozoïdes**. La vasectomie ne modifie pas le volume de liquide spermatique émis au moment de l'éjaculation.

**Tableau 11.3.** A **Vasectomie.**

| | |
|---|---|
| Efficacité | Excellente (IP = 0,1 %) |
| Réversibilité | Irréversible |
| Acceptabilité | Excellente (après choix du patient) |
| Coût | Faible |
| Fonctions | Stérilisation contraceptive +++ |

IP : indice de Pearl.

## D. Efficacité

Il s'agit de la méthode contraceptive la plus fiable (tableau 11.3). L'IP de la vasectomie est d'0,1 % et le taux d'échec en condition d'utilisation réelle de 0,15 % (OMS 2005). Les principales causes d'échec sont :

- des rapports sexuels non protégés avant stérilisation du liquide spermatique ;

- une non-section d'un déférent pendant la chirurgie ;
- une reperméabilisation spontanée du déférent.

# E. Indications

La vasectomie est recommandée pour des couples désirant une contraception permanente et non réversible.

# F. Aspect éthique

Depuis la loi du 4 juillet 2001 (art. L. 2123-1 Code de la santé publique), la vasectomie peut être pratiquée sur une personne :

- majeure ;
- exprimant une volonté libre, motivée et délibérée (si personne handicapée sous tutelle ou curatelle, oui, mais avec des conditions) ;
- ayant reçu une information claire et complète sur les conséquences du geste et les risques encourus.

L'acte ne peut être réalisé que dans un établissement de soins.

Au cours de la première consultation, le médecin doit remettre au patient un **dossier d'information écrit** et l'**informer** sur :

- l'ensemble des méthodes contraceptives disponibles ;
- l'irréversibilité théorique de la vasectomie ;
- la possibilité de réaliser une cryoconservation du sperme (CECOS) avant la vasectomie ;
- le risque d'échec et de complications postopératoires de la vasectomie ;
- la nécessité d'utiliser une autre méthode contraceptive pendant 12 semaines après la vasectomie ;
- l'absence de modification de l'érection ou de l'éjaculation après la vasectomie.

Un **délai de réflexion de 4 mois** doit être respecté entre les deux consultations préopératoires avant la réalisation de la vasectomie.

Lors de la seconde consultation, le patient devra remettre un **consentement écrit**.

En accord avec la personne, la présence de témoin (infirmière) peut être utile.



## Consentement pour vasectomie[1]

Je soussigné, _______________, demande à subir une vasectomie, c'est-à-dire une stérilisation à visée contraceptive de mon plein gré, sans subir aucune pression ni avoir été poussé d'une quelconque manière. Je sais qu'il existe d'autres méthodes de contraception temporaire. Je suis pleinement conscient que l'opération me rendra incapable d'avoir des enfants. Je sais qu'il y a un certain risque postopératoire et que l'opération peut ne pas être un succès de première intention. Je sais que je peux revenir sur ma décision jusqu'au dernier moment avant l'opération. J'ai eu toute latitude pour poser des questions auxquelles on a répondu à mon entière satisfaction.

Fait à :

Le :

Signature :

1. Document complet disponible pour les personnes (mais aussi pour les médecins) à l'adresse électronique suivante : http://social-sante.gouv.fr/IMG/pdf/livret_sterilisation_visee_contraceptive.pdf

Le médecin peut refuser, mais doit alors en informer le patient dès la première consultation. S'il s'agit d'un majeur incapable, l'acte ne peut être pratiqué que s'il existe une contre-indication absolue à toute autre méthode contraceptive ou une impossibilité avérée de les mettre en œuvre.

## *Pour en savoir plus*

Loi du 4 juillet 2001 (art. L. 2123-1 du Code de la santé publique) sur la vasectomie.

## Résumé

Une méthode contraceptive doit présenter idéalement quatre critères : **efficace, réversible, acceptable, faible coût**.

Les trois principales méthodes contraceptives masculines utilisées sont :

- le **préservatif masculin**;
- le ***coitus interruptus***;
- la **vasectomie** (à considérer comme irréversible).

Le préservatif masculin est la seule méthode contraceptive permettant la **prévention des IST**.

Le *coitus interruptus* est la méthode contraceptive masculine la plus simple mais la moins efficace.

La vasectomie est la méthode contraceptive masculine la plus efficace (IP = 0,1 %). Elle est cependant **irréversible**. Elle doit être pratiquée dans le respect de la loi du 4 juillet 2001 qui prévoit un **délai de 4 mois de réflexion**, sur une personne :

- **majeure**;
- exprimant une **volonté libre, motivée et délibérée**;
- ayant reçu une **information claire et complète** (dossier d'information écrit);
- ayant signé un consentement écrit.

B Avant l'intervention chirurgicale, le patient peut réaliser une **cryoconservation du sperme** (CECOS) et après l'intervention, le patient doit utiliser une **autre méthode contraceptive** pendant **12 semaines**. Elle ne pourra être interrompue qu'après la **réalisation d'un spermogramme** montrant une **absence de spermatozoïdes**

CHAPITRE

# 12

# Stérilité du couple : conduite de la première consultation

## *Situations de départ*

- 33 Difficulté à procréer
- 63 Troubles sexuels et troubles de l'érection

## *Item, objectif pédagogique*

***ITEM 38 – Infertilité du couple : conduite de la première consultation***

| Rang | Rubrique | Intitulé | Descriptif |
|---|---|---|---|
| A | Définition | Connaître la définition de la fertilité, fécondité, fécondabilité d'un couple | – |
| A | Définition | Connaître la définition d'un couple infertile | – |
| B | Épidémiologie, prévalence | Connaître la fertilité et fécondité dans la population générale | Intégrer l'effet de l'âge sur la fertilité |
| B | Diagnostic positif | Connaître les éléments de l'interrogatoire et de l'examen clinique chez la femme* | – |
| B | Diagnostic positif | Connaître les éléments de l'interrogatoire et de l'examen clinique chez l'homme | – |
| B | Étiologies | Connaître l'orientation diagnostique en fonction du contexte et des manifestations associées | Connaître les présentations cliniques orientant vers une origine particulière d'infertilité |
| B | Examens complémentaires | Connaître le bilan de première intention d'une infertilité féminine* | – |
| B | Examens complémentaires | Connaître le bilan de première intention d'une infertilité masculine | – |
| B | Examens complémentaires | Principes d'interprétation d'un spermogramme | Conditions de recueil ; respect des conditions préanalytiques, principales anomalies, etc. |
| B | Étiologies | Connaître les principales causes d'infertilité chez la femme* | – |
| B | Étiologies | Connaître les principales causes d'infertilité chez l'homme | – |

# I. Pour comprendre

## A. Définitions

**A** La fertilité est la capacité de procréer. La fécondité est l'état d'avoir eu un ou plusieurs événements reproductifs, notamment naissance(s) d'enfant(s). La fécondabilité est la probabilité de concevoir lors d'un cycle d'exposition à la grossesse.

L'infertilité est la perte de la capacité de procréer (concept d'aptitude). L'infécondité est l'incapacité d'un couple sexuellement actif sans contraception d'obtenir une grossesse en un an (concept de résultat). L'infécondité peut être primaire (jamais de grossesse préalable) ou secondaire (déjà une ou plusieurs grossesses antérieures à la consultation). Enfin, la stérilité est l'impossibilité définitive de procréer.

## B. Épidémiologie

**B** Pour un couple fertile âgé de 25 ans, la probabilité mensuelle d'obtenir naturellement une grossesse (fécondabilité) est de 25 %. De ce fait, le délai nécessaire pour concevoir qui correspond à 1 de fécondabilité est de 4 mois dans cette population. Après un an de tentatives sans contraception, 20 % des couples restent sans enfant.



La fertilité baisse avec l'âge :

- chez la femme : le risque de ne pas parvenir à avoir un enfant (sans aide médicale) augmente au fur et à mesure de l'avancée en âge. À 25 ans, il est de l'ordre de 5 %. Il atteint 10 % à 30 ans, 20 % à 35 ans et 50 % à 40 ans ;
- l'âge paternel est également associé à une diminution de la fertilité spontanée, mais il n'y a pas cependant de seuil précis concernant l'âge du père.

Un couple sur 7 consultera au cours de sa vie pour des difficultés à concevoir et 1 couple sur 10 suivra un traitement pour remédier à son infécondité (soit environ 60 000 nouveaux cas/an).

On estime que 20 % des inféconditéss de couple sont d'origine masculine stricte, 20 % d'origine féminine stricte et 40 % d'origine mixtes. Par conséquent, chacun des partenaires du couple présentant une infécondité doit être exploré cliniquement (avec interrogatoire complet et examen clinique) et bénéficier d'un bilan complémentaire. D'une manière générale, l'évaluation du partenaire masculin est indispensable dans la démarche étiologique et thérapeutique du couple ayant une infécondité et chez l'homme ayant un facteur de risque d'hypofertilité. Elle doit suivre une démarche systématique et structurée dont nous allons rappeler les étapes initiales (bilan initial de l'homme infertile).

· ~15% des couples sont confrontés à une infécondité

# II. Exploration clinique de l'homme infertile

## A. Interrogatoire

### *1. Histoire reproductive et sexuelle*

- Fécondité antérieure du couple et des deux partenaires, durée de l'infécondité et caractère primaire ou secondaire de l'infécondité.
- Histoire sexuelle, incluant les infections sexuellement transmises, fréquence des coïts et leur calendrier.

## 2. Antécédents personnels

- Cryptorchidie et autres pathologies du développement.
- Pathologies chroniques.
- Chirurgies inguinales ou scrotales (cryptorchidie, orchidectomie, hydrocèle, biopsie testiculaire, orchidopexie pour torsion du cordon spermatique, hernie inguinale).
- Traumatisme sévère du bassin, des organes génitaux externes ou du périnée.
- Infections urogénitales (orchiépididymites dans un contexte d'infection sexuellement transmissible (IST), orchite ourlienne, urétrite, prostatite, infections urinaires, tuberculose génitale).
- Âge des deux partenaires.
- Varicocèle

## 3. Habitudes de vie et facteurs de risque professionnels

- Consommation tabagique et de cannabis : ces deux substances entraînent une diminution de la concentration, de la mobilité, et de la vitalité des spermatozoïdes, du pourcentage de formes normales, de la capacité de fécondation du spermatozoïde et une diminution significative des chances de succès en aide médicale à la procréation (AMP) ; autres substances stupéfiantes.
- Consommation de boissons alcoolisées : en quantifiant la consommation (nombre de verres par jour) et en précisant son mode (occasionnel ou régulier).
- Exposition (professionnelle ou non) à des facteurs potentiellement délétères pour la spermatogenèse (chaleur, exposition aux perturbateurs endocriniens, consommation de stéroïdes anabolisants, radiations ionisantes, stress). Travail de nuit

## 4. Antécédents familiaux

- Enquête familiale avec constitution éventuellement de l'arbre généalogique.
- Recherche chez les apparentés :
  - d'hypofertilité ;
  - de cryptorchidie et d'un cancer du testicule ;
  - de pathologies génétiques (mucoviscidose) ;
  - de consanguinité.

## 5. Traitements

Traitements pouvant avoir potentiellement un impact direct ou indirect sur la spermatogenèse ou perturber l'axe gonadotrope ou interférer avec les réactions sexuelles. Devant tout traitement, il convient de vérifier les résumés des caractéristiques des produits, et se référer au site du Centre de référence sur les agents tératogènes (CRAT ; www.lecrat.fr) :

- chimiothérapie et radiothérapie ;
- psychotropes et anticonvulsivants ;
- stéroïdes ;
- $\alpha$-bloquants, inhibiteurs de la 5-$\alpha$-réductase.
- Colchicine

## 6. Recherche de symptômes

On recherchera systématiquement les symptômes présents ou passés suivants :

- douleurs au niveau de l'appareil urogénital orientant le plus souvent vers une origine infectieuse ou une varicocèle ;
- signes digestifs ou respiratoires pouvant orienter vers une mucoviscidose ;
- dysfonctions sexuelles (troubles du désir, de l'érection, de l'éjaculation, etc.).

## B. Examen physique

Tout homme infertile ou ayant un facteur de risque d'infertilité masculine doit faire l'objet d'un examen clinique avant toute décision thérapeutique (médicament, chirurgie, AMP).

L'examen clinique doit comporter :

- un examen général avec évaluation des caractères sexuels secondaires (morphotype, pilosité, taille, distribution des graisses, index de masse corporelle) ;
- un examen mammaire à la recherche d'une gynécomastie ;
- un examen du pénis, avec localisation du méat urétral (hypospadias) ;
- un examen bilatéral et comparatif des testicules, épididymes et déférents :
  - la palpation des testicules : mensuration, estimation de la consistance et recherche systématique d'un nodule testiculaire,
  - la présence et la consistance des déférents et épididymes (recherche des signes obstructifs de la voie génitale). Le diagnostic d'absence bilatérale des canaux déférents (ABCD) est suspecté par l'examen physique et établi par l'échographie scrotale + pelvienne,
  - la recherche d'une varicocèle clinique réalisée en position debout, et en manœuvre de Valsalva. Il est important de donner le grade de la varicocèle de chaque côté (classification en grade des varicocèles en tableau 12.1) ;

**Tableau 12.1. B Grades cliniques de la varicocèle spermatique.**

| Grade | Critères |
|---|---|
| 1 | Palpable seulement en manœuvre de Valsalva |
| 2 | Palpable au repos, mais non visible |
| 3 | Visible et palpable au repos |



- le toucher rectal n'est pas systématique. Il est recommandé en cas d'antécédent infectieux, d'hypospermie, d'anomalie du plasma séminal, de suspicion de déficit androgénique, ou si l'âge du patient justifie la recherche d'un cancer de la prostate.

# III. Spermogramme

B La réalisation d'un spermogramme est systématique chez tout homme ayant un questionnement vis-à-vis de sa fertilité. Le recueil a lieu par masturbation au laboratoire (et non au domicile), après 2 à 7 jours d'abstinence sexuelle.

Les paramètres spermatiques évalués sont :

- des paramètres macroscopiques du plasma séminal : volume, pH, viscosité ;
- des paramètres microscopiques : la concentration et la numération totale des spermatozoïdes dans l'éjaculat, la mobilité, la vitalité et la morphologie des spermatozoïdes. Si tous les paramètres du spermogramme sont dans les limites de la normale, un seul spermogramme est suffisant. En cas d'anomalie au premier spermogramme, il est nécessaire de contrôler les conditions d'examen et de réaliser un deuxième spermogramme (au mieux à 3 mois d'intervalle).

La 5e édition du manuel de laboratoire pour l'examen du sperme humain de l'Organisation mondiale pour la santé (OMS 2010) a publié de nouvelles valeurs de références des paramètres du spermogramme (tableau 12.2) et la nomenclature des anomalies du spermogramme (tableau 12.3).

**Tableau 12.2. B Normes OMS 2010 et anomalies.**

| Paramètres spermatiques | Valeurs seuils |
|---|---|
| Délai d'abstinence | 3-5 j |
| Volume éjaculé | > 1,5 mL |
| Concentration spermatique | > 15 millions/mL |
| Numération par éjaculat | > 39 millions/éjaculat |
| Mobilité progressive des spermatozoïdes | > 32 % |
| Mobilité totale des spermatozoïdes | > 40 % |
| Vitalité | > 58 % |
| Pourcentage de formes normales<br>Critères stricts<br>Classification de David | > 4 %<br>> 23 % |
| Concentration en leucocytes | < 1 million |

OMS : Organisation mondiale de la santé.

L'azoospermie est définie par une absence totale de spermatozoïdes dans le sperme sur deux examens successifs (idéalement à au moins 3 mois d'intervalle) avec recherche des spermatozoïdes dans le culot de centrifugation à 3000 g pendant 15 minutes.

Les principales autres anomalies du spermogramme sont :

- **hypospermie** : volume éjaculé < 1,5 mL ;
- **oligospermie** : nombre de spermatozoïdes < 15 millions/mL ou < 39 millions par éjaculat ;
- **asthénospermie** : < 32 % de spermatozoïdes mobiles progressifs ;
- **nécrospermie** : < 58 % de spermatozoïdes vivants ;
- **tératospermie** : < 4 % de spermatozoïdes de morphologie normale (classification de Kruger) ;
- **leucospermie** : nombre de PNN > 1 million/mL.

**Tableau 12.3. B Nomenclature des anomalies du spermogramme.**

| | |
|---|---|
| **Aspermie** | Absence de sperme |
| **Hypospermie** | Volume de sperme < 1,5 mL |
| **Azoospermie** | Absence de spermatozoïdes à l'état frais et dans le culot après centrifugation |
| **Cryptospermie** | Absence de spermatozoïdes à l'état frais mais présence de spermatozoïdes dans le culot après centrifugation |
| **Oligospermie** | < 15 millions/mL |
| **Asthénospermie** | Mobilité progressive < 32 % |
| **Nécrospermie** | Vitalité < 58 % |
| **Tératospermie**<br>**Classification des critères stricts**<br>**Classification de David modifiée** | < 4 % de formes normales<br>< 23 % de formes normales |
| **Leucospermie** | > 1 million de leucocytes/ml |

**Retenir**

B L'évaluation minimale complète de chaque homme infertile doit inclure un interrogatoire systématisé et un examen physique, et au moins deux spermogrammes en cas d'anomalies. Les résultats de ce premier bilan étant connus, le praticien pourra avoir recours à un complément d'examens à visée diagnostique, pronostique et/ou d'orientation thérapeutique.

# IV. Autres tests de l'évaluation de l'homme infertile

## A. Échographie scrotale

- B Recommandée chez tout homme infertile.
- Permet de :
  - rechercher un nodule testiculaire (cancer du testicule) ;
  - préciser le volume de chaque testicule (hypotrophie < 15 mL ; atrophie < 6 mL) ;
  - rechercher une pathologie obstructive ou une varicocèle.

## B. Bilan hormonal



L'évaluation minimale de l'homme infertile comporte un dosage sérique de l'hormone folliculostimulante (FSH ; exploration du testicule exocrine) et de la testostérone totale (exploration du testicule endocrine). Une élévation de la FSH témoigne d'une altération de la spermatogenèse, mais inversement le fait que la FSH soit dans les limites de la normale n'exclut pas une spermatogenèse altérée.

## C. Autres examens

Trois examens génétiques sont de pratique courante chez l'homme infertile :

- le caryotype ;
- la recherche des microdélétions du chromosome Y ;
- l'analyse des mutations du gène *CFTR*.

### 1. Caryotype

Les anomalies chromosomiques sont présentes chez 7 % des hommes infertiles. Le syndrome de Klinefelter (XXY) représente environ deux tiers des anomalies chromosomiques observées chez l'homme infertile (surtout en cas d'azoospermie).

Les indications de prescription d'un caryotype dans le cadre de l'exploration de l'homme infertile sont :

- une azoospermie non obstructive (17 % d'anomalies du caryotype) ;
- une oligospermie inférieure à 10 millions de spz/mL (incidence 10 fois plus élevée que la population générale, soit 10 % si la numération de spermatozoïdes est < 5 millions/mL, et 4 % entre 5–10 millions/mL) ;

- en cas d'histoire familiale d'avortement à répétition, de malformations, de retards mentaux, un caryotype devrait être réalisé quelle que soit la concentration de spermatozoïdes, voire en cas d'infertilité inexpliquée.

### 2. *Microdélétions du chromosome Y*

Les microdélétions du chromosome Y sont retrouvées chez environ 2 % des hommes avec une azoospermie.

Elles doivent être recherchées en cas d'azoospermie sécrétoire et d'oligospermie sévère (< 1 M/mL).

### 3. *Mutations du gène* CFTR *(ou* ABCC7*)*

La recherche de mutations du gène *CFTR* doit être proposée chez les hommes ayant une absence bilatérale des canaux déférents (ABCD) et/ou des symptômes de mucoviscidose. Si une mutation est découverte chez l'homme, la recherche doit également être demandée chez la partenaire.

Un conseil génétique doit être proposé chaque fois qu'une anomalie génétique est détectée ou suspectée chez l'homme ou sa partenaire.



# V. Principaux tableaux clinicobiologiques d'infertilité masculine

## A. Azoospermies obstructives (excrétoires)

L'azoospermie obstructive est la conséquence d'un obstacle bilatéral chez un homme ayant par ailleurs une spermatogenèse normale.

La **présentation clinique** associe : des volumes testiculaires normaux, un taux de FSH normal, souvent une dilatation épididymaire bilatérale, des anomalies (absence, nodule, dilatation) au niveau des voies séminales. L'examen clinique + l'échographie précisent le site de l'obstruction.

Les principales étiologies sont :

- l'absence bilatérale des canaux déférents et des vésicules séminales : elle doit faire rechercher systématiquement une mutation du gène *CFTR* ;
- l'obstruction bilatérale des voies séminales (épididymes, canaux déférents ou canaux éjaculateurs) : les causes peuvent être infectieuses, chirurgicales ou (rarement) traumatiques.

## B. Azoospermies non obstructives (sécrétoires)

Elles sont définies par une atteinte de la production de spermatozoïdes par les testicules. La suite des investigations dépend du taux de FSH :

- **si le taux de FSH est effondré**, il faut suspecter un hypogonadisme hypogonadotrope (lié à une atteinte hypothalamique ou hypophysaire) avec azoospermie sécrétoire d'origine centrale. Il s'agit d'une pathologie rare. Les signes cliniques d'hypogonadisme sont au premier plan et les patients consultent plus souvent pour un retard de puberté ou des dysfonctions sexuelles que pour infertilité. Les principales étiologies sont le syndrome de Kallmann-de Morsier ou les tumeurs hypophysaires ;
- **si le taux de FSH est élevé**, il faut suspecter une **origine testiculaire** (azoospermie sécrétoire périphérique). Il s'agit d'une pathologie fréquente (environ 60 % des cas

d'azoospermie). Il est fondamental de rechercher tous les antécédents du patient (notamment de cryptorchidie, d'orchite, de cancer). L'examen doit rechercher une tumeur testiculaire, une atrophie testiculaire, et une varicocèle. Un **caryotype** à la recherche notamment d'un syndrome de Klinefelter (47 XXY) et une recherche des microdélétions du chromosome Y doivent être réalisés.

## C. Oligo-asthéno-térato-spermies

Ce groupe est de loin le plus fréquemment rencontré chez l'homme consultant pour infécondité de couple. Il s'agit d'un groupe assez hétérogène associant des anomalies quantitatives et qualitatives (diminution de la mobilité et/ou de la vitalité et/ou du pourcentage de formes normales des spermatozoïdes).

Les principales étiologies à rechercher en cas d'oligo-asthéno-térato-spermie (OATS) ou d'azoospermie sécrétoire :

- varicocèle ;
- infectieuses ;
- cryptorchidie ;
- mode de vie (tabac, cannabis) ;
- profession (contact avec les pesticides, toxiques) ;
- génétiques (anomalies du caryotype ou microdélétion du chromosome Y AZFc) ;
- idiopathiques (aucune cause n'est retrouvée dans environ 40 % des cas).

## Résumé

L'infécondité est définie par l'incapacité pour un couple d'obtenir une grossesse au terme d'un an de rapports sexuels réguliers sans moyen contraceptif.

**B** Au cours de la première consultation, l'évaluation de la fertilité masculine nécessite :

- un interrogatoire avec recherche des facteurs de risque d'infertilité masculine;
- un examen physique avec évaluation de l'imprégnation androgénique et examen des organes génitaux externes.

L'examen complémentaire de première intention est : le spermogramme;

- si le $1^{er}$ spermogramme est normal, il n'est pas nécessaire d'en demander un $2^{e}$;
- en cas d'anomalie, toujours prescrire un $2^{e}$ spermogramme, si possible à 3 mois d'intervalle (durée d'un cycle de spermatogenèse : 74 jours).

Deux autres examens sont recommandés dans le bilan de base de l'homme infertile :

- l'échographie scrotale
- le bilan hormonal comportant au minimum : la FSH et la testostérone

Deux examens génétiques sont prescrits avant de débuter l'aide médicale à la procréation (AMP) chez les hommes ayant une azoospermie ou une oligo-asthéno-tératospermie (OATS) d'origine sécrétoire :

- le caryotype
- la recherche des microdélétions du chromosome Y

Les principaux tableaux observés chez les hommes consultant pour une infécondité sont :

- l'azoospermie obstructive (excrétoire)
- l'azoospermie non obstructive (sécrétoire), qui peut être (rarement) d'origine centrale, ou (le plus souvent) périphérique
- l'OATS

| Rang | Descriptif |
|---|---|
| A | Définition de fertilité : capacité de procréer |
| A | Définition de fécondité : état d'avoir eu un ou plusieurs événements reproductifs, notamment naissance(s) d'enfant(s) |
| A | Définition de fécondabilité : probabilité de concevoir lors d'un cycle d'exposition à la grossesse |
| A | Définition d'infertilité : perte de la capacité de procréer |
| A | Définition d'infécondité : incapacité d'un couple sexuellement actif sans contraception d'obtenir une grossesse en un an |
| A | Définition d'infécondité primaire et secondaire : l'infécondité est qualifiée de primaire lorsqu'il n'y a jamais eu de grossesse préalable et de secondaire s'il y a déjà eu une ou plusieurs grossesses antérieures à la consultation |
| A | Définition de stérilité : impossibilité définitive de procréer |

| Rang | Descriptif |
|---|---|
| B | Fécondabilité pour un couple fertile âgé de 25 ans : 25 % |
| B | Proportion des couples ayant recours à la procréation médicalement assistée (PMA) pour concevoir : 10 % des couples |
| B | Impact de l'âge maternel sur la fécondité du couple : la proportion de couples ne parvenant pas à concevoir sans PMA est de 20 % si la femme a 35 ans et 50 % si elle a 40 ans |
| B | Éléments concernant l'histoire reproductive et sexuelle à rechercher dans le cadre de l'exploration d'une infertilité masculine<br>Fécondité antérieure : durée de l'infécondité et caractère primaire ou secondaire<br>Histoire sexuelle : fréquence des coïts |
| B | Éléments concernant les antécédents personnels de l'homme à rechercher dans le cadre de l'exploration d'une infertilité masculine :<br>cryptorchidie et autres pathologies du développement<br>pathologies chroniques<br>les chirurgies inguinales ou scrotales<br>traumatismes sévères du bassin, des organes génitaux externes ou du périnée<br>infections urogénitales |
| B | Éléments concernant les habitudes de vie et facteurs professionnels à rechercher dans le cadre de l'exploration d'une infertilité masculine :<br>• consommation tabagique, de cannabis et autres substances stupéfiantes<br>• consommation de boissons alcoolisées<br>• exposition (professionnelle ou non) à des facteurs potentiellement délétères pour la spermatogenèse (chaleur, exposition aux perturbateurs endocriniens, consommation de stéroïdes anabolisants, radiations ionisantes, stress) |
| B | Éléments concernant les antécédents familiaux à rechercher dans le cadre de l'exploration d'une infertilité masculine :<br>• hypofertilité<br>• cryptorchidie et cancer du testicule<br>• pathologies génétiques (mucoviscidose)<br>• consanguinité |
| B | Traitements à rechercher dans le cadre de l'exploration d'une infertilité masculine :<br>• chimiothérapie et radiothérapie<br>• psychotropes et anticonvulsivants<br>• stéroïdes<br>• α-bloquants, inhibiteurs de la 5-α-réductase |
| B | Examen clinique à réaliser pour exploration d'une infertilité masculine :<br>• caractères sexuels secondaires<br>• examen mammaire<br>• examen du pénis et du méat urétral<br>• examen bilatéral et comparatif des testicules, épididymes et déférents avec mensuration testiculaire, recherche de nodule, recherche de signes obstructifs, recherche d'une varicocèle<br>• le toucher rectal n'est pas systématique |

| Rang | Descriptif |
|---|---|
| B | Grades de la varicocèle clinique :<br>• palpable seulement en manœuvre de Valsalva<br>• palpable au repos, mais non visible<br>• visible et palpable au repos |
| B | Définition de l'azoospermie : absence totale de spermatozoïdes dans le sperme sur deux examens successifs |
| B | Définition de l'oligospermie : nombre de spermatozoïdes < 15 millions/mL ou < 39 millions par éjaculat |
| B | Définition de l'asthénospermie : < 32 % de spermatozoïdes mobiles progressifs |
| B | Définition de la nécrospermie : < 58 % de spermatozoïdes vivants |
| B | Définition de la tératospermie : < 4 % de spermatozoïdes de morphologie normale |
| B | Définition de l'hypospermie : volume éjaculé < 1,5 mL |
| B | Définition de la leucospermie : nombre de polynucléaires neutrophiles (PNN) > 1 million/mL |
| B | Informations fournies par l'écho scrotal dans l'évaluation de l'homme infertile :<br>• recherche d'un nodule testiculaire (cancer du testicule)<br>• volume de chaque testicule (hypotrophie < 15 mL ; atrophie < 6 mL)<br>• recherche d'une pathologie obstructive ou d'une varicocèle |
| B | Bilan hormonal minimum à réaliser dans l'évaluation de l'homme infertile :<br>• hormone folliculostimulante (FSH)<br>• testostérone totale |
| B | Indications de prescription d'un caryotype dans le cadre de l'exploration de l'homme infertile :<br>• azoospermie non obstructive (17 % d'anomalies du caryotype)<br>• oligospermie < 10 millions de spz/mL<br>• histoire familiale d'avortement à répétition, de malformations et de retards mentaux |
| B | Indications de prescription de la recherche des microdélétions du chromosome Y dans le cadre de l'exploration de l'homme infertile :<br>• azoospermie non obstructive (2 % de microdélétions)<br>• oligospermie < 1 million de spz/mL |
| B | Indications de prescription de la recherche de mutation du gène *CFTR* dans le cadre de l'exploration de l'homme infertile :<br>• mucoviscidose<br>• azoospermie obstructive par absence bilatérale des canaux déférents et des vésicules séminales<br>• conjointe d'un homme ayant une mutation du gène *CFTR* |
| B | Tableau d'une azoospermie obstructive :<br>• volumes testiculaires normaux<br>• FSH normale<br>• dilatation épididymaire bilatérale<br>• anomalies (absence, nodule, dilatation) au niveau des voies séminales |

| Rang | Descriptif |
|---|---|
| B | Principales étiologies des azoospermies obstructives :<br>• l'absence bilatérale des canaux déférents et des vésicules séminales : elle doit faire rechercher systématiquement une mutation du gène *CFTR*<br>• l'obstruction bilatérale des voies séminales (épididymes, canaux déférents ou canaux éjaculateurs) : les causes peuvent être infectieuses, chirurgicales ou (rarement) traumatiques |
| B | Tableau d'une azoospermie non obstructive :<br>• volumes testiculaires souvent diminués<br>• FSH souvent augmentée (mais peut être très basse en cas d'hypogonadisme hypogonadotrope, et parfois normale)<br>• à l'écho : parfois nodule testiculaire ou varicocèle<br>• rechercher : anomalies du caryotype (syndrome de Klinefelter) ou microdélétion du chromosome Y |
| B | Principales étiologies à rechercher en cas d'azoospermie non obstructive ou d'oligo-asthéno-tératospermie (OATS) :<br>• varicocèle<br>• infections urogénitales<br>• cryptorchidie<br>• tabac, cannabis, alcool, substances stupéfiantes<br>• antécédents de traitements potentiellement stérilisants<br>• anomalies du caryotype<br>• microdélétion du chromosome Y<br>• aucune cause n'est retrouvée dans environ 40 % des cas (idiopathiques) |

## *Pour en savoir plus*

Huyghe E, Boitrelle F, Methorst C, et al. Recommandations de l'AFU et de la SALF concernant l'évaluation de l'homme infertile. Prog Urol 2020; in press.

CHAPITRE

# 13

# Infections urinaires de l'adulte et de l'enfant[2]

## Situations de départ

- 23 Anomalie de la miction
- 44 Hyperthermie, fièvre
- 95 Découverte d'une anomalie au toucher rectal
- 96 Brûlure mictionnelle
- 97 Rétention aiguë d'urine
- 100 Douleur testiculaire
- 101 Écoulement urétral
- 102 Hématurie
- 182 Analyse de bandelette urinaire
- 187 Bactérie multirésistante à l'antibiogramme
- 189 Analyse d'un examen cytobactériologique des urines
- 203 Élévation de la CRP
- 230 Rédaction de la demande d'un examen d'imagerie
- 231 Demande d'un examen d'imagerie
- 232 Demande d'explication d'un patient sur le déroulement, les risques et les bénéfices attendus d'un examen d'imagerie
- 255 Prescrire un anti-infectieux
- 305 Dépistage et conseils devant une infection sexuellement transmissible
- 311 Prévention des infections liées aux soins

## Item, objectifs pédagogiques

***ITEM 161 – Infections urinaires de l'enfant et de l'adulte***

| Rang | Rubrique | Intitulé | Descriptif |
|---|---|---|---|
| A | Définition | Savoir définir les différents types d'infections des voies urinaires simple ou à risque de complication et leur fréquence respective | Distinguer cystite, pyélonéphrite, infections urinaires simple (femme jeune sans facteur de risque), graves et infections urinaires à risque de complication, infections urinaires masculines, cystites récidivantes et recherche de facteurs de risque de complication |
| A | Étiologies | Connaître les principaux agents pathogènes à l'origine des infections urinaires et les principaux mécanismes de résistance aux antibiotiques | Connaître les résistances aux antibiotiques d'*E. coli* communautaire ; connaître les facteurs de risque de résistances aux fluoroquinolones et aux β-lactamines |
| A | Examens complémentaires | Indications des examens complémentaires de première intention en fonction du type d'infection urinaire | Bandelette urinaire (BU), examen cytobactériologique des urines (ECBU), échographie |





2. Seule une portion de l'item sera ici traitée correspondant aux infections urinaires de l'adulte.

| Rang | Rubrique | Intitulé | Descriptif |
|---|---|---|---|
| B | Examens complémentaires | Indications des examens complémentaires de deuxième intention en fonction du type d'infection urinaire | Scanner, IRM, cystographie, cystoscopie, scintigraphie |
| A | Examens complémentaires | Connaître les principes de réalisation de la BU et son interprétation | – |
| A | Examens complémentaires | Connaître les principes de réalisation et l'interprétation de l'ECBU | L'interprétation des résultats, dont les seuils significatifs des bactériuries, les indications et quand ne pas faire d'ECBU systématique ; connaître les causes de leucocyturie aseptique |
| A | Définition | Connaître la définition d'une colonisation urinaire | Connaître les mécanismes des colonisations urinaires, dont colonisation de sonde urinaire |
| A | Diagnostic positif | Connaître les critères diagnostiques des cystites aiguës (simple, à risque de complication) | Connaître le potentiel évolutif des cystites aiguës simples ; savoir éliminer les diagnostics différentiels |
| A | Diagnostic positif | Connaître les critères diagnostiques des pyélonéphrites aiguës (clinique, biologiques, radiologique) avec ou sans signe de gravité (algorithme) | Connaître la différence entre une pyélonéphrite simple et à risque de complication ; savoir reconnaître les risques de complications d'une pyélonéphrite ; connaître les examens complémentaires à réaliser au cours d'une pyélonéphrite, en urgence, en différé ; savoir poser l'indication d'un recours ; savoir éliminer les diagnostics différentiels |
| A | Prise en charge | Connaître le traitement des cystites aiguës simple dont suivi et prévention des récidives | – |
| A | Prise en charge | Connaître le traitement des pyélonéphrites aiguës simple | – |
| B | Prise en charge | Connaître le principe de la prise en charge des pyélonéphrites aiguës compliquées | – |
| A | Diagnostic positif | Connaître les critères diagnostiques des infections urinaires masculines (clinique, biologiques, radiologique) | Savoir poser les indications des examens complémentaires des infections urinaires masculines ; connaître les complications des infections urinaires masculines ; savoir éliminer les diagnostics différentiels |
| A | Prise en charge | Connaître le traitement des infections urinaires masculines et connaître les modalités de leur prévention | Connaître les conditions de prise en charge urologique des infections urinaires masculines |
| A | Prise en charge | Connaître le traitement des infections urinaires au cours de la grossesse et son suivi | Connaître les modalités de suivi des infections urinaires au cours de la grossesse ; savoir éliminer les diagnostics différentiels |
| A | Prise en charge | Connaître les spécificités de l'infection urinaire de la personnes âgée | Indications ECBU, observance |
| A | Diagnostic positif | Savoir évoquer une infection urinaire de l'enfant : enquête clinique | Situations et symptômes devant faire évoquer le diagnostic ; critères diagnostiques d'une infection urinaire de l'enfant (haute, basse), savoir éliminer les diagnostics différentiels |

| Rang | Rubrique | Intitulé | Descriptif |
|---|---|---|---|
| A | Examens complémentaires | Savoir prescrire le ou les examens complémentaires chez l'enfant | Particularités du recueil des urines, indications de la BU, de l'ECBU, de l'échographie rénale, critères diagnostiques d'une infection urinaire de l'enfant (haute, basse) |
| A | Prise en charge | Prise en charge thérapeutique d'une infection urinaire de l'enfant | – |
| A | Examens complémentaires | Connaître les examens complémentaires à réaliser dans les infections urinaires récidivantes | Connaître les étiologies, les facteurs favorisants et les examens complémentaires (cystographie, cystoscopie, scanner) à réaliser |
| B | Prise en charge | Connaître les principes du traitement des cystites récidivantes (curatif médical, préventif) | Dont cystites postcoïtales, mesures hygiénodiététique, indication et surveillance des traitements prolongés |
| B | Prévalence, épidémiologie | Infections urinaires de l'enfant : épidémiologie* | – |



# I. Définitions

A Les infections urinaires communautaires représentent un motif fréquent de consultation. Il existe de nombreux sites potentiels d'infection de gravité diverse et c'est la symptomatologie qui oriente le diagnostic.

## Sémantique

**Attention**, certains termes ont changé :

- le terme d'« infection urinaire à risque de complication » remplace le terme d'« infection urinaire compliquée » ;
- l'« infection urinaire masculine » remplace la classique « prostatite » ;
- le sujet âgé n'est pas seulement défini par son âge mais aussi par son état général ;
- On ne dit pas « bactériurie asymptomatique » mais « colonisation bactérienne ».

On distingue :

- les **infections urinaires simples**, survenant chez des patients sans facteur de risque de complication ;
- les **infections urinaires à risque de complication** présentant au moins un des facteurs de risque suivants :

- anomalies organiques ou fonctionnelles de l'arbre urinaire, quelles qu'elles soient (résidu vésical, reflux, lithiase, tumeur, acte récent, etc.),
- sexe masculin, du fait de la fréquence des anomalies anatomiques ou fonctionnelles sous-jacentes,
- grossesse,
- sujet âgé : patient de plus de 75 ans ou de plus de 65 ans avec $\geq$ 3 critères de fragilité (critères de Fried : perte de poids involontaire au cours de la dernière année, vitesse de marche lente, faible endurance, faiblesse/fatigue, activité physique réduite),
- immunodépression grave,
- insuffisance rénale chronique sévère (clairance < 30 mL/min).

**Important** : le diabète, même insulinorequérant, n'est plus considéré comme un facteur de risque de complication;

- les **infections urinaires graves** sont les pyélonéphrites aiguës (PNA) et les infections urinaires masculines associées à :
  - un sepsis grave,
  - un choc septique,
  - une indication de drainage chirurgical ou interventionnel (risque d'aggravation du sepsis en périopératoire).



**Sepsis grave** = sepsis + au moins un critère parmi les suivants :
- lactates > 2 mmol/L (ou > 1,5 fois la normale);
- hypotension artérielle systolique < 90 mmHg ou baisse de 40 mmHg par rapport au chiffre de base, ou moyenne < 65 mmHg, ou PA diastolique < 40 mmHg;
- dysfonction d'organe (une seule suffit) :
  - **respiratoire :** $PaO_2$ < 60 mmHg ou $SpO_2$ < 90 % à l'air (*a fortiori* sous $O_2$), ou $PaO_2/FiO_2$ < 300, ou baisse de ce rapport de plus de 20 % chez le malade sous assistance ventilatoire,
  - **rénale :** oligurie < 0,5 mL/kg par heure, persistant pendant 3 heures malgré le remplissage ou créatinine > 177 µmol/L (20 mg/L), ou élévation de plus de 50 % par rapport au chiffre de base,
  - **coagulation :** thrombopénie < 100 000/$mm^3$ ou TP < 50 %, ou chute de plus de 30 % des plaquettes ou du TP sur 2 prélèvements successifs. Présence d'une coagulation intravasculaire disséminée (CIVD),
  - **hépatique :** hyperbilirubinémie > 34 µmol/L,
  - **fonctions supérieures** : encéphalopathie ou syndrome confusionnel, qui pourrait être traduit par un score de Glasgow < 14.

B **Choc septique :** persistance de l'hypotension (PAS < 90 ou PAM < 65 mmHg) ou de signes francs d'hypoperfusion (lactatémie $\geq$ 4 mmol/L, oligurie) malgré les manœuvres initiales de remplissage vasculaire au cours d'un sepsis grave, ou d'emblée chez un malade ayant des signes d'infection.

# II. Physiopathologie

B L'arbre urinaire est classiquement stérile, en dehors de l'urètre distal qui est colonisé. Mais les techniques récentes d'analyse des acides ribonucléiques (ARN) bactériens confirment que les germes sont fréquents dans l'urine à des concentrations très faibles.

A Les infections urinaires communautaires sont principalement des infections par voie ascendante, à partir de la flore urétrale.

Plus rarement, les pyélonéphrites peuvent être d'origine hématogène, dans le cadre d'une bactériémie (notamment à staphylocoque ou à *Candida*).

Les infections urinaires masculines sont favorisées par l'existence d'un obstacle sous-urétral responsable d'une mauvaise vidange vésicale : hypertrophie bénigne de prostate (HBP), cancer de la prostate ou sténose urétrale.

Elles peuvent également être d'origine vénérienne dans le cadre d'une infection génitale chez l'homme ou iatrogène après biopsies de la prostate.

Sur le plan bactériologique, *Escherichia coli* est au premier rang avec 60 à 80 % des germes identifiés, toutes formes cliniques confondues. Il est retrouvé dans 70 à 95 % des cystites simples et 85 à 90 % des pyélonéphrites aiguës. Les deux germes les plus pathogènes sont *E. coli et Staphylococcus saprophyticus*.

Il existe une résistance croissante et préoccupante d'*E. coli* variable selon les tableaux cliniques et le terrain : amoxicilline 45 %, triméthoprime-sulfaméthoxazole (TMP-SMX) 30 %, fluoroquinolone 10 à 25 % (taux très variable en fonction des régions).

**B** La résistance d'*E. coli* aux céphalosporines de 3^e^ génération (C3G) injectables dans les infections urinaires communautaires progresse et est actuellement proche de 5 % avec une grande variabilité selon la présentation clinique, le terrain et la région. La production d'une β-lactamase à spectre étendu (BLSE) est le principal mécanisme de résistance.

**A** Les autres germes les plus fréquemment retrouvés sont les suivants : entérocoque, staphylocoque et *Pseudomonas*.

Le risque de résistance est majoré en cas d'antibiothérapie récente (moins de 6 mois) ou de voyage dans une zone endémique, en particulier pour les fluoroquinolones.

# III. Diagnostic d'une infection urinaire

Le diagnostic d'une infection urinaire est essentiellement clinique (**fondamental**).

## A. Diagnostic clinique et topographique

Les *signes fonctionnels urinaires* témoignant de l'atteinte vésico-urétérale sont les brûlures mictionnelles, la pollakiurie, la dysurie et/ou la présence d'urines troubles ou hématuriques.

Le syndrome infectieux peut témoigner d'une atteinte parenchymateuse (rein, prostate) en présence d'une fièvre et de frissons, inconstants, évocateurs d'une bactériémie.

Les symptômes en faveur d'une pyélonéphrite aiguë sont : des douleurs d'une fosse lombaire ou de l'angle costolombaire, unilatérales, spontanées ou provoquées par la percussion, parfois associées à des signes digestifs (douleurs, vomissements, diarrhées). Le diagnostic de pyélonéphrite est souvent porté à tort devant des douleurs lombaires vagues bilatérales et d'une bandelette urinaire (BU) positive ; cela ne suffit pas.

Les symptômes en faveur d'une infection urinaire masculine sont : l'existence de douleurs pelviennes, périnéales, urétrales ou rectales, intenses et indépendantes de la miction ; la présence d'une dysurie et/ou d'une rétention aiguë d'urine ; parfois associées à des douleurs lombaires ; une prostate classiquement augmentée de volume, douloureuse au toucher rectal, de consistance typiquement « succulente ». Parfois, la forme clinique est moins évocatrice : syndrome infectieux isolé, céphalées, douleurs articulaires, syndrome pseudogrippal, forme peu ou non fébrile avec un toucher rectal normal.

## B. Diagnostic bactériologique

La BU :

- a une valeur d'orientation par la détection de leucocytes et de nitrites ;
- nécessite de respecter une méthodologie rigoureuse : bandelettes non périmées, urines fraîches, temps de lecture avant interprétation ;

- chez la femme symptomatique, l'absence simultanée de leucocytes et de nitrites présente une très bonne valeur prédictive négative (VPN > 95 %) en l'absence d'immunodépression grave. Une BU négative doit faire rechercher un autre diagnostic ;
- chez l'homme, une BU positive pour les leucocytes et/ou les nitrites a une bonne valeur prédictive positive (VPP > 90 %). En revanche, une BU négative ne permet pas d'éliminer une infection urinaire.

**Attention**, certains germes sont dépourvus de nitrate réductase : cocci Gram + (staphylocoque, streptocoque, entérocoque), BGN aérobie (*Pseudomonas*, *Acinetobacter*). Certains régimes pauvres en légumes ou riches en vitamine C perturbent le résultat de ces bandelettes.

L'examen cytobactériologique des urines (ECBU) doit être réalisé dans des conditions parfaites de recueil (toilette antiseptique), et l'analyse au laboratoire doit être idéalement immédiate (sinon conservation possible 12 heures à 4 °C). L'ECBU comprend un examen direct, une mise en culture et un antibiogramme le cas échéant.

B Une négativité des nitrites chez la femme atteinte de cystite peut donc orienter le diagnostic bactériologique vers un staphylocoque rendant obsolète l'utilisation de la fosfomycine.

## Seuils de bactériurie

Le seuil de leucocyturie significatif est ≥ 10 éléments/mm$^3$ soit 10$^4$ éléments/mL. Mais cette donnée est peu utile dans le diagnostic des infections urinaires.

B Le seuil de bactériurie significatif dépend de l'espèce bactérienne en cause et du sexe du patient (tableau 13.1).



**Tableau 13.1. B Seuil de significativité en fonction du type de bactérie.**

| Espèces bactériennes | Seuil de significativité | Sexe |
|---|---|---|
| *E. coli*, *S. saprophyticus* | 10$^3$ UFC/mL | Homme ou femme |
| Entérobactéries autres qu'*E. coli*, entérocoque, *Corynebacterium urealyticum*, *Pseudomonas aeruginosa*, *Staphylococcus aureus* | 10$^3$ UFC/mL | Homme |
| | 10$^4$ UFC/mL | Femme |

UFC : unité formant colonie.

A En cas de leucocyturie sans germe, il faut évoquer :

- une infection urinaire décapitée par une antibiothérapie préalable ;
- une urétrite ;
- une vaginite ;
- un syndrome de la vessie douloureuse (cystite interstitielle) ;
- une tuberculose urogénitale ;
- une période périmenstruelle (hématurie associée) ;
- un corps étranger dans l'appareil urinaire (calcul, endoprothèse, etc.).

# IV. Stratégie thérapeutique

Elle est conditionnée par l'histoire naturelle et les risques évolutifs de chaque situation. Le choix de l'antibiothérapie repose sur l'efficacité, la tolérance, mais aussi sur le risque écologique individuel et collectif. Ce risque de résistance varie d'un pays à l'autre et d'une région à l'autre : il est donc indispensable de connaître l'épidémiologie de la résistance de la zone dans laquelle nous exerçons.

La **colonisation bactérienne** (bactériurie asymptomatique) correspond à la présence d'un micro-organisme dans les urines sans manifestations cliniques associées. Il n'y a pas de seuil de bactériurie, sauf chez la femme enceinte où un seuil de bactériurie à $10^5$ UFC/mL est classiquement retenu. La leucocyturie n'intervient pas dans la définition. Les deux seules situations consensuelles pour le dépistage et le traitement des colonisations urinaires sont :

- avant une intervention avec effraction de la muqueuse urinaire ;
- pendant la grossesse à partir du 4e mois.

B **Important :** un patient porteur d'une sonde urinaire ne doit **jamais** avoir d'ECBU systématique en dehors de situations particulières (apparitions de troubles urinaires, apparition d'une grosse bourse inflammatoire, fièvre inexpliquée, syndrome confusionnel, etc.).

# V. Cystite aiguë

## A. Cystite aiguë simple

A Il s'agit d'une maladie fréquente avec un inconfort variable. Il faut s'assurer cliniquement de l'absence de facteurs de risque de complication ou de pyélonéphrite aiguë paucisymptomatique (fébricule, lombalgie sourde). Un ECBU n'est pas nécessaire, la BU est le seul examen paraclinique suggéré, orientant le diagnostic. Aucune imagerie n'est requise. L'évolution spontanément favorable est fréquente après simple cure de diurèse et le risque de pyélonéphrite aiguë ascendante est minime.

L'antibiothérapie de première intention et de choix sera : fosfomycine-trométamol (Monuril®) en dose unique, qui présente les avantages d'avoir une meilleure observance, d'avoir une résistance très rare et non croisée avec les autres antibiotiques et d'être une classe spécifique épargnant les autres.

B L'antibiothérapie de deuxième intention sera le pivmecillinam (Selexid® 200 mg × 3/j) pendant 5 jours.

Le traitement de troisième intention, en dernier recours, sera :

- soit fluoroquinolone en dose unique (ciprofloxacine : Uniflox® 500 mg ; ofloxacine : Monoflocet® 400 mg) ;
- soit nitrofurantoïne 5 jours (Furadantine® 50 mg × 3/j) (toxicité hépatique et pulmonaire rare mais grave, à éviter donc sur le long cours).

A Il est recommandé de ne pas prévoir de consultation, de BU ou d'ECBU de contrôle. L'ECBU ne sera fait qu'en cas d'évolution défavorable (persistance des signes cliniques après 3 jours) ou récidive précoce dans les 2 semaines.

## B. Cystite aiguë à risque de complication

Il s'agit des cystites aiguës avec présence d'au moins un facteur de risque de complication. Un ECBU doit être systématiquement réalisé.

Le principe fondamental est de différer chaque fois que possible l'antibiothérapie pour prescrire un traitement d'emblée adapté à l'antibiogramme et avec la pression de sélection la plus faible possible. Sinon, l'antibiothérapie sera probabiliste avec, en première intention, la nitrofurantoïne, et en seconde intention du céfixime ou une fluoroquinolone. Une adaptation à l'antibiogramme est systématique. La durée totale du traitement est de 7 jours, sauf pour les fluoroquinolones où il est de 5 jours.

Il est recommandé de ne pas prévoir de consultation, de BU ou d'ECBU de contrôle mais des conseils peuvent être donnés à la patiente quant à l'évolution naturelle de cette infection et au moyen d'éviter des récidives.

## C. Cystite aiguë récidivante

Une cystite est considérée arbitrairement comme récidivante s'il y a eu au moins quatre épisodes pendant une période de 12 mois.

Il s'agit d'infections itératives par des bactéries souvent liées à des facteurs favorisants, notamment : relations sexuelles, boisson insuffisante, mictions rares, constipation, utilisation de spermicides, ménopause.

Toutefois, il n'existe qu'exceptionnellement des anomalies urologiques ou gynécologiques sous-jacentes.

Seules les cystites récidivantes sans facteur de risque de complication sont abordées ici. Les autres situations relèvent d'une prise en charge multidisciplinaire, associant urologues, infectiologues, gynécologues, radiologues et médecins traitants.



### 1. Bilan étiologique

Pour les premiers épisodes de récidive, un ECBU est indiqué pour exclure une cystite à rechute et faire la preuve d'infections itératives à germes différents. Il est recommandé de ne pas faire d'investigations complémentaires systématiques chez la femme non ménopausée avec un examen clinique normal (en particulier pelvien et urétral) mais la mesure du résidu postmictionnel le plus souvent accessible en consultation avec un BladderScan® est la règle.

B Dans les autres situations, les indications du bilan (mesure du résidu postmictionnel, débitmétrie urinaire, uroscanner ou à défaut échographie, cystoscopie, cystographie, évaluation gynécologique) doivent être discutées au cas par cas après évaluation clinique.

### 2. Traitement des épisodes de cystite

A Le traitement curatif d'un épisode de cystite récidivante est similaire à celui d'une cystite simple. Un traitement prescrit et autoadministré peut être proposé au cas par cas après sélection et éducation des patientes, sous réserve d'une réévaluation périodique de la procédure au moins deux fois par an.

### 3. Prévention des récidives

#### a. Traitement prophylactique non antibiotique

Des mesures peuvent être proposées, bien que leur efficacité ne soit pas démontrée : des apports hydriques suffisants, des mictions non retenues, une régulation du transit intestinal, un arrêt des spermicides s'il y a lieu.

La canneberge peut être proposée en prévention des cystites récidivantes à *E. coli* à la dose de 36 mg/j de pro-anthocyanidine de type A (Duab®, CysControl®, etc.). Il semble y avoir une certaine accoutumance impliquant des prescriptions de 3 mois qui peuvent être renouvelées.

Les œstrogènes en application locale peuvent être proposés en prévention des cystites récidivantes chez les femmes ménopausées.

B D'autres thérapeutiques peuvent être proposées telles que la vaccination (accessible en Allemagne), la phytothérapie (busserole, bruyère, etc.), des équilibrations alimentaires, etc.

### b. Antibioprophylaxie

A Une antibioprophylaxie ne doit être proposée que chez les patientes présentant au moins une cystite par mois, lorsque les autres mesures ont échoué.

Un ECBU doit être réalisé au plus tard une à deux semaines avant le début de l'antibioprophylaxie et celui-ci doit être stérile.

L'antibioprophylaxie n'est que suspensive et permet une diminution de la fréquence des cystites.

L'antibioprophylaxie postcoïtale est aussi efficace qu'un traitement quotidien lorsque les rapports sexuels sont en cause. Mais le nombre de rapports doit être l'élément de discussion pour ne pas prescrire trop d'antibiotiques.

B Les antibiotiques recommandés en prophylaxie des infections urinaires récidivantes sont l'association TMP-SMX et la fosfomycine-trométamol. L'utilisation de nitrofurantoïne dans cette indication est formellement contre-indiquée. Fluoroquinolones et β-lactamines doivent être évitées dans cette indication en raison du risque de sélection de résistance. On peut varier le choix des antibiotiques utilisés afin de réduire les résistances.

# VI. Pyélonéphrite aiguë

A Il s'agit d'une infection potentiellement grave, de bon pronostic si le traitement est bien conduit, mais avec un risque de suppuration locale (abcès rénal, phlegmon périnéphrétique, pyonéphrose) ou de généralisation de l'infection (sepsis grave). Le bilan clinique doit rechercher un facteur de risque de complication, une complication avérée ou un sepsis grave. L'homme immunocompétent n'est qu'exceptionnellement concerné par la pyélonéphrite aiguë non obstructive. L'ECBU est systématique. Les autres examens complémentaires et l'antibiothérapie sont à adapter selon la forme clinique.

## A. Pyélonéphrite aiguë simple

### 1. ECBU

Le diagnostic doit être confirmé par un ECBU avec antibiogramme :

- leucocyturie > $10^4$/mL ;
- avec bactériurie > $10^3$ UFC/mL pour *E. coli* et > $10^4$ UFC/mL pour les autres entérobactéries.

### 2. Hémocultures

Il n'est pas nécessaire de réaliser des hémocultures pour une PNA simple dont la présentation est typique, mais seulement en cas de doute diagnostique.

### 3. Examens biologiques

Il est recommandé de ne pas demander systématiquement d'autres examens biologiques (NFS, CRP, créatinine) dans le bilan initial.

## 4. Imagerie

Une échographie rénale précoce est indiquée dans les 24 heures en cas de PNA hyperalgique. Dans les autres situations, l'échographie n'est pas recommandée systématiquement lors d'un premier épisode de PNA simple sans signe de gravité avec évolution favorable. En cas d'évolution défavorable à 72 heures d'antibiothérapie, il est recommandé d'effectuer un uroscanner. Néanmoins, la morbidité potentielle d'un obstacle entraînant le plus souvent une dilatation des cavités pyélocalicielles, implique qu'un examen d'imagerie soit réalisé le plus rapidement possible au moindre doute clinique d'obstruction.

## 5. Traitement

Le traitement d'une PNA simple sans signe de gravité est ambulatoire (fig. 13.1).

Les indications d'hospitalisation sont :

- PNA hyperalgique ;
- doute diagnostique ;
- vomissements rendant impossible un traitement par voie orale ;



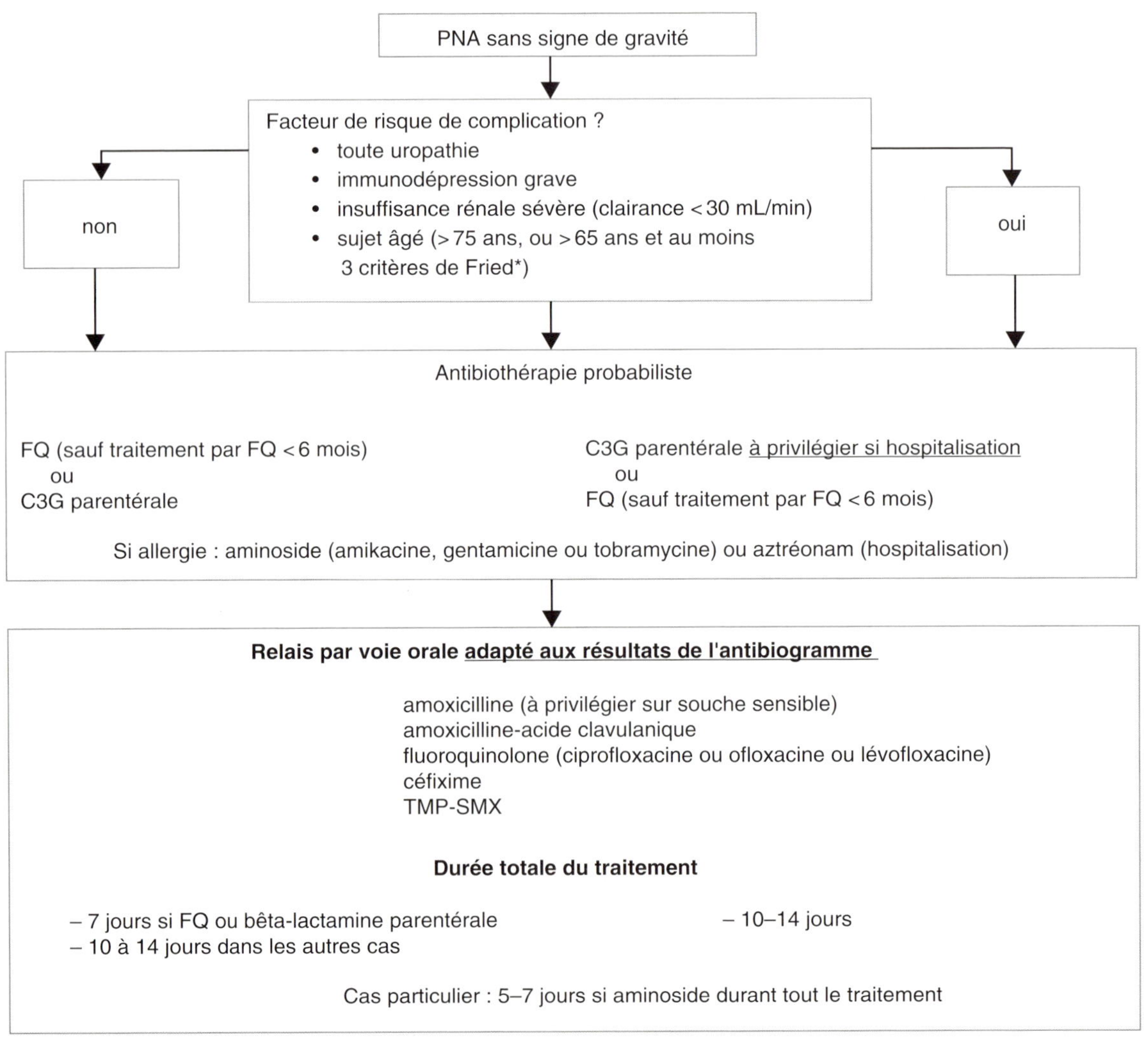


**Fig. 13.1. Ⓐ Organigramme de traitement pour une PNA simple.**
FQ : fluoroquinolones ; C3G : céphalosporine 3e génération.

- conditions socioéconomiques défavorables;
- doutes concernant l'observance du traitement;
- traitement par antibiotiques à prescription hospitalière (rares situations de polyallergie).

Un traitement antibiotique probabiliste doit être débuté immédiatement après la réalisation de l'ECBU.

Il doit être adapté à 48 heures en fonction des données de l'antibiogramme, en choisissant un antibiotique du spectre le plus étroit possible, à bonne diffusion rénale.

La durée du traitement est de 7 jours en cas de traitement par fluoroquinolone ou β-lactamine parentérale, 10 à 14 jours dans les autres cas.

### 6. Suivi

En cas d'évolution clinique favorable, il est recommandé de ne pas effectuer d'ECBU de contrôle.

B Une évolution défavorable sous traitement (fièvre après 72 heures) fait poser l'indication :

- d'un ECBU de contrôle avec antibiogramme;
- d'une exploration radiologique par uroscanner (sauf contre-indication).

A Ce qui est nouveau :

- l'absence d'échographie systématique dans la PNA simple non hyperalgique;
- l'antibiothérapie de 7 jours en cas de traitement complet par β-lactamine parentérale;
- l'absence d'ECBU de contrôle systématique.

## B. Pyélonéphrite aiguë à risque de complication

### 1. Biologie

Outre la BU et l'ECBU avec antibiogramme, un bilan biologique sanguin est recommandé : CRP, urée, créatinine.

### 2. Imagerie

Un uroscanner est indiqué, le plus souvent en urgence, et au plus tard dans les 24 heures. En cas de contre-indication, ou si la suspicion de complication est faible, l'alternative est une échographie rénale.

### 3. Traitement

Les critères d'hospitalisation ainsi que le traitement probabiliste sont les mêmes que dans la PNA simple, sans signe de gravité.

La durée de traitement d'une PNA à risque de complication, sans signe de gravité, est de 10 à 14 jours. B Une durée supérieure à 21 jours est à discuter dans certaines situations exceptionnelles (abcès rénal, par exemple).

### 4. Suivi

A Le suivi est essentiellement clinique : une réévaluation à 72 heures est indispensable.

En cas d'évolution favorable, il est recommandé de ne pas prévoir d'ECBU de contrôle sous et après traitement.

En cas d'évolution défavorable sous traitement (fièvre après 72 heures) :

- ECBU avec antibiogramme;
- uroscanner (sauf contre-indication).

Ce qui est nouveau :

- le fait de privilégier les C3G vis-à-vis des fluoroquinolones pour les PNA à risque de complication sans signe de gravité relevant d'une hospitalisation initiale ;
- l'absence d'ECBU de contrôle systématique.

## C. Pyélonéphrite aiguë grave

### 1. Biologie

Outre la BU et l'ECBU avec antibiogramme, un bilan biologique sanguin est recommandé : NFS, CRP, urée, créatinine.

Les hémocultures sont systématiques.

### 2. Imagerie

Un uroscanner est indiqué, le plus souvent en urgence, et au plus tard dans les 24 heures. En cas de contre-indication, l'alternative est une échographie rénale.

B L'exploration du parenchyme rénal est indispensable à la recherche :

- d'un obstacle avec dilatation des cavités pyélocalicielles ;
- d'un foyer de néphrite : hypodensité triangulaire à base externe au temps sécrétoire, pathognomonique de la PNA ;
- d'un abcès rénal : collection infectieuse intraparenchymateuse ;
- d'un phlegmon périnéphrétique : infection contenue dans le fascia périrénal.



### 3. Traitement

A L'hospitalisation est systématique. Le traitement comporte une antibiothérapie, initialement probabiliste et un drainage chirurgical des urines en urgence en cas d'obstacle.

B Les C3G restent indiquées en traitement probabiliste, excepté lorsqu'une infection à BLSE est suspectée (colonisation urinaire ou infection à BLSE < 6 mois, antibiothérapie par pénicilline + inhibiteur, C2G, C3G ou fluoroquinolones < 6 mois, voyage récent en zone d'endémie de BLSE, hospitalisation < 3 mois, vie en long séjour).

L'antibiothérapie probabiliste des PNA graves repose donc sur l'association C3G parentérale (céfotaxime ou ceftriaxone) + amikacine sauf dans les cas suivants :

- en cas d'allergie : aztréonam + amikacine ;
- suspicion d'infection à BLSE : carbapénème (imipénème ou méropénème) + amikacine.

La PNA obstructive est une véritable urgence médicochirurgicale. Il existe une indication formelle à un drainage chirurgical des voies urinaires du haut appareil en urgence, soit par cathétérisme urétéral rétrograde (sonde urétérale ou sonde JJ) soit par néphrostomie percutanée échoguidée, en fonction des conditions anatomiques. Ce drainage chirurgical sera associé à une bi-antibiothérapie d'emblée. La cause de l'obstruction (lithiase, compression extrinsèque, tumeur de l'uretère, etc.) sera toujours traitée secondairement.

Le traitement de relais après résultat de l'antibiogramme fait appel aux mêmes molécules que pour les PNA sans signe de gravité.

La durée du traitement d'une PNA grave est de 10 à 14 jours. Une durée supérieure à 21 jours est à discuter dans certaines situations exceptionnelles (abcès rénal par exemple).

### 4. Suivi

Le suivi est essentiellement clinique. Il est recommandé de ne pas prévoir d'ECBU de contrôle sous et après traitement.

En cas d'évolution défavorable sous traitement (fièvre après 72 heures) :

- ECBU avec antibiogramme ;
- uroscanner (sauf contre-indication).

Ce qui est nouveau :

- le retrait des fluoroquinolones en traitement probabiliste de la PNA grave ;
- le positionnement des carbapénèmes selon la gravité et le risque de BLSE.

# VII. Infections urinaires masculines

## A. Diagnostic

Ⓐ Les infections urinaires masculines sont très hétérogènes, des formes peu symptomatiques sans fièvre jusqu'au choc septique (fig. 13.2). Cette diversité justifie de moduler la prise en charge initiale en fonction des signes cliniques. Cependant, aucun test diagnostique non invasif ne permet d'écarter une infection prostatique, qui doit donc être prise en compte dans la prise en charge ultérieure (choix des antibiotiques, durée du traitement, bilan urologique).

Les principales complications des infections urinaires masculines sont :

- la rétention d'urines (parfois révélatrice) ;
- l'épididymite aiguë associée, par infection ascendante par voie déférentielle, voire l'abcès scrotal ;
- l'abcès prostatique à suspecter devant des signes infectieux persistant malgré 48 heures d'antibiothérapie efficace et l'existence au TR d'une zone fluctuante très douloureuse ;
- le sepsis grave, voire le choc septique, mettant en jeu le pronostic vital ;
- et enfin le passage à la chronicité.

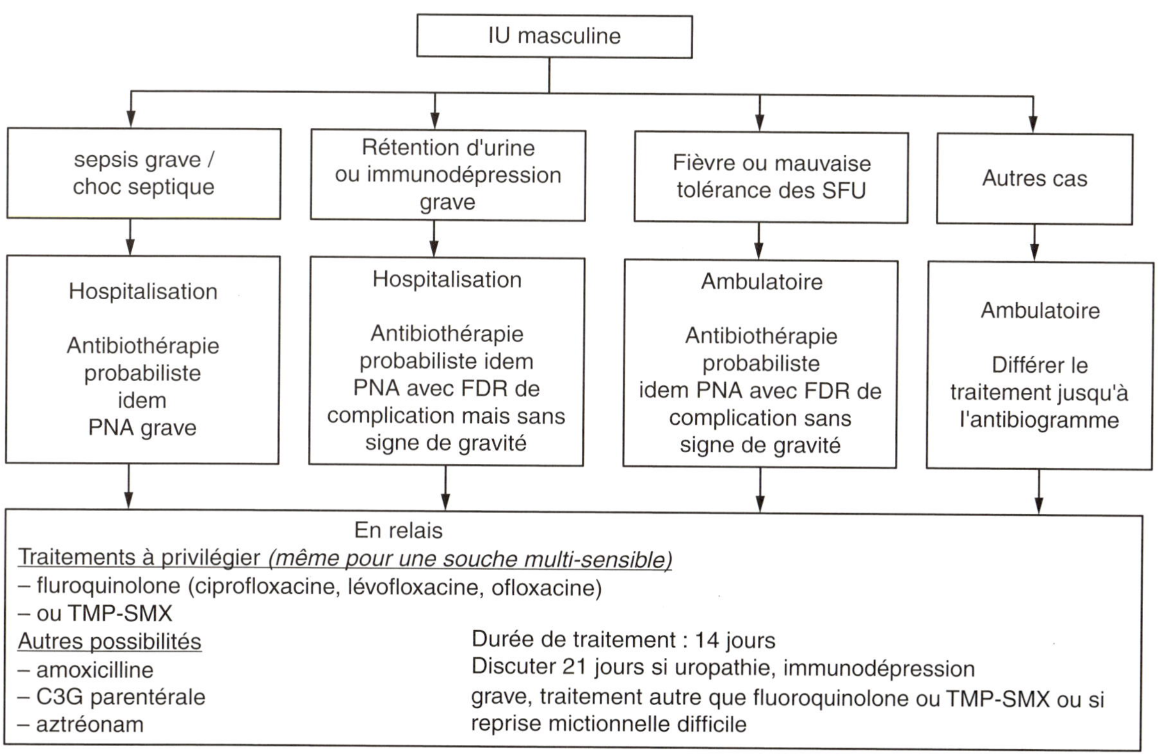


**Fig. 13.2.** Ⓐ **Prise en charge de l'infection urinaire chez l'homme.**
TMP-SMX : association triméthoprime-sulfaméthoxazole.

## B. Biologie

La BU est recommandée à la phase initiale de la prise en charge ; pourtant, elle n'apporte que peu d'arguments. Au cours des infections urinaires masculines, la détection de leucocytes et/ou de nitrites urinaires a une forte valeur prédictive positive (> 85 %) et conforte le diagnostic en cas de signes cliniques évocateurs même si le diagnostic est essentiellement clinique.

L'ECBU, prélevé avant toute antibiothérapie, doit systématiquement être réalisé. Le seuil de bactériurie dans les infections urinaires masculines est fixé à $10^3$ UFC/mL.

La réalisation d'hémocultures, prélevées avant toute antibiothérapie, n'est recommandée qu'en cas de fièvre. Mais compte tenu de la possibilité d'ECBU stérile, l'hémoculture peut parfois permettre de connaître le germe en cause et ses résistances.

Il ne faut pas doser l'antigène spécifique de prostate (PSA) qui n'apporte ni argument diagnostique ni pronostic.

## C. Imagerie initiale

Une échographie des voies urinaires par voie sus-pubienne est recommandée en urgence (< 24 h) à la recherche d'un résidu postmictionnel. Il est encore plus nécessaire de faire une échographie de l'appareil urinaire en cas de douleur lombaire, lorsqu'une rétention d'urine est suspectée ou dans des contextes particuliers (antécédent de calcul urinaire, sepsis grave). L'échographie par voie endorectale est contre-indiquée à la phase aiguë en raison de son caractère très douloureux.



## D. Traitement

Hospitalisation ou traitement ambulatoire ?

Une prise en charge hospitalière est recommandée en cas :

- de signe de gravité (sepsis grave ou choc septique) ;
- de rétention aiguë d'urine ;
- d'immunodépression grave.

Elle peut parfois être indiquée au cas par cas s'il existe des facteurs de risque de complication surajoutés :

- âge avancé ;
- uropathie sous-jacente ;
- déficit immunitaire non grave ;
- insuffisance rénale avec clairance < 30 mL/min.

Comme pour les PNA, certaines situations requièrent également une hospitalisation :

- forme hyperalgique ;
- doute diagnostique ;
- vomissements rendant impossible un traitement par voie orale ;
- conditions socioéconomiques défavorables ;
- doutes concernant l'observance du traitement ;
- traitement par antibiotiques à prescription hospitalière (rares situations de polyallergie).

Dans les autres situations, une prise en charge ambulatoire est possible.

### 1. Traitement antibiotique

S'agissant d'une infection urinaire à risque de complication avec des taux de résistance accrus, il est proposé dans les formes paucisymptomatiques d'attendre le résultat de l'ECBU pour débuter l'antibiothérapie, afin de traiter une infection documentée d'emblée.

Dans les autres situations, une antibiothérapie probabiliste doit être réalisée dès les prélèvements bactériologiques réalisés.

L'antibiothérapie probabiliste recommandée est similaire à celle des PNA à risque de complication dans la majorité des cas, ou identique aux PNA graves en cas de signe de gravité.

Le traitement des infections urinaires masculines documentées privilégie les fluoroquinolones en cas de bactérie sensible, même lorsque d'autres antibiotiques à spectre plus étroit sont disponibles, en raison de l'importance de la diffusion prostatique.

B Le TMP-SMX est une alternative aux fluoroquinolones car sa diffusion prostatique est très bonne, mais il n'est pas indiqué en traitement probabiliste compte tenu des résistances atteintes en France actuellement.

Le céfixime, l'amoxicilline-acide clavulanique, la fosfomycine-trométamol, la nitrofurantoïne n'ont pas de place dans le traitement des infections urinaires masculines en relais ou en traitement probabiliste, en raison d'une diffusion prostatique insuffisante.

## 2. Durée du traitement

A Une durée de traitement minimale de 14 jours est recommandée pour les infections traitées par fluoroquinolones ou TMP-SMX, même chez les patients paucisymptomatiques.

Une durée de traitement d'au moins 21 jours doit être discutée :

- en cas de trouble urinaire sous-jacent préexistant ou ne régressant pas sous traitement antibiotique ;
- lorsque d'autres facteurs de risque de complication sont associés (lithiase urinaire, immunosuppression, etc.) ;
- lorsque le traitement fait appel à d'autres molécules que les fluoroquinolones ou le TMP-SMX.

## 3. Traitement urologique

En présence d'une rétention aiguë d'urine, le drainage des urines est impératif, classiquement par un cathéter sus-pubien qui permet une mesure régulière du résidu postmictionnel et est souvent mieux supporté par les hommes, mais une sonde vésicale est également possible.

Certaines mesures associées sont recommandées, comme le traitement symptomatique (antalgiques, antipyrétiques, et les $\alpha$-bloquants en cas de dysurie).

En présence d'un abcès prostatique, le traitement antibiotique est à lui seul souvent efficace : il ne faut donc pas rechercher systématiquement à la phase initiale l'existence d'un abcès. Le drainage chirurgical est à discuter en cas d'évolution défavorable malgré une antibiothérapie adaptée.

## 4. Cas particulier

Il faut savoir prendre en charge le cas particulier de la prostatite aiguë iatrogène après biopsies de prostate. Il s'agit d'une urgence médicale qui peut mettre en jeu le pronostic vital. Une hospitalisation initiale est recommandée avec la réalisation d'un ECBU et d'hémocultures. Une bi-antibiothérapie intraveineuse probabiliste est recommandée associant des C3G injectables et un aminoside (en raison de la sélection des germes par l'antibioprophylaxie par fluoroquinolone), adaptée dans un second temps aux données de l'antibiogramme.

## 5. Bilan ultérieur

En cas d'évolution favorable, il est recommandé de ne pas prévoir d'ECBU de contrôle systématique, ni sous traitement, ni à distance de la fin du traitement.

En cas d'évolution défavorable (persistance de la fièvre au-delà de 72 heures malgré une antibiothérapie adaptée), il est recommandé de faire :

- une imagerie pour rechercher une complication (notamment un abcès prostatique ou une extension périprostatique), soit par IRM de la prostate soit par échographie par voie endorectale si elle est possible ;
- un ECBU sous traitement antibiotique et des hémocultures.

Lors d'un premier épisode d'infection urinaire masculine aiguë, l'interrogatoire et l'examen clinique doivent être détaillés pour rechercher une anomalie anatomique et/ou fonctionnelle des voies urinaires : pollakiurie, nycturie, dysurie, diminution de la force du jet, urgenturies, anomalies au toucher rectal.

Dès le deuxième épisode ou si une anomalie est suspectée (notamment après 50 ans), une échographie des voies urinaires avec quantification du résidu postmictionnel, une consultation avec un urologue et une débitmétrie urinaire sont recommandées.

Ce qui est nouveau :

- la place de la BU dans le diagnostic malgré peu d'arguments ;
- le traitement différé des infections urinaires masculines paucisymptomatiques ;
- la précision des critères d'hospitalisation ;
- l'absence d'ECBU de contrôle systématique ;
- les recommandations d'explorations urologiques complémentaires.

# VIII. Infections urinaires chez la femme enceinte



Ce sont les infections bactériennes les plus fréquentes au cours de la grossesse du fait de facteurs favorisants :

- les modifications physicochimiques de l'urine ;
- l'action myorelaxante sur le sphincter de la progestérone ;
- la compression vésicale par l'utérus gravide.

## A. Bactériurie asymptomatique

Par définition, il s'agit d'une patiente asymptomatique avec deux ECBU positifs avec la même bactérie (bactériurie $\geq 10^5$ UFC/mL). Le dépistage est recommandé pendant la grossesse, tous les mois à partir du 4e mois, par un ECBU en cas d'antécédent d'infection urinaire ou de positivité de la BU qui est systématique après le 4e mois.

En l'absence de traitement, la persistance de la bactériurie tout au long de la grossesse majore le risque de PNA (20 à 40 %) et le risque de complications fœtales (accouchement prématuré, infection néonatale).

L'antibiothérapie est systématique, après obtention de l'antibiogramme, en privilégiant :

- l'amoxicilline ;
- le pivmecillinam ;
- la fosfomycine ;
- le triméthoprime (après le 2e mois) ;
- la nitrofurantoïne, l'amoxicilline-acide clavulanique, le céfixime ou la ciprofloxacine.

La durée du traitement est de 7 jours (sauf 1 jour pour la fosfomycine). Un ECBU de surveillance 8 à 10 jours après l'arrêt du traitement est nécessaire, suivi d'un ECBU mensuel.

## B. Cystite aiguë gravidique

Le diagnostic repose sur les symptômes et la réalisation d'un ECBU. Le traitement antibiotique probabiliste doit être débuté sans attendre les résultats de l'antibiogramme (risque materno-fœtal) en utilisant :

- la fosfomycine ;
- le pivmecillinam ;
- la nitrofurantoïne (sauf au 9e mois) ;
- le céfixime ou la ciprofloxacine.

L'antibiothérapie de relais sera adaptée à l'antibiogramme comme pour la bactériurie asymptomatique (choix et durée). Un ECBU de surveillance 8 à 10 jours après l'arrêt du traitement est nécessaire, suivi d'un ECBU mensuel.

## C. Pyélonéphrite aiguë gravidique

L'hospitalisation initiale est recommandée. Le bilan en urgence comprend un ECBU, une échographie des voies urinaires et un bilan du retentissement maternofœtal.

L'antibiothérapie probabiliste doit être débutée en urgence, idéalement par une C3G parentérale (ceftriaxone ou céfotaxime). En cas de forme sévère (PNA obstructive, sepsis sévère) ou en cas de sepsis, il faut ajouter initialement un aminoside (classiquement l'amikacine) pendant 1 à 3 jours. En cas d'allergie, on peut s'orienter vers des molécules comme l'aztréonam ou une monothérapie d'aminoside. L'antibiothérapie de relais sera adaptée à l'antibiogramme pour une durée totale d'au moins 14 jours. Un ECBU de contrôle est recommandé 48 heures après le début de l'antibiothérapie et est nécessaire dans les 8 à 10 jours après l'arrêt du traitement, suivi d'un ECBU mensuel. Une surveillance clinique maternelle et fœtale est indispensable.

# IX. Infections urinaires chez le sujet âgé

## A. Colonisation urinaire (bactériurie asymptomatique)

Elle est fréquente, favorisée par :

- le diabète ;
- l'alitement ;
- l'incontinence ;
- le sondage à demeure ;
- la carence hormonale chez la femme ;
- l'HBP chez l'homme.

Il est bien établi qu'il n'existe pas de bénéfice au traitement. L'efficacité du traitement est seulement transitoire sur la bactériurie et n'a pas d'efficacité sur la morbimortalité. Le traitement risque de sélectionner des germes résistants dans le réservoir digestif.

## B. Infections urinaires

Le tableau clinique est souvent atténué chez le sujet âgé : syndrome de glissement, fièvre nue, incontinence récente. Il n'y a pas d'indication à une antibiothérapie courte. La posologie doit être adaptée à la clairance de la créatinine (MDRD ou formule de Cockcroft-Gault).

# X. Infections urinaires de l'enfant

- Cela fait l'objet de recommandation en 2014 par le Groupe de pathologie infectieuse pédiatrique (GPIP) et la Société de pathologie infectieuse de langue française (SPILF).
- Devant un syndrome fébrile, les indications de recueil urinaires doivent tenir compte de la probabilité de l'infection urinaire selon l'existence ou non de facteurs de risques : âge inférieur à trois mois, sexe masculin, antécédents de pyélonéphrite aiguë ou d'uropathie, fièvre isolée de plus de 48 heures.
- En dehors de situation particulière (nouveau-né nourrisson de moins d'un mois, neutropénies, sepsis) il n'est pas souhaitable de demander d'emblée un ECBU sans disposer au préalable une BU.
- Pour les modalités de recueil, le diagnostic d'infection par poche urinaire est largement remis en cause. En effet cet examen, lorsqu'il est négatif, rend très improbable le diagnostic mais en cas de positivité, même si les conditions de prélèvement ont été optimales, les bactéries se développent dans la poche et rendent l'examen faussement positif.
- Pour les cystites 5 jours de : amoxicilline, l'amoxicilline-acide clavulanique, le cotrimoxazole ou le céfixime peuvent être utilisés.
- Pour les BLSE, les concentrations urinaires de l'association amoxicilline et acide clavulanique peuvent être suffisantes.
- La place de la cystographie rétrograde à la recherche d'un reflux vésico-urétéral est discutée car la plupart des reflux révélés par une pyélonéphrite ne relèvent ni d'une antibioprophylaxie ni d'un traitement chirurgical.
- En cas d'infection urinaire fébrile du nourrisson et du jeune enfant en cas d'hospitalisation (< 3 mois et/ou sepsis et/ou uropathie connu sévère sous-jacente) : céfotaxime ou ceftriaxone plus amikacine. Chez l'enfant de moins d'1 mois, la ceftriaxone ne doit pas être administrée par des perfusions contenant du calcium. Un enfant > 3 mois qui consulte aux urgences pédiatriques sans nécessité d'hospitalisation : soit injection intraveineuse (amikacine + ceftriaxone), soit intramusculaire (ceftriaxone), soit orale (céfixime).
- Puis adapter à l'antibiogramme.

## *Pour en savoir plus*


Prise en charge des infections urinaires de l'enfant. Recommandations du Groupe de pathologie infectieuse pédiatrique (GPIP) de la Société française de pédiatrie et de la Société de pathologie infectieuse de langue française (SPILF), 2014.
www.infectiologie.com/UserFiles/File/medias/Recos/2014-infections-urinaires-pediatrie.pdf

Diagnostic et antibiothérapie des infections urinaires bactériennes communautaires de l'adulte. SPILF, 2015.
www.infectiologie.com/UserFiles/File/spilf/recos/infections-urinaires-spilf.pdf

Cystite aiguë simple, à risque de complication ou récidivante, de la femme. Recommandation de bonne pratique. HAS, 2016.
www.has-sante.fr/jcms/c_2722827/fr/
cystite-aigue-simple-a-risque-de-complication-ou-recidivante-de-la-femme

Infections urinaires au cours de la grossesse. Recommandations de bonne pratique. SPILF, 2015.
www.infectiologie.com/UserFiles/File/spilf/recos/infections-urinaires-grossesse-spilf-2015.pdf

## Résumé

| Rang | Intitulé |
|---|---|
| A | Savoir définir les différents types d'infections des voies urinaires simple ou à risque de complication et leur fréquence respective : distinguer cystite, pyélonéphrite, infections urinaires simples (femme jeune sans facteur de risque), graves et infections urinaires à risque de complication, infections urinaires masculines, cystites récidivantes et recherche de facteurs de risque de complication :<br>• cystite : brûlures mictionnelles sans fièvre<br>• pyélonéphrite : douleur lombaire unilatérale avec fièvre<br>• simples : pas de grossesse ; pas d'antécédent urologique ; pas d'obstacle ; femme non ménopausée ; pas d'insuffisance rénale ; pas d'immunodépression ; moins de 75 ans (ou 65 ans si critères de Fried), sinon « à risque de complication » |
| A | Connaître les résistances aux antibiotiques d'*E. coli* communautaire, connaître les facteurs de risque de résistances aux fluoroquinolones et aux β-lactamines :<br>• *E. coli* résistant à quinolone (10 %) ; cotrimoxazole (35 %), amoxicilline (45 %) ; aminoside (< 5 %)<br>• facteurs de risque : prise d'antibiotique moins de 6 mois |
| A | Indications des examens complémentaires de 1re intention en fonction du type d'infection urinaire : BU, ECBU, échographie<br>BU peut être utile chez la femme pour orienter vers une infection urinaire mais nombreux faux négatifs (notamment certains germes)<br>ECBU systématique sauf cystite simple<br>Échographie rénale si pyélonéphrite et risque d'obstruction<br>Échographie sus-pubienne pour mesure résidu si infection fébrile chez l'homme |
| B | Connaître les indications des examens complémentaires de 2e intention en fonction du type d'infection urinaire : scanner, IRM, cystographie, cystoscopie, scintigraphie<br>Scanner en cas de pyélonéphrite à risque de complication ou mauvaise évolution<br>Cystographie à la recherche de reflux si pyélonéphrite récidivante<br>Cystoscopie si cystites récidivantes avec hématurie et risque de polype de la vessie ; scintigraphie rénale pour mesurer fonction rénale ou vérifier une obstruction |
| A | Connaître les principes de réalisation de la BU et son interprétation :<br>• vérifier la bonne utilisation (date de péremption, tremper, ne pas secouer, lire après 1 min)<br>• VPN bonne chez femme jeune<br>• VPP bonne chez homme, infection fébrile urinaire |
| A | Connaître l'interprétation des résultats, dont les seuils significatifs des bactériuries, les indications et quand ne pas faire d'ECBU systématique<br>Connaître les causes de leucocyturie aseptique<br>ECBU à faire en cas de suspicion infection urinaire (sauf cystite simple) ; préopératoire appareil urinaire ; grossesse.<br>Seuils de bactériurie : $10^3$ pour *S. saprophyticus* et *E. coli*, sinon $10^4$ |
| A | Connaître la définition d'une colonisation urinaire : présence d'une bactériurie (pas de seuil) sans signe clinique d'infection |
| A | Connaître les critères diagnostiques des cystites aiguës (simple, à risque de complication)<br>Connaître les mécanismes des colonisations urinaires, dont colonisation de sonde urinaire<br>Connaître le potentiel évolutif des cystites aiguës simples<br>Savoir éliminer les diagnostics différentiels : brûlures mictionnelles plus ou moins pollakiurie et urgenturie sans fièvre. Mécanisme rétrograde de colonisation des urines vésicales. Attention aux polypes de vessie.<br>Mécanisme rétrograde de colonisation des urines |

| Rang | Intitulé |
|---|---|
| A | Connaître les critères diagnostiques des pyélonéphrites aiguës (cliniques, biologiques, radiologiques) avec ou sans signe de gravité (algorithme) :<br>douleur lombaire unilatérale avec fièvre. Pas d'examen biologique en cas de forme simple. L'échographie ou scanner en urgence en cas de suspicion d'obstruction |
| A | Connaître le traitement des cystites aiguës simple dont suivi et prévention des récidives : fosfomycine-trométamol en 1re intention, pivmecillinam en 2e intention. Suivi clinique |
| A | Connaître le traitement des pyélonéphrites aiguës simples : C3G ou quinolone ambulatoire |
| B | Connaître le principe de la prise en charge des pyélonéphrites aiguës compliquées :<br>• traitement symptomatique et vérification de l'absence de forme grave<br>• traitement par C3G ou quinolones avec critères d'hospitalisation identiques aux formes simples (hyperalgie, doutes, vomissements, traitements antibiotiques hospitaliers, obstruction) |
| A | Connaître les critères diagnostiques des infections urinaires masculines (cliniques, biologiques, radiologiques)<br>Connaître la différence entre une pyélonéphrite simple et à risque de complication<br>Savoir reconnaître les risques de complications d'une pyélonéphrite<br>Connaître les examens complémentaires à réaliser au cours d'une pyélonéphrite, en urgence, en différé<br>Savoir poser l'indication d'un recours<br>Savoir éliminer les diagnostics différentiels<br>Risque de complications : antécédents urologiques, sexe masculin, grossesse, sujet âgé, immunodépression, insuffisance rénale. Risque de mauvaise évolution et d'abcès rénal |
| A | Connaître le traitement des infections urinaires masculines et connaître les modalités de leur prévention<br>Connaître les conditions de prise en charge urologique des infections urinaires masculines<br>Signes cliniques hétérogènes depuis des signes de cystite jusqu'à une infection parenchymateuse.<br>Complications principales : rétention d'urine. Traitement : ambulatoire en l'absence d'immunodépression, rétention, signe de gravité, hyperalgie, doutes, vomissements, antibiotiques hospitaliers |
| A | Connaître le traitement des infections urinaires au cours de la grossesse et son suivi : connaître les modalités de suivi des infections urinaires au cours de la grossesse ; savoir éliminer les diagnostics différentiels |
| A | Connaître les spécificités de l'infection urinaire de la personne âgée : indications ECBU, observance<br>Forme particulière chez la personne âgée avec risque de chute d'altération de l'état général. Attention : toute fièvre chez un patient âgé sondé n'est pas forcément une infection urinaire |
| A | Connaître les critères diagnostiques d'une infection urinaire de l'enfant (haute, basse), savoir éliminer les diagnostics différentiels : fort risque d'infection urinaire devant un âge inférieur à 3 mois, sexe masculin, antécédents de pyélonéphrite ou d'uropathie et fièvre isolée depuis plus de 48 h. Réaliser un ECBU. BU très utile chez l'enfant |
| A | Connaître les particularités du recueil des urines, indications de la BU, de l'ECBU, de l'échographie rénale, les critères diagnostiques d'une infection urinaire de l'enfant (haute, basse) : les modalités de recueil par poche urinaire sont remises en cause avec une forte valeur prédictive négative et faible valeur prédictive positive. Les critères diagnostiques sont donc encore cliniques |
| A | Connaître la prise en charge thérapeutique d'une infection urinaire de l'enfant : en cas d'hospitalisation (< 3 mois ou sepsis ou uropathies connues) ou de traitement IV (C3G IV + amikacine). Enfants > 3 mois sans hospitalisation : C3G IM ou céfixime puis relai antibiogramme |
| B | Connaître les examens complémentaires à réaliser dans les infections urinaires récidivantes : connaître les étiologies, les facteurs favorisants, et les examens complémentaires, (cystographie, cystoscopie, scanner) à réaliser : calendrier mictionnel indispensable. Échographie de l'appareil urinaire et, en cas de doute sur lésion vésicale, cystoscopie |

| Rang | Intitulé |
|---|---|
| B | Connaître les principes du traitement des cystites récidivantes (curatif médical, préventif) : dont cystites postcoïtales, mesures hygiénodiététiques, indication et surveillance des traitements prolongés : traitement de la constipation, arrêt spermicide, hyperhydratation, discuter canneberge, vaccination. Antibiotiques en traitement de fond seulement si > 12/an en variant choix antibiotique, sinon traitement de la crise identique cystite aiguë |

BU : bandelette urinaire ; C3G : céphalosporine de 3e génération ; ECBU : examen cytobactériologique des urines ; IM : injection intramusculaire ; IRM : imagerie par résonance magnétique ; IV : injection intraveineuse ; PNA : pyélonéphrite aiguë ; VPN : valeur prédictive négative ; VPP : valeur prédictive positive.

CHAPITRE

# 14

# Andropause (syndrome de déficit en testostérone lié à l'âge)[3]

## *Situations cliniques de départ*

- 63 Troubles sexuels et troubles de l'érection
- 180 Interprétation d'un compte rendu d'anatomopathologie

## *Item, objectifs pédagogiques*

***ITEM 124 – Ménopause, insuffisance ovarienne prématurée, andropause, déficit androgénique lié à l'âge***

| Rang | Rubrique | Intitulé |
|---|---|---|
| A | Définition | Définition de la périménopause et ménopause* |
| B | Prévalence, épidémiologie | Connaître les caractéristiques épidémiologiques de la ménopause naturelle* |
| B | Diagnostic positif | Savoir définir et diagnostiquer une insuffisance ovarienne prématurée* |
| A | Diagnostic positif | Connaître les éléments cliniques positifs et/ou biologiques qui permettent de poser le diagnostic de ménopause* |
| A | Diagnostic positif | Connaître les symptômes du syndrome climatérique* |
| B | Diagnostic positif | Savoir distinguer des bouffées de chaleur typiques et atypiques* |
| A | Diagnostic positif | Connaître les signes d'hypoestrogénie, d'hyperœstrogénie* |
| B | Éléments physiopathologiques | Connaître les effets de la ménopause à court, moyen et long terme* |
| B | Prise en charge | Connaître les principes du traitement hormonal de la ménopause (THM)* |
| B | Prise en charge | Connaître les examens complémentaires nécessaires avant utilisation d'un THM* |
| B | Prise en charge | Connaître les contre-indications du THM* |
| B | Prise en charge | Connaître la balance bénéfice-risque du THM en cas de ménopause naturelle et en cas d'insuffisance ovarienne prématurée et les alternatives au THM* |
| B | Prise en charge | Savoir informer des mesures éducatives et hygiénodiététiques de la femme ménopausée* |
| A | Diagnostic positif | Savoir que toute métrorragie chez une femme ménopausée doit être explorée afin d'éliminer un cancer endométrial* |
| A | Définition | Connaître la définition de l'andropause ou du déficit androgénique lié à l'âge |



3. Item partiel : seule la partie urologique de l'item sera traitée.

| Rang | Rubrique | Intitulé |
|---|---|---|
| B | Éléments physiopathologiques | Connaître l'évolution de la fonction testiculaire avec l'âge |
| A | Diagnostic positif | Connaître les éléments cliniques positifs et/ou biologiques qui permettent de poser le diagnostic d'andropause |
| B | Diagnostic positif | Connaître les principaux diagnostics différentiels des déficits androgéniques liés à l'âge |
| B | Éléments physiopathologiques | Connaître les effets à court, moyen et long terme d'un déficit androgénique lié à l'âge non traité |



# I. Pour comprendre

A Les androgènes jouent un rôle crucial dans le développement et le maintien des fonctions sexuelles et reproductives masculines, de la composition corporelle, de l'érythropoïèse, de la santé musculaire et osseuse et des fonctions cognitives.



## A. Physiologie de l'axe gonadotrope

- La double fonction des testicules est importante :
  - la fonction **exocrine** assure la spermatogenèse à partir des cellules germinales, dans la paroi des tubes séminifères ;
  - la fonction **endocrine** assure la sécrétion de la **testostérone** par les cellules de Leydig.
  - la sécrétion par l'**hypophyse** des gonadostimulines (fig. 14.1) :
    - hormone lutéinisante (LH), qui stimule la sécrétion de la testostérone par les cellules de Leydig,
    - hormone folliculostimulante (FSH), qui active indirectement la spermatogenèse en stimulant les cellules de Sertoli.
- B L'hypophyse est sous le contrôle de l'**hypothalamus** :
  - sécrétion pulsatile de GnRH ;
  - **rétrocontrôle négatif** de la testostérone sur la LH et de l'inhibine B sur la FSH et de la GnRH.
- L'avancée en âge est responsable d'une diminution de la capacité de stéroïdogenèse des testicules (diminution du nombre de cellules de Leydig), d'une altération du fonctionnement de l'hypothalamus (réduction de l'amplitude des pulses de GnRH) et d'une baisse de la concentration des récepteurs des androgènes.

## B. Différentes fractions de la testostérone

Il existe trois types de testostérone :

- une partie de la testostérone est fixée à la SHBG, protéine de transport dédiée qui représente les deux tiers de la testostérone totale ;

- une autre partie de la testostérone est liée à l'**albumine** et représente 38 % de la testostérone totale. Il s'agit de la fraction biologiquement inactive mais plus facilement mobilisable que celle liée à la SHBG ;
- la testostérone libre (soit 2 % de la testostérone totale) qui est en réalité la forme véritablement active.

Concernant les dosages biologiques :

- la testostérone totale : elle correspond au dosage le plus accessible en pratique courante. B Elle va doser en réalité les trois fractions de la testostérone. Elle ne reflète pas la fraction réellement active. La valeur du dosage dépend des variations de la SHBG et la norme est établie entre 3,5 et 10 ng/mL (12–35 nmol/L) ;
- la testostérone libre : elle correspond à la fraction biologiquement **active** de la testostérone. B Son calcul permet d'évaluer au mieux l'imprégnation androgénique de l'individu car la méthode de dosage est inutilisable en routine ;
- la testostérone biodisponible : elle permet d'apprécier l'androgénicité du sujet. B Elle échappe aux fluctuations de la SHBG ;
- l'index de testostérone libre : il est obtenu en divisant la **testostérone totale** par la SHBG.

Testostérone **biodisponible** = testostérone **libre** + testostérone liée à l'**albumine**.

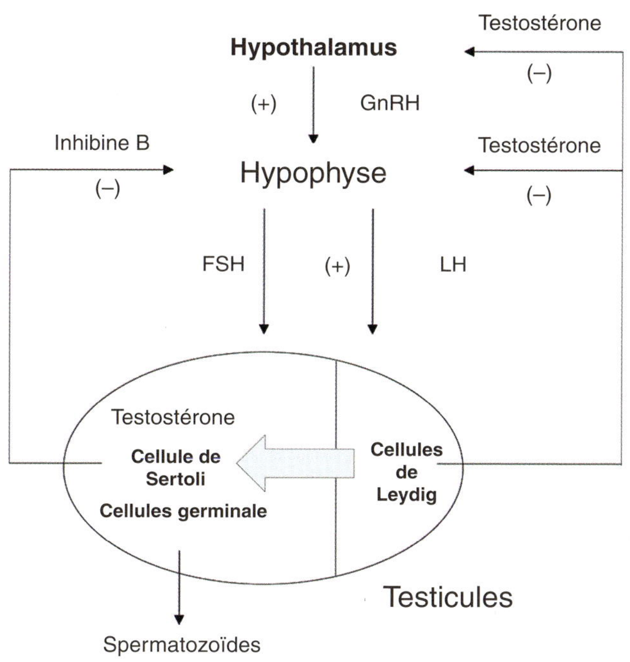


**Fig. 14.1.** A **Axe hypothalamo-hypophyso-gonadique.**

# II. Définition et physiopathologie

## A. Définition

Le terme d'andropause est inadéquat car il n'insiste pas sur le caractère progressif et aléatoire. Il faut lui préférer celui de syndrome de déficit en testostérone lié à l'âge (SDT).

Il y a peu de similitude avec la ménopause. En effet, le SDT est inconstant et d'apparition progressive. B Son incidence est d'environ 12 nouveaux cas/10 000/an, sa prévalence de 6 %

entre 30 et 80 ans et augmente avec l'âge (5 % à 50 ans, 10 % à 60 ans, 15 % à 70 ans, 26 % à 80 ans).

A La définition 2002 de l'International Society for the Study of the Aging Male (ISSAM) est :

- syndrome biochimique ;
- associé à l'avancée en âge ;
- caractérisé par une diminution des androgènes dans le sérum avec ou sans diminution de la sensibilité aux androgènes ;
- altération de la qualité de vie et impact sur la fonction de plusieurs organes.

## B. Physiopathologie du déficit en testostérone lié à l'âge

B L'avancée en âge est responsable d'une diminution de la capacité de stéroïdogenèse des testicules (diminution du nombre de cellules de Leydig), d'une altération du fonctionnement de l'hypothalamus (réduction de l'amplitude des pulses de GnRH) et de la concentration en récepteur des androgènes. La diminution, au-dessous des seuils normaux, de la testostéronémie peut entraîner une réduction de la fertilité masculine, des dysfonctionnements sexuels, une diminution de la formation musculaire et une déminéralisation osseuse, des troubles du métabolisme des graisses et des troubles cognitifs.

# III. Symptômes et signes cliniques



## A. Symptômes

### 1. Troubles de la sexualité

A La diminution des **érections** nocturnes ou matinales est un signe d'appel essentiel et précoce. B Au cours du SDT, la dysfonction érectile est d'origine organique. L'érection est généralement plus longue à obtenir malgré des stimuli toujours plus importants. La détumescence est également plus rapide et la phase réfractaire s'allonge. A Une baisse de la **libido** doit être recherchée à l'interrogatoire, ainsi qu'une réduction de la **fréquence** des rapports sexuels. B Une altération de la qualité de l'orgasme est parfois associée à ces troubles. Enfin, le patient peut signaler une réduction du volume et faiblesse de l'expulsion du sperme.

### 2. Troubles vasomoteurs

A Ils sont caractérisés par des bouffées de chaleur, une sudation excessive, des troubles du sommeil et une fatigabilité secondaire.

### 3. Troubles neuropsychologiques

Ce sont des troubles à évoquer en présence de : perte de **mémoire**, troubles de l'**attention**, B diminution manifeste des capacités d'orientation dans l'espace, irritabilité, asthénie, anorexie, baisse de l'élan vital ou humeur **dépressive**. Tous ces symptômes sont aspécifiques, de développement insidieux et doivent retenir l'attention du clinicien.

### 4. Score ADAM

L'évaluation objective des symptômes se fait à l'aide du score ADAM (tableau 14.1).

**Tableau 14.1.** B **Questionnaire ADAM (*androgen deficiency in aging male*).**

| | |
|---|---|
| 1 | Éprouvez-vous une baisse du désir sexuel ? |
| 2 | Éprouvez-vous une baisse d'énergie ? |
| 3 | Éprouvez-vous une diminution de force et/ou d'endurance ? |
| 4 | Votre taille a-t-elle diminué ? |
| 5 | Avez-vous noté une diminution de votre joie de vivre ? |
| 6 | Êtes-vous triste et/ou maussade ? |
| 7 | Vos érections sont-elles moins fortes ? |
| 8 | Avez-vous noté une altération récente de vos capacités ? |
| 9 | Vous endormez-vous après le dîner ? |
| 10 | Votre rendement professionnel s'est-il réduit ? |
| RÉSULTATS :<br>• une réponse positive aux questions 1 et/ou 7 équivaut à un déficit en testostérone<br>• ou bien une réponse positive à au moins 3 questions | |

Source : Morley JE, Charlton E, Patrick P, et al. Validation of a screening questionnaire for androgen deficiency in aging males. Metabolism 2000 ; 49 : 1239-42.

## B. Signes cliniques

A Ils sont non spécifiques du SDT.

La diminution de la masse musculaire correspond à la sarcopénie et peut être sévère (jusqu'à 40 %) et s'accompagne d'une faiblesse musculaire. Les autres signes à rechercher sont : une **obésité abdominale** (associée à une augmentation de la graisse viscérale), une diminution de la **pilosité** (diminution de la fréquence des rasages), une atrophie cutanée, une gynécomastie, une diminution de la **densité minérale osseuse**, une ostéopénie, une ostéoporose, une atrophie testiculaire, un syndrome métabolique (obésité abdominale, hypertension artérielle, dyslipidémie) (fig. 14.2).

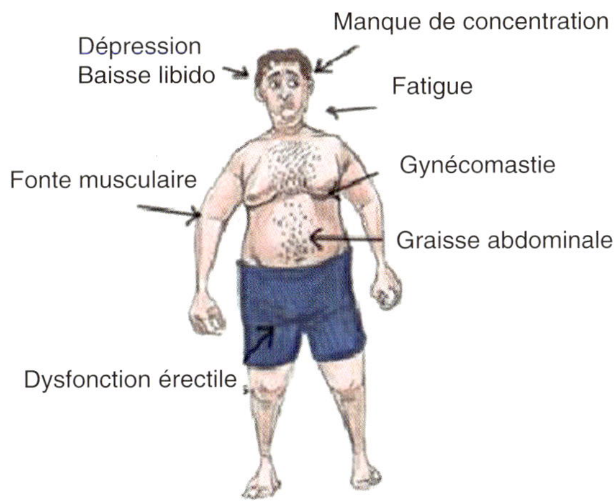


**Fig. 14.2.** A **Signes de déficit en testostérone lié à l'âge.**

*Connaissances*

# IV. Examens complémentaires

## A. En première intention

Il est recommandé de réaliser un dosage de la **testostérone totale et biodisponible entre 8 et 11 heures du matin**.

Le diagnostic de déficit biochimique en testostérone peut être posé devant :

- une testostérone totale <2,3 ng/mL (8 nmol/L) ;
- **ou** une testostérone totale entre 2,3 et 3,5 ng/mL (8-12 nmol/L) et :
  - une testostérone biodisponible < 0,7 ng/mL,
  - une testostérone libre calculée < 0,07 ng/mL.

## B. En seconde intention

B Un nouveau dosage de la testostérone biodisponible 2 à 4 semaines après le premier est recommandé. Les autres dosages hormonaux utiles sont :

- testostérone totale, SHBG, albumine afin de calculer la testostérone libre ;
- FSH et LH.

Interprétation :

- testostéronémie basse **et** LH/FSH élevé : hypogonadisme testiculaire ;
- testostéronémie basse **et** LH/FSH normal bas : hypogonadisme hypogonadotrope.

Les autres examens complémentaires à demander sont :

- prolactinémie (un adénome hypophysaire à prolactine peut être responsable d'une baisse de la testostérone) ;
- TSHus ;
- bilan préthérapeutique (cf. infra).

En cas de déficit biochimique avéré une **ostéodensitométrie** peut être réalisée afin d'objectiver l'ostéopénie.

Au terme de cette évaluation, le diagnostic de déficit en testostérone lié à l'âge peut être posé devant l'association d'un déficit biochimique et d'un syndrome clinique associant des symptômes spécifiques (dysfonction érectile, baisse du désir sexuel, ostéopénie, sarcopénie, bouffées de chaleur) et des symptômes non spécifiques (asthénie, humeur dépressive, perte d'énergie et de motivation, troubles du sommeil, diminution des performances physiques, perte de mémoire et des capacités de concentration, augmentation de l'indice de masse corporelle [IMC] et de la masse grasse et anémie).



# V. Prise en charge thérapeutique

## A. Indications

C Le traitement substitutif par la testostérone est indiqué en cas de déficit biochimique : un taux de testostérone totale associé à un taux de testostérone biodisponible ou libre inférieur à la normale et un syndrome clinique. Le traitement ne se conçoit qu'après une **information** claire, loyale et appropriée sur les bénéfices et risques du traitement, sur la nécessité d'une surveillance.

### 1. Prise en charge des situations favorisantes

Il faut rechercher et prendre en charge les conditions médicales suivantes qui favorisent le SDT :

- **obésité** (baisse de 25 % de la testostéronémie totale chez les obèses);
- **antécédent d'infertilité**;
- **alcoolisme** chronique;
- pathologie chronique (cancer, VIH, insuffisance d'organe, hémochromatose, lupus);
- traitements médicamenteux;
- sédentarité.

### 2. Diagnostics différentiels

B Il faut savoir éliminer les diagnostics suivants avant de conclure à un SDT :

- vieillissement physiologique;
- hypothyroïdie;
- hypogonadismes centraux :
  - un adénome hypophysaire à prolactine,
  - hypogonadisme secondaire à une maladie chronique ou à un traitement médicamenteux.

## B. Avant d'instaurer le traitement

### 1. Éliminer une contre-indication au traitement

- C Contre-indications absolues :
  - cancer de la prostate;
  - cancer du sein;
  - antécédents de délinquance sexuelle.
- Contre-indications relatives :
  - polyglobulie;
  - hématocrite > 55 %;
  - risque de thrombose;
  - risque de rétention aiguë d'urine sur adénome de prostate symptomatique;
  - syndrome d'apnées du sommeil.

L'âge n'est pas une contre-indication.

### 2. Bilan préthérapeutique

Il comprend une évaluation prostatique (toucher rectal (TR) et dosage du PSA total), un bilan biologique endocrinien (hématocrite, bilan lipidique, bilan hépatique, glycémie) et une ostéodensitométrie en cas de SDT profond ou de points d'appel cliniques.

## C. Traitement

Il repose sur l'administration de testostérone naturelle au patient jusqu'à obtention d'une concentration plasmatique aussi proche que possible de la sécrétion physiologique.

Les voies d'administration de la testostérone sont multiples :

- transdermique : gel hydroalcoolique de testostérone (Androgel®, Fortigel®, non remboursés);
- intramusculaire : énanthate de testostérone (Androtardyl® 250 mg/2 à 3 semaines, remboursé); undécanoate de testostérone (Nebido®/3 mois, non remboursé).

## D. Surveillance

Elle est indispensable et doit être effectuée selon un échéancier régulier : à 3, 6 et 12 mois la première année, puis annuellement.

La surveillance du traitement a pour but d'évaluer l'**efficacité** du traitement en insistant notamment sur certains paramètres : le sentiment général de bien-être, l'humeur du patient et son activité sexuelle. Il est à noter qu'en cas de dysfonction érectile associée à un SDT lié à l'âge, la prescription d'IPDE5 est recommandée en association au traitement par testostérone afin d'améliorer rapidement les symptômes.

Il faut veiller à rechercher des effets secondaires en pérennisant l'examen prostatique et sénologique.

La surveillance biologique est basée sur les dosages itératifs de : testostéronémie, PSA sérique, bilan lipidique et hématocrite.

Les principaux éléments de la démarche diagnostique sont présentés dans la fig. 14.3.

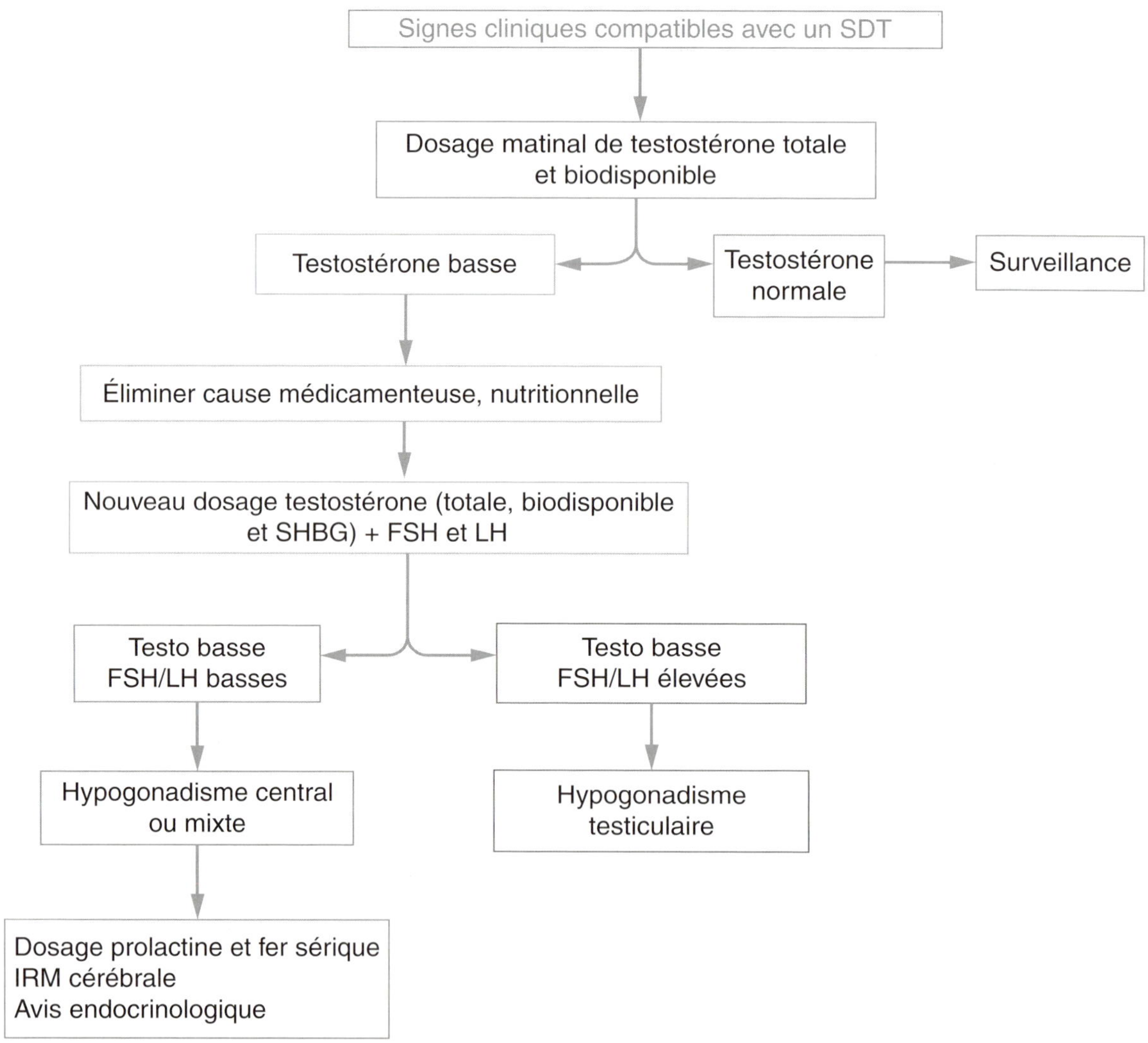


**Fig. 14.3.** B **Arbre diagnostique devant une suspicion de SDT.**

## Résumé

- Ⓐ Définition ISSAM 2002 : syndrome biochimique associé à l'avancée en âge, caractérisé par une diminution des androgènes (testostérone) dans le sérum avec ou sans diminution de la sensibilité aux androgènes, responsable d'une altération de la qualité de vie et d'un impact sur la fonction de plusieurs organes.
- Symptômes : dysfonction érectile organique, baisse de la libido, bouffées de chaleur, perte de la mémoire, troubles de l'attention, dépression.
  - → Évaluation par score ADAM.
- Signes cliniques : sarcopénie, obésité abdominale, gynécomastie, diminution de la pilosité, diminution de la densité minérale osseuse.
- Examens complémentaires : testostéronémie biodisponible < 0,7 ng/mL ou totale < 2,3 ng/mL contrôlée par un second dosage à 1 mois → confirmation SDT :
  - B + dosage LH, FSH et prolactine ;
  - testostéronémie basse + LH élevée : déficit gonadique ;
  - testostéronémie basse + LH basse : hypogonadisme central ou mixte ;
  - éliminer un adénome hypophysaire devant une hyperprolactinémie.
- Situations favorisantes : obésité, infertilité, alcoolisme chronique, médicaments.
- Diagnostics différentiels : hypothyroïdie, adénome hypophysaire.
- C Bilan préthérapeutique : évaluation prostatique (TR et PSA), bilan biologique (TSH, hématocrite, bilan lipidique, glycémie à jeun, bilan hépatique) et ostéodensitométrie sur points d'appel.
- Traitement : supplémentation hormonale par testostérone naturelle.
- Surveillance : efficacité (bien-être, humeur et activité sexuelle) et effets secondaires (examen sénologique, symptômes urinaires, TR, PSA et hématocrite).

Il faut veiller à :

- ne pas débuter un traitement hormonal sans avoir éliminé un cancer de la prostate ;
- ne pas débuter un traitement hormonal devant une testostéronémie basse sans signes cliniques ;
- éliminer une hypothyroïdie ;
- rechercher un SDT dans le bilan d'une ostéoporose chez l'homme.

CHAPITRE

15

# Tuméfaction pelvienne chez la femme

## *Situations de départ*

- 99 Douleur pelvienne
- 106 Masse pelvienne
- 107 Prolapsus
- 229 Découverte d'une anomalie pelvienne à l'examen d'imagerie médicale

## *Item, objectifs pédagogiques*

***ITEM 44 – Tuméfaction pelvienne chez la femme***

| Rang | Rubrique | Intitulé | Descriptif |
|---|---|---|---|
| A | Étiologies | Connaître les 2 étiologies les plus fréquentes de tuméfaction pelvienne | Fibrome utérin et kyste ovarien (KO) |
| A | Étiologies | Connaître les autres causes de tuméfaction pelvienne | Tubaire, digestive, péritonéale |
| B | Prévalence, épidémiologie | Fréquence des fibromes et des KO bénins | – |
| A | Diagnostic positif | Connaître les symptômes et les éléments de l'examen clinique liés aux fibromes | Éléments d'orientation clinique (hémorragies, douleurs, compression, infertilité) |
| B | Suivi et/ou pronostic | Connaître les principales complications des fibromes | – |
| B | Étiologies | KO | – |
| A | Diagnostic positif | Connaître les symptômes et les éléments de l'examen clinique liés aux KO | Éléments d'orientation clinique |
| A | Étiologies | Savoir différencier kystes fonctionnel et organique | – |
| B | Suivi et/ou pronostic | Connaître les principales complications des KO | Torsion, hémorragie, rupture, compression |
| A | Identifier une urgence | Savoir évoquer une torsion d'annexe | – |
| B | Examens complémentaires | Connaître les 2 principaux examens radiologiques complémentaires à réaliser en cas de tuméfaction pelvienne et leur hiérarchisation (1re-2e intention) | Échographie et IRM |
| A | Définition | Définir le prolapsus génital de la femme | – |
| B | Définition | Définir les différents compartiments du prolapsus | Cystocèle, hystérocèle ou prolapsus utérin, rectocèle, élytrocèle |
| B | Diagnostic positif | Citer les diagnostics différentiels du prolapsus génital de la femme | – |

| Rang | Rubrique | Intitulé | Descriptif |
|---|---|---|---|
| B | Prévalence, épidémiologie | Connaître la fréquence du prolapsus | Beaucoup de prolapsus sont non symptomatiques |
| A | Diagnostic positif | Connaître les signes cliniques du prolapsus | Savoir que les signes associés génito-urinaires et sexuels ne sont pas spécifiques du prolapsus génital ; savoir que le prolapsus génital n'est a priori pas douloureux |



# I. Tuméfactions pelviennes chez la femme

## A. Étiologies

A Les deux tuméfactions pelviennes les plus fréquentes chez la femme sont le **fibrome utérin et le kyste de l'ovaire,** sans oublier la grossesse à laquelle il faut toujours penser chez une femme en période d'activité génitale.

Il faudra donc en premier lieu éliminer une grossesse par l'examen clinique et l'interrogatoire, puis par un dosage des hCG systématique, et enfin par une échographie pelvienne.



## B. Diagnostics différentiels

**Les autres étiologies de tuméfactions pelviennes chez la femme peuvent être tubaires** (hydrosalpinx, bloc adhérentiel postinfectieux, kyste vestigial ou du mésosalpinx), **péritonéales** (endométriose du cul-de-sac de Douglas), **digestives** (cancer du côlon ou du sigmoïde, sigmoïdite).

### *1. Autres causes de tuméfaction pelvienne d'origine utérine*

Elles sont rarement à l'origine d'une tumeur pelvienne (en dehors de la grossesse) :

- **le cancer de l'endomètre** (cf. item 300 : « Tumeurs du col utérin, tumeur du corps utérin ») : il s'agit d'une cause très rare, correspondant alors le plus souvent à une tumeur endocavitaire avec sténose du col et rétention intra-utérine entraînant la palpation d'une masse pelvienne par hématométrie et parfois pyométrie ;
- **l'adénomyose,** rarement car l'utérus ne dépasse pas le double de sa taille habituelle et est rarement palpable ;
- **la grossesse.**

### *2. Autres causes de tuméfaction pelvienne d'origine ovarienne*

**Le cancer de l'ovaire** (cf. item 306 : « Tumeurs de l'ovaire »). Il est rare avant la ménopause mais possible. Il se révèle parfois par une masse pelvienne ou par des signes digestifs de carcinose ou de compression.

L'**endométriose** accompagnant un endométriome qui est le révélateur de la maladie sous-jacente.

## C. Fibrome utérin

### 1. Épidémiologie

B **C'est la plus fréquente des tumeurs de l'utérus**; 20 à 30 % des femmes de plus de 35 ans en sont atteintes.

Lorsqu'il est palpable, il est le plus souvent sous-séreux (types 5, 6 et 7 classification FIGO, fig. 15.1) ou interstitiel (types 3, 4).

Dans 50 % des cas, ces fibromes sont découverts de façon fortuite (examen clinique, échographie, etc.).

| | | |
|---|---|---|
| Myome sous-muqueux | 0 | Pédiculé intracavitaire |
| | 1 | > 50 % intracavitaire |
| | 2 | < 50 % intracavitaire |
| Interstitiel | 3 | Contact avec l'endomètre |
| | 4 | Intramural |
| Sous-séreux | 5 | > 50 % intramural |
| | 6 | < 50 % intramural |
| | 7 | Pédiculé sous-séreux |
| Sous-muqueux et sous-séreux | 2-5 | < 50 % sous-muqueux et sous-séreux |
| Autres | 8 | Cervicaux ectopiques |

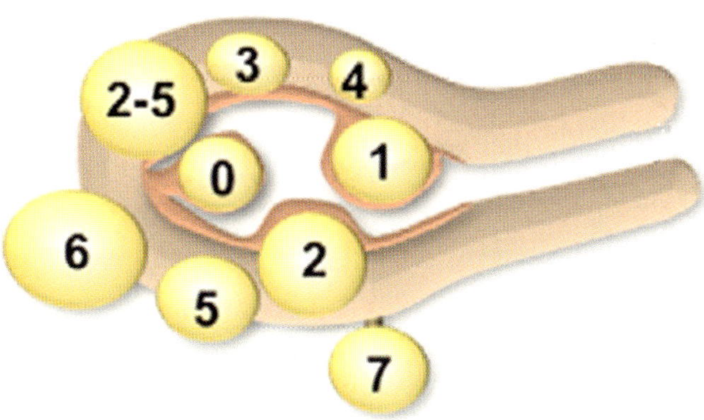


**Fig. 15.1.** A **Différents types de myomes.**

Source : Munro MG, et al. FIGO classification system (PALM-COEIN) for causes of abnormal uterine bleeding in nongravid women of reproductive age. Int J Gynecol Obstet 2011 : 113(1) : 3-13. © 2011 Elsevier Masson SAS. Tous droits réservés.

### 2. Présentation clinique

A Le fibrome utérin se manifeste le plus souvent par des ménorragies (règles augmentées en durée et abondance) qui sont le signe révélateur et le plus pathognomonique.

C Il faut faire préciser à la patiente le nombre de changes par jour (score de Higham) et la présence ou non de caillots.

A Des métrorragies peuvent être associées, on parle alors de ménométrorragies.

Des dysménorrhées peuvent également exister.

La patiente peut percevoir une **pesanteur pelvienne,** avec parfois des symptômes en relation avec une compression des organes de voisinage (syndrome d'hyperactivité vésicale, constipation), une perception d'une masse abdominale d'apparition progressive et parfois des **douleurs pelviennes** liées à des complications ou troubles vasculaires associés.

## 3. Complications

B Le fibrome utérin peut être le siège de complications :

- **hémorragiques :** un fibrome sous-muqueux peut être responsable d'une hémorragie plus importante, notamment en présence d'un dispositif intra-utérin, pouvant entraîner une anémie microcytaire hyposidérémique. Les autres types de fibromes (sous-séreux ou interstitiels), sont moins pourvoyeurs de saignements hémorragiques ;
- **douloureuses : la nécrobiose aseptique** est la principale cause de douleurs en cas de fibrome et est secondaire à une ischémie de celui-ci. Elle se caractérise par des douleurs pelviennes intenses, une fièvre entre 38 et 39 °C, parfois des métrorragies de sang noirâtre.

L'examen clinique peut retrouver une augmentation du fibrome, avec une douleur à la palpation. L'échographie retrouve classiquement une image en cocarde avec une hyperéchogénicité centrale.

Plus rarement, il peut s'agit d'un fibrome sous-séreux pédiculé ou de l'accouchement par le col d'un fibrome pédiculé sous-muqueux avec des coliques expulsives.

### a. Mécaniques

Il s'agit essentiellement de complications à type de compression :

- vésicale (rétention d'urines) ;
- rectale (« faux besoins ») ;
- veineuse pelvienne, pouvant entraîner thrombose ou œdèmes des membres inférieurs, plus rarement des phlébites ;
- nerveuse responsable de sciatalgie, à la face postérieure de la cuisse, ou névralgie obturatrice, à la face interne de la cuisse ;
- urétérale : responsable d'une urétéro-hydro-néphrose, voire de coliques néphrétiques ou de pyélonéphrites.



### b. Transformation maligne

Le lien myome-sarcome est incertain et aucune filiation à ce jour n'a été démontrée.

### c. Complications gravidiques

Les complications sont multiples pendant la grossesse, souvent peu importantes et à faible retentissement une fois la grossesse installée.

Ce sont :

- la stérilité et les avortements spontanés à répétition, notamment en cas de fibrome sous-muqueux ;
- la nécrobiose, avec menace d'accouchement prématuré et risque de prématurité ;
- la localisation prævia gênant un accouchement par voie basse ;
- la présentation dystocique en cas de fibrome volumineux (interstitiel) ;
- la dystocie dynamique ou l'hémorragie de la délivrance liée à une mauvaise rétraction utérine.

# D. Kyste ovarien

## 1. Épidémiologie

Les kystes fonctionnels de l'ovaire constituent la plus fréquente des tuméfactions pelviennes de la femme en période d'activité génitale. Ils correspondent à des kystes folliculaires ou à des kystes lutéiniques (du corps jaune) dont la régression est le plus souvent spontanée. Les kystes organiques sont le plus souvent bénins.

Vingt pour cent des tumeurs ovariennes sont malignes ou borderline et le risque de cancer augmente avec l'âge.

## 2. Présentation clinique

**A** Il n'existe pas de symptomatologie spécifique des kystes de l'ovaire.

Les signes d'appel principaux sont :

- des douleurs pelviennes unilatérales modérées, généralement à type de pesanteur ;
- des métrorragies ;
- une pollakiurie ou des troubles digestifs par compression. Selon l'étiologie, il est possible de retrouver certains symptômes évocateurs comme l'association à des dysménorrhées et dyspareunies pour l'endométriome.

**Mais dans plus de 50 % des cas, le kyste de l'ovaire est latent** et est découvert lors d'un examen clinique ou d'une échographie réalisée pour une autre raison. Parfois, le kyste de l'ovaire est découvert à l'occasion d'une complication.

## 3. Complications des kystes ovariens

### a. Torsion

Elle survient surtout pour les kystes lourds (dermoïdes, mucineux), ou les kystes munis d'un pédicule très fin (kyste du paraovaire).

Le tableau clinique est caractéristique :

- **une douleur pelvienne aiguë :** il s'agit d'un coup de tonnerre dans un ciel serein. La douleur abdominopelvienne débute brutalement d'une seconde à l'autre et ne cède pas, allant en s'amplifiant. Elle est associée à des vomissements et à des nausées. Souvent, des épisodes de subtorsion ont précédé l'accident aigu ;
- l'examen abdominal retrouve un tableau de **défense abdominopelvienne généralisée** ;
- l'examen gynécologique note un cul-de-sac extrêmement douloureux. Il n'y a pas de signe infectieux, ni de signe pouvant faire évoquer une occlusion ;
- l'échographie montre une image latéro-utérine. Le Doppler peut montrer l'arrêt de la vascularisation au niveau des pédicules utéro-ovariens et infundibulopelviens mais c'est un signe inconstant ;
- une intervention est nécessaire en urgence pour détordre l'ovaire ou l'annexe et retirer le kyste.

### b. Hémorragie intrakystique

**B** Elle survient souvent dans des kystes fonctionnels.

Elle se caractérise par :

- l'apparition d'un syndrome douloureux pelvien à début rapide ;
- l'examen clinique trouve une défense dans l'une des deux fosses iliaques. L'un des culs-de-sac est comblé et douloureux ;
- l'échographie met en évidence un kyste à contenu très finement échogène si l'examen est réalisé tôt après l'accident ou hétérogène si l'examen est réalisé plus tard. Il est fréquent d'observer un épanchement péritonéal associé.

Ici encore, le traitement chirurgical peut s'imposer soit afin de confirmer le diagnostic et d'éliminer une torsion, soit afin d'arrêter l'hémorragie et de traiter le kyste.

Souvent, si l'hémorragie est intrakystique, elle est modeste et une simple surveillance suffit.

### c. Rupture du kyste de l'ovaire

Elle complique souvent l'hémorragie et/ou la torsion. Le tableau est globalement superposable à celui de l'hémorragie.

L'échographie peut orienter le diagnostic en montrant un épanchement péritonéal peu abondant si c'est juste le kyste qui est rompu, ou plus abondant s'il y a un hémopéritoine associé.

L'intervention est souvent évitable devant une amélioration progressive sans déglobulisation ; elle nécessite parfois une surveillance de 24 heures ; en cas de doute sur un hémopéritoine, la cœlioscopie confirme le diagnostic et permet le traitement.

#### d. Infection ovarienne (abcès ovarien)

Elle est soit secondaire à un tableau de pelvipéritonite d'origine génitale, soit secondaire à une ponction ovarienne échoguidée pour traitement d'un kyste ou prélèvement ovocytaire.

Son tableau est caractéristique avec : hyperthermie, contractures pelviennes, hyperleucocytose. Ici encore, l'intervention s'impose afin de confirmer le diagnostic, de réaliser la toilette péritonéale et le drainage de l'abcès. L'abcès ovarien contrairement à l'abcès tubaire est très rare.

#### e. Compression d'organes pelviens

Les compressions d'organes pelviens (vésicale, rectale, veineuse, urétérale) sont rares.

#### f. Complications obstétricales

Un gros kyste enclavé dans le cul-de-sac de Douglas peut être responsable d'un obstacle prævia gênant la descente de la tête fœtale. Dans ce cas, on peut être amené à réaliser une césarienne.

## E. Diagnostic d'une tuméfaction pelvienne chez la femme



### *1. Interrogatoire*

Ⓐ L'interrogatoire précise :

- les antécédents :
  - salpingite, leucorrhées fréquentes,
  - contraception par stérilet qui oriente vers une étiologie infectieuse,
  - endométriose,
  - régularité des cycles et date des dernières règles ;
- la nature des douleurs pelviennes associées :
  - uni- ou bilatérales,
  - cycliques (place dans le cycle) ou non cycliques (permanentes ou intermittentes),
  - intensité ;
- les hémorragies génitales :
  - ménorragies,
  - métrorragies ;
- les troubles digestifs :
  - troubles du transit,
  - rectorragies ;
- les troubles urinaires.

### *2. Examen clinique*

#### a. Toucher vaginal

Le **toucher vaginal** est le temps essentiel de l'examen clinique car il permet d'orienter le diagnostic même s'il est souvent peu contributif en raison de la douleur.

Son but est d'objectiver la masse et de déterminer si elle est dépendante ou non de l'utérus.

### b. Utérus globalement augmenté de volume

Un utérus globalement augmenté de volume correspond le plus souvent à un ou à des fibromes interstitiels ou sous-séreux (dimensions en centimètres, régularité des contours ou existence de voussures qui déforment ses contours).

Il faut cependant savoir reconnaître un utérus gravide augmenté de volume et mou dans un contexte de retard de règles.

De même, il ne faut pas se laisser abuser par un globe vésical et toujours examiner les patientes après les avoir fait uriner.

C La masse est mesurée par rapport à l'ombilic ou peut aussi utiliser la taille comme pour la grossesse avec la hauteur utérine en semaines d'aménorrhée.

### c. Masse latéro-utérine

A Elle peut être dépendante ou non de l'utérus.

Elle est dépendante de l'utérus :

- car elle est en continuité avec lui, non séparée de lui par un sillon et elle transmet ainsi à la main abdominale les mouvements imprimés au col utérin par les doigts vaginaux et vice versa ;
- le toucher vaginal précise sa taille approximative et la régularité de ses contours si la patiente est mince ;
- elle correspond le plus souvent à un fibrome sous-séreux sessile dont les contours sont réguliers (mais il peut s'agir d'une autre pathologie adhérente à l'utérus, cancer de l'ovaire, endométriose, bloc adhérentiel infectieux ; dans ce cas, cette masse est plus volontiers irrégulière).

Elle est indépendante de l'utérus :

- car elle est séparée de lui par un sillon et qu'elle ne transmet pas à la main abdominale les mouvements imprimés au col utérin par les doigts vaginaux et vice versa ;
- le toucher vaginal précise là encore sa taille et ses caractéristiques :
  - soit régulière et mobile orientant vers un kyste de l'ovaire ou un fibrome pédiculé,
  - soit irrégulière et fixée orientant vers un cancer de l'ovaire, une endométriose ou une infection.

### d. Masse du cul-de-sac de Douglas

Elle est :

- soit fixée et aux contours mal limités orientant vers un cancer de l'ovaire, une endométriose, voire un cancer digestif ;
- soit régulière, plus ou moins mobile, correspondant à une lésion bénigne prolabée dans le cul-de- sac ; là encore il ne faut pas confondre avec un fécalome, un cæcum dilaté ou un rectosigmoïde plein et, au moindre doute, il faut réexaminer la patiente après un lavement.

### e. Examen abdominal

- Palpe parfois le pôle supérieur de la tuméfaction quand elle est de grande taille et en précise alors la régularité des contours.
- Recherche une ascite.
- Recherche une hépatomégalie.

Ascite et hépatomégalie, associées à une tuméfaction irrégulière, orientent vers un cancer de l'ovaire.

### f. Toucher rectal

**Le toucher rectal :** en cas de rectorragies et de tumeur fixée dans le cul-de-sac de Douglas, le toucher rectal recherche une tumeur rectale.

## 3. Examens complémentaires

B L'échographie pelvienne par voie transpariétale et par voie transvaginale est l'examen complémentaire à demander en premier. Elle permet de préciser la structure de la tumeur, solide, liquide ou hétérogène, de la mesurer et de la localiser.

### a. Tumeurs utérines

- *Tuméfactions solides :* les tuméfactions solides correspondent le plus souvent à des fibromes utérins et l'échographie en précise la taille, le nombre et la localisation par rapport à l'utérus, établissant une cartographie de l'utérus et permettant de donner la classification FIGO (cf. fig. 15.1). **L'IRM est l'examen de seconde intention lorsque l'échographie est insuffisante,** ou devant toute masse de plus de 10 cm ou tous fibromes en nombre supérieur à 5 et devant toutes masses complexes ou indéterminées par échographie.
- *Tuméfactions hétérogènes, mixtes ou multiloculaires solides :* une masse utérine évoquera parfois une dégénérescence du myome après nécrose ou après traitement, c'est souvent la nécrobiose ; une partie du myome se liquéfie et devient kystique. Il peut aussi s'agir d'un sarcome, plus rarement d'un adénomyome forme localisé d'une endométriose utérine.

### b. Tuméfactions ovariennes

#### *Tuméfactions solides*



**Les tumeurs solides de l'ovaire sont par définition suspectes.** Mais ce ne sont pas toujours des tumeurs malignes. Elles justifient une imagerie par résonance magnétique (IRM). Ce sont les fibromes ovariens et les fibrothécomes. Ils sont néanmoins rarement très volumineux. Certaines tumeurs malignes sont solides à l'échographie, c'est souvent le cas des métastases. Certaines tumeurs séreuses sont aussi solides.

#### *Tuméfactions hétérogènes, mixtes ou multiloculaires solides*

**Les tumeurs mi-solides mi-liquides à l'échographie sont souvent suspectes.** La zone solide est souvent signe de tumeur maligne. Quelques tumeurs bénignes peuvent néanmoins avoir cette forme. Le kyste dermoïde de l'ovaire donne fréquemment un aspect hétérogène à l'échographie avec des zones internes hyperéchogènes de forme arrondie.

L'IRM permettra de faire le différentiel ; elle est recommandée après l'échographie.

#### *Tuméfactions liquidiennes*

Les tuméfactions liquidiennes entraînent moins de difficultés diagnostiques. Elles sont uniloculaires ou multiloculaires liquides. L'échographie permet le diagnostic différentiel avec :

- le kyste sous-tubaire ou vestigial : image liquidienne distincte de l'ovaire, mobilisable indépendamment de lui ;
- l'hydrosalpinx : image liquidienne allongée à paroi épaisse avec souvent cloisons tronquées distinctes de l'ovaire.

Ce sont les kystes fonctionnels persistants ou des tumeurs bénignes de l'ovaire cystadénome séreux ou mucineux et endométriome.

En cas d'image anéchogène sphérique ou kyste uniloculaire liquide siégeant dans un ovaire, l'échographie recherche des critères de bénignité :

- image uniloculaire ;
- ou image pluriloculaire mais avec une cloison très fine (< 3 mm) ;
- absence d'écho interne (végétations) ;

- bords bien définis ;
- vascularisation périphérique, régulière, avec index de résistance > 0,50 ;
- kyste de moins de 7 cm ;
- absence d'ascite.

Si tous les critères de bénignité sont réunis il faut :

- contrôler par une nouvelle échographie à trois mois qu'il ne s'agit pas d'un kyste fonctionnel. Dans ce cadre, il n'y a aucune indication à un blocage ovarien ;
- si au bout de 3 mois le kyste n'a pas disparu, c'est qu'il est probablement organique et mérite surveillance ou ablation percœlioscopique.

**Si tous les critères de bénignité ne sont pas réunis, il faut pratiquer une IRM ou une cœlioscopie.**

C L'imagerie permet aussi de différencier l'endométriose. Face à un endométriome, il faut toujours rechercher une endométriose profonde associée et l'IRM est très utile sans orientation de symptômes. Un des objectifs de la masse pelvienne est de ne pas être opérée si possible ; souvent à partir du moment où elle est palpable, elle est symptomatique et va nécessiter une chirurgie ; il faut alors savoir si elle est suspecte ou non et orienter la cœlioscopie vers un examen extemporané.

Le CA 125 est utile pour les masses suspectes et les cancers mais pas pour les kystes bénins. La cœlioscopie débute par une exploration complète de la cavité abdominale.

On procède ensuite au traitement du kyste supposé bénin : kystectomie ou annexectomie en fonction de l'âge essentiellement. Il faut limiter les examens extemporanés en cas de kyste suspect d'être borderline afin d'éviter une réintervention à distance pour la stadification et le traitement ; il faut savoir arrêter la cœlioscopie si la nature maligne est évoquée et réaliser une laparotomie médiane, qui permettra de faire la stadification et le traitement de ce cancer, ou adresser la patiente dans un centre adapté à la prise en charge d'un cancer de l'ovaire. Il est donc indispensable d'avoir prévenu la femme du risque de laparotomie avant le début de l'intervention.

Finalement, la laparotomie n'est plus utilisée pour les kystes bénins qu'en cas de contre-indication à la cœlioscopie :

- insuffisance respiratoire ou cardiaque ;
- antécédents majeurs comme les péritonites ou les chirurgies digestives lourdes (cancers coliques, maladie de Crohn, etc.) ;
- kyste de plus de 10 cm.

# II. Prolapsus génitaux de la femme

## A. Définitions et diagnostics différentiels

### 1. Définitions des éléments du pelvis et du périnée

A Le **pelvis** est un compartiment de la cavité abdominale situé entre le détroit supérieur (ligne entre le bord supérieur du pubis et le promontoire) et le plancher pelvien musculaire principalement représenté par le **muscle** *levator ani*.

**Le périnée est situé au-dessous du pelvis** (sous le plan du muscle *levator ani*). Il contient l'orifice vulvaire, l'orifice anal et les fosses ischiorectales.

**Chez la femme, le pelvis contient d'avant en arrière** le bas appareil urinaire (urètre, vessie, portion terminale des uretères), l'appareil génital (ovaires, trompes, utérus et vagin) et une partie de l'appareil digestif (rectum, canal anal ; il n'est pas rare que la boucle sigmoïdienne descende dans le pelvis de même que le cæcum et l'appendice).

**Le plancher pelvien** est défini comme l'ensemble des structures musculoaponévrotiques fermant en bas le petit bassin (ou pelvis).

C Dans l'espèce humaine, l'axe vertical du tronc soumet le plancher pelvien aux contraintes de la gravité et de la pression abdominale.

Chez la femme, le plancher pelvien a deux points de faiblesse : le hiatus urogénital et le hiatus rectal.

La statique pelvienne (c'est-à-dire ce qui permet de maintenir les organes pelviens à leur place) est liée à l'action conjointe de trois systèmes : soutènement, suspension et angulation.

- Le **système de soutènement** comprend : les parois du bassin osseux sur lesquelles s'insèrent les muscles piriformes, obturateur interne et surtout l'**élévateur de l'anus** (*levator ani*) tapissé par le fascia pelvien.
- Le **système de suspension** est constitué d'un ensemble de ligaments viscéraux et de septas. Les ligaments viscéraux sont répartis en un groupe sagittal : ligaments pubovésicaux, vésico-utérins, utérosacrés et un groupe latéral (ligaments latérovésicaux, latérorectaux, paramètre et paracervix). Les septas sont : vésico-utérin, vésicovaginal, urétrovaginal et rectovaginal.
- L'**angulation des organes pelviens** assure une répartition des forces de contraintes sur le plancher pelvien : angulation de 60° du vagin par rapport à l'horizontal et antéversion de l'utérus sur le dôme vésical.

A Les troubles de la statique pelvienne et le prolapsus apparaissent lorsque l'équilibre anatomique et mécanique entre pression abdominale et force de résistance périnéale est rompu. Cette diminution de résistance du plancher pelvien résulte d'une altération du tissu de soutien conjonctif et musculaire, des lésions de dénervation liées à l'âge, aux grossesses, aux accouchements et à des facteurs génétiques.

## 2. Définition du prolapsus



Le prolapsus génital de la femme est une protrusion d'un ou plusieurs organes pelviens dans la cavité vaginale, voire extériorisés par l'orifice vulvaire, apparaissant ou s'accentuant à la poussée abdominale.

Cette protrusion se fait dans une hernie de la paroi vaginale (**colpocèle**) qui peut intéresser sa face antérieure, sa face postérieure ou son apex.

B Les **organes intéressés** par le prolapsus génital de la femme en fonction du niveau de la colpocèle sont (fig. 15.2) :

- colpocèle antérieure : la vessie, constituant ainsi une **cystocèle** (A) ;
- colpocèle apicale : l'utérus, constituant une **hystéroptose** ou **hystérocèle**, ou lorsque l'utérus est absent, le **fond vaginal** et le **contenu abdominal sus-jacent** (B) ;
- colpocèle postérieure :
  - le rectum, constituant une **rectocèle** (C),
  - le contenu abdominal par l'intermédiaire du cul-de-sac de Douglas : l'**élytrocèle** (il peut s'agir des anses intestinales [**entérocèle**] grêles ou coliques [sigmoïde], de l'épiploon, etc.) (fig. 15.3A).

## 3. Diagnostics différentiels

- **Il doit être différencié du prolapsus rectal** qui est une protrusion du conduit digestif dans le canal anal qui s'extériorise par l'anus (fig. 15.3B), qui peut cependant être associé au prolapsus génital.
- Les tumeurs de la paroi vaginale antérieure : kystes, fibromes, rares tumeurs malignes, diverticules de l'urètre, fibromes du col utérin, etc. Le toucher vaginal perçoit une masse qui n'existe pas dans le prolapsus.
- L'allongement hypertrophique du col utérin, qui se présente comme une hystérocèle, mais le corps de l'utérus est en place alors que le col utérin affleure la vulve en raison d'un allongement de l'isthme.
- Une caroncule urétrale qui est une lésion exophytique du méat urétral qui s'observe surtout chez la femme ménopausée.

| Étage | Organe | Nom du prolapsus* |
|---|---|---|
| Antérieur (A) | Vessie | Cystocèle |
| Moyen (B) | Utérus (B) | Hystérocèle |
| | Après hystérectomie totale | Dôme vaginal (peut contenir Douglas et grêle) |
| Postérieur (C) | Rectum (C) | Rectocèle |
| | Douglas grêle | Élytrocèle-entérocèle |

*Toutes les «cèles» sont féminines.

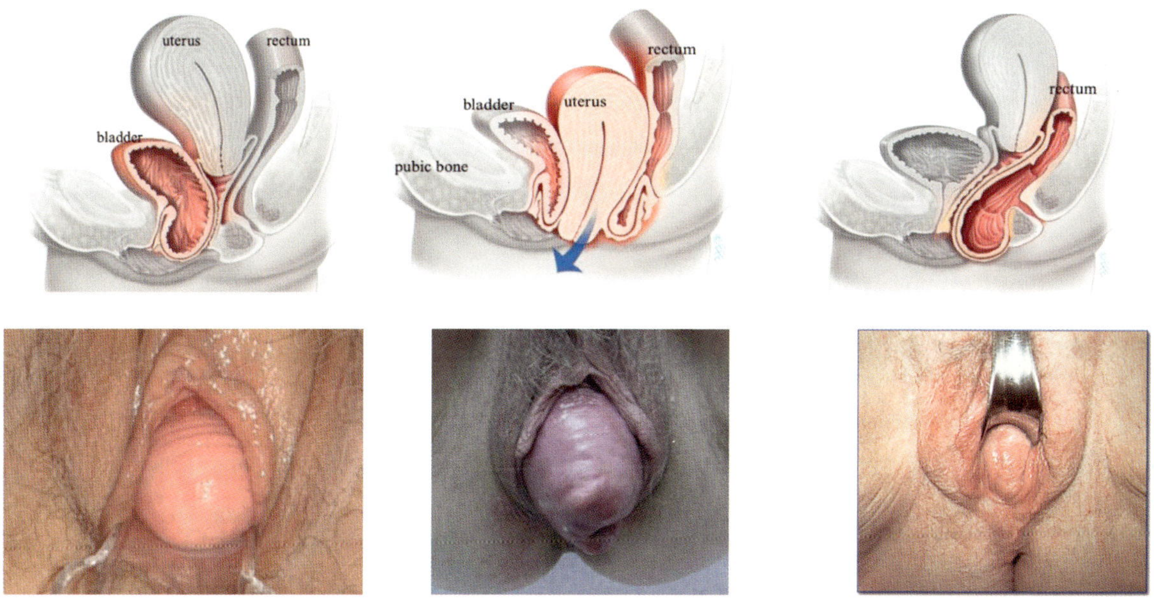


**Fig. 15.2. Les différents types de prolapsus.**
D'après IUGA Office, 2016 (modifié).

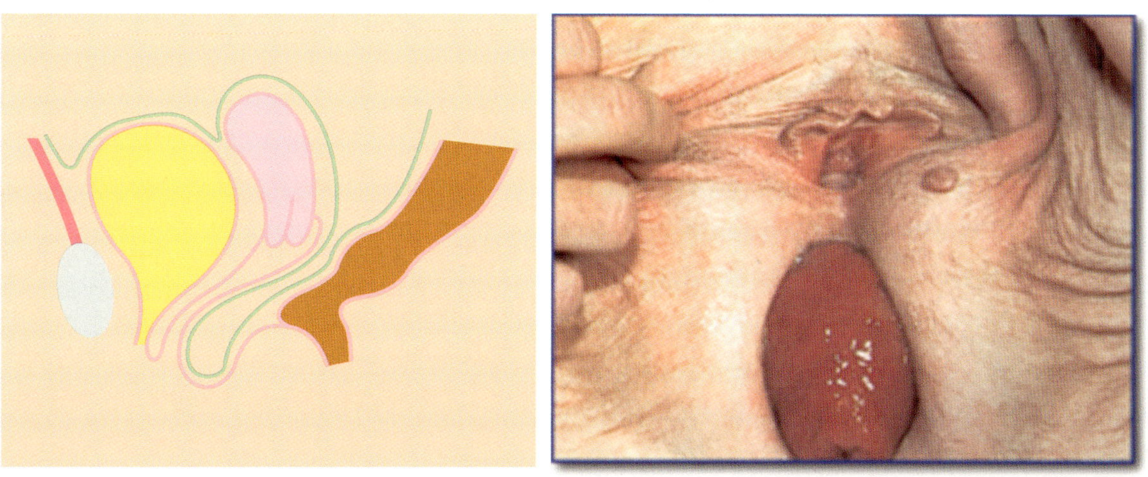

**Fig. 15.3.** B **Élytrocèle (A) et prolapsus rectal (B).**

## B. Épidémiologie des prolapsus génitaux de la femme

Le symptôme le plus corrélé à la présence d'un prolapsus génital (*pelvic organ prolapse* [POP]) est la « vision » ou la « sensation » d'une **boule vaginale**. En langage courant, les patientes parlent de « descente d'organe ».

Les prolapsus des organes pelviens sont fréquents. Leur prévalence est de 2,9 à 11,4 % lorsqu'on utilise un questionnaire pour le dépistage. Les questionnaires ne permettent de dépister que les prolapsus symptomatiques tandis que l'examen clinique est descriptif de l'anatomie et évalue la prévalence des prolapsus de 31 à 97 %. **Cela souligne qu'il existe un nombre important de POP non symptomatiques.** Cette prévalence augmente avec l'âge jusqu'à 50 ans. À partir de 50 ans, la prévalence stagne et c'est le grade du prolapsus qui augmente alors avec l'âge.

Les facteurs de risque de l'apparition d'un POP sont :

- facteurs de risque gynécologiques : ménopause, hypoestrogénie ;
- facteurs de risque obstétricaux : la grossesse, l'accouchement par voie basse (poids du fœtus > 4 kg, manœuvres instrumentales), la multiparité ;
- facteur de risque chirurgical : hystérectomie ;
- facteurs de risque gastroentérologiques : troubles chroniques de l'exonération (constipation terminale ou dyschésie) et, en règle générale, toutes les poussées abdominales chroniques ;
- antécédents familiaux de prolapsus (prédisposition génétique) ;
- les Caucasiennes et Hispaniques auraient plus de prolapsus que les Afro-Américaines.



## C. Diagnostic des prolapsus génitaux de la femme

(A) Le diagnostic est avant tout clinique +++.

### 1. Interrogatoire

Le symptôme central du prolapsus est **une sensation de « boule intravaginale »** majorée en position debout et en fin de journée pouvant être associée à une pesanteur pelvienne. **Attention : le prolapsus n'est pas douloureux.** La conjonction d'une douleur pelvienne et d'un prolapsus n'implique pas que le prolapsus est responsable de la douleur ; gêne et pesanteur sont bien distinctes d'une douleur. À des stades avancés, le POP se présente sous la forme d'une boule vaginale extériorisée en permanence, qui peut être le siège de lésions inflammatoires ou ulcérées.

Les symptômes pelviens associés et pouvant amener à découvrir un prolapsus sont :

- des symptômes urinaires :
  - un syndrome d'hyperactivité vésicale avec urgenturie voire incontinence urinaire par urgenturie peut être associé au prolapsus génital. Le lien physiopathologique n'est pas clairement élucidé et la relation causale entre le prolapsus et ces symptômes n'est pas systématique,
  - aux stades plus avancés, c'est la mauvaise vidange vésicale qui domine : dysurie et résidus postmictionnels, infections urinaires récidivantes, à l'extrême rétention urinaire et mictions par regorgement. Des manœuvres digitales de réintégration du prolapsus peuvent être nécessaires pour permettre la miction. Ces symptômes sont liés à la plicature ou la compression de l'urètre lors de l'extériorisation du prolapsus, avec un effet « pelote » qui équivaut à un obstacle sous-vésical,
  - un cas particulier rare et classique doit être cité : l'insuffisance rénale obstructive par plicature urétérale bilatérale en cas de grand prolapsus vésical ;
- des **symptômes digestifs** dans la rectocèle : constipation terminale appelée dyschésie qui peut conduire à la nécessité de manœuvres digitales de réintégration du prolapsus pour

permettre l'exonération, faux besoins pouvant conduire à des épisodes d'incontinence fécale surtout en présence d'un fécalome associé à une fausse diarrhée du constipé ;

- des **symptômes génitosexuels** : dyspareunie, sensation de béance vulvaire conduisant à un arrêt de l'activité sexuelle.

Ces symptômes peuvent être retrouvés en présence d'un prolapsus mais ne sont pas spécifiques de celui-ci. Seule la sensation de boule intravaginale est spécifique du prolapsus.

Il convient de rechercher la chronologie des événements en cas de dysurie et de dyschésie car une poussée abdominale chronique liée à une dyschésie ou à une dysurie préexistante peut être responsable de l'apparition secondaire d'un prolapsus et peut favoriser sa récidive.

## 2. Examen clinique d'un prolapsus

Il a trois objectifs.

- le principal est d'**affirmer le prolapsus et d'analyser le ou les compartiments prolabés**. Il repose sur l'examen au spéculum avec une seule valve refoulant à tour de rôle la paroi vaginale antérieure puis postérieure, puis les deux pour visualiser le col utérin et en demandant à la patiente de pousser. On explore ainsi :
  - le compartiment antérieur : vésical,
  - le compartiment moyen : utérin ou dôme vaginal si antécédent d'hystérectomie,
  - le compartiment postérieur : anorectal,
  - le compartiment postérosupérieur (cul-de-sac postérieur), péritonéal (cul-de-sac de Douglas) accompagné parfois d'anses grêles ;
- C le deuxième est d'**évaluer l'importance du prolapsus en grades** : classifications de Baden-Walker (la plus ancienne mais la plus utilisée en pratique courante). Le principe est de coter la mobilité de chaque compartiment prolabé : C (cystocèle) × H (hystérocèle) × R (rectocèle) (fig. 15.4). La classification de POP-Q analyse différents points vaginaux afin de décrire encore plus précisément le prolapsus. Cette classification est surtout utilisée en recherche clinique. Il peut cependant exister une certaine variabilité de l'importance du prolapsus au cours de la journée (souvent il s'aggrave en fin de journée) ou d'un jour à l'autre, ce qui peut nécessiter de refaire l'examen si l'on constate une discordance entre les symptômes décrits par la patiente et les constatations cliniques. Il ne faut pas hésiter également à faire l'examen debout ;

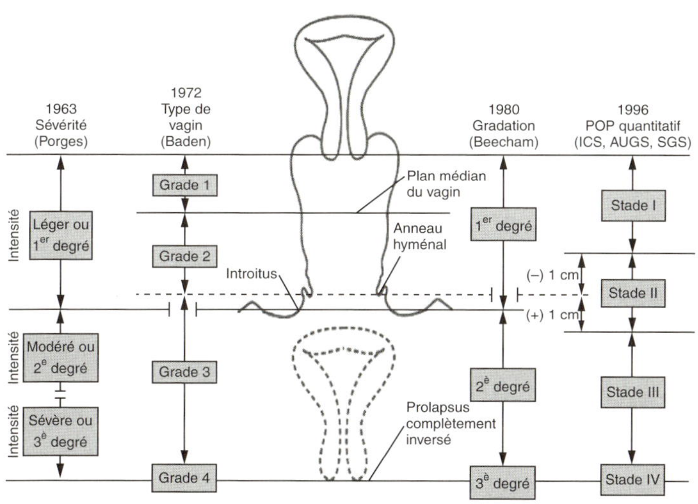


**Fig. 15.4. C Les différents grades de prolapsus.**
La classification la plus utilisée est celle de Baden.

- le troisième est de **rechercher une incontinence urinaire à l'effort masquée** par le prolapsus. (On réalisera un test d'effort de poussée abdominale et de toux vessie pleine et prolapsus réduit.) Il n'y a pas de lien direct entre POP et incontinence urinaire d'effort mais des facteurs de risque communs expliquent la possible association des deux pathologies. La plicature de l'urètre ou l'effet pelote qui peut être responsable de dysurie peut également masquer une faiblesse de l'appareil sphinctérien urétral ou une mobilité excessive de l'urètre. Si on ne reconnaît pas cette situation, le traitement du prolapsus peut provoquer l'apparition d'incontinence urinaire d'effort qui peut être vécue comme une complication et un échec thérapeutique par la patiente.

Enfin, il faut réaliser un toucher vaginal et un toucher rectal pour éliminer toute autre pathologie gynécologique ou digestive et s'assurer des résultats des derniers frottis cervicovaginaux.

## 3. Place des examens complémentaires dans le diagnostic de prolapsus génital

C Le diagnostic clinique est assez fiable pour les compartiments antérieur et moyen. La différence entre une rectocèle et une élytrocèle est plus difficile car les deux se présentent comme une colpocèle postérieure.

L'utilisation de l'imagerie est réservée aux situations complexes (prolapsus récidivé, étage postérieur prédominant, troubles anorectaux prédominants, prolapsus douloureux), pour lesquelles une précision du prolapsus est nécessaire car elle peut influencer la stratégie thérapeutique.

L'imagerie réalisée dans le bilan de prolapsus est dynamique et vient compléter la clinique dans l'analyse des compartiments pelvipérinéaux. Deux examens peuvent répondre à ces objectifs :

- la colpo-cysto-défécographie dynamique, qui comporte deux phases : cystographie rétrograde dynamique (voire mictionnelle si des troubles de la miction sont associés), et une défécographie obtenue par opacification vaginale, rectale et de l'intestin grêle. L'examen a l'avantage d'être réalisé en position assise plus physiologique pour obtenir une défécation, mais elle nécessite l'opacification des organes pelviens ;
- la défécographie IRM dynamique nécessite l'introduction de gel dans le rectum. La définition des organes pelviens est de très bonne qualité, mais l'épreuve dynamique avec défécation est plus difficile à obtenir en position allongée dans l'IRM.



D'autres examens peuvent être utiles avant la prise en charge chirurgicale d'un prolapsus : une échographie pelvienne à la recherche d'une anomalie utérine, un frottis cervicovaginal, un bilan urodynamique s'il existe des troubles mictionnels patents ou masqués associés, une manométrie anorectale en cas de troubles anorectaux prédominants (dyschésie, incontinence fécale).

Au terme de l'examen clinique (et parfois radiologique), on identifie le ou les prolapsus (cf. fig. 15.2) :

- prolapsus de l'étage antérieur, se présentant à l'examen clinique comme un bombement de la paroi antérieure du vagin (c'est une colpocèle antérieure) qui contient la vessie : c'est une cystocèle (A) ;
- prolapsus de l'étage moyen avec descente du col utérin voire éversion complète de l'utérus : c'est une hystérocèle (B) ;
- prolapsus de l'étage postérieur, se présentant à l'examen clinique comme un bombement de la paroi postérieure du vagin (colpocèle postérieure) qui peut contenir le rectum : rectocèle (C).

## Annexe

### Principes thérapeutiques du prolapsus génital de la femme

**Seuls les POP symptomatiques doivent être traités.** La découverte fortuite d'un POP au cours d'un examen clinique ne doit pas alerter la patiente sur un quelconque risque. L'aggravation potentielle du prolapsus est difficile à prédire. Tout au plus peut-on rechercher les facteurs de risque comme les poussées abdominales chroniques (dysurie, dyschésie anorectale) et les traiter. De plus, il faut **s'assurer que la gêne décrite par la femme est bien en rapport avec le prolapsus observé par le médecin**.

#### Traitements conservateurs

Les **pessaires** sont des dispositifs vaginaux de formes variées (anneaux et cubes) qui se bloquent derrière la symphyse pubienne et «retiennent» l'extériorisation du prolapsus. Ils ont une action palliative utile chez des patientes inopérables ou ne souhaitant pas de chirurgie. Ils peuvent être utiles en tant que test thérapeutique avant chirurgie (disparition des symptômes et de la gêne lorsqu'on mime la chirurgie avec un pessaire).

La **rééducation périnéale** a pour objectif d'augmenter la force musculaire et la contraction volontaire du périnée en réponse à l'augmentation de la pression abdominale; elle peut aider dans les formes débutantes, notamment en réduisant les symptômes relatifs au prolapsus.

#### Traitement chirurgical

Il existe deux voies d'abord pour le traitement chirurgical :

- **la chirurgie par voie abdominale :** c'est la **promontofixation** qui consiste à fixer une bandelette prothétique synthétique en haut sur le promontoire et en bas dans la cloison vésicovaginale pour la correction de la cystocèle et/ou dans la cloison rectovaginale pour la correction de l'élytrocèle et de la rectocèle;
- **la chirurgie par voie vaginale,** qui peut se faire par plicature des tissus naturels ou parfois avec interposition de prothèse synthétique. Chez la femme très âgée, fragile et ne désirant plus de rapport sexuel, il peut être proposé une fermeture vaginale (colpocléisis).

Dans tous les cas :

- il n'y a pas d'indication à réaliser d'hystérectomie systématique en l'absence de pathologie utérine associée;
- le traitement de l'incontinence urinaire à l'effort associée au prolapsus peut se faire soit de manière concomitante soit, préférentiellement, de façon différée. Dans le cas d'une intervention différée, il faut prévenir les patientes du risque de majoration ou d'apparition d'une incontinence urinaire après traitement du prolapsus.

#### Indications

Il s'agit d'une pathologie fonctionnelle ne menaçant pas la vie des patientes et n'exposant que rarement à des complications.

Il est fréquent de voir en consultation des patientes inquiètes mais sans aucune gêne fonctionnelle. Ces patientes doivent être rassurées et une surveillance doit leur être proposée.

La rééducation peut être utile pour le confort dans les stades débutants.

**La chirurgie «préventive» n'a pas de place car elle expose des patientes asymptomatiques à des complications sévères.** On opère uniquement une patiente avec un prolapsus responsable d'une gêne lorsque l'on a établi avec une bonne probabilité le lien de cause à effet entre le prolapsus et la gêne.

## Résumé

| Rang | Descriptif |
|---|---|
| A | **Connaître les 2 étiologies les plus fréquentes de tuméfaction pelvienne :** les deux tuméfactions pelviennes les plus fréquentes chez la femme sont le fibrome utérin et le kyste de l'ovaire, sans oublier la grossesse à laquelle il faut toujours penser chez une femme en période d'activité génitale |
| A | **Connaître les autres causes de tuméfaction pelvienne :**<br>• origine tubaire (hydrosalpinx, bloc adhérentiel postinfectieux, kyste vestigial ou du mésosalpinx), péritonéales (endométriose du cul-de-sac de Douglas), digestives (cancer du côlon ou du sigmoïde, sigmoïdite)<br>• origine utérine : cancer de l'endomètre, adénomyose et grossesse<br>• origine ovarienne sont : cancer de l'ovaire, endométriose |
| B | **Connaître la fréquence des fibromes :** c'est la plus fréquente des tumeurs de l'utérus ; 20 à 30 % des femmes de plus de 35 ans en sont atteintes |
| A | **Connaître les symptômes liés aux fibromes :**<br>• le fibrome utérin se manifeste le plus souvent par des **ménorragies**, qui sont le signe révélateur et le plus pathognomonique<br>• il peut aussi se manifester par des métrorragies, une dysménorrhée, une pesanteur pelvienne, ou des symptômes en relation avec une compression des organes de voisinage, une perception d'une masse abdominale d'apparition progressive et parfois des **douleurs pelviennes** liées à des complications ou troubles vasculaires associés |
| B | **Connaître les complications possibles des fibromes :**<br>• le fibrome peut être le siège de complications hémorragiques douloureuses (nécrobiose aseptique en particulier), et mécaniques, essentiellement par compression des organes de voisinage<br>• on peut également observer des complications gravidiques : stérilité, nécrobiose aseptique avec risque d'accouchement prématuré, et des complications au cours de l'accouchement |
| B | **Connaître la fréquence des kystes ovariens :**<br>• les kystes fonctionnels de l'ovaire constituent la plus fréquente des tuméfactions pelviennes de la femme en période d'activité génitale. Les kystes organiques sont le plus souvent bénins<br>• 20 % des tumeurs ovariennes sont malignes ou borderline, et le risque de cancer augmente avec l'âge |
| A | **Connaître les symptômes liés aux kystes ovariens :** il n'existe pas de symptomatologie spécifique des kystes de l'ovaire. Mais dans plus de 50 % des cas, le kyste de l'ovaire est latent, et est découvert lors d'un examen clinique ou d'une échographie réalisée pour une autre raison. Parfois, le kyste de l'ovaire est découvert à l'occasion d'une complication |
| B | **Connaître les complications possibles des kystes ovariens :**<br>• les principales complications sont la torsion, qui se manifeste par une douleur pelvienne aiguë, avec défense abdominale et qui nécessite une intervention chirurgicale en urgence<br>• les autres complications sont l'hémorragie intrakystique, la rupture de kyste, l'infection et rarement la compression des organes pelviens adjacents. On peut également observer des complications obstétricales |
| A | Le toucher vaginal est le temps essentiel de l'examen clinique en cas de tuméfaction pelvienne chez la femme |
| A | **Connaître les éléments cliniques liés aux fibromes :**<br>• un utérus globalement augmenté de volume correspond le plus souvent à un ou à des fibromes interstitiels ou sous-séreux (dimensions en centimètres, régularité des contours ou existence de voussures qui déforment ses contours)<br>• une masse latéro-utérine dépendante de l'utérus et aux contours réguliers correspond le plus souvent à un fibrome sous-séreux sessile |

| Rang | Descriptif |
|---|---|
| A | Connaître les éléments cliniques liés aux kystes ovariens : une masse latéro-utérine |
| B | Connaître les 2 principaux examens radiologiques complémentaires à réaliser en cas de tuméfaction pelvienne et leur hiérarchisation (1re-2e intention) :<br>• l'échographie pelvienne par voie transpariétale et par voie transvaginale est l'examen complémentaire à demander en premier. Elle permet de préciser la structure de la tumeur, solide, liquide ou hétérogène, de la mesurer et de la localiser<br>• l'IRM est l'examen de seconde intention lorsque l'échographie est insuffisante, ou devant toute masse utérine de plus de 10 cm ou tous fibromes en nombre supérieur à 5, et devant toutes masses complexes ou indéterminées par échographie<br>• l'IRM est également justifiée en seconde intention devant toute tumeur solide de l'ovaire, qui est par définition suspecte, et devant toute tumeur mi-solide, mi-liquide de l'ovaire<br>• en cas de tuméfaction ovarienne liquide. Si tous les critères de bénignité ne sont pas réunis, il faut pratiquer une IRM ou une cœlioscopie |
| B | Description des éléments du pelvis et du périnée :<br>• le pelvis est un compartiment de la cavité abdominale situé entre le détroit supérieur (ligne entre le bord supérieur du pubis et le promontoire) et le plancher pelvien musculaire principalement représenté par le muscle *levator ani*. Il contient chez la femme le bas appareil urinaire, l'appareil génital et l'appareil digestif<br>• le périnée est situé au-dessous du pelvis (sous le plan du muscle *levator ani*). Il contient l'orifice vulvaire, l'orifice anal et les fosses ischiorectales<br>• le plancher pelvien est défini comme l'ensemble des structures musculoaponévrotiques fermant en bas le petit bassin (ou pelvis) |
| A | Définir le prolapsus génital de la femme : le prolapsus génital de la femme est une protrusion d'un ou plusieurs organes pelviens dans la cavité vaginale, voire extériorisés par l'orifice vulvaire, apparaissant ou s'accentuant à la poussée abdominale. Cette protrusion se fait dans une hernie de la paroi vaginale (colpocèle) qui peut intéresser sa face antérieure, sa face postérieure ou son apex |
| B | Définir les compartiments du prolapsus :<br>• selon le compartiment incriminé, on peut observer : une cystocèle (prolapsus de l'étage antérieur, se présentant à l'examen clinique comme un bombement de la paroi antérieure du vagin), une hystérocèle ou prolapsus utérin (prolapsus de l'étage moyen avec descente du col utérin voire éversion complète de l'utérus), ou une rectocèle (prolapsus de l'étage postérieur, se présentant à l'examen clinique comme un bombement de la paroi postérieure du vagin)<br>• l'élytrocèle est une protrusion du contenu abdominal par l'intermédiaire du cul-de-sac de Douglas |
| B | Citer les diagnostics différentiels du prolapsus génital de la femme : les principaux diagnostics différentiels sont : le prolapsus rectal, les tumeurs de la paroi antérieure du vagin, l'allongement hypertrophique du col utérin, et une caroncule urétrale |
| B | Avoir une idée de la fréquence du prolapsus clinique et anatomique : les prolapsus des organes pelviens sont fréquents. Leur prévalence est de 2,9 à 11,4 % lorsqu'on utilise un questionnaire pour le dépistage. Les questionnaires ne permettent de dépister que les prolapsus symptomatiques tandis que l'examen clinique est descriptif de l'anatomie et évalue la prévalence des prolapsus de 31 à 97 % |
| A | Connaître les signes cliniques du prolapsus :<br>• le prolapsus est souvent non symptomatique<br>• la gêne la plus typique est une boule vaginale, voire une pesanteur, mais non douloureuse<br>• des signes urinaires, anorectaux, sexuels peuvent l'accompagner, mais ne sont pas spécifiques du prolapsus |

IRM : imagerie par résonance magnétique.

Connaissances

## Pour en savoir plus

Recommandations du CUROPF pour la pratique clinique : recommandations pour le traitement chirurgical du prolapsus génital non récidivé de la femme. Prog Urol 2016 ; 2HS : 1-109. www.urofrance.org/base-bibliographique/numero-2hs-pp-1-109-juillet-2016-recommandations-du-curopf-pour-la-pratique

CHAPITRE

16

# Sexualité normale et ses troubles

## *Situations de départ*

- 33 Difficulté à procréer
- 63 Troubles sexuels et troubles de l'érection
- 164 Anomalie de l'examen clinique mammaire

## *Item, objectifs pédagogiques*

***ITEM 58 – Sexualité normale et ses troubles***

| Rang | Rubrique | Intitulé | Descriptif |
|---|---|---|---|
| A | Définition | Genres, sexualités et société. Enjeux de reconnaissance et médicalisation | – |
| A | Éléments physiopathologiques | Connaître les quatre phases du rapport sexuel | Quatre phases du cycle d'excitation sexuelles ? « Rapport sexuel » trop réducteur ? |
| A | Diagnostic positif | Sémiologie des principales dysfonctions sexuelles masculines et féminines | – |
| B | Diagnostic positif | Connaître les éléments de l'interrogatoire permettant d'identifier les troubles de la sexualité | – |
| A | Diagnostic positif | Connaître les quatre composantes impliquées dans la sexualité | Couple, pathologies organiques, environnement, psy |
| A | Étiologies | Connaître les causes organiques des dysfonctions sexuelles masculines et féminines | – |
| B | Étiologies | Connaître les autres étiologies des principales dysfonctions sexuelles | – |
| B | Prise en charge | Savoir orienter la prise en charge d'un couple présentant des troubles de la sexualité | – |



# I. Introduction et définition

A La sexualité dite « normale » fait partie de la définition de la « bonne santé » selon l'Organisation mondiale de la santé (OMS). On parle désormais de « santé sexuelle ». Même s'il n'est pas possible de définir une *sexualité normale*, une dysfonction de l'une des réponses sexuelles physiologiques à l'excitation – désir, érection, éjaculation, orgasme – expose l'individu à des souffrances parfois importantes, parfois causes de dépression. Les troubles du comportement sexuel peuvent être responsables de conduites délictueuses, voire de crimes sexuels (sévices à enfants, viols, agressions sexuelles, etc.).

Il n'y a pas de norme en matière de sexualité. Chaque individu a ses propres repères et sa position dans la société peut influencer le développement et/ou le déroulement de sa sexualité selon ce que l'on pourrait appeler le plus petit dénominateur commun de ce qui est toléré, de ses références culturelles et religieuses.

- Lorsqu'il existe une dysfonction sexuelle, s'il n'y a pas de plainte de l'individu il n'y a pas lieu de médicaliser celle-ci.
- De même, lorsqu'il existe un trouble du comportement sexuel et qu'il n'y a pas de plainte (de l'individu, de son entourage ou de la société), il n'y a pas lieu de proposer un traitement.

La version actuelle du *Diagnostic and Statistical Manual of Mental Disorders* (DSM-5 : 5e édition, 2013), ou *Manuel diagnostique et statistique des maladies mentales*, de la Société américaine de psychiatrie (American Psychiatric Association [APA]), distingue : les **dysfonctions sexuelles** (troubles du désir, de l'excitation ou de l'orgasme ; les troubles sexuels avec douleur ; la dysfonction sexuelle due à une affection médicale générale), les **paraphilies**, les **troubles de l'identité sexuelle** (**dysphorie de genre**).

## II. Sexualité normale



L'activité sexuelle est divisée en cinq phases (fig. 16.1) :

- la **phase du désir** : elle est caractérisée par des idées et fantasmes érotiques et le souhait d'avoir des rapports sexuels. Elle est difficile à définir précisément dans sa durée comme dans sa phénoménologie. Cette phase est commandée par le cerveau. Le désir est androgénodépendant chez l'homme comme chez la femme. Il s'agit d'une phase de préparation à l'acte sexuel ;
- la **phase d'excitation** : elle est caractérisée chez l'homme par l'érection (voir chapitre 2, item 126 : troubles de l'érection) et chez la femme par une augmentation de la vascularisation vaginale et de la vulve se traduisant par la lubrification vaginale et l'érection du clitoris. La phase d'excitation résulte de stimulations cérébrales (visuelles, auditives, fantasmatiques) et/ou périphériques sensitives, en particulier périnéales. La survenue des réponses sexuelles pelvipérinéales nécessite l'intégrité de l'innervation sympathique d'origine spinale thoracolombaire (T12-L2), parasympathique d'origine spinale sacrée (S2–S4) et somatique sacrée (S2–S4) ;

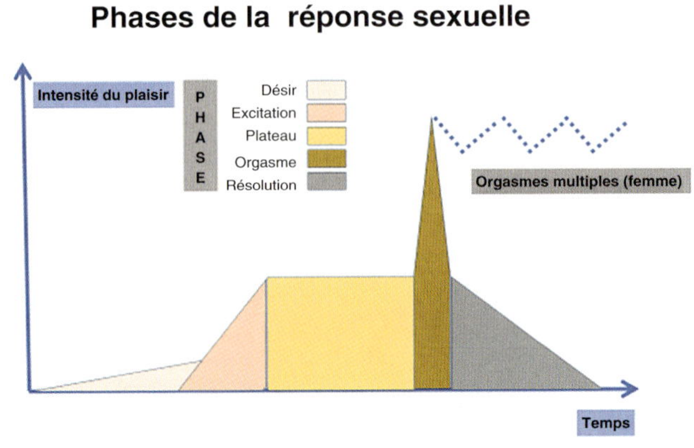


**Fig. 16.1.** Ⓐ **Phases d'une relation sexuelle normale.**

- la **phase de plateau** : elle consiste en la réalisation du coït ou la poursuite de la stimulation (ex. : masturbation). Les phénomènes de la phase d'excitation y restent stables, au maximum de leur développement ;
- l'**orgasme** : il s'agit d'une sensation de plaisir intense. L'orgasme est accompagné dans les deux sexes de contractions rythmiques de la musculature striée périnéale. Chez l'homme, l'orgasme coïncide avec la seconde phase de l'éjaculation ou expulsion saccadée du sperme au méat urétral. Lorsque l'éjaculation est absente (ex. : après prostatectomie totale), l'orgasme persiste, parfois altéré, ainsi l'éjaculation n'est pas un prérequis pour la survenue de l'orgasme. L'orgasme est accompagné par des signes généraux : tension musculaire, polypnée, tachycardie, augmentation modérée de la pression artérielle ; il faut souligner ici que plus d'un tiers des femmes rapportent ne pas avoir d'orgasme ;
- la **phase de résolution** : les phénomènes caractéristiques de la phase d'excitation diminuent rapidement. La femme peut avoir plusieurs orgasmes successifs si la stimulation sexuelle ne s'interrompt pas, et la phase de résolution ne survient alors qu'après le dernier orgasme. Chez l'homme, l'orgasme est suivi d'une période réfractaire pendant laquelle la stimulation sexuelle est inefficace. Brève chez l'adolescent, elle augmente avec l'âge et interdit le plus souvent la répétition rapprochée du rapport sexuel chez l'homme vieillissant.



# III. Troubles de la sexualité

## A. Troubles sexuels chez l'homme (fig. 16.2)

### *1. Troubles du désir*

Les troubles du désir comprennent les **insuffisances de désir** (baisse de la libido) ou, à l'inverse, un excès (**déviation de désir**). Dans les deux cas, il faut d'abord éliminer une pathologie somatique (hypogonadisme sévère, dépression, démence, iatrogénie médicamenteuse) avant de considérer les pathologies psychiatriques.

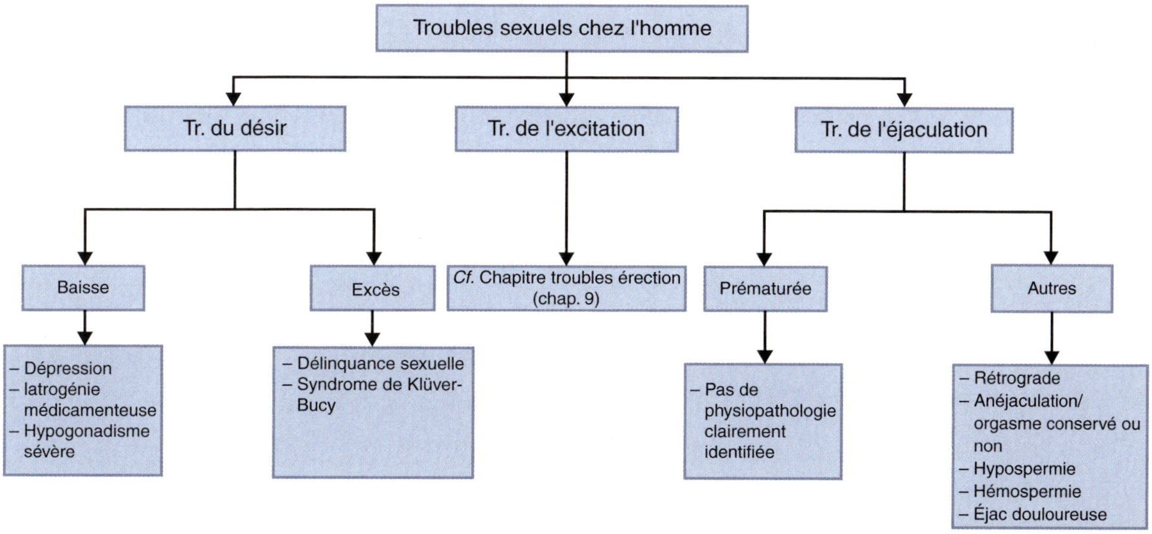


**Fig. 16.2.** Ⓐ **Troubles sexuels chez l'homme.**

## 2. Troubles de l'excitation/érection

(Voir chapitre 2, item 126 : troubles de l'érection.)

## 3. Troubles de l'éjaculation

### a. Éjaculation prématurée

*Définition*

Il s'agit d'une **dysfonction sexuelle masculine** caractérisée par :

- une éjaculation qui survient toujours ou presque toujours en 1 minute ou moins après la pénétration vaginale depuis le premier rapport sexuel (éjaculation prématurée primaire);
- **ou** une diminution cliniquement significative du délai pour éjaculer, souvent proche de 3 minutes ou moins (éjaculation prématurée secondaire); **et** une incapacité à retarder l'éjaculation lors de toutes ou de presque toutes les pénétrations vaginales (absence de contrôle); **et** des conséquences personnelles négatives : souffrance, gêne, frustration et/ou évitement de l'intimité sexuelle (fig. 16.3).

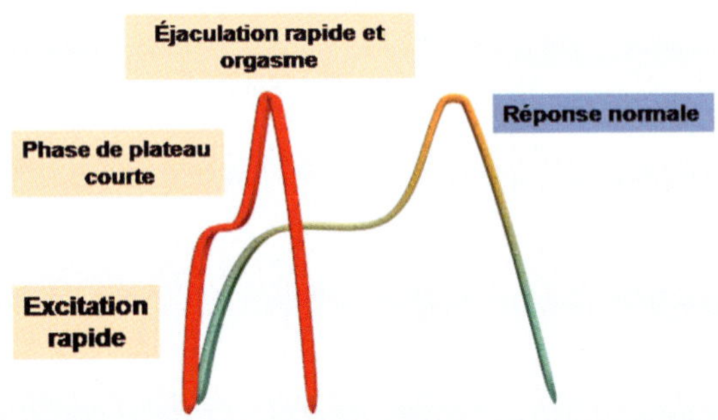


**Fig. 16.3. (A) Réponse sexuelle d'un éjaculateur prématuré.**

*Étiologies*

L'éjaculation est un réflexe de reproduction et survient chez la plupart des espèces de façon précoce. L'homme a la capacité de pouvoir contrôler son éjaculation, ce qui explique que l'éjaculation prématurée est une caractéristique comportementale. Il ne s'agit donc pas d'une dysfonction au sens physiopathologique du terme. **La prévalence n'est pas affectée par l'âge**, contrairement à la dysfonction érectile.

*Diagnostic*

- (B) L'interrogatoire doit explorer notamment : le délai pour éjaculer et la possibilité ou non de contrôle ainsi que la souffrance que cette situation génère.
- L'examen clinique doit rechercher une éventuelle pathologie génitosexuelle associée, ainsi qu'une dysfonction érectile (éjaculation prématurée acquise).
- Aucun examen complémentaire n'est requis.

*Traitement*

- (C) Le traitement peut faire appel à une prise en charge sexologique de type cognitivocomportemental : techniques du *squeeze* ou du *stop and go*, nécessitant la participation de la partenaire, les rechutes sont fréquentes en cas d'arrêt des exercices.

- La dapoxétine (30 ou 60 mg, Priligy®) à la demande, inhibiteur sélectif de recapture de la sérotonine (ISRS), est le seul médicament ayant l'autorisation de mise sur le marché (AMM) dans cette indication.
- Les antidépresseurs en prise quotidienne (ISRS ; ex. : paroxétine 20 mg/j ou clomipramine 10 mg/j) peuvent être prescrits hors AMM.
- Les anesthésiques locaux (lidocaïne crème 5 %) hors AMM à la demande en application sur le gland 30 minutes avant le rapport retardent également l'éjaculation.

### b. Autres troubles de l'éjaculation

Ⓐ La sémiologie des autres troubles de l'éjaculation nécessite un interrogatoire attentif souvent difficile à conduire.

Il faut savoir distinguer en particulier :

- l'**anéjaculation/éjaculation rétrograde** avec orgasme conservé par iatrogénie chirurgicale (résection transurétrale de la prostate, adénomectomie par voie haute pour hypertrophie bénigne de prostate, prostatectomie totale pour cancer localisé de prostate, curage ganglionnaire pour cancer du testicule) ou médicamenteuse (neuroleptiques, certains α-bloquants indiqués dans le traitement des troubles mictionnels liés à une hypertrophie bénigne de prostate : tamsulosine, silodosine, etc.). Il existe aussi une origine psychogène ;
- l'**hypospermie** : c'est un signe d'agénésie des déférents consécutive à une mutation du gène *CFTR* (mucoviscidose). Le plus souvent elle est liée au vieillissement ;
- l'**éjaculation douloureuse** peut être la conséquence d'une prostatite aiguë ou chronique ou d'un syndrome douloureux pelvien chronique ;
- l'**hémospermie** est le plus souvent un symptôme bénin. Il faut toutefois éliminer un cancer de la prostate chez l'homme vieillissant. Elle est fréquemment observée dans les suites de biopsies de la prostate à visée diagnostique.




## B. Troubles sexuels chez la femme (fig. 16.4)

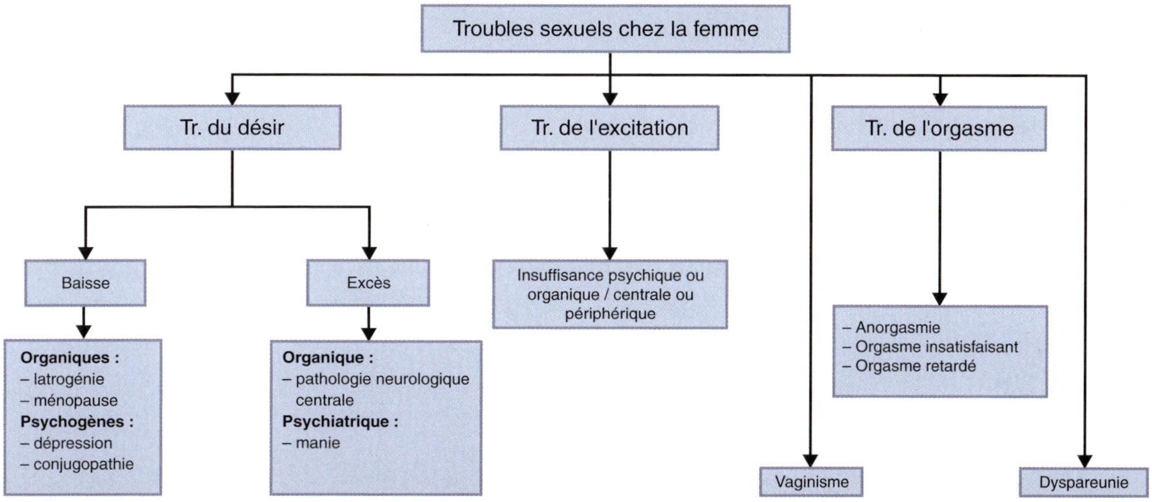


**Fig. 16.4.** Ⓐ **Troubles sexuels chez la femme.**

### 1. Troubles du désir

Ⓐ Les troubles du désir correspondent le plus souvent à une **insuffisance/absence du désir** ou à un désir sexuel hypoactif entraînant une souffrance personnelle. On distingue les troubles primaires (jamais éprouvés de désir) et secondaires après une période de désir normal (moins bien acceptés). À l'extrême, il existe une **aversion sexuelle** qui correspond à une conduite visant à éviter d'avoir des rapports sexuels entraînant une souffrance personnelle. La cause est essentiellement psychique. Il faut toutefois veiller à éliminer une névrose phobique.

Inversement, il peut exister un **excès de désir** qui se manifeste par une exagération des besoins sexuels (hypersexualité ou nymphomanie), à la recherche permanente de nouveaux partenaires (comportements de séduction permanente). Cet excès peut être en rapport avec un trouble de la personnalité voire une maladie psychiatrique. Cependant, plusieurs causes organiques doivent être éliminées.

B **Le traitement des troubles du désir est difficile.** Il faut notamment s'efforcer de donner des informations sur la sexualité, de faire la démonstration de la normalité physique et physiologique pour rassurer la patiente et assurer la prise en charge psychosexologique. Enfin, il peut être utile de traiter la ménopause si celle-ci est avérée.

## *2. Troubles de l'excitation (insuffisance)*

A Il s'agit d'un problème en rapport avec le degré d'excitation sexuelle organique ou psychique insuffisant entraînant une souffrance personnelle.

## *3. Troubles de l'orgasme*

On distingue les troubles suivants :

- **anorgasmie :** c'est une absence d'orgasme malgré une stimulation et une excitation adéquate entraînant une souffrance personnelle ;
- **orgasme insatisfaisant ;**
- **orgasme retardé :** la stimulation et l'excitation sont jugées excessives par la femme. Une iatrogénie médicamenteuse (ISRS, neuroleptiques) doit être recherchée.



## *4. Vaginisme*

Il s'agit d'une contraction musculaire prolongée ou récidivante des muscles du plancher pelvien (élévateurs de l'anus et adducteurs) qui circonscrivent la vulve et le vagin interdisant la pénétration vaginale.

Le **vaginisme primaire** est souvent d'origine psychologique. Il peut avoir comme cause :

- B le rigorisme religieux, le conformisme social avec culpabilisation des plaisirs du corps ;
- un antécédent d'abus sexuel : attouchements, viol, inceste malheureusement fréquent et à rechercher systématiquement ;
- une tendance homosexuelle latente ;
- le rejet du partenaire (symbolise le refus d'une relation vécue comme un état d'infériorité avec un homme que l'on méprise).

A Le **vaginisme secondaire** doit faire rechercher une cause organique par un examen gynécologique complet.

- B Traumatisme gynécologique : vaginite mycosique, vaginite à *Trichomonas*, vaginite atrophique de la ménopause.
- Traumatisme obstétrical : déchirure, épisiotomie mal réparée.
- Traumatisme iatrogène : radiothérapie pelvienne.

Le **traitement du vaginisme** comprend avant tout le traitement spécifique d'une lésion organique. En l'absence de lésion organique, il faut envisager une prise en charge psychosexologique avec explication anatomique (appareil génital), exploration de son corps (surmonter l'angoisse), autointroduction ultérieure par la patiente avec des bougies de Hégar de calibre croissant avec exercice de contraction et de relâchement (relais avec ses propres doigts). Le vaginisme a un bon pronostic quand la femme accepte de faire ce travail personnel sur son corps.

## 5. Dyspareunie

A Elle correspond à des douleurs déclenchées par les relations sexuelles (pénétration). On distingue **trois types de dyspareunie** en fonction du site douloureux (tableau 16.1).

**Tableau 16.1. B Différents types de dyspareunie et leurs causes organiques.**

| Dyspareunie | Définition | Causes |
|---|---|---|
| Superficielles | Douleur à l'intromission | • Bride hyménéale<br>• Cicatrices périnéales (épisiotomie, déchirure obstétricale)<br>• Infections : herpès, mycose, bartholinite, condylomes |
| De présence | Pendant le coït | • Mycose<br>• Atrophie vaginale<br>• Sécheresse vaginale |
| Profondes (balistiques) | Douleur au fond du vagin | • Cervicite<br>• Annexite<br>• **Endométriose** |

B Le traitement des dyspareunies profondes nécessite souvent une cœlioscopie pour faire le diagnostic de la cause, et en particulier rechercher et traiter l'endométriose. Une thérapie cognitivocomportementale peut être proposée. Les complications sont émaillées par le vaginisme, l'anaphrodisie, l'anorgasmie ou une conjugopathie. Les dyspareunies ont un bon pronostic quand la cause est traitée suffisamment tôt.

# IV. Paraphilies

## A. Définition

A La paraphilie est une pratique sexuelle qui diffère des actes traditionnellement considérés comme normaux. Communément, la paraphilie est une sexualité atypique ou marginale.

Selon le DSM-5, ce sont des impulsions sexuelles répétées et intenses, et des fantasmes sexuellement excitants ou comportements impliquant : des objets inanimés (fétichisme), l'humiliation ou la souffrance (non simulée) du sujet lui-même ou de son partenaire (sadomasochisme), des enfants ou individus non consentants (pédophilie, exhibitionnisme, voyeurisme, frotteurisme, sadisme, nécrophilie), se prolongeant au moins 6 mois, causant du désarroi ou une détérioration du fonctionnement social, occupationnel ou autre domaine important.

## B. Différents types de paraphilies

- Selon l'objet (autour de l'objet sexuel recherché) :
  - humain : inceste, pédophilie, gérontophilie, nécrophilie ;
  - non humain : fétichisme, zoophilie, etc.
- Selon l'objectif (le but recherché) :
  - plaisir de la vue : exhibitionnisme, voyeurisme ;
  - plaisir de la souffrance : sadisme, masochisme ;
  - plaisir localisé : bouche, urètre, anus.

**Tableau 16.2. B Classification de la sévérité des paraphilies en fonction du passage à l'acte et de sa fréquence.**

| Gravité | Passage à l'acte | Fréquence |
|---|---|---|
| Légère | Non | – |
| Moyenne | Oui | Occasionnelle |
| Sévère | Oui | Répétée |

## C. Diagnostic et sévérité

B Le rapport homme/femme est de vingt hommes pour une femme. En effet, en dehors du masochisme, peu de femmes souffrent de paraphilies. Le diagnostic se pose seulement lorsque l'individu agit sous l'emprise de ses impulsions ou est fortement perturbé par celles-ci. Les paraphilies interfèrent à divers degrés avec la capacité du sujet à avoir une activité sexuelle empreinte d'affection et de réciprocité (tableau 16.2).

## D. Principes de traitement

### 1. *Approche comportementale*

C L'objectif est de chercher à éliminer le comportement inadéquat pour le remplacer par un comportement plus adapté. La technique de l'aversion est parfois utilisée via des stimuli aversifs qui peuvent être de nature chimique (vomitifs, nausées) ou électrochocs, imagerie aversive ou honte. La technique d'évitement par anticipation correspond à l'apprentissage d'une sexualité plus adaptée :

- reconditionnement orgastique : lors de la masturbation, le fantasme déviant est associé à l'image hétérosexuelle « normale » au moment de l'orgasme ;
- masturbation à satiété : l'individu doit se masturber tout en imaginant son fantasme déviant jusqu'à satiété.

Critique de l'approche comportementale où seul le symptôme est traité : elle est fondée sur le changement de comportement. Or, les émotions doivent aussi changer.

### 2. *Approche analytique (sexoanalyse)*

L'accent est mis sur la compréhension du désordre sexuel. La modification de l'imaginaire érotique implique une expérience correctrice. À moyen terme, l'individu est amené à produire des fantasmes érotiques et à surmonter graduellement les anxiétés qui sont à la base du désordre sexuel.

## Résumé

| Rang | Intitulé |
|---|---|
| A | Genres, sexualités et société. Enjeux de reconnaissance et médicalisation |
| | Sexualité normale : la sexualité dite « normale » fait partie de la définition de la « bonne santé » selon l'OMS. On parle désormais de « santé sexuelle ». Même s'il n'est pas possible de définir une sexualité normale, une dysfonction de l'une des réponses sexuelles physiologiques à l'excitation : désir, érection, éjaculation, orgasme expose l'individu à des souffrances parfois importantes, parfois causes de dépression<br>Les types de dysfonction sexuelle (DSM-5) :<br>• les dysfonctions sexuelles (troubles du désir, de l'excitation ou de l'orgasme ; les troubles sexuels avec douleur)<br>• les dysfonctions sexuelles dues à une affection médicale générale<br>• les paraphilies<br>• les troubles de l'identité sexuelle (dysphorie de genre)<br>L'identité sexuelle relève de trois composantes :<br>• le sexe biologique (organe sexuel masculin ou féminin)<br>• le sexe social (être élevé et perçu comme un homme ou une femme par la société : expression de genre)<br>• le sexe psychologique (se sentir homme ou femme : identité de genre)<br>Les conséquences des troubles sexuels :<br>• les dysfonctionnements de la réponse sexuelle peuvent exposer l'individu et son couple à des souffrances, parfois importantes<br>• les troubles du comportement sexuel peuvent être responsables de conduites délictueuses (viols agressions sexuelles) |
| A | Connaître les quatre phases du rapport sexuel :<br>• excitation<br>• plateau<br>• orgasme, éjaculation<br>• résolution |
| A | Sémiologie des principales dysfonctions sexuelles masculines et féminines<br>1. Principales dysfonctions masculines<br>Troubles de l'excitation/érection<br>(Voir chapitre 2, item 126 : troubles de l'érection)<br>Les troubles de l'éjaculation<br>Anéjaculation :<br>• définit par l'absence d'émission de sperme par le méat urétral<br>• associé ou non à un trouble de l'orgasme<br>Éjaculation prématurée :<br>• un délai entre l'intromission du pénis et l'éjaculation < 1 min<br>• et une impossibilité de retarder l'éjaculation<br>• et un sentiment d'insatisfaction ou de frustration de l'un des deux partenaires<br>Éjaculation rétrograde :<br>• définit par l'expulsion de l'éjaculat vers la vessie<br>• défaut de fermeture du col vésical<br>• elle n'empêche pas l'orgasme |

| Rang | Intitulé |
|---|---|
| | 2. Principales dysfonctions féminines<br>Troubles de l'orgasme<br>**Anorgasmie :** c'est une absence d'orgasme malgré une stimulation et une excitation adéquate entraînant une souffrance personnelle<br>Orgasme insatisfaisant<br>**Orgasme retardé :** la stimulation et l'excitation sont jugées excessives par la femme<br>**Vaginisme :** il s'agit d'une contraction musculaire prolongée ou récidivante des muscles du plancher pelvien (élévateurs de l'anus et adducteurs) qui circonscrivent la vulve et le vagin interdisant la pénétration vaginale<br>**Dyspareunie :** elle correspond à des douleurs déclenchées par les relations sexuelles (pénétration) |
| B | Connaître les éléments de l'interrogatoire permettant d'identifier les troubles de la sexualité :<br>• âge du patient et de sa/son partenaire<br>• antécédents médicaux et chirurgicaux et psychiatriques<br>• traitement au long cours<br>• intoxication : tabac, alcool, stupéfiants<br>• fréquence des rapports sexuels<br>• état de la satisfaction<br>• demandes, frustrations et attentes<br>• préciser quelle étape de la relation est dysfonctionnelle (excitation, érection, pénétration, orgasme, etc.)<br>• état de la relation de couple (existence de conjugopathie) |
| A | Connaître les quatre composantes impliquées dans la sexualité<br>La sexualité implique quatre composantes. Leurs interactions permettent l'accomplissement d'une sexualité épanouie<br>**Couple :**<br>• lieu de l'expression de la sexualité<br>• espace rassurant et bienveillant indispensable : notion de sécurité affective<br>• les conjugopathie (dysfonctionnement au sein du couple) peuvent limiter l'épanouissement de la sexualité<br>**Intégrité anatomique et fonctionnelle :**<br>• séquence d'événements physiologiques indispensables à l'émergence et au déroulement de la réponse sexuelle<br>• les altérations anatomiques ou fonctionnelles peuvent affecter l'émergence et/ou l'enchaînement de ces séquences physiologiques et altérer la réponse sexuelle et limiter ainsi l'épanouissement de la sexualité<br>**Intégrité psychologique :**<br>• séquence d'événements émotionnels indispensables à l'émergence et au déroulement de la réponse sexuelle<br>• les atteintes psychologiques et affectives peuvent affecter l'émergence et/ou l'enchaînement de ces séquences émotionnelles et altérer la réponse sexuelle et limiter ainsi l'épanouissement de la sexualité<br>**Environnement :**<br>• la sexualité prend place dans un contexte composite social, économique, politique, historique, éthique, juridique, spirituel et religieux<br>• les normes et les contraintes liées au contexte peuvent directement influencer l'accomplissement de la sexualité |

| Rang | Intitulé |
|---|---|
| A | Connaître les causes organiques des dysfonctions sexuelles masculines et féminines<br>1. Étiologies des dysfonctions masculines<br>Troubles de l'excitation/érection<br>(Voir chapitre 2, item 126 : troubles de l'érection)<br>Troubles de l'éjaculation<br>Anéjaculation :<br>• causes neurologiques centrales (sclérose en plaques, lésion médullaire) et périphériques (diabète)<br>• hypogonadisme<br>• iatrogénie médicamenteuse : psychotropes, tramadol, antihypertenseurs d'action centrale, ISRS<br>• iatrogénie chirurgicale : prostatectomie totale<br>Éjaculation prématurée :<br>• hyperthyroïdie<br>• causes neurologiques : lésion du cône terminal<br>Éjaculation rétrograde :<br>• causes neurologiques centrales (sclérose en plaques, lésion médullaire) et périphériques (diabète)<br>• hypothyroïdie<br>• iatrogénie médicamenteuse : α-bloquant<br>• iatrogénie chirurgicale : curage lomboaortique, traitement chirurgical de l'adénome prostatique<br>2. Principales dysfonctions féminines<br>Troubles du désir/excitation/orgasme :<br>• causes neurologiques<br>• causes endocriniennes<br>• hypogonadisme primaire et secondaire<br>• facteurs psychologiques et relationnels<br>Vaginisme :<br>• traumatisme gynécologique : vaginite mycosique, vaginite à *Trichomonas*, vaginite atrophique de la ménopause<br>• traumatisme obstétrical : déchirure, épisiotomie mal réparée<br>• traumatisme iatrogène : radiothérapie pelvienne.<br>Dyspareunie :<br>• superficielles (douleur à l'intromission) :<br>- cicatrices périnéales (épisiotomie, déchirure obstétricale)<br>- infections : herpès, mycose, bartholinite, condylomes<br>• de présence (pendant le coït) :<br>- mycose<br>• profondes (balistiques, douleur au fond du vagin) :<br>- cervicite<br>- annexite<br>- endométriose |
| B | Connaître les autres étiologies des principales dysfonctions sexuelles<br>1. Étiologies des dysfonctions masculines<br>Troubles de l'excitation/érection<br>(Voir chapitre 2, item 126 : troubles de l'érection)<br>Troubles de l'éjaculation<br>Anéjaculation :<br>• intoxication éthylique<br>• prise de stupéfiants |

| Rang | Intitulé |
|---|---|
| | Éjaculation prématurée :<br>• psychogène<br>2. Principales dysfonctions féminines<br>Troubles du désir/excitation/orgasme :<br>• facteurs psychologiques et relationnels<br>Vaginisme :<br>• le rigorisme religieux, le conformisme social avec culpabilisation des plaisirs du corps<br>• un antécédent d'abus sexuel : attouchements, viol, inceste malheureusement fréquent et à rechercher systématiquement<br>• une tendance homosexuelle latente<br>• le rejet du partenaire (symbolise le refus d'une relation vécue comme un état d'infériorité avec un homme que l'on méprise)<br>Dyspareunie :<br>• superficielles (douleur à l'intromission) :<br>- bride hyménale<br>• de présence (pendant le coït) :<br>- atrophie vaginale<br>- sécheresse vaginale |
| B | Savoir orienter la prise en charge d'un couple présentant des troubles de la sexualité<br>Prise en charge globale :<br>• évaluer et traiter le ou les symptômes<br>• rechercher les éléments déclencheurs personnels et au sein du couple<br>• évaluer le retentissement personnel et sur le couple<br>Première consultation :<br>• lieu et temps dédiés<br>• attitude d'écoute<br>• patient et son partenaire<br>• interrogatoire du patient et de son partenaire, avec questions ouvertes :<br>- histoire de la maladie<br>- profil du patient<br>- événements de vie positifs/négatifs<br>- désir de prise en charge du patient/du partenaire<br>• examen physique ciblé du patient<br>Modalité de la prise en charge :<br>• identifier la demande réelle du patient et du couple<br>• fixer les objectifs avec le patient et le couple (implication active)<br>• mettre en place une stratégie thérapeutique :<br>- travail d'information et d'explications rationnelles concrètes<br>- psychothérapie de soutien<br>- techniques d'affirmation de soi<br>- travail de gestion émotionnelle<br>- apport pharmacologique si besoin<br>- approche dite « corporelle » : souvent fondamentale, fondée sur une meilleure prise de conscience comportementale, sensorielle et émotionnelle<br>- prise en charge relationnelle : sous forme de thérapie de couple, fondée sur l'amélioration de la communication entre les partenaires<br>- prise en charge des causes organiques dans le cadre d'une approche multidisciplinaire |

DSM-5 : *Diagnostic and Statistical Manual of Mental Disorders* (5e éd., 2013) ; ISRS : inhibiteur sélectif de la recapture de la sérotonine ; OMS. Organisation mondiale de la santé.

CHAPITRE

17

# Pathologie génitoscrotale chez le garçon et chez l'homme[4]



## *Situations de départ*

- 100 Douleur testiculaire
- 105 Découverte d'une malformation de l'appareil génital
- 108 Anomalie des bourses
- 224 Découverte d'une anomalie abdominale à l'examen d'imagerie médicale
- 230 Rédaction de la demande d'un examen d'imagerie
- 231 Demande d'un examen d'imagerie
- 232 Demande d'explication d'un patient sur le déroulement, les risques et les bénéfices attendus d'un examen d'imagerie
- 305 Dépistage et conseils devant une infection sexuellement transmissible

## *Item, objectifs pédagogiques*

***ITEM 50 – Pathologie génitoscrotale chez le garçon et chez l'homme***

| Rang | Rubrique | Intitulé |
|---|---|---|
| A | Diagnostic positif | Savoir faire le diagnostic à partir de l'interrogatoire et de l'examen clinique des principales pathologies génitoscrotales |
| A | Identifier une urgence | Connaître l'urgence de la prise en charge d'une torsion du testicule, d'une fasciite nécrosante des organes génitaux externes (OGE), d'un paraphimosis. |
| B | Contenu multimédia | Bourse transilluminable, bourse non transilluminable |
| A | Diagnostic positif | Savoir faire le diagnostic de l'orchiépididymite |
| A | Examens complémentaires | Connaître les examens complémentaires à réaliser en cas d'orchiépididymite |
| A | Prise en charge | Connaître la prise en charge de l'orchiépididymite |
| B | Prise en charge | Connaître les principes généraux de la prise en charge d'une torsion du testicule, d'une fasciite nécrosante des OGE, d'un phimosis, d'un paraphimosis |
| A | Diagnostic positif | Hydrocèle, kyste du cordon : diagnostic |
| A | Examens complémentaires | Connaître les indications et non indications de l'imagerie devant une hydrocèle |
| A | Diagnostic positif | Testicule non descendu : diagnostic |

4. Item partiel ; ne seront pas traitées dans ce chapitre :
   - les pathologies relevant d'autres Collèges d'enseignants : infectiologie (infections sexuellement transmissibles/urétrites) ; chirurgie digestive : (hernies inguinales, simples ou compliquées) ;
   - les pathologies traitées dans d'autres chapitres de cet ouvrage : trouble de l'érection (dysfonction érectile, priapisme, courbure), tumeurs du testicule, traumatismes génitaux (testicule, corps caverneux, urètre).

| Rang | Rubrique | Intitulé |
|---|---|---|
| B | Examens complémentaires | Connaître les indications d'imagerie devant un testicule non descendu |
| B | Prise en charge | Prise en charge de la cryptorchidie |
| A | Diagnostic positif | Infections préputiales, phimosis et paraphimosis : diagnostic |
| A | Prise en charge | Infections préputiales, phimosis et paraphimosis : principes de la prise en charge |
| A | Diagnostic positif | Torsion du cordon spermatique |
| A | Examens complémentaires | Indication et diagnostics différentiels de l'imagerie de torsion du cordon spermatique |
| A | Contenu multimédia | Photographie d'un phimosis et d'un paraphimosis |



# I. Généralités



A La pathologie génitoscrotale recouvre l'ensemble des atteintes acquises ou congénitales, et organiques ou fonctionnelles : du testicule, du scrotum, de la verge, et du prépuce.

Plusieurs tableaux cliniques peuvent être distingués selon le site, le principal signe d'appel et la chronologie d'installation (tableau 17.1).

On apportera une attention particulière à la reconnaissance des pathologies d'installation brutale car elles impliquent une prise en charge urgente dans les premières heures.

**Tableau 17.1. Présentation clinique et chronologique des principales pathologies génitoscrotales.**

| Site et signe | Chronologie | | | |
|---|---|---|---|---|
| | Acquis | | | Congénital |
| | *Brutal* | *Rapide* | *Progressif* | |
| Tuméfaction de la bourse | Traumatisme scrotal | **Orchiépididymite**<br>Torsion vue tardivement | **Tumeur testiculaire**<br>**Hydrocèle**<br>**Hernie simple**<br>**Kyste du cordon**<br>**Varicocèle** | Hernie par persistance du canal péritonéovaginal |
| Vacuité de la bourse | | | | Ectopie testiculaire<br>Cryptorchidie |
| Douleur ou gêne scrotale | **Torsion du cordon**<br>**Fracture testiculaire**<br>Hernie étranglée<br>Torsion de l'hydatide sessile<br>Traumatisme scrotal | **Orchiépididymite**<br>**Fasciite nécrosante des OGE**<br>Tumeur testiculaire compliquée | Varicocèle | |

| Site et signe | Chronologie | | | |
|---|---|---|---|---|
| | Acquis | | | Congénital |
| | ***Brutal*** | ***Rapide*** | ***Progressif*** | |
| Pathologies péniennes | Fracture des corps caverneux | | Tumeur de la verge | Micropénis<br>Ambiguïté sexuelle |
| Pathologies urétrales | Fracture de l'urètre | Infections sexuellement transmissibles | Sténose urétrale<br>Sténose du méat<br>Tumeurs urétrales | Anomalie de la position du méat (hypospadias, épispadias) |
| Pathologies préputiales | Paraphimosis<br>Rupture du frein | Balanoposthite | Phimosis | Phimosis<br>Brièveté du frein |
| Troubles de l'érection | Priapisme | | Dysfonction érectile<br>Maladie de Lapeyronie | |

OGE : organes génitaux externes.

# II. Pathologies testiculaires et des annexes

## A. Torsion du cordon spermatique

### 1. Généralités

**A** La torsion du cordon spermatique survient préférentiellement au moment des pics d'activité hormonale (nourrisson et adolescent entre 12 et 18 ans). Elle est rare après 40 ans. Toute bourse aiguë douloureuse est une torsion du cordon spermatique jusqu'à preuve du contraire et ce quel que soit l'âge. Chez l'adolescent et l'adulte, il s'agit le plus souvent d'une torsion du cordon spermatique dans sa portion intravaginale (torsion intravaginale) par défaut des moyens de fixation du testicule. Le cordon réalise alors un ou plusieurs tours de spire qui entraînent une ischémie artérielle du testicule, pouvant devenir irréversible au-delà de 6 heures. Chez le jeune enfant et le nouveau-né, la torsion du cordon est plus rare et est extravaginale.

Il s'agit d'une **urgence chirurgicale**. Le risque est la mise en jeu du pronostic fonctionnel testiculaire avec ischémie et nécrose testiculaire. Ce risque est statistiquement corrélé à la durée de l'ischémie : plus la détorsion avec revascularisation est tardive, plus les fonctions endocrines et exocrines de la gonade sont mises en jeu.

Néanmoins, la torsion du cordon spermatique est une urgence thérapeutique quelle que soit la durée de l'ischémie.

### 2. Diagnostic

L'interrogatoire recherche notamment des facteurs de risque de torsion du cordon spermatique (traumatisme testiculaire, antécédent de torsion du cordon spermatique controlatérale). Il recherche également des circonstances déclenchantes comme la période du réveil. Le patient décrit une douleur aiguë, brutale (il peut souvent en donner l'heure du début), intense, continue, unilatérale, irradiant vers la région inguinale, sans position antalgique, gênant la marche, parfois accompagnée de nausées ou vomissements. Il peut exister des épisodes de torsion-détorsion dans les antécédents (épisodes douloureux scrotaux spontanément résolutifs).

L'examen physique doit être **bilatéral** et **comparatif**.

Les signes de la torsion sont unilatéraux mais le tableau est rarement complet :

- bourse douloureuse ;
- testicule ascensionné, rétracté à l'anneau inguinal, horizontalisé ;

- abolition du réflexe crémastérien ;
- parfois, palpation du tour de spire ;
- œdème scrotal unilatéral (inconstant).

Il n'existe pas de signe pouvant orienter vers un diagnostic différentiel :

- il n'y a pas de fièvre, la bandelette urinaire (BU) est négative, il n'y a pas d'écoulement urétral, pas de douleur prostatique au toucher rectal (TR), la douleur n'est pas soulagée par la suspension (signe de Prehn négatif) ;
- les orifices herniaires sont libres ;
- l'abdomen est souple et non douloureux ;
- le testicule controlatéral est normal.

## 3. Examens complémentaires

La chirurgie ne doit être retardée par aucune exploration complémentaire dès lors qu'une torsion spermatique est suspectée. En cas de doute, il faut effectuer une exploration chirurgicale. L'échographie-Doppler testiculaire peut être faussement rassurante (faible sensibilité et spécificité). Elle est principalement prescrite pour éliminer les diagnostics différentiels en cas de douleur scrotale évoluant depuis plus de 24 heures. En urgence, elle ne doit jamais retarder la prise en charge thérapeutique.

## 4. Traitement

Il s'agit d'une urgence chirurgicale.

Il faut donner une information sur la chirurgie, prévenir du risque d'orchidectomie en cas de testicule nécrosé et du risque ultérieur d'atrophie testiculaire et d'hypofertilité.



B La détorsion par manœuvre externe ne doit pas être utilisée seule. Elle est tentée en salle d'examen afin de réduire le temps d'ischémie du testicule. Même en cas de soulagement par manœuvre de détorsion externe, l'intervention urgente est obligatoire.

La chirurgie débute par une incision scrotale puis les principaux temps opératoires sont :

- l'ouverture de la vaginale testiculaire ;
- les prélèvements bactériologiques en cas d'hydrocèle réactionnelle ;
- l'extériorisation du testicule (fig. 17.1) ;

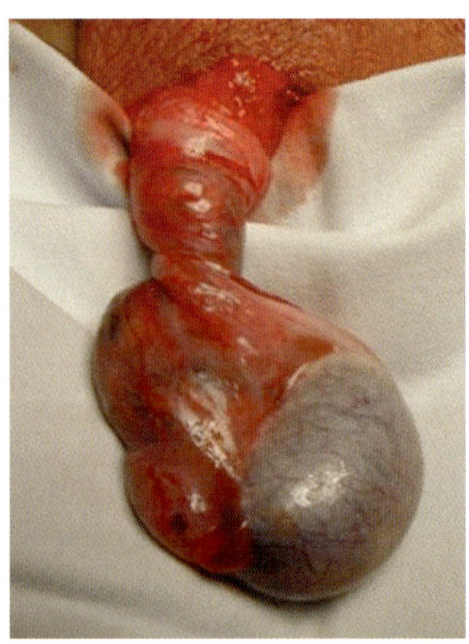

**Fig. 17.1. A Torsion du cordon spermatique.**

- le bilan lésionnel : recherche et quantification des tours de spire, appréciation des lésions ischémiques testiculaires ;
- la détorsion du cordon ;
- l'appréciation de la recoloration et de la viabilité du testicule :
  - si le testicule est viable : orchidopexie (fixation du testicule à la vaginale à l'aide de trois points de suture non résorbables). L'anomalie responsable de la torsion étant bilatérale, il est recommandé de fixer systématiquement le testicule controlatéral, dans le même temps ou lors d'une seconde intervention ultérieure,
  - si le testicule n'est pas viable : orchidectomie (envoi de la pièce en anatomopathologie).

Pas de pose de prothèse testiculaire dans le même temps en raison du risque infectieux : celle-ci pourra être proposée dans un second temps.

## 5. Diagnostics différentiels

### a. Orchiépididymite aiguë

Ⓐ Si les signes infectieux locaux, urinaires ou généraux et l'apparition moins brutale de la douleur sont évocateurs, l'orchiépididymite est parfois difficile à écarter, notamment parce qu'une torsion du cordon vue tardivement a pu évoluer vers la nécrose puis la surinfection. En cas de doute, il faut explorer chirurgicalement.

### b. Hernie inguinoscrotale étranglée

Des signes digestifs sont généralement associés (syndrome occlusif) et doivent faire évoquer ce diagnostic.

### c. Torsion de l'hydatide sessile de Morgagni

L'hydatide sessile est un reliquat embryonnaire situé au pôle supérieur du testicule. Sa torsion provoque une douleur scrotale brutale, bien que généralement moins vive qu'en cas de torsion du cordon. Un nodule douloureux au pôle supérieur du testicule peut être palpé ou mis en évidence par transillumination scrotale. Le réflexe crémastérien est en général conservé. Cliniquement, le diagnostic différentiel avec une torsion du cordon reste impossible. La scrototomie exploratrice permettra de faire le diagnostic.

### d. Complication locale d'une tumeur testiculaire

Exceptionnellement, une tumeur testiculaire peut être révélée par une complication locale brutalement douloureuse, telle une nécrose ou une hémorragie intratumorale. En cas de doute clinique sur une tumeur testiculaire à la palpation, une échographie-Doppler est demandée.

### e. Colique néphrétique

En cas de douleur irradiant vers le testicule, avec un examen testiculaire normal et une hématurie micro- ou macroscopique, il faut savoir évoquer un calcul du bas uretère pouvant se révéler par les seules irradiations douloureuses. Cela reste cependant un diagnostic d'élimination.

### f. Traumatisme testiculaire

En général, le contexte (choc testiculaire direct) est d'emblée évocateur.

## 6. Formes atypiques

### a. Torsion vue tardivement ou négligée

Une fois la nécrose installée, les douleurs testiculaires diminuent. Les signes inflammatoires locaux sont parfois au premier plan (grosse bourse inflammatoire douloureuse, hydrocèle réactionnelle) rendant difficile le diagnostic différentiel avec une orchiépididymite simple. Une fébricule est possible. L'évolution se fait ensuite soit vers la nécrose aseptique avec atrophie progressive du testicule, soit vers la fonte purulente du testicule. L'échographie scrotale est indiquée.

#### b. Épisodes de torsion-détorsion récidivants

Il faut les évoquer en cas de douleurs testiculaires unilatérales, spontanément résolutives et récidivantes. Un testicule indolore et un examen clinique normal en dehors des crises, mais avec un testicule hypermobile, doivent faire penser au diagnostic. Il existe un risque de torsion vraie du cordon spermatique. L'orchidopexie préventive est proposée.

#### c. Torsion du cordon spermatique sur testicule cryptorchide

Véritable piège diagnostique, le tableau clinique est dominé par des douleurs inguinales ou abdominales pouvant faire évoquer une appendicite aiguë. La bourse homolatérale est **vide**.

## B. Orchiépididymite

### *1. Généralités*

L'orchiépididymite est une inflammation du testicule et de l'épididyme, le plus souvent d'origine infectieuse. La voie de contamination habituelle est **rétrograde** déférentielle et l'origine peut être :

- sexuelle (germes des infections sexuellement transmissibles [IST]) : chez l'homme ayant des pratiques sexuelles à risque (souvent plutôt jeune);
- urinaire (bacilles Gram négatif) : chez l'homme ayant des symptômes du bas appareil urinaire (souvent plutôt âgé).



L'orchite isolée est rare, qu'il s'agisse d'une contamination par voie sanguine (orchite ourlienne, tuberculeuse) ou d'une orchite inflammatoire sur purpura rhumatoïde (à évoquer en présence d'un purpura cutané chez l'enfant).

Les risques évolutifs de l'orchiépididymite infectieuse sont l'abcédation, la fonte purulente du testicule, l'atrophie testiculaire, l'hypofertilité et les douleurs scrotales chroniques résiduelles.

### *2. Examen clinique*

Il existe une grosse bourse douloureuse inflammatoire (œdémateuse, luisante, chaude), d'apparition rapide mais non brutale (en quelques heures ou dizaines d'heures). Un épididyme inflammatoire et douloureux est perçu à la palpation. Une infiltration douloureuse du cordon (funiculite) peut être palpée. Épididyme et testicule peuvent se confondre en une masse volumineuse, faisant disparaître le sillon épididymotesticulaire (signe de Chevassu négatif). Une hydrocèle réactionnelle peut gêner l'examen clinique. Typiquement, soulever le testicule soulage la douleur (signe de Prehn positif).

Des signes infectieux généraux (fièvre), urinaires (brûlures, pollakiurie, urines troubles, BU positive), urétraux (écoulement, urétrite), prostatiques (douleur de prostatite au TR) sont souvent associés. Ils peuvent cependant être minimes ou faire défaut dans des cas atypiques.

Il faut rechercher les facteurs favorisants :

- sexuels : rapport à risque, antécédents d'IST;
- urinaires : obstacle sous-vésical, manœuvres endo-urétrales (sondage, cystoscopie).

Un testicule cryptorchide peut aussi s'infecter et être le siège d'une orchiépididymite. L'examen des bourses chez un homme avec un tableau abdominal infectieux doit être systématique.

### 3. Examens complémentaires

Le diagnostic est avant tout clinique. Il existe le plus souvent un syndrome inflammatoire biologique. L'échographie-Doppler du testicule peut aider lorsque l'examen clinique est non contributif ou lorsque l'on pense à une complication (abcès).

En cas de doute avec une torsion du cordon, une exploration chirurgicale est réalisée.

Un bilan bactériologique est demandé à visée étiologique : examen cytobactériologique des urines (ECBU) du premier et du second jet urinaire (examen direct, mise en culture et PCR à la recherche de *Chlamydia trachomatis* et *Neisseria gonorrhoeae*). Un bilan d'IST (cas index et partenaires) est à faire le cas échéant.

En cas de doute diagnostique avec une torsion du cordon spermatique ancienne (> 24 h), une échographie-Doppler sera réalisée.

### 4. Prise en charge

Le traitement antibiotique, initialement probabiliste, est celui d'une IST ou d'une infection urinaire masculine. Ce choix se base donc principalement sur l'anamnèse et le contexte.

En cas de suspicion d'IST, plusieurs schémas sont possibles :

- ceftriaxone 500 mg en 1 injection intramusculaire suivie par doxycycline 200 mg/j pendant 10 jours ;
- ou ofloxacine 200 mg × 2/j pendant 10 jours.

Dans les formes à point de départ urinaire, les fluoroquinolones sont volontiers de première intention. Le relais se fait en fonction de l'antibiogramme et pour une durée de 14 jours.

Les mesures associées sont : le port d'un suspensoir ou d'un slip serré à visée antalgique, le repos, l'abstinence sexuelle ou des rapports protégés par préservatif, la recherche d'autres IST chez le patient et le dépistage de ses partenaires.

L'hospitalisation peut être envisagée en cas de signes généraux ou locaux sévères. Rarement, un geste chirurgical peut être nécessaire pour une forme compliquée (abcès, fonte purulente, nécrose).

## C. Testicule non descendu

### 1. Définition

Une cryptorchidie est une anomalie de migration embryologique du testicule. Elle correspond à un arrêt de migration sur le trajet normal, entre l'aire lombaire et le scrotum. Le plus souvent unilatérale, elle peut être bilatérale. Elle est à distinguer de l'**ectopie** testiculaire (testicule en dehors du trajet physiologique de migration).

C'est un état congénital, le plus souvent pris en charge par les chirurgiens pédiatriques après dépistage néonatal mais il arrive d'y être confronté chez un adulte. La localisation la plus fréquente du testicule cryptorchide est à l'orifice inguinal superficiel.

### 2. Signes cliniques

Le signe d'appel est la vacuité de la bourse à la palpation. Le testicule est souvent palpable (80 % des cas) à l'orifice inguinal mais ne peut être réintégré dans la bourse. S'il est palpable, il faut en évaluer le volume (recherche d'atrophie) et rechercher une hypertrophie controlatérale compensatrice.

En cas de cryptorchidie bilatérale non palpable, une exploration avec caryotype et bilan endocrinien recherchera un trouble de différenciation sexuelle, une anorchidie.

Chez l'enfant le diagnostic différentiel est le testicule oscillant, c'est-à-dire pouvant remonter en dehors de la bourse mais pouvant descendre spontanément ou manuellement et sans tension dans le scrotum. Il s'agit dans ce cas d'une hyperactivité du muscle crémaster.

### 3. Complications

B Les deux grandes complications sont celles de la dysgénésie gonadique associée à la cryptorchidie et **persistent** donc même après abaissement chirurgical :

- **cancer du testicule** : l'abaissement permet cependant le dépistage par autopalpation ;
- hypofertilité : le risque n'est réel qu'en cas de cryptorchidie bilatérale et d'autant plus élevé que les testicules sont abaissés tardivement.

Les pathologies testiculaires classiques (torsion du cordon, orchiépididymite, traumatisme testiculaire) peuvent aussi survenir sur testicule cryptorchide, ce qui en complexifie le diagnostic. D'une manière générale, tout médecin doit savoir examiner les bourses d'un homme ayant un syndrome abdominal.

### 4. Examens complémentaires

Le diagnostic est clinique, les examens complémentaires servent à localiser le testicule lorsqu'il n'est pas palpable. On réalisera une échographie, une tomodensitométrie abdominopelvienne (TDM AP) ou une imagerie par résonance magnétique (IRM). En cas de négativité, une laparoscopie abdominale exploratrice est parfois indiquée.

### 5. Prise en charge



Le traitement chirurgical de la cryptorchidie ne s'envisage pas avant 1 an. En cas de cryptorchidie non traitée pendant l'enfance, l'indication d'abaissement testiculaire reste de mise. Le traitement de référence est **chirurgical** et plusieurs situations sont possibles :

- soit le testicule cryptorchide est palpable et on réalise alors un abaissement testiculaire par voie inguinale avec fixation par voie scrotale ;
- soit le testicule cryptorchide n'est pas palpable et on débute alors l'intervention par une laparoscopie exploratrice à la recherche du testicule. S'il s'avère que le testicule est retrouvé très atrophique, on peut discuter une orchidectomie. Si le testicule est de taille satisfaisante et bas situé, il est abaissé en un temps. Si le testicule est très haut situé, l'abaissement se déroule en deux temps : ligature première des vaisseaux spermatiques puis abaissement secondaire par voie inguinale.

Il faut informer des risques de récidive, de lésion du conduit déférent et d'atrophie testiculaire. Il faut aussi informer que même après l'abaissement, il existe un risque de cancer du testicule. Le dépistage par autopalpation s'en trouve cependant facilité.

# III. Pathologies scrotales

## A. Hydrocèle vaginale

### 1. Définition

A Il s'agit d'un épanchement liquidien dans la cavité séreuse qu'est la vaginale testiculaire. Cette cavité est une émanation de la cavité péritonéale, emportée lors de la migration testiculaire à travers le canal inguinal.

Chez l'enfant, l'hydrocèle est due à la persistance d'un canal péritonéovaginal et on parle alors d'hydrocèle communicante.

Chez l'adulte, ce canal est obturé et l'hydrocèle, non communicante, est le plus souvent idiopathique, par défaut de résorption liquidienne par la vaginale. Elle peut également être réactionnelle à d'autres pathologies comme une orchiépididymite, une torsion du cordon spermatique, un traumatisme testiculaire ou un cancer du testicule.

## 2. Examen clinique

Elle correspond à une augmentation indolore, unilatérale et permanente du volume de la bourse (fig. 17.2), mais avec une gêne à type de pesanteur et qui est **transilluminable** (fig. 17.3). Le volume peut varier au cours de la journée.

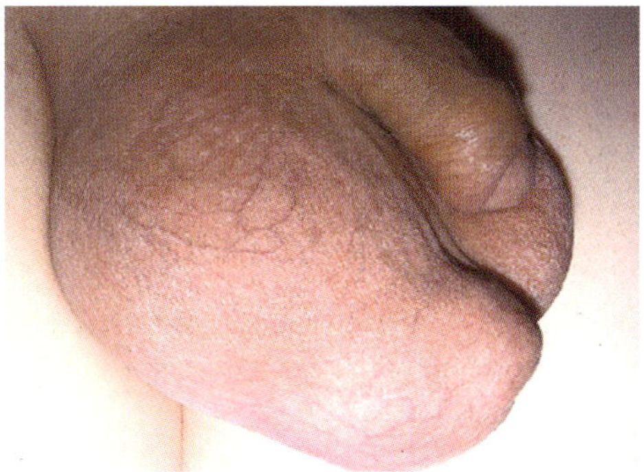

**Fig. 17.2.** B **Grosse bourse droite.**

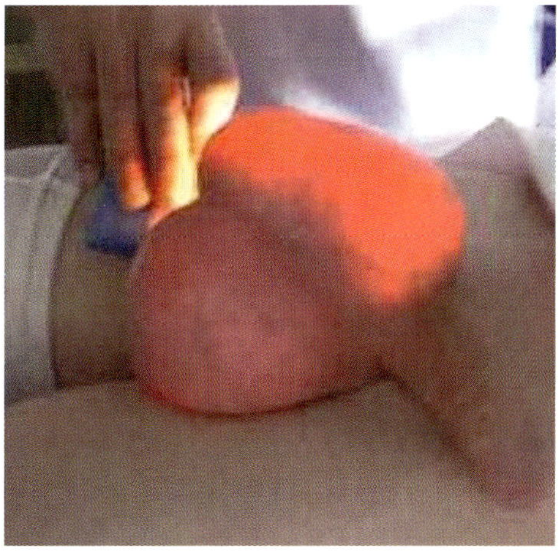

**Fig. 17.3.** B **Bourse transilluminable.**

L'hydrocèle peut être très abondante et c'est généralement la gêne esthétique ou la pesanteur qui amène le patient à consulter. À l'examen, le testicule est souvent impalpable en raison du volume de liquide qui l'entoure. Le cordon spermatique est normal et libre. Les orifices herniaires inguinaux sont libres.

Chez l'enfant et le nouveau-né, l'hydrocèle communicante par persistance du canal péritonéovaginal est intermittente, de volume variable, réductible et souvent associée à une hernie, à l'inverse de chez l'adulte.

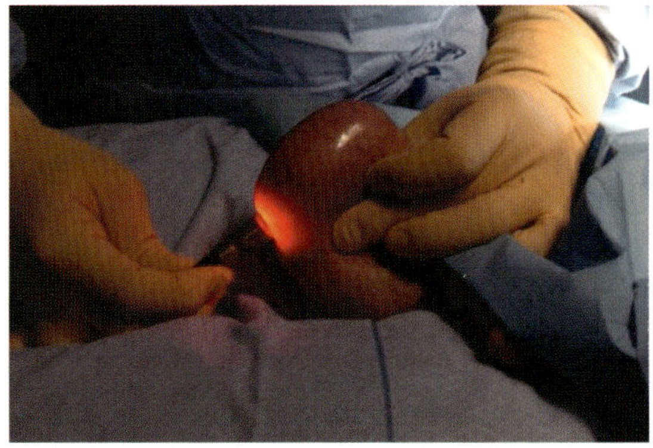

**Fig. 17.4.** B **Bourse non transilluminable.**

En cas de transillumination négative (fig. 17.4), il faut évoquer un diagnostic différentiel (tumeur testiculaire, hernie inguinoscrotale, varicocèle, hématocèle, etc.).

### 3. Examens complémentaires

L'**échographie scrotale** est l'examen de référence en cas de doute diagnostique ou en cas d'hydrocèle dite aiguë (hydrocèle volumineuse et sous tension) pour éliminer un diagnostic différentiel de hernie inguinoscrotale étranglée, notamment chez l'enfant, ou de torsion du cordon spermatique ou tumeur.

Elle met en évidence une collection liquidienne anéchogène autour du testicule.

Elle confirme que les testicules sont normaux et recherche une pathologie sous-jacente en cas d'hydrocèle réactionnelle.



## B. Varicocèle

### 1. Définition

Une varicocèle est une dilatation variqueuse des veines spermatiques (plexus pampiniforme). Elle survient à **gauche** dans 90 % des cas, par une insuffisance valvulaire à l'abouchement de la veine spermatique gauche dans la veine rénale gauche, générant un reflux veineux, vers ou après la puberté. À droite, la veine se draine dans la veine cave inférieure. La varicocèle a une incidence de 20 à 40 % dans la population hypofertile (hyperthermie testiculaire par stase veineuse).

### 2. Examen clinique

L'interrogatoire recherche des douleurs à type de pesanteur, surtout vespérale, une hypotrophie testiculaire, une infertilité.

L'examen physique est effectué en position debout puis couchée. Cet examen peut mettre en évidence une dilatation variqueuse du cordon parfois visible sous la peau. Il retrouve une tuméfaction molle située au-dessus et en arrière du testicule. Cette tuméfaction s'atténue en position couchée et augmente après à l'épreuve de Valsalva (expiration forcée à glotte fermée augmentant la pression intra-abdominale).

**Attention :** toute varicocèle d'apparition rapide doit faire éliminer un obstacle sur la veine spermatique (adénopathie, thrombus), notamment, à gauche, un cancer du rein gauche avec thrombus veineux.

## C. Fasciite nécrosante des organes génitaux externes dite gangrène gazeuse, ou de Fournier

### 1. Généralités

La gangrène de Fournier est une cellulite nécrosante des organes génitaux externes et du périnée. Les germes responsables sont : anaérobies, *Escherichia coli*, *Pseudomonas aeruginosa* et streptocoques. La gangrène est le plus souvent secondaire à une affection locale (fistule anale, abcès périnéal, lésion cutanée, etc.) mais qui n'est pas toujours identifiée. Elle survient souvent sur terrain fragilisé (diabète, éthylisme chronique, immunodépression, etc.). Le retard de la prise en charge initiale et/ou la prise d'anti-inflammatoires sont des facteurs aggravants. C'est une infection grave avec un taux de mortalité de 10–50 %.

### 2. Diagnostic

Le diagnostic est clinique. L'évolution est brutale et vive avec une gêne scrotale et une fébricule, un œdème et une inflammation du périnée (première phase : inflammatoire), puis des crépitements sous-cutanés apparaissent (en cas de germes anaérobies) (deuxième phase : gazeuse). C'est enfin l'apparition et l'extension de zones de nécrose (troisième phase : nécrotique), de la fièvre, des frissons et du choc septique.

### 3. Prise en charge

Il s'agit d'une **urgence** médicochirurgicale avec une prise en charge réanimatoire. Des examens complémentaires sont indispensables : numération formule sanguine (NFS), créatinine, hémostase, groupe/Rhésus/recherche d'anticorps irréguliers (RAI), gaz du sang, lactates, bilan bactériologique (hémocultures, ECBU, prélèvements locaux).

Il faut mettre en place une **triple antibiothérapie** parentérale, active sur les germes anaérobies : pénicilline/C3G, métronidazole antibiotique anti-anaérobie, aminoside.

Par ailleurs, un traitement chirurgical sous anesthésie générale est requis avec une excision/parage de tous les tissus nécrotiques, à renouveler tant que les lésions progressent. Si nécessaire, une **colostomie** de décharge est confectionnée en cas de lésions proches de l'anus. Les testicules sont parfois protégés temporairement par enfouissement au niveau inguinal ou sur la face interne des cuisses. Des pansements doivent ensuite être réalisés très régulièrement (toutes les 48 à 72 heures), nécessitant souvent des anesthésies générales itératives. À distance, une reconstruction en chirurgie plastique avec lambeaux peut être envisagée. Un traitement par oxygène hyperbare est parfois entrepris, au plus tôt. Le pronostic est mauvais avec un taux de mortalité de 10–50 %.

# IV. Pathologies péniennes

## A. Tumeurs du pénis

### 1. Généralités

C Les tumeurs malignes du pénis sont rares et principalement représentées par le carcinome épidermoïde.

Les principaux facteurs de risque sont :

- une infection à HPV (*Human papilloma virus*) ;
- l'inflammation chronique, favorisée par les pathologies préputiales (balanoposthite, lichen scléroatrophique) ;

- lésions précancéreuses (érythroplasie de Queyrat et maladie de Bowen) ;
- un phimosis ;
- le tabagisme.

### 2. Diagnostic

Le signe d'appel est une lésion indurée, bourgeonnante ou ulcéronécrotique, de la portion distale du pénis (gland, col du gland, prépuce). Parfois elle peut être cachée sous un phimosis, pouvant alors se révéler par un écoulement ou une surinfection.

Le diagnostic repose sur la biopsie-exérèse chirurgicale. L'évaluation des aires ganglionnaires inguinales est déterminante car les tumeurs malignes du pénis sont lymphophiles. Les premiers relais ganglionnaires sont **inguinaux**, donc accessibles à l'examen clinique.

## B. Autres

Les courbures de la verge sont traitées au chapitre 2.

Les priapismes sont traités au chapitre 2.

Les fractures-disjonctions urétrales sont traitées à l'item 334.

# V. Anomalies du méat urétral



## A. Sténose du méat urétral

Elle peut être une cause de dysurie, voire de rétention urinaire chronique avec en conséquence parfois insuffisance rénale, mictions par regorgement ou infections urinaires. L'examen recherchera un méat bien positionné mais punctiforme et fibreux. Elle est dans la grande majorité des cas, secondaire à une inflammation chronique, à un lichen scléroatrophique ou postchirurgie (réfection d'un méat anormal, posthectomie). Les sténoses congénitales seront dues à un défaut de canalisation de l'urètre balanique.

## B. Hypospadias

Un hypospadias se définit par un méat urétral qui, au lieu d'être situé à l'apex du gland, s'abouche le long du trajet de l'urètre : balanique, pénien sur la face ventrale de la verge ou bulbaire au périnée, en arrière des bourses. Chez l'enfant, il est lié à une anomalie de fermeture de la plaque urétrale, le prépuce n'est pas fermé ventralement et a un aspect « en tablier de sapeur ». Le retentissement est d'ordre esthétique, sans signe urinaire, trouble de l'érection ni de la fertilité. Il peut aussi être associé à une courbure ventrale de la verge.

## C. Épispadias

Il est congénital malformatif. L'épispadias se définit par la présence du méat urétral sur la face dorsale de la verge. Cet orifice peut avoir un siège très proximal au niveau du col vésical (pénopubien ou sus-pubien, avec exstrophie vésicale) ou plus distal (pénien) jusqu'à la face dorsale du gland (balanique) qui prend alors la forme de deux hémiglands séparés par une gouttière longitudinale ouverte dorsalement. La verge, de calibre normal, est courte et incurvée vers la paroi abdominale : sorte de coudure dorsale de la verge. Ils sont associés à un écartement du pubis et des muscles grands droits de l'abdomen plus ou moins important. L'épispadias peut s'observer en cas d'exstrophie vésicale. Il existe des troubles de la continence urinaire, voire des troubles érectiles en cas d'anomalie de la verge associée.

## D. Autres pathologies de l'urètre

Les sténoses urétrales sont traitées dans le chapitre 1.

# VI. Pathologies préputiales

## A. Phimosis

### 1. Définition

Un phimosis est une **sténose** de l'anneau préputial. Le décalottage devient alors difficile, douloureux, voire impossible. Le diagnostic est porté devant un aspect rétréci de l'orifice préputial et un prépuce ne pouvant être retroussé en arrière du gland.

Il est **physiologique** chez le nourrisson et l'enfant jusqu'à 5 ans, expliqué par l'existence d'adhérences préputiales. Celles-ci se libèrent généralement spontanément et les décalottages forcés sont **à proscrire** chez l'enfant.

Le phimosis peut apparaître à l'âge adulte entraînant une difficulté au décalottage (douleurs, fissures), voire une impossibilité de décalotter. Un phimosis acquis peut apparaître chez les patients diabétiques (diabète non diagnostiqué ou mal équilibré) ainsi que chez les sujets âgés par insuffisance de décalottage. Il peut être également secondaire à une lésion précancéreuse (lichen scléroatrophique) ou à un cancer du pénis.

### 2. Complications

Un phimosis peut provoquer :

- des troubles mictionnels (dysurie, fuites d'urine, jet dévié) ;
- des infections urinaires récidivantes, lorsqu'il est serré ;
- à l'extrême, une rétention vésicale (globe) ;
- une poche préputiale se gonflant d'urine lors des mictions, et pouvant se surinfecter ;
- un paraphimosis, notamment en cas d'oubli de recalottage après sondage vésical ;
- une inflammation chronique du gland (balanoposthite) par défaut de décalottage et accumulation de smegma.

À long terme, via la macération et l'inflammation chroniques ou le lichen scléroatrophique qu'il entretient, un phimosis est facteur de risque de cancer de la verge. Il peut le révéler (phimosis réactionnel) mais il peut aussi le masquer un certain temps.

### 3. Traitement

B Chez l'enfant, il n'y a pas de traitement avant 2–3 ans. La libération des adhérences préputiales peut également se faire sous anesthésie locale (crème EMLA®) ou par application de dermocorticoïdes. À partir de 5-6 ans, et en cas d'échec des traitements locaux, un traitement chirurgical est à envisager, notamment en cas de complication (infection, dysurie, poche préputiale). Il peut s'agir d'une plastie de prépuce ou d'une résection du prépuce, dite posthectomie.

Chez l'adulte, le traitement est d'emblée chirurgical. La chirurgie est indiquée en cas d'infections à répétition ou de gêne importante. Le traitement peut être conservateur (plastie du prépuce) ou non (posthectomie). Une lésion précancéreuse ou un cancer de la verge doivent être recherchés par examen anatomopathologique.

## B. Paraphimosis

### 1. Définition

Ⓐ Un paraphimosis est une striction de la base du gland par l'anneau préputial, au niveau du sillon balanopréputial. Le gland est donc décalotté et le recalottage est impossible. Il se forme rapidement un œdème du prépuce, qui entoure le gland telle une bouée (fig. 17.5 et 17.6).

Il s'agit une complication du phimosis, secondaire à un décalottage prolongé : le gland est en ischémie, douloureux, avec un risque de nécrose.

Le mécanisme est généralement :

- chez le petit enfant : un décalottage forcé sur phimosis ;
- chez le jeune adulte : un oubli de recalottage notamment après un premier rapport sexuel ;
- chez le sujet âgé : un oubli de recalottage après pose de sonde vésicale à demeure (iatrogène).



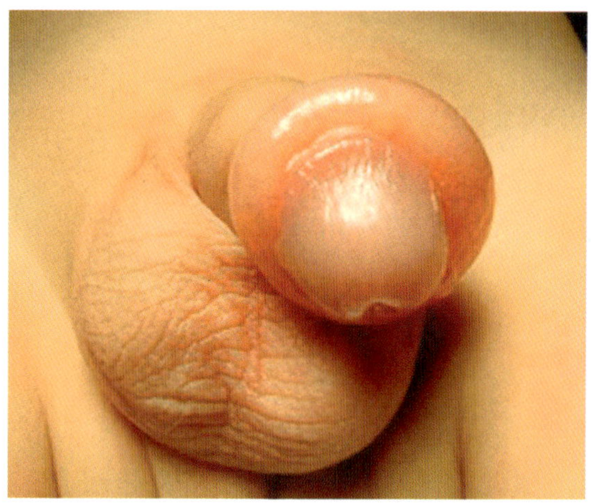

**Fig. 17.5. Ⓐ Paraphimosis.**

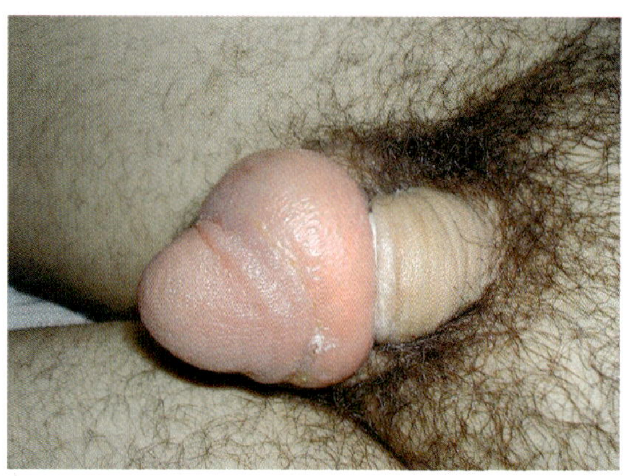

**Fig. 17.6. Ⓐ Paraphimosis.**

Source : Cholet C, Seners P. Urologie. Dossiers progressifs et questions isolées corrigés. 

## 2. Traitement

B Il faut mettre en œuvre le traitement en urgence, dès que le diagnostic est posé.

Le premier geste, en cas de paraphimosis iatrogène, consiste à retirer la sonde vésicale.

Ensuite, une réduction manuelle est effectuée consistant à :

- chasser l'œdème balanopréputial par compression (progressive mais lente, à pleine paume) du gland et du prépuce, voire par application d'un liquide hyperosmolaire (compresse imbibée de mannitol ou de G30) ;
- faire pression sur le gland avec les deux pouces ;
- tout en basculant de l'anneau préputial vers l'avant pour recouvrir le gland avec les index et majeurs (mouvement du piston de la seringue en utilisant les deux mains).

En cas d'échec, il faut envisager une section de l'anneau préputial ou une posthectomie en urgence.

# C. Brièveté et rupture du frein

A Le frein court est congénital mais c'est le plus souvent le jeune adulte qui consulte. La gêne est en effet ressentie à l'érection (mise en tension du frein, douleur, voire angulation du gland à l'érection).

L'événement amenant à consulter en urgence est la rupture du frein lors des premiers rapports ou masturbations. La rupture provoque un saignement qu'il faut contrôler par compression bidigitale.

B En cas de frein court gênant ou s'étant rompu, le traitement est une plastie du frein, sans urgence. Elle est faisable sous anesthésie locale et consiste à inciser le frein transversalement puis à fermer l'incision longitudinalement, ce qui efface le relief du frein.

# D. Infections préputiales

A Un défaut de décalottage peut provoquer une accumulation de smegma puis une inflammation du gland et du prépuce : il s'agit d'une balanoposthite. Le traitement est local, par bains de verge antiseptiques.

## Résumé

### Pathologies testiculaires

- (A) Torsion : la torsion du cordon spermatique est une urgence chirurgicale. Le diagnostic est clinique. Aucun examen complémentaire ne doit retarder la prise en charge. En cas de doute diagnostique, l'exploration chirurgicale s'impose.
- Orchiépididymite : pour le traitement antibiotique d'une orchiépididymite, il faut cibler :
  - les germes des IST chez le sujet ayant des pratiques sexuelles à risque;
  - les bacilles à Gram négatif (BGN) chez l'homme ayant des symptômes du bas appareil urinaire.
- Cryptorchidie : après abaissement testiculaire, il faut éduquer le patient pour dépistage à vie du cancer testiculaire par autopalpation.

### Pathologies scrotales

- Hydrocèle : l'hydrocèle est bénigne; son traitement est la résection/plicature chirurgicale de la vaginale testiculaire et l'indication est fonctionnelle.
- Varicocèle : toute varicocèle d'apparition rapide doit faire éliminer un obstacle sur la veine spermatique (adénopathie, thrombus), notamment, à gauche, un cancer du rein gauche avec thrombus veineux.

### Pathologies préputiales

- Phimosis : le phimosis peut favoriser, révéler mais aussi masquer un cancer de l'extrémité de la verge.
- Paraphimosis : en cas de paraphimosis iatrogène, le premier geste avant réduction manuelle est de retirer la sonde vésicale.

CHAPITRE

# 18

# Transplantation d'organes[5]

## Situations cliniques de départ

- 199 Créatinine augmentée
- 212 Protéinurie

## Item, objectifs pédagogiques

***ITEM 201 – Transplantation d'organes : aspects épidémiologiques et immunologiques ; principes de traitement et surveillance ; complications et pronostic ; aspects éthiques et légaux. Prélèvements d'organes et législation***

| Rang | Rubrique | Intitulé | Descriptif |
|---|---|---|---|
| A | Définition | Donneurs potentiels | – |
| A | Définition | Tissus et organes transplantés | – |
| B | Éléments physiopathologiques | Connaître les principales règles de compatibilité immunologique nécessaire pour envisager une transplantation d'organe : groupe sanguin et tissulaire (HLA) | – |
| B | Prévalence, épidémiologie | Connaître les aspects épidémiologiques, les résultats des transplantations d'organe et l'organisation administrative | Notion de pénurie d'organes (ratio greffes/receveurs en attente) ; connaître le rôle de l'Agence de la biomédecine |
| A | Définition | Connaître les grands principes de la loi de bioéthique concernant le don d'organe | Connaître les trois grands principes éthiques du don d'organe : consentement, gratuité, anonymat |
| A | Définition | Connaître la définition de la mort encéphalique | – |
| B | Diagnostic positif | Connaître les critères de mort encéphalique | – |
| B | Prise en charge | Connaître les principales classes d'immunosuppresseurs utilisés en transplantation d'organe | – |
| B | Diagnostic positif | Connaître les particularités diagnostiques de la mort encéphalique. Le donneur à cœur arrêté | – |
| A | Définition | Connaître les principes éthiques et légaux en matière de don d'organes | – |
| A | Prise en charge | Donneur vivant : principes | – |

5. Item partiel : aspects chirurgicaux, épidémiologiques et éthiques du prélèvement et de la transplantation rénale.

# I. Définitions et épidémiologie de l'activité de transplantation en France

## A. Définitions

- Ⓐ **Transplantation** : prélèvement d'un organe vascularisé chez un donneur et implantation à un receveur avec rétablissement de la continuité vasculaire. Elle peut être :
  - **orthotopique** si l'implantation est en lieu et place de l'organe défaillant (ex. : cœur, poumon, foie, intestin);
  - **hétérotopique** si le transplant est placé dans un autre site anatomique, l'organe défaillant restant alors en place (ex. : rein, pancréas);
  - une **allotransplantation**, si le transplant d'un donneur est implanté chez un receveur différent;
  - une **autotransplantation**, si le transplant est réimplanté chez le donneur qui est alors son propre receveur.
- **Greffe** : prélèvement et implantation de tissus, sans anastomose vasculaire (ex. : cornée, îlots pancréatiques, moelle osseuse). On parle :
  - d'**autogreffe** chez le même individu;
  - de **greffe syngénique**, si le donneur et le receveur sont génétiquement identiques (jumeaux homozygotes);
  - d'**allogreffe**, lorsque le donneur et le receveur sont génétiquement différents mais de la même espèce;
  - de **xénogreffe** lorsqu'ils appartiennent à des espèces différentes.
- **Ischémie** : absence de vascularisation du transplant :
  - **chaude** : absence de vascularisation du transplant avant qu'il soit rincé et refroidi par une solution de préservation;
  - **froide** : absence de vascularisation du transplant après qu'il soit rincé et refroidi par une solution de préservation et avant qu'il soit reperfusé par le sang du receveur.
- **Agence de la biomédecine** : L'Agence de la biomédecine (ABM) est une agence de sécurité sanitaire. L'ABM a pour fonction de « promouvoir la qualité et la sécurité sanitaires », pour les activités de prélèvement et de la greffe d'organes et d'assurer l'attribution des transplants aux patients inscrits sur liste d'attente.

## B. Épidémiologie

Ⓑ En 2019 en France, 15 196 patients ont été inscrits sur liste d'attente pour une transplantation d'organe(s), mais seulement moins de 6000 ont réellement eu cette transplantation. Le nombre de transplantations réalisées est donc nettement insuffisant pour pallier le nombre de nouveaux inscrits. Ce déséquilibre, ou « pénurie », s'aggrave chaque année ce qui contribue à l'augmentation des délais d'attente des patients sur liste.

La loi stipule que toute personne est donneuse d'organe sauf inscription sur le site national de refus du don d'organe mais le consentement du défunt est également recherché auprès des familles. Le taux d'opposition au prélèvement est en France stable depuis plusieurs années (environ 33 %). Ce taux reste constant malgré les campagnes d'information de l'ABM et l'implication forte des équipes de coordination de prélèvement d'organes et de tissus dans les centres hospitaliers.

La moyenne d'âge des patients inscrits sur liste d'attente augmente au fil des années (fig. 18.1). Cette évolution est concomitante d'une augmentation de l'âge moyen des donneurs en mort encéphalique (ME), qui était de 42 ans en 2000 est maintenant de 58 ans. En 15 ans, le nombre de donneurs de plus de 65 ans a été multiplié par 10 : ils représentaient 29 % des donneurs en ME en 2015 (fig. 18.2). De ce fait, la majorité des causes de ME est maintenant

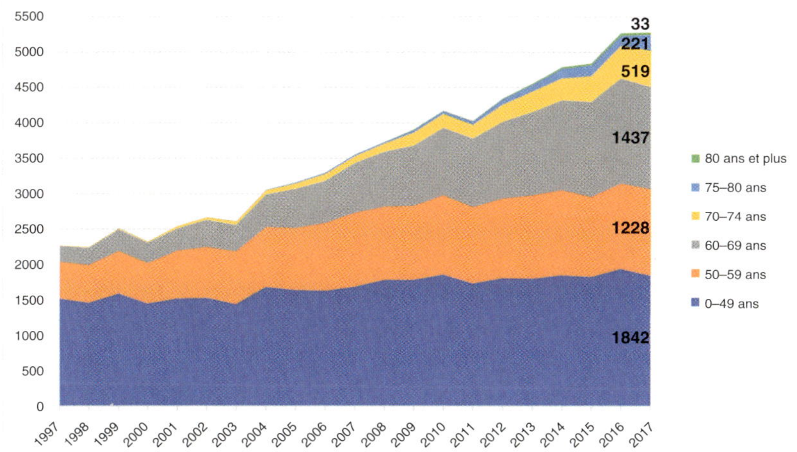


**Fig. 18.1.** B **Évolution de l'âge des nouveaux inscrits en attente de greffe rénale en France.**
Source : Agence de la biomédecine.

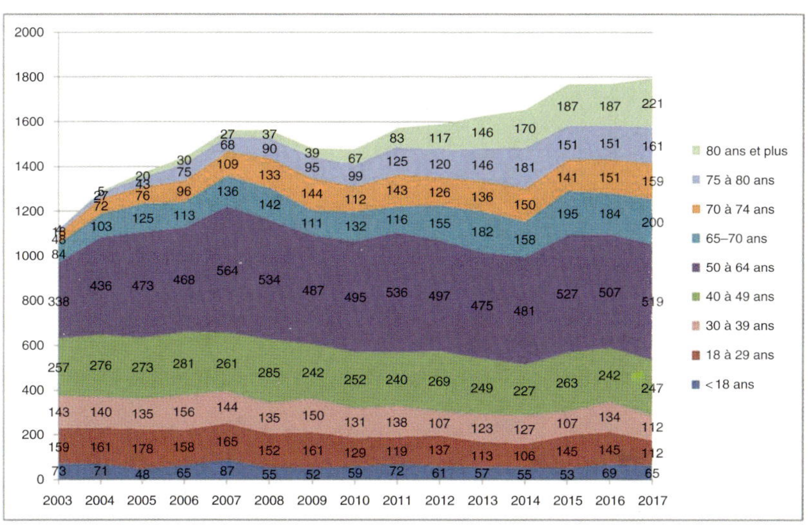


**Fig. 18.2.** B **Évolution de l'âge des donneurs décédés en état de ME en France**
Source : Agence de la biomédecine.

d'origine cérébrovasculaire et le nombre de ME par traumatisme (accidents de la voie publique et domestiques) diminue.

Cette évolution de l'âge des donneurs implique que leurs comorbidités soient plus nombreuses et que la qualité des organes puisse être moindre.

# II. Transplantation : le couple donneur/receveur

L'activité de transplantation ne peut se concevoir uniquement si l'on considère le couple « donneur/receveur ». Le succès de la transplantation repose sur une compatibilité immunologique et l'instauration d'un traitement immunosuppresseur à vie. La compatibilité immunologique concerne tout d'abord la compatibilité des groupes sanguins. En cas d'incompatibilité de groupes sanguins ou d'incompatibilité HLA (*human leucocyte antigen*), le système immunitaire du receveur développera une réaction de rejet.

## A. Compatibilité ABO

La compatibilité ABO en transplantation est comparable aux règles de transfusion sanguine :

- le donneur O peut donner ses organes à tous les receveurs : c'est le donneur universel ;
- le donneur A peut donner ses organes aux receveurs A et AB ;
- le donneur B peut donner ses organes aux receveurs B et AB ;
- le donneur AB ne peut donner ses organes qu'aux receveurs AB, mais le receveur AB peut accepter des organes de n'importe quel groupe : c'est le receveur universel.



La transplantation rénale d'un receveur avec un organe d'un donneur de groupe sanguin différent est néanmoins possible dans le cadre de protocole de désensibilisation préalable à la transplantation. Il s'agit alors d'une transplantation rénale ABO incompatible (ABOi). Les transplantations ABOi se font dans le cadre de donneurs vivants ; le moment de la transplantation est alors connu et défini de façon à désensibiliser le receveur préalablement.

## B. Compatibilité HLA

Les molécules HLA sont responsables de la reconnaissance du soi et du non-soi et jouent un rôle fondamental dans les transplantations. Les antigènes du donneur présentés par le transplant et reconnus par le système immunitaire du receveur appartiennent au système HLA de classe I (HLA-A, HLA-B, HLA-C) et de classe II (HLA-DP, HLA-DQ, HLA-DR). En clinique, donneurs et receveurs sont identifiés sur les molécules de HLA-A, HLA-B, HLA-DR et HLA-DQ.

Les antigènes HLA constituent l'identité génétique d'un individu mais celui-ci peut aussi présenter des anticorps anti-HLA, conséquence d'immunisations induites (transplantations précédentes, grossesses, transfusions). Le laboratoire d'histocompatibilité surveille régulièrement cette potentielle immunisation induite chez les patients sur liste d'attente de transplantation. Plus cette immunisation induite est importante, plus il est alors difficile de trouver un transplant HLA-compatible.

Une fois un rein attribué, un test immunologique de compatibilité est réalisé le jour de la transplantation : il s'agit du *cross-match*. Le sérum du receveur est mélangé aux lymphocytes du donneur et mis en présence d'un complément lié à un fluorochrome. Si le sérum du receveur possède des anticorps dirigés contre les cellules du receveur, ils se fixent, activent le complément et libèrent le fluorochrome. Le *cross-match* est alors positif et la transplantation n'est pas réalisable.

# III. Différents types de donneurs

A Le nombre de donneurs en ME optimaux est en constante diminution. Le développement du don lors d'un décès par arrêt circulatoire et du don du vivant tente d'apporter une réponse à cette pénurie grandissante d'organes pour la transplantation.

La sécurité sanitaire a pour objectif de minimiser au maximum le risque de transmettre à un receveur, via un greffon, une pathologie infectieuse, néoplasique ou autre dont le donneur pourrait être porteur. Avant tout prélèvement d'organes sur une personne vivante ou décédée, les équipes médicales s'assurent du respect des règles de sécurité sanitaire en vigueur et procèdent à une sélection des donneurs potentiels. Cette sélection vise à écarter les personnes dont le don pourrait soit comporter un risque pour leur propre santé (cas des donneurs vivants), soit comporter pour le receveur un risque supérieur à l'avantage escompté.

## A. Donneurs décédés

### *1. Donneurs en mort encéphalique*

Dans le cadre d'un éventuel prélèvement d'organes, le diagnostic de la ME est strictement encadré par la loi française.

B En France, le caractère irréversible de la destruction de l'encéphale doit être évoqué sur des signes cliniques et confirmé par des examens paracliniques. Les aspects légaux concernant le diagnostic de la ME avec cœur battant et sous assistance ventilatoire sont décrits dans le décret n° 96-1041 du 2 décembre 1996 relatif au constat de la mort préalable au prélèvement d'organes. Ce décret précise que si la personne présente un arrêt cardiaque et respiratoire persistant, le constat de la mort ne peut être établi que si les trois critères cliniques suivants sont simultanément présents :

1. absence totale de conscience et d'activité motrice spontanée ;
2. abolition de tous les réflexes du tronc cérébral ;
3. absence totale de ventilation spontanée.

En cas de suspicion de ME, si la personne, dont le décès est constaté cliniquement, est assistée par ventilation mécanique et conserve une fonction hémodynamique, l'absence de ventilation spontanée doit être vérifiée par une épreuve d'hypercapnie.

De plus, en complément des trois critères cliniques, il doit être recouru pour attester du caractère irréversible de la destruction encéphalique :

1. soit à deux électroencéphalogrammes nuls et aréactifs effectués à un intervalle minimal de quatre heures, réalisés avec amplification maximale sur une durée d'enregistrement de trente minutes et dont le résultat doit être immédiatement consigné par le médecin qui en fait l'interprétation ;
2. soit à une angiographie objectivant l'arrêt de la circulation encéphalique et dont le résultat doit être immédiatement consigné par le radiologue qui en fait l'interprétation.

En 2000, l'Agence de la biomédecine reconnaît l'angioscanner cérébral comme une technique angiographique valide pour la confirmation de la ME.

Lorsque le constat de la mort est établi pour une personne assistée par ventilation mécanique et conservant une fonction hémodynamique, le procès-verbal de constat de la mort indique les résultats des constatations cliniques concordantes de deux médecins et mentionne le résultat des examens (EEG/angiographie) ainsi que la date et l'heure de ce constat. Ce procès-verbal est signé par les deux médecins susmentionnés.

A Chaque individu est présumé donneur depuis la loi Caillavet du 22 décembre 1976. Ce principe réaffirmé par la loi du 26 janvier 2016. Le don d'organe et de tissus est encadré par la législation en matière de bioéthique et l'ABM organise le système de transplantation.

Le don d'organes en France repose sur trois règles établies par la loi du 22 décembre 1976 :

- le **consentement présumé** : toute personne peut devenir donneur d'organes à moins qu'elle n'ait exprimé son refus de son vivant ;
- la **gratuité** : toute rémunération ou tout avantage équivalent en contrepartie du don d'organes est interdit et sanctionné ;
- l'**anonymat** : le nom du donneur ne peut être communiqué au receveur et réciproquement. La famille du donneur peut cependant être informée des organes et tissus prélevés ainsi que du résultat des greffes, si elle le demande à l'équipe médicale qui l'a suivie.

Les médecins qui établissent le constat de la mort, d'une part, et ceux qui effectuent le prélèvement ou la greffe, d'autre part, doivent faire partie d'unités fonctionnelles ou de services distincts.

Le nombre de donneurs en mort encéphalique (DME) dit optimaux est en diminution constante. Ont ainsi été définis comme **« donneurs à critères élargis »** : tous les donneurs de plus de 60 ans, ainsi que les donneurs entre 50 et 59 ans ayant deux critères parmi les trois suivants : HTA, créatininémie > 133 μmol/L, décès cérébrovasculaire. L'utilisation de machines de perfusion hypothermique pour la préservation des reins issus de donneurs dits à critère élargis permet de diminuer la reprise retardée de fonction des transplants et améliore leur survie.

Le bilan réalisé chez les donneurs d'organes après ME est limité par les délais courts imposés avant le prélèvement d'organes et a pour objectifs :

- d'évaluer la fonction des organes afin de déterminer lesquels sont proposables au don et de permettre aux équipes d'accepter ou de refuser un transplant pour un receveur donné en fonction des données médicales ;
- de connaître l'anatomie du donneur et d'identifier d'éventuelles variations, notamment dans la vascularisation des organes ;
- de dépister les pathologies infectieuses ou tumorales susceptibles d'être transmises aux receveurs lors de la transplantation.



Le bilan des donneurs, établi sous l'égide des équipes de coordination hospitalière de prélèvements d'organes et de tissus (CHPOT) est accessible au niveau national sur la plateforme Cristal de l'ABM. Ces bilans sont anonymes et comprennent les informations suivantes :

- l'âge, le sexe, les mensurations et l'index de masse corporelle (IMC) du donneur ;
- les circonstances de décès : date et heure de l'événement causal, nature de celui-ci, évolution, date et heure du décès ;
- les sérologies VIH, VHB, VHC, HTLV, EBV, CMV, syphilis ;
- les antécédents généraux et de mode de vie du donneur ;
- un bilan infectieux (hémocultures, antibiothérapie, prélèvements) ;
- un bilan hémodynamique : stabilité des chiffres tensionnels, utilisation de drogues vasopressives et leurs doses ;
- un bilan des différents organes proposables : celui-ci associe bilan biologique (ionogramme, bilan hépatique, gaz du sang, etc.) et un bilan morphologique type scanner qui recherche de lésions occultes et permet l'évaluation des organes et des vascularisations ;
- l'imagerie du donneur est maintenant disponible en ligne via cette plateforme, les équipes de transplantation ont ainsi accès au scanner du donneur.

## 2. Donneurs décédés après arrêt circulatoire

La classification de Maastricht définie les différents donneurs décédés après arrêt circulatoire (DDAC). Le DDAC type 1 est consécutif à un arrêt cardiaque survenu en dehors de tout contexte de prise en charge médicalisée dont le décès est constaté à l'arrivée des secours. Le DDAC type 2 est consécutif à un arrêt cardiaque, généralement extrahospitalier, en présence d'un témoin mais dont la réanimation ne permettra pas de récupération hémodynamique. Le DDAC type 3 est consécutif à une décision de limitation des thérapeutiques actives en réanimation. Le DDAC type 4 est consécutif à un arrêt circulatoire chez un donneur en ME.

Cette classification permet de différencier d'une part les donneurs non contrôlés (1 et 2), pour lesquels l'horaire de l'arrêt cardiaque, fixant le début de la période d'ischémie chaude, est inopiné et pas toujours précisément connu, d'autre part des donneurs dits contrôlés (3 et 4).

Le prélèvement d'organes chez les patients décédés après arrêt circulatoire est autorisé en France par le décret (n° 2005-949 *JO* du 6 août 2005) relatif aux conditions de prélèvement des organes, des tissus et des cellules. Le programme de transplantations à partir de DDAC a ainsi débuté en France en 2006 dans le cadre d'un protocole national établi par l'ABM ne concernant initialement que les donneurs non contrôlés de type 2. Ce programme a ensuite été étendu fin 2014 aux donneurs de la catégorie 3 de Maastricht également dans le cadre d'un protocole bien établi. Du fait de la période d'ischémie chaude par définition, ces transplants sont considérés à critères étendus et doivent impérativement être mis sur machine de perfusion hypothermique. En 2018, 271 transplantations rénales ont été faites à partir de donneurs en arrêt circulatoire contrôlé type Maastricht 3 (DDACM3). Les transplantations rénales à partir de DDAC non contrôlés de type 2 sont encourageantes malgré des taux significatifs de non-fonction primaire et de reprise retardée de fonction du transplant. Les résultats des transplantations à partir de DDAC contrôlés M3 sont excellents (fig. 18.3) et cette activité est en développement croissant.

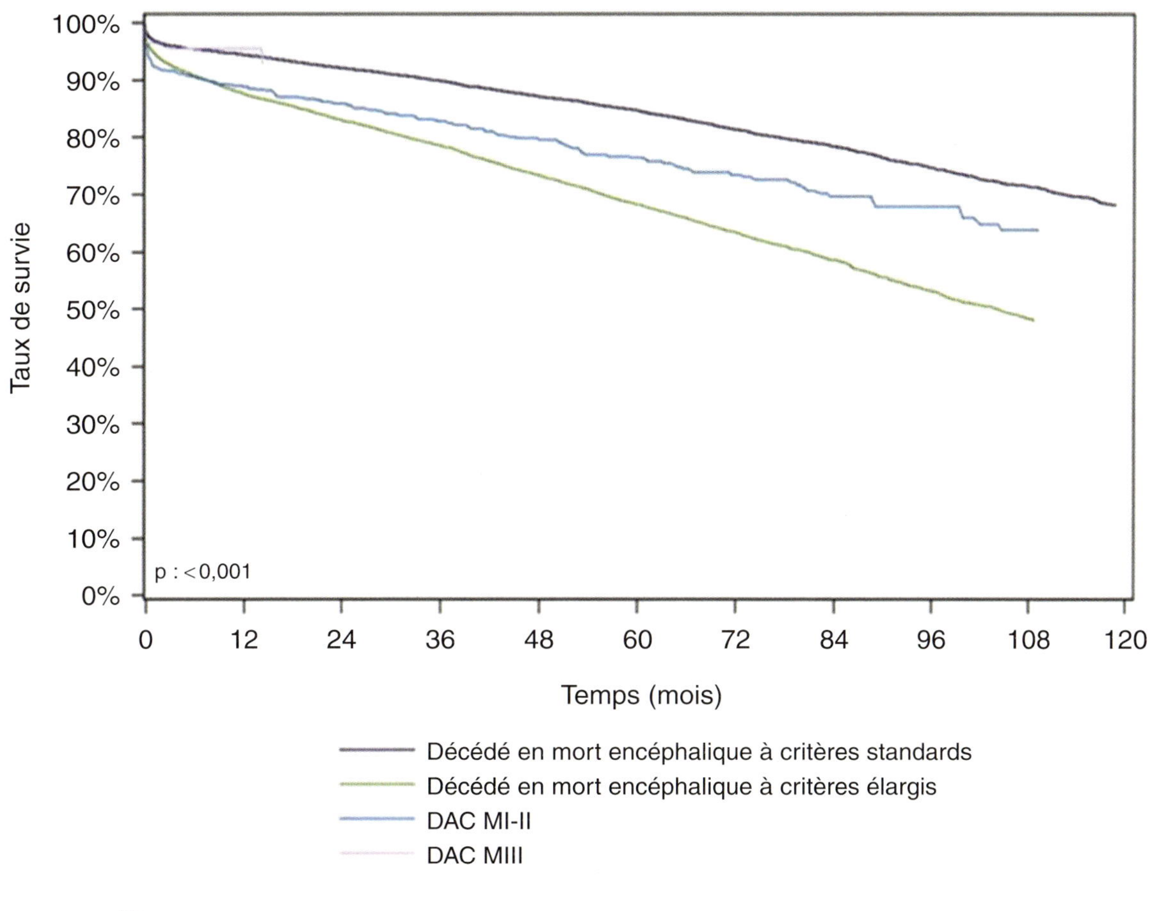


**Fig. 18.3. Ⓐ Survie du greffon rénal selon l'origine du greffon (2007-2016).**
Source : Agence de la biomédecine.

## B. Donneurs vivants

Les donneurs vivants (DV) d'organes en France concernent les transplantations rénales et hépatiques.

Le nombre de patients inscrits sur liste augmente chaque année dans un contexte grandissant de pénurie de transplants issus de donneurs décédés. La transplantation avec un DV offre d'excellents résultats et pourrait permettre d'augmenter considérablement le pool de transplant. Cette activité doit être strictement encadrée afin de limiter les risques pour le donneur dont la sécurité doit être une priorité absolue.

La proportion de transplantations rénales à partir de **donneurs vivants** a doublé en 10 ans, passant de 8 à 16 % de 2005 à 2015, ce qui représentait 561 transplantations en 2018.

La première règlementation concernant la transplantation rénale à partir de DV est la loi Caillavet de 1976 (loi n° 76-1181) : « En vue d'une greffe ayant un but thérapeutique sur un être humain, un prélèvement peut être effectué sur une personne vivante majeure et jouissant de son intégrité mentale, y ayant consenti librement et expressément consenti. » **Les lois relatives à la bioéthique de 1994** révisée en 2011 et en cours de révision sont à l'origine de l'article L. 1231-1 du Code de la santé publique. La loi prévoit que le donneur soit préalablement informé du déroulement de l'intervention, des suites postopératoires, des risques liés à la néphrectomie, des risques liés à de possibles complications médicales soit précoces, soit tardives, ainsi que de la possibilité de récidive de la maladie initiale et/ou d'échec chez le receveur. Le donneur doit pouvoir comprendre l'information concernant ces risques et la nécessité d'un suivi médical régulier ainsi qu'être informé de l'existence d'un registre tenu par l'ABM. Le donneur doit également être informé des aspects de la neutralité financière de ce don.



L'évaluation du donneur se doit d'être la plus exhaustive possible afin de préserver sa sécurité qui est la priorité absolue. Cependant, il faut limiter toute exploration non indispensable afin d'impacter le moins possible le quotidien du candidat au don. Les **comités d'experts donneur vivant** ont une mission d'information du donneur mais aussi d'évaluation de la motivation du don et d'éventuelles pressions externes. Leurs décisions sont confidentielles et ne sont non nécessairement motivées. Les comités sont composés principalement de médecins et de psychologues. Le donneur doit ensuite exprimer son consentement devant le **tribunal de grande instance** (TGI) dont relève son domicile. L'objectif est de s'assurer d'un consentement libre et éclairé conforme à la législation. Le TGI rédige alors un acte signé par le donneur et le magistrat. Le passage du donneur devant le comité d'expert et le TGI est révocable à tout moment par le donneur sans nécessité de justification.

L'**âge** du donneur, en l'absence de comorbidités et d'altération de la fonction rénale, ne doit pas être à lui seul une contre-indication au don. Un candidat au don de plus de 60 ans doit être particulièrement informé du surrisque de complications postopératoires et d'une moins bonne fonction rénale chez le receveur. Le risque de complications périopératoires est augmenté chez les patients **obèses** qui présentent plus d'infections de sites opératoires. Dans la population générale, l'obésité a été identifiée comme un facteur de risque de diabète sucré et pourrait également être un facteur de risque d'insuffisance rénale, en particulier consécutive à une glomérulopathie liée à l'obésité. Un candidat au don obèse doit être informé des risques à long terme de l'obésité, de la nécessité de perte de poids avant le don et du maintien de ce poids après le don. L'objectif de cette évaluation est de minimiser les risques pour le donneur de développer une insuffisance rénale après le don. Le donneur d'aujourd'hui ne doit pas être le receveur de demain. Le débit de filtration glomérulaire (DFG) diminue après le don. L'évaluation initiale des donneurs doit utiliser le **DFG estimé**, exprimé en mL/min/1,73 $m^2$, calculé à partir d'un dosage de la créatinine standardisé selon la norme de référence internationale. La fonction rénale des donneurs doit être évaluée le plus précisément possible. Le recours à une mesure de la clairance n'est maintenant plus systématique. Une seule approximation du débit de filtration glomérulaire à partir d'un dosage de la créatinémie n'est pas suffisante sauf chez le sujet jeune dont le DFG estimé dépasse les 100 mL/min. Le débit de filtration glomérulaire peut être ensuite évalué par une des méthodes de mesure telles que la clairance de 51Cr-EDTA, de l'125iothalamate ou de l'iohexol. La fonction rénale différentielle, déterminée par analyse au 99mTcDMSA, est particulièrement nécessaire en cas de variation de la taille du rein sur la tomodensitométrie (TDM) ou en cas d'anomalie anatomique rénale significative. Le risque d'insuffisance rénale terminale après le don n'est pas supérieur à celui de la population générale mais il existe un très faible risque d'insuffisance rénale au cours de la vie après un don de rein. La **TDM abdominopelvienne (TDM AP) multibarettes** injectée est l'examen de choix prédon ; elle permet, non seulement une évaluation précise de la vascularisation rénale artérielle et veineuse sur les coupes transversales sources, mais également une estimation de la fonction relative de chaque rein par évaluation volumétrique.

La transplantation rénale à partir de DV offre d'excellents résultats et doit se développer. La sécurité du donneur est, et doit rester constamment, la priorité absolue et une évaluation attentive des candidats doit permettre de minimiser au maximum l'impact de la néphrectomie chez le donneur à court et long terme tout en optimisant les résultats de la transplantation.

# IV. Transplantation rénale

B La transplantation rénale terminale est le meilleur traitement de l'insuffisance rénale terminale. La transplantation est dite préemptive si elle a lieu avant la mise en place d'un traitement d'épuration extrarénal. La transplantation rénale :

- amélioration de la survie : en fonction de la population, la mortalité à long terme est de 48 à 82 %, moindre chez les patients transplantés rénaux par rapport aux patients sur liste d'attente de transplantation rénale et donc en dialyse ;
- la transplantation permet une amélioration de la qualité de vie des patients insuffisants rénaux chroniques ;
- le coût de la dialyse est très largement supérieur à celui de la transplantation rénale.

## A. Évaluation prétransplantation rénale

C Le bilan prétransplantation chez le receveur a trois buts principaux :

- s'assurer de la faisabilité de la greffe sur le plan chirurgical, anesthésiologique et immunologique ;
- s'assurer de l'absence de foyer infectieux latent susceptible de s'exacerber sous traitement immunosuppresseur ;
- s'assurer de l'absence de tumeur occulte susceptible de s'exacerber sous traitement immunosuppresseur.

Ce bilan est donc mené de manière pluridisciplinaire avec, au minimum, des consultations néphrologique, urologique et anesthésique. Durant la période d'attente de transplantation, les bilans cliniques, biologiques et radiologiques sont régulièrement mis à jour, la périodicité méritant d'être adaptée aux risques identifiés. En cas d'obstacle à la transplantation, une période de contre-indication temporaire (CIT) peut être prononcée de façon concertée. Elle peut durer de quelques mois à quelques années, le temps d'organiser des avis, bilans, traitements complémentaires (cardiologique, vasculaire, oncologique, psychiatrique, etc.) et d'avoir un recul suffisant, notamment en cas de pathologie oncologique. Prononcer une contre-indication définitive (CID) est rare et lourd de conséquences.

Le bilan prétransplantation comporte une consultation avec un chirurgien urologue. Cette consultation a pour objectif d'évaluer la faisabilité et les risques chirurgicaux de la transplantation. Le bilan anticipe les temps de l'intervention :

- l'abord chirurgical : antécédents de chirurgie abdominale, IMC, examen abdominal à la recherche de cicatrices, examen des orifices herniaires. Pour les patients ayant une polykystose rénale, l'examen clinique et le scanner permettent d'évaluer la taille des reins natifs : en cas de comblement des fosses iliaques par chaque rein natif, une néphrectomie peut alors être réalisée avant la greffe pour libérer de la place pour le transplant;
- les anastomoses vasculaires : interrogatoire à la recherche d'une claudication, de séance de dialyse sur cathéter fémoral, examen des membres inférieurs, pouls fémoraux, échographie-Doppler artériel et veineux des axes iliaques primitifs ou membres inférieurs, scanner abdominopelvien au minimum sans injection (l'injection de produit de contraste n'est souvent pas possible chez des patients en insuffisance rénale chronique préterminale) à la recherche de calcifications artérielles;
- l'anastomose urinaire : interrogatoire évaluant le volume de la diurèse résiduelle (qui diminue voire disparaît avec l'hémodialyse au long cours), les troubles mictionnels, les antécédents urologiques et de transplantation. Si besoin, en fonction de l'interrogatoire : débitmétrie, cystographie, fibroscopie urétrovésicale, voire bilan urodynamique. Ces examens ont pour but de confirmer l'absence d'obstacle sous-vésical, de reflux vésico-urétral, de signe de lutte vésicale ou d'évaluer la bonne fonction du réservoir vésical.

Cette consultation est aussi l'occasion de dépister les tumeurs urogénitales (PSA, toucher rectal, imagerie-abdominopelvienne). À son terme, l'urologue décide du lieu d'implantation du futur transplant et de la technique de réimplantation urinaire (le plus souvent en fosse iliaque sur les vaisseaux iliaques externes, avec anastomose urétérovésicale). Il informe enfin le receveur des risques opératoires (hémorragiques, transfusionnels, nosocomiaux, pariétaux, réanimatoires, vitaux, sténose ou fistule artérielle/veineuse/urinaire, lymphocèle, échec de transplantation).



## B. Aspects chirurgicaux de la transplantation rénale

B Les résultats chirurgicaux d'une transplantation rénale dépendent de trois interventions successives : le prélèvement, la préparation, la transplantation.

### 1. Prélèvement d'organe à l'étage abdominal (fig. 18.4)

C Pour les donneurs en ME (dont le cœur est toujours battant), le prélèvement d'organes concerne en général plusieurs organes en fonction de leur qualité. Chaque organe est en général prélevé par une équipe dédiée. L'objectif lors d'un prélèvement multiorganes est de préserver la fonction et l'anatomie des organes qui seront ensuite transplantés. Pour cela, une canule est placée au niveau aortique, le plus souvent pour y injecter la solution de préservation réfrigérée. La vascularisation abdominale est alors ensuite interrompue par un clampage de l'aorte en amont des organes à prélever. La solution de préservation remplace alors progressivement le sang dans les organes. L'objectif de cette étape est de diminuer la température des tissus (donc leur activité métabolique), de rincer l'organe afin d'extraire le sang et les toxines (radicaux libres consécutifs à l'ischémie). Une fois que la solution de préservation a irrigué les organes, une canule de décharge récupère alors le liquide via la veine cave inférieure le plus souvent. De façon synchrone à ce rinçage des organes, de la glace stérile est mise en place au sein de la cavité abdominale afin de diminuer encore l'activité métabolique. Une fois les organes rincés et réfrigérés, les équipes chirurgicales prélèvent les organes tout en préservant les structures anatomiques nécessaires aux transplantations (artères, veines, uretères, etc.).

### 2. Préservation et préparation du transplant

Entre le prélèvement et la transplantation, les organes sont classiquement conservés à une température de 4 °C; cette hypothermie limite considérablement l'activité métabolique de

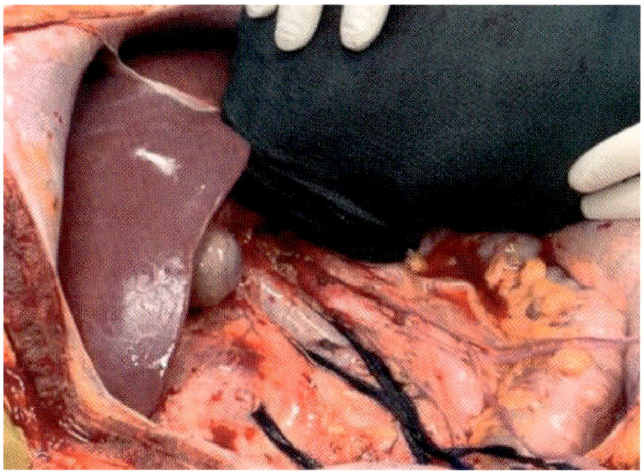

**Fig. 18.4.** B **Vue opératoire lors d'un prélèvement multiorganes.**
L'aorte et la veine cave sont exposées pour pouvoir y introduire les canules nécessaires au rinçage des organes par une solution de préservation.

l'organe (mais ne la supprime pas complétement). L'organe est donc placé dans un liquide de conservation qui a pour objectif de minimiser les lésions cellulaires dues à l'ischémie. Lors du prélèvement, le sang du donneur a été évacué des organes et remplacé par ce liquide.

Il existe actuellement trois modes de conservation des reins :

- **hypothermique statique :** conservation dans un récipient de solution de préservation réfrigérée à 4 °C ;
- **hypothermique sur machine de perfusion :** les organes sont canulés et perfusés en continu dans des machines de perfusion. L'utilisation des machines de perfusion hypothermique est recommandée pour les transplants de donneurs 'à critères élargis' et est obligatoire pour les transplants de DDAC ;
- **perfusion rénale en normothermie :** l'organe est préservé avec du sang du donneur qui circule alors dans l'organe via une pompe après être réchauffé et oxygéné. Cette circulation de sang peut se faire in situ à l'étage abdominal chez le DDAC via une machine qui assure ainsi une circulation régionale normothermique. Cette machine permet de faire circuler le sang dans les organes abdominaux chez un donneur décédé après arrêt circulatoire, elle comprend une pompe, un réchauffeur et un oxygénateur. Le sang est prélevé chez le donneur via une canule veineuse, puis est réchauffé et oxygénée et ensuite réinjecté dans les organes abdominaux via une canule artérielle grâce à la pompe.

La conservation ex situ en normothermie se développe actuellement dans le cadre de protocoles de recherche.

Depuis le clampage aortique chez le donneur jusqu'au déclampage rénal chez le receveur, le transplant est conservé en ischémie froide, à 4 °C. En effet, l'ischémie tiède ou chaude provoque des lésions d'ischémie-reperfusion qui peuvent retarder la reprise de fonction du greffon et diminuer sa fonction à long terme. Les durées d'ischémie froide doivent toujours être les plus courtes possible (quelques heures pour le cœur et les poumons, une dizaine d'heures pour le foie et le pancréas ; les reins peuvent néanmoins supporter des durées d'ischémie froide plus longues).

Avant la transplantation proprement dite, le transplant rénal est préparé avec minutie. Il s'agit de retirer la graisse périrénale pour s'assurer de l'absence de tumeur, de rechercher d'éventuels vaisseaux surnuméraires, de repérer et de réparer d'éventuelles plaies vasculaires faites lors du prélèvement. La brièveté de la veine rénale droite est généralement corrigée par une plastie faite avec la veine cave du donneur. La graisse hilaire et péri-urétérale est respectée afin de préserver les éléments du hile et la vascularisation urétérale.

## 3. Transplantation rénale

B Tout patient à partir du stade d'insuffisance rénale chronique préterminale (DFG estimé < 15 mL/min/1,73 m$^2$) est potentiellement candidat à une transplantation, qu'il ait un traitement d'épuration extrarénale (dialyse) ou non.

### a. Principes d'attribution des transplants

Cette attribution est faite par l'ABM en fonction des compatibilités, d'éventuelles priorités au niveau national (transplantations pédiatriques, transplantations multiorganes, receveurs hyperimmunisés, patients immunisés *full-match*, patients ayant une dérogation accordée par un collège d'experts), puis en fonction de l'ordre sur la liste d'attente déterminé par le « score rein ». Celui-ci prend en compte la compatibilité tissulaire, la différence d'âge entre donneur et receveur, la durée d'attente du receveur sur liste. L'équipe en charge du patient désigné se voit alors proposer le rein. Elle doit confirmer sa disponibilité et celle du patient avant que le rein ne lui soit transféré. En cas de refus, un autre receveur est recherché au niveau interrégional, puis national.

### b. Technique de transplantation rénale

C La transplantation rénale fut décrite par un urologue français, René Küss, en 1951. Aujourd'hui, la technique est standardisée, bien qu'il existe des variations techniques en cas de particularité anatomique ou de transplantation itérative. Sauf exception, la transplantation rénale est hétérotopique, c'est-à-dire hors du site anatomique de l'organe considéré (fig. 18.5). Les reins natifs ne sont donc pas retirés et le transplant est implanté en fosse iliaque où vaisseaux et vessie sont faciles d'accès.

On retiendra donc que pour une majorité d'équipes françaises, une première transplantation rénale est faite : en fosse iliaque, avec des anastomoses artérielle et veineuse terminolatérales sur les vaisseaux iliaques externes, et une implantation urétérale dans la vessie (anastomose urétérovésicale avec montage antireflux, volontiers protégée par sonde endo-urétrale type double J).



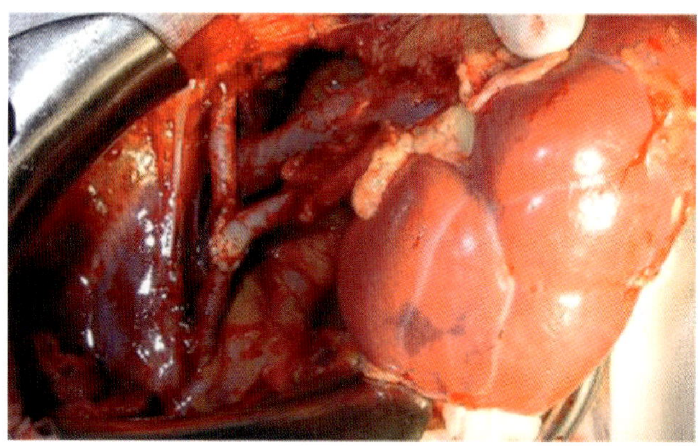

**Fig. 18.5.** B **Transplantation rénale hétérotopique.**
Anastomoses vasculaires sur l'artère et la veine iliaque externe.

### c. Complications chirurgicales précoces

Aux complications chirurgicales aspécifiques (hémorragiques, transfusionnelles, nosocomiales, pariétales) s'ajoutent des risques précoces pouvant compromettre la fonction du greffon :

- une sténose, thrombose ou plicature des vaisseaux du greffon (artère ou veine) ;
- une fistule urinaire pouvant provoquer un urinome (± infecté ou compressif) ;
- une lymphocèle compressive ;
- un hématome compressif.

L'échographie-Doppler du transplant est l'examen d'imagerie de première intention en cas de retard de fonction.

### d. Les trois types de rejets

#### *Rejet hyperaigu humoral*

Le rejet hyperaigu dans les heures qui suivent la transplantation est dû à des anticorps préformés (anti-HLA ou anti-ABO) qui se fixent sur l'endothélium du transplant dès le déclampage. Cette fixation entraîne, via l'activation du complément, une thrombose quasi immédiate du transplant qui doit alors être retiré (transplantectomie). Contrairement aux autres formes, il n'existe pas de traitement du rejet hyperaigu.

#### *Rejet aigu cellulaire*

Le rejet aigu cellulaire survient plus tardivement (plusieurs jours à plusieurs mois) et plus insidieusement ; son diagnostic nécessite alors un suivi rapproché de de la fonction rénale.

#### *Rejet chronique humoral*

Le rejet chronique est une dégradation lente et de la fonction du greffon avec une apparition de fibrose et de vasculopathie du greffon.

## V. Traitement immunosuppresseur

B Le traitement immunosuppresseur associe plusieurs molécules agissant à différents.stades du processus d'alloreconnaissance, afin de minimiser les risques de rejet.

Les médicaments immunosuppresseurs diminuent la réaction allogénique : blocage de la migration des cellules dendritiques, destruction des lymphocytes T, blocage des lymphocytes par inhibition des signaux d'activation et blocage de l'infiltration du greffon.

Il n'y a pas de consensus concernant les associations de molécules, ni le calendrier de modification des doses ; les schémas classiques associent en début de greffe des corticostéroïdes, un inhibiteur de la calcineurine et un antimétabolite tel que le mycophénolate mofétil. À ceci s'ajoute dans les premiers jours après la transplantation un traitement d'induction dont l'intensité est fonction du risque immunologique du patient : immunisation préalable, transplantation antérieure, existence d'anticorps dirigés contre le donneur (*donor specific antibodies* [DSA]) au moment de la greffe.

· - Corticostéroïdes en phase d'entretien .

## VI. Suivi après transplantation rénale

C Dans les suites immédiates de la transplantation, le patient est suivi en consultation de façon rapprochée. Si l'anastomose urinaire a été faite sur une sonde JJ, celle-ci est retirée quelques semaines après la transplantation.

Le suivi uronéphrologique a plusieurs objectifs :

- recherche de **complications chirurgicales tardives** : sténose vasculaire ou urinaire ;
- éducation thérapeutique et vérification de **l'observance du traitement immunosuppresseur** ;
- dépistage des **complications du traitement immunosuppresseur** (notamment virales, diabète induit, infections ou de tumeurs.

## Pour en savoir plus

| | |
|---|---|
| | Rapport AFU 2016. Les urologues et la transplantation rénale.<br>www.urofrance.org/publications-livres/publications-scientifiques/rapports-du-congres.html |
| | Recommandation de bonne pratique. Transplantation rénale. Accès à la liste d'attente nationale. HAS, 2015.<br>www.has-sante.fr/portail/upload/docs/application/pdf/2015-12/rbp_recommandations_greffe_renale_vd_mel.pdf |
| | Recommandations professionnelles. Suivi ambulatoire de l'adulte transplanté rénal au-delà de 3 mois après transplantation. HAS, 2007.<br>www.has-sante.fr/portail/upload/docs/application/pdf/suivi_du_transplante_renal_-_recommandations.pdf |

## Résumé

| Rang | Intitulé |
|---|---|
| A | **Donneurs potentiels**<br>• Chaque individu est présumé donneur depuis la Loi Caillavet du 22décembre 1976<br>• Ce principe est réaffirmé par la loi du 26 janvier 2016<br>• Le don d'organe et de tissus est encadré par la législation en matière de bioéthique et l'Agence de la biomédecine organise le système de transplantation |
| A | **Tissus et organes transplantés**<br>Reins, foie, pancréas, îlots de Langherans, intestin, cœur, poumons |
| B | **Connaître les principales règles de compatibilité immunologique nécessaire pour envisager une transplantation d'organe: groupe sanguin et tissulaire (HLA)**<br>• La compatibilité ABO en transplantation est comparable aux règles de transfusion sanguine:<br>– le donneur O peut donner ses organes à tous les receveurs: c'est le donneur universel<br>– le donneur A peut donner aux A et AB<br>– le donneur B peut donner aux B et AB<br>– le donneur AB ne peut donner ses organes qu'aux AB, mais le receveur AB est le receveur universel<br>• Les antigènes HLA constituent l'identité génétique d'un individu, mais celui-ci peut aussi présenter des anticorps anti-HLA, conséquence d'immunisations induites (transplantations précédentes, grossesses, transfusions) |
| B | **Connaître les aspects épidémiologiques, les résultats des transplantations d'organe et l'organisation administrative**<br>• Le nombre de donneurs en mort encéphalique optimaux est en constante diminution<br>• Le don lors d'un décès par arrêt circulatoire (DDAC) et le don du vivant (DV) sont des réponses à cette pénurie grandissante d'organes pour la transplantation<br>• L'Agence de la biomédecine assure une répartition juste des organes en fonction des compatibilités et des délais d'attente |
| A | **Connaître les grands principes de la loi de bioéthique concernant le don d'organe**<br>Les trois grands principes éthiques du don d'organe: consentement, gratuité, anonymat |
| A | **Connaître la définition de la mort encéphalique**<br>Caractère irréversible de la destruction encéphalique |
| B | **Connaître les critères de mort encéphalique**<br>Le constat de la mort ne peut être établi en cas d'arrêt cardiaque et respiratoire persistant que si les trois sont simultanément présents:<br>1. Absence totale de conscience et d'activité motrice spontanée<br>2. Abolition de tous les réflexes du tronc cérébral<br>3. Absence totale de ventilation spontanée |
| B | **Connaître les principales classes d'immunosuppresseurs utilisés en transplantation d'organe**<br>Corticostéroïdes, inhibiteurs de la calcineurine, antimétabolites et traitement d'induction |

| Rang | Intitulé |
| --- | --- |
| B | **Connaître les particularités du donneur à cœur arrêté**<br>La classification de Maastricht définit les différents donneurs décédés après arrêt circulatoire:<br>• type 1: en dehors de tout contexte de prise en charge médicalisée, décès constaté à l'arrivée des secours<br>• type 2: arrêt cardiaque en présence d'un témoin mais dont la réanimation ne permettra pas de récupération hémodynamique<br>• type 3: consécutif à une décision de limitation des thérapeutiques actives en réanimation<br>• type 4: consécutif à un arrêt circulatoire chez un donneur en mort encéphalique |
| B | **Connaître les principes éthiques et légaux en matière de don d'organes**<br>La loi stipule que toute personne est donneur d'organe sauf inscription sur le Registre national de refus du don d'organe |
| B | **Donneur vivant: principes**<br>• Information du donneur (déroulement de l'intervention, suites postopératoires, possibles complications médicales)<br>• Neutralité financière du don |

CHAPITRE

# 19

# Insuffisance rénale aiguë – Anurie[6]

## Situations de départ

- 22 Diminution de la diurèse
- 199 Créatinine augmentée
- 201 Dyskaliémie
- 212 Protéinurie
- 230 Rédaction de la demande d'un examen d'imagerie
- 231 Demande d'un examen d'imagerie
- 232 Demande d'explication d'un patient sur le déroulement, les risques et les bénéfices attendus d'un examen d'imagerie

## Item, objectifs pédagogiques

***ITEM 348 – Insuffisance rénale aiguë – Anurie***

| Rang | Rubrique | Intitulé | Descriptif |
|---|---|---|---|
| A | Diagnostic positif | Diagnostiquer une insuffisance rénale aiguë (IRA) et sa sévérité (oligurie, anurie) chez l'adulte et l'enfant | Savoir analyser une élévation de la créatininémie en fonction du contexte clinique, de la notion de créatininémie antérieure et grader la sévérité en tenant compte de la créatininémie et de la diurèse, savoir diagnostiquer une IRA d'une insuffisance rénale chronique (IRC) ; reconnaître une IRA sur IRC |
| B | Éléments physiopathologiques | Connaître les principaux types et mécanismes d'IRA | Connaître les mécanismes d'IRA obstructive, d'IRA fonctionnelle et de d'IRA parenchymateuse ; connaître le rôle de l'hémodynamique glomérulaire dans les mécanismes de l'IRA |
| B | Prévalence, épidémiologie | Connaître la prévalence de l'IRA | Connaître la répartition des différents types d'IRA, sa prévalence hospitalière |
| A | Examens complémentaires | Savoir prescrire et interpréter les résultats des examens complémentaires utiles au diagnostic d'IRA | Savoir prescrire une échographie rénale et pelvienne à la recherche d'un obstacle sur les voies excrétrices ; prescrire un ionogramme sanguin et urinaire pour différencier une IRA fonctionnelle d'une IRA par nécrose tubulaire aiguë ; savoir interpréter une protéinurie et un sédiment urinaire dans un contexte d'IRA |
| B | Identifier une urgence | Connaître les situations nécessitant un avis spécialisé dans l'IRA | Savoir demander un avis néphrologique devant une IRA non expliquée et/ou associée à un syndrome glomérulaire ou tubulointerstitiel aigu |
| A | Étiologies | Connaître les principales étiologies d'IRA par obstacle | Lithiases, cancer vésical, rétention aiguë d'urines par obstacle sous-vésical (adénome et cancer de la prostate) |

6. Seule l'insuffisance rénale obstructive sera traitée dans ce chapitre.

| Rang | Rubrique | Intitulé | Descriptif |
|---|---|---|---|
| A | Étiologies | Connaître les principales étiologies d'IRA fonctionnelle* | Circonstances de déshydratation extracellulaire et d'hypovolémies efficaces ; facteurs favorisants des médicaments modifiants l'hémodynamique glomérulaire |
| B | Étiologies | Connaître les causes d'IRA par nécrose tubulaire aiguë* | Connaître les principales circonstances favorisantes (états de choc : sepsis, cardiogénique ; rhabdomyolyse, hémolyse, toxiques, médicaments néphrotoxiques) |
| B | Étiologies | Connaître les principales étiologies d'IRA glomérulaires incluant les vascularites* | Connaître les étiologies de glomérulonéphrites rapidement progressives nécessitant un avis et un traitement spécialisé urgent |
| B | Étiologies | Connaître les causes d'IRA liée à une atteinte tubulointerstitielle aiguë* | Connaître les causes liées à un mécanisme toxique direct (notamment médicament et néphropathie à cylindres myélomateux, etc.) ou immunoallergique, infectieux |
| B | Étiologies | Connaître les principales causes d'IRA vasculaires* | Syndrome de microangiopathie thrombotique, hypertension artérielle maligne (HTAM), maladie des emboles de cristaux de cholestérol et les causes de syndrome hémolytique et urémique (SHU) chez l'enfant |
| A | Étiologies | Connaître les principaux médicaments ou produits responsables d'IRA* | Aminosides, cisplatine, anticalcineurines, PCI, etc. et connaître les principes de prévention de leur toxicité |
| A | Étiologies | Connaître les principales causes d'IRA chez l'enfant (SHU, déshydratation, choc, etc.) et les mesures hygiénodiététiques de prévention des SHU* | – |
| A | Identifier une urgence | Connaître les signes cliniques et biologiques imposant une prise en charge urgente en milieu spécialisé d'une IRA | Œdème aigu pulmonaire (OAP) de surcharge hémodynamique, acidose hyperkaliémique (ECG) |
| A | Prise en charge | Savoir adapter la prescription des médicaments et des examens complémentaires à la sévérité de l'insuffisance rénale* | Principes généraux médicaments à élimination rénale et néphrotoxicité |
| A | Prise en charge | Connaître le traitement d'une IRA obstructive et la prise en charge d'un syndrome de levée d'obstacle | Connaître les indications et les méthodes de dérivation des urines ainsi que leurs complications ; savoir compenser une hyperdiurèse de levée d'obstacle |
| A | Prise en charge | Connaître la prise en charge d'une IRA fonctionnelle liée à une déshydratation extracellulaire* | Savoir utiliser les solutés de remplissage (cristalloïde) |
| B | Prise en charge | Connaître la prise en charge d'une IRA fonctionnelle liée à une insuffisance cardiaque* | Connaître les principes de la prise en charge d'un syndrome cardiorénal (optimisation de l'utilisation des diurétiques) |
| B | Prise en charge | Connaître les principes généraux de la dialyse* | Savoir que l'épuration extrarénale permet d'apporter un traitement symptomatique pour passer le cap de l'IRA |
| B | Prise en charge | Connaître les indications de la dialyse en urgence | Savoir que la dialyse est requise en cas d'IRA organique, anurique ou non associé à des signes de défaillance viscérale (OAP) et métaboliques (acidose hyperkaliémique) |
| A | Suivi et/ou pronostic | Savoir qu'un épisode d'IRA parenchymateux expose à une IRC à long terme et nécessite un suivi* | – |
| B | Suivi et/ou pronostic | Connaître les différentes évolutions possibles d'une nécrose tubulaire aiguë (NTA)* | – |

# I. Définition et physiopathologie

Ⓐ Le diagnostic d'insuffisance rénale aiguë (IRA) tient compte de l'élévation de la créatininémie et/ou du volume de la diurèse (tableau 19.1). En période aiguë, on ne peut estimer le débit de filtration glomérulaire (DFG) par les méthodes de calcul usuelles.

Les valeurs normales de la créatininémie sont situées :

- entre 60 et 107 μmol/L chez la femme;
- entre 80 et 115 μmol/L chez l'homme.

La filtration glomérulaire dépend de différents facteurs : la pression du capillaire glomérulaire, elle-même dépendante des résistances dans les artérioles afférentes et efférentes, de la pression de la chambre urinaire, du débit sanguin général.

Ainsi les causes de la diminution de la filtration glomérulaire et de l'IRA peuvent être :

- prérénales fonctionnelles : par hypovolémie, état de choc, insuffisance cardiaque, sepsis. Le parenchyme est intact. Dans un premier temps la vasoconstriction de l'artère efférente maintient un DFG normal puis la pression de filtration baisse et l'IRA apparaît;
- parenchymateuses : par lésions des différentes structures du rein (nécrose tubulaire aiguë ischémique ou toxique), néphropathie interstitielle, glomérulopathie;
- postrénales : obstacle intratubulaire ou sur la voie excrétrice.

L'IRA est liée à une altération brusque des capacités d'excrétion du rein entraînant une rétention azotée et de nombreux troubles hydroélectrolytiques. Elle peut être anurique ou à diurèse conservée (diurèse > 500 mL/24 h). Les signes révélateurs d'IRA sont d'apparition plus tardive : nausées, vomissements, céphalées, diarrhées et troubles visuels.

**Tableau 19.1. Ⓐ Stade de l'insuffisance rénale aiguë.**

| Stades | Créatininémie | Diurèse |
|---|---|---|
| 1 | Augmentation > 26 μmol/L en 48 h<br>ou<br>> 50 % en 7 j | < 0,5 mL/kg/h pendant 6 à 12 h |
| 2 | Multipliée par 2 | < 0,5 mL/kg/h pendant > 12 h |
| 3 | Multipliée par 3<br>ou<br>354 μmol/L<br>ou<br>nécessité de dialyse | < 0,3 m /kg/h > 24 h<br>ou<br>anurie > 12 h |

*Source : Définition universelle de l'insuffisance rénale aiguë selon les KDIGO (Kidney Disease: Improving Global Outcome 2012).*

# II. Diagnostic

L'IRA est une diminution du débit de filtration glomérulaire d'apparition rapide entraînant une urémie et des troubles hydroélectrolytiques mettant en jeu **le pronostic vital à court terme**.

## A. Préciser le caractère aigu

Contrairement à l'insuffisance rénale chronique (IRC), l'IRA se caractérise par une élévation de la créatininémie récente (< 1 mois). Il peut s'agir d'une IRA de novo. La fonction rénale est donc normale auparavant, les reins sont de taille normale, on ne note ni anémie ni hypocalcémie. Il peut aussi s'agir d'une IRA sur IRC. En cas de maladie rénale chronique sous-jacente, on pourra retrouver :

- une anémie ;
- une hypocalcémie ;
- une atrophie du parenchyme rénal.

Il faut toujours faire préciser si cette IRA est à **diurèse conservée** (> 500 mL/24 h) ou **oligoanurique** (100–500 mL/24 h) ou **anurique** (< 100 mL/24 h).

En cas d'absence de diurèse, il est important d'éliminer en urgence la présence d'un globe vésical (obstacle sous-vésical empêchant l'évacuation des urines) qui est le diagnostic différentiel de l'anurie (absence de filtration glomérulaire).

## B. Éliminer une situation d'urgence

- Des signes d'**hyperkaliémie** doivent être recherchés à l'électrocardiogramme (ECG). En cas d'IRC, l'hyperkaliémie est souvent mieux tolérée.
- **Surcharge hydrosodée :** œdème aigu pulmonaire, hyponatrémie.
- **Syndrome urémique :** nausées, vomissements, anorexie, confusion, astérixis, réflexes ostéotendineux vifs, épilepsie (éliminer un accident vasculaire cérébral, un syndrome hémolytique et urémique, une hyponatrémie).
- **Acidose métabolique**.
- Hypocalcémie secondaire à une hyperphosphorémie.
- Hématologiques : anémie (rapide par hémolyse, hémodilution, chute de l'érythropoïétine et chute de la durée de vie des hématies), thrombopathies.
- Infections : immunodépression.
- Digestifs : ulcère de stress, gastrite. Risque de saignement majoré par la thrombopathie.
- Surdosage en médicaments par augmentation de leur fraction libre++.



## C. Déterminer le type d'insuffisance rénale

La cause obstructive doit être évoquée systématiquement en première intention. Elle est à l'origine de l'IRA dans 10 % des cas.

Une échographie rénovésicale doit être demandée en première intention et permet de la diagnostiquer et de déterminer le type d'obstacle :

- obstacle sous-vésical responsable d'une rétention aiguë d'urine et d'une dilatation des deux uretères et systèmes pyélocaliciels ;
- obstacle urétéral : bilatéral ou sur rein unique.

Si l'origine obstructive est confirmée, et en l'absence d'indication de dialyse en urgence, un scanner abdominopelvien sans injection pourra être demandé afin de préciser l'origine de l'obstacle.

# III. Insuffisance rénale aiguë obstructive

## A. Étiologies

### 1. Obstacle sous-vésical[7]

- Hypertrophie bénigne de prostate (HBP).
- Sténose de l'urètre.
- Maladie du col vésical.
- Phimosis serré.
- Valves de l'urètre postérieur.
- Vessie neurologique.
- Iatrogène.
- Obstacle intravésical : caillotage, tumeur de vessie.

### 2. Obstacle urétéral : bilatéral ou unilatéral sur rein unique

- Intraluminal (calcul, nécrose papillaire aiguë).
- Pariétal (tumeur urothéliale, tuberculose urogénitale, sténose radique, endométriose).
- Extrapariétal (fibrose rétropéritonéale, tumeur pelvienne localement avancée, adénopathies lomboaortiques compressives).

## B. Diagnostic

### 1. Interrogatoire

Il est important de rechercher à l'anamnèse des antécédents urologiques, notamment des troubles urinaires du bas appareil ainsi que des signes fonctionnels urinaires évocateurs (hématurie, douleurs lombaires, pollakiurie et brûlures mictionnelles [prostatite/HBP], fièvre [prostatite]).

On recherchera l'antécédent personnel ou familial de lithiases et celui de douleur lombaire. Un tabagisme doit aussi être recherché.

### 2. Examen clinique

- On s'attachera en premier lieu à éliminer un globe vésical. Les touchers pelviens (toucher rectal et vaginal) sont indispensables notamment à la recherche d'une HBP, une prostatite, un blindage pelvien.
- On recherchera un contact ou une sensibilité des fosses lombaires.
- On vérifiera l'absence de complications :
  - de l'insuffisance rénale : atteinte cardiaque, œdème aigu du poumon ;
  - de l'obstruction : sepsis urinaire.

### 3. Examens radiologiques

- L'échographie des voies urinaires recherche une dilatation des cavités pyélocalicielles. Il faut noter que l'échographie peut être normale (fig. 19.1) :

7. L'obstacle sous-vésical est plus amplement développé chapitre 10, item 347 (« Rétention aiguë d'urine »).

- en cas d'obstacle d'installation brutale ou récente, la dilatation des cavités peut ne pas être majeure. Un scanner abdominopelvien complémentaire peut alors être utile ;
- si le patient est déshydraté et oligoanurique ;
- en cas de fibrose rétropéritonéale : les cavités pyélocalicielles n'ont pas la capacité de se dilater malgré l'obstruction qui est réelle.

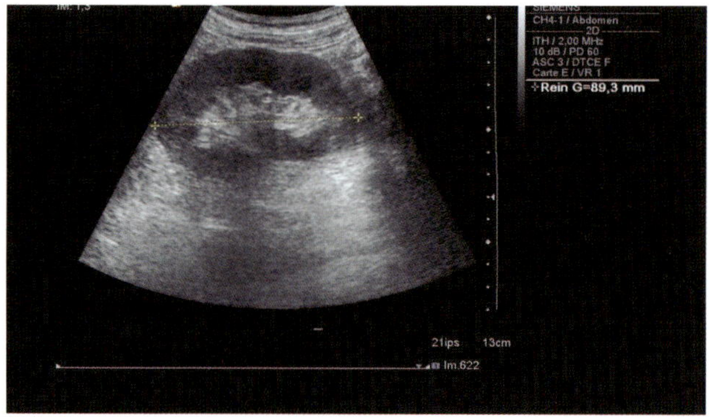


**Fig. 19.1.** Ⓐ **Rein non dilaté en échographie.**

- Dans les autres cas, elle montrera une dilatation des cavités pyélocalicielles pouvant s'étendre à tout l'uretère selon le niveau de l'obstacle (fig. 19.2A et B).



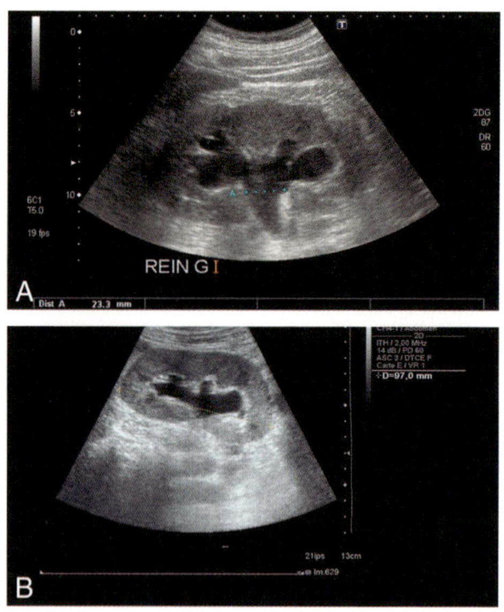


**Fig. 19.2.** Ⓐ **A et B. Dilatation des cavités pyélocalicielles visibles sur une échographie.**

- Le scanner abdominopelvien peut compléter l'échographie et aider au diagnostic de la cause surtout en cas de lithiase et de tumeur pelvienne (fig. 19.3 à 19.5).
- B L'urographie intraveineuse (UIV) ou l'uro-tomodensitométrie (uro-TDM) sont contre-indiquées car l'injection de produit de contraste iodé est à proscrire dans ce contexte.
- L'uro-imagerie par résonance magnétique (uro-IRM) pourrait permettre de visualiser les voies excrétrices mais est souvent difficile à obtenir en urgence.

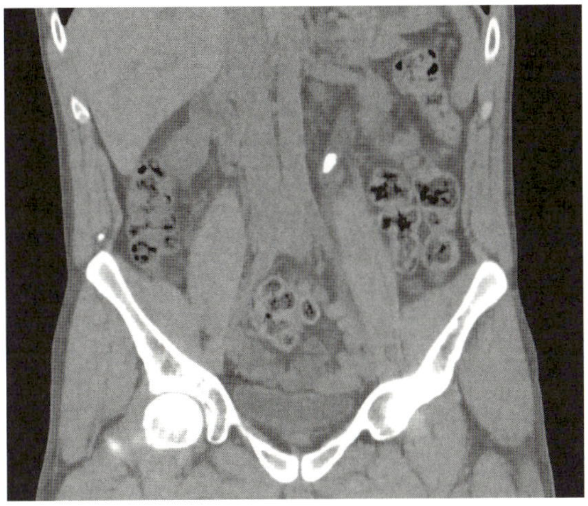

**Fig. 19.3.** Ⓐ **Calcul urétéral gauche visible sur un scanner sans injection.**

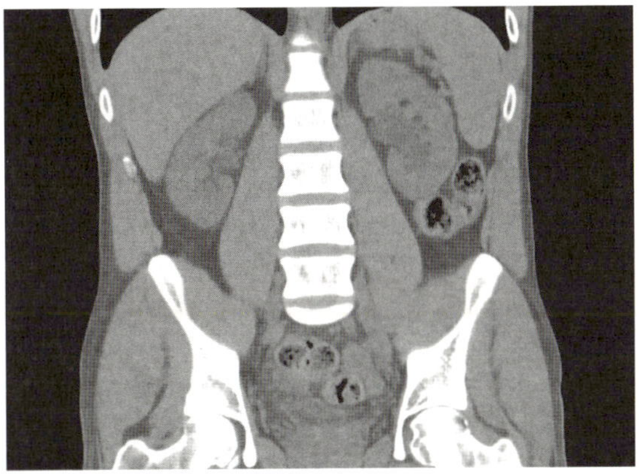

**Fig. 19.4.** Ⓐ **Dilatation des cavités rénales gauches en amont de ce calcul visible sur un scanner sans injection.**

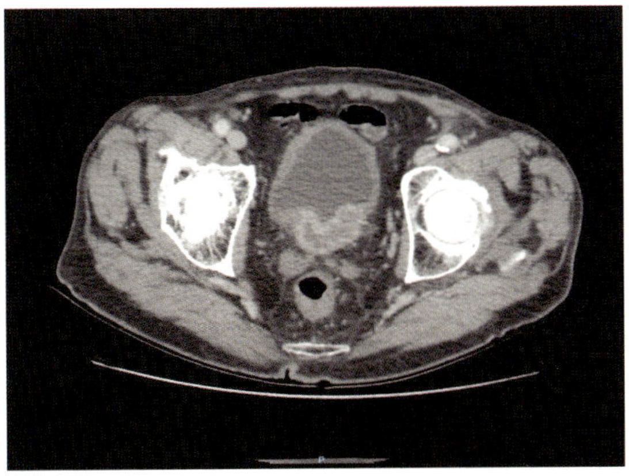

**Fig. 19.5.** Ⓐ **Obstruction des méats urétéraux par une tumeur vésicale.**

# IV. Insuffisance rénale aiguë obstructive : traitement et complications

## A. Traitement

Il faut dans un premier temps éliminer les indications de dialyse en urgence (encadré 19.1).

A Le principe clé du traitement de l'insuffisance rénale obstructive est : **la dérivation des urines**.

- Si le patient est en globe, il convient de dériver les urines par sondage vésical ou pose d'un cathéter sus-pubien. Les différentes indications sont précisées au chapitre 10 (item 347).
- Si le patient est anurique, la dérivation doit se faire au-dessus de l'obstacle. Elle est donc rénale et s'effectue en général au bloc opératoire :
  - par sonde endo-urétérale : sonde urétérale droite ou sonde JJ ;
  - par sonde de néphrostomie posée par ponction directe transcutanée des cavités (celles-ci doivent donc être dilatées).
- Si l'obstruction s'est déjà compliquée d'un sepsis, une antibiothérapie synergique et active sur les germes urinaires sera débutée au mieux après réalisation des prélèvements bactériologiques, avant si nécessité.

Le patient doit être hospitalisé, les médicaments néphrotoxiques arrêtés.

La fonction rénale doit revenir progressivement à ses valeurs antérieures. Si la décroissance est insuffisante, il faudra vérifier le bon fonctionnement du mode de drainage et chercher une cause aggravante (fonctionnelle ou organique). Toutefois, en cas d'insuffisance rénale chronique sous-jacente, de défaillance importante, la fonction rénale peut rester altérée.



**Encadré 19.1**

**Indication de la dialyse en urgence**

B Les indications à la dialyse en urgence sont :

- hyperkaliémie ;
- œdème aigu pulmonaire ;
- hyperhydratation avec hyponatrémie (troubles de la conscience) ;
- acidose métabolique.

## B. Complications

### 1. De l'insuffisance rénale aiguë

B La mortalité au cours de l'IRA en réanimation ou nécessitant la prise en charge en dialyse est en moyenne de **50 % toutes causes confondues**.

Elle est liée à la **maladie causale** (choc septique ou hémorragique, convulsions, insuffisance respiratoire, grand traumatisme, pancréatite), au **terrain** et aux **comorbidités** du patient (âge, coronaropathie, insuffisance respiratoire, diabète, cancers), aux **complications secondaires de la réanimation** et en particulier aux infections nosocomiales.

Les complications métaboliques propres à l'IRA sont l'acidose métabolique et l'hyperkaliémie, la surcharge hydrosodée et le risque de dénutrition lié à l'hypercatabolisme azoté.

### 2. De l'obstruction

A La stase urinaire peut se compliquer d'infection, de prostatite, de pyonéphrose et rapidement de septicémie. Il faut donc attentivement rechercher les marqueurs cliniques et biologiques d'infection, réaliser à titre systématique des prélèvements bactériologiques urinaires. Les urines peuvent être « faussement » stériles au-dessous de l'obstacle et infectées en amont.

### *3. De la dérivation urinaire*

La principale complication est la survenue d'un syndrome de levée d'obstacle. Il s'agit d'une polyurie osmotique secondaire à l'incapacité secondaire à concentrer les urines. Elle est caractérisée par une polyurie parfois très abondante, une hypokaliémie et une déshydratation extracellulaire. La prise en charge consiste en une compensation initialement volume à volume par des solutés intraveineux (dont le choix est adapté à l'ionogramme sanguin, dans la majorité des cas : soluté salé isotonique et/ou bicarbonate de sodium isotonique).

La compensation sera progressivement diminuée dans les jours suivants avec la normalisation de la fonction rénale.

Il faut aussi surveiller les complications des modes de drainage :

- saignement et ulcération au point d'entrée en cas de cathéter sus-pubien ;
- infection, plaie liée au mauvais positionnement de la sonde en cas de sonde vésicale ;
- saignement, fistule artérioveineuse ou déplacement de la sonde en cas de néphrostomie.

## V. Arbre décisionnel (fig. 19.6)

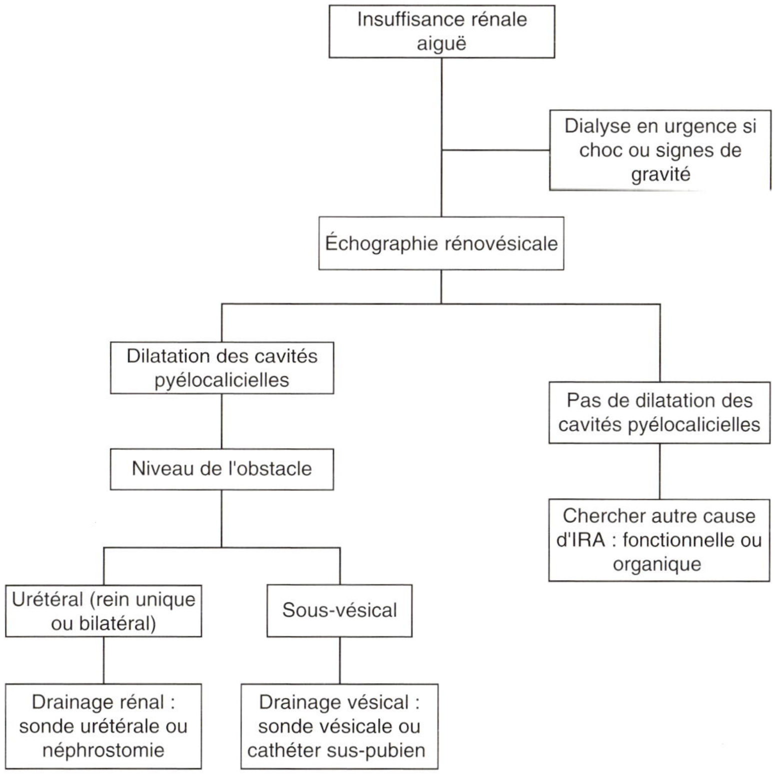


**Fig. 19.6.** Ⓐ **Arbre décisionnel.**

## Résumé

| Rang | Descriptif |
|---|---|
| A | Connaître les trois mécanismes possibles à l'IRA :<br>• obstructif<br>• fonctionnel<br>• organique |
| A | Savoir prescrire et interpréter des examens complémentaires devant une IRA :<br>• le 1er réflexe devant une IRA est de réaliser une échographie rénovésicale afin de rechercher une obstruction<br>• une dilatation des cavités pyélocalicielles signe une obstruction. Mais l'échographie peut être normale même en cas d'étiologie obstructive |
| A | L'obstacle peut être de deux types :<br>• sous-vésical : on retrouvera alors un globe vésical<br>• urétéral : il sera alors bilatéral ou sur rein unique pour être responsable d'IRA |
| A | La prise en charge est une urgence et consiste en une dérivation des urines en amont de l'obstacle<br>Le drainage d'un obstacle sous-vésical s'effectue par sonde vésicale ou cathéter sus-pubien (chapitre 10).<br>Le drainage d'un obstacle urétéral est rénal : mise en place d'une sonde endo-urétérale (sonde JJ ou sonde droite extériorisée) ou par néphrostomie |
| A | Le traitement étiologique se fera dans un second temps |
| B | En cas d'hyperkaliémie menaçante, d'acidose importante ou d'hyponatrémie compliquée, l'hémodialyse devra être discutée avant un geste de drainage rénal |
| A | Après dérivation urinaire, il faudra surveiller et traiter la survenue d'un syndrome de levée d'obstacle |

IRA : insuffisance rénale aiguë.

CHAPITRE

# 20

# Algies pelviennes chez la femme : le syndrome de la douleur vésicale[8]

## Situations cliniques de départ

- 99 Douleur pelvienne
- 106 Masse pelvienne
- 107 Prolapsus
- 250 Prescrire des antalgiques
- 260 Évaluation et prise en charge de la douleur chronique

## Item, objectifs pédagogiques

***ITEM 40 – Algies pelviennes chez la femme***

| Rang | Rubrique | Intitulé | Descriptif |
|---|---|---|---|
| A | Définition | Définition de la douleur pelvienne aiguë (DPA) et chronique (DPC) | – |
| A | Étiologies | Étiologies des DPA | Connaître les quatre principales causes de DPA |
| B | Éléments physiopathologiques | Physiopathologie des DPA et des DPC | – |
| A | Diagnostic positif | Interrogatoire et examen clinique utile au diagnostic des DPA | – |
| B | Examens complémentaires | Examens complémentaires biologiques | – |
| A | Identifier une urgence | Connaître les urgences chirurgicales devant une DPA | – |
| A | Définition | Savoir distinguer les douleurs chroniques des douleurs aiguës | – |
| A | Définition | Connaître les principales étiologies des DPC* | Cyclique ou non cyclique |
| A | Examens complémentaires | Connaître les indications et l'objectif de l'imagerie d'une endométriose* | Déterminer les localisations exactes et l'extension de l'endométriose |

Connaissances



8. Au sein des douleurs pelviennes de la femme, seul le syndrome de douleur vésicale est traité dans ce chapitre.

*ITEM 41 – Endométriose (extrait)*

| Rang | Rubrique | Intitulé | Descriptif |
|---|---|---|---|
| A | Définition | Définition et épidémiologie de l'endométriose et de l'adénomyose* | – |
| A | Diagnostic positif | Connaître les circonstances de découverte, les éléments de l'interrogatoire et de l'examen clinique utiles au diagnostic de douleurs pelviennes chroniques* | Connaître la démarche en cas d'endométriose |
| A | Diagnostic positif | Connaître les conséquences de l'endométriose* | Infertilité liée à l'endométriose |
| A | Examens complémentaires | Connaître les indications des examens d'imagerie devant une algie pelvienne chez la femme* | Examens d'imagerie : indication des différents examens et lésions retrouvées à l'échographie |



# I. Introduction et définition



A Le syndrome de la douleur vésicale (SDV) fait partie des syndromes douloureux pelviens de la femme au même titre que le syndrome de la douleur urétrale, de la douleur vulvaire (ancienne vulvodynie), de la douleur vestibulaire (ancienne vestibulodynie).

Sa définition consensuelle actuelle est : une douleur pelvienne, une pression ou un inconfort chronique (évoluant depuis plus de 6 mois) perçus comme étant en relation avec la vessie et accompagnée par au moins un des symptômes urinaires tels que la pollakiurie ou une envie mictionnelle permanente.

# II. Prévalence

B Si les enquêtes épidémiologiques font défaut en France pour cette pathologie, ce n'est pas le cas en Amérique du Nord ou en Europe du Nord où la prévalence est estimée entre 2 et 7 % de la population.

# III. Pathogénie

A Malgré de très nombreuses publications scientifiques sur le sujet, elle reste imprécise principalement du fait de l'absence d'un bon modèle d'étude animal (l'animal utilise sa fonction urinaire le plus souvent comme marqueur de son territoire et ne s'exprime pas sur ce qu'il ressent).

B Plusieurs théories coexistent sans s'éliminer :

- la théorie épithéliale reste prédominante : un déficit épithélial et notamment des glycosaminoglycanes (protéines de surface) expliquerait une perméabilité anormale de la paroi aux substances contenues dans l'urine et notamment le potassium, qui seraient source d'inflammation chronique de cette paroi ;
- la théorie mastocytaire : pour des raisons encore non clairement démontrées les cellules mastocytaires de la paroi vésicale seraient activées ;

- la dérégulation sensitive associant une sensibilisation spinale centrale et/ou une hyperinnervation sensorielle ;
- Un syndrome fonctionnel somatique.

De très nombreux biomarqueurs (*epithelial growth factor*, *nerve growth factor*, facteur antiprolifératif, adénosine triphosphate, etc. pour ne citer que ceux dont les noms sont les plus simples), le plus souvent urinaires ou urothéliaux, ont été caractérisés ces vingt dernières années mais leur utilisation en pratique courante n'a pas encore abouti.

Des modifications de la substance grise cérébrale (augmentée chez les patients) ont été observées en imagerie par résonance magnétique (IRM). Des travaux récents suggèrent un support génétique et un rôle joué par des facteurs de transcription urothéliaux dont les récepteurs de l'acide rétinoïque.

# IV. Diagnostic

A Un certain nombre de caractéristiques cliniques permettent de faire aisément le diagnostic :

- il s'agit le plus souvent de femmes (9 femmes pour 1 homme) ;
- le besoin mictionnel est permanent expliquant la pollakiurie, mais il n'y a pas d'urgenturie ;
- des douleurs sus-pubiennes sont ressenties mais elles peuvent être vaginales ou urétrales. Dans des cas plus rares, la douleur est remplacée par une sensation de pression, d'inconfort ou de gêne. Ces douleurs n'ont pas un caractère mécanique ;
- la miction soulage la douleur, l'inconfort ou la gêne mais souvent très temporairement. C'est le signe majeur pour différencier le syndrome de la douleur vésicale de la cystite bactérienne aiguë qui provoque le plus souvent des brûlures mictionnelles ;
- B un facteur déclenchant est souvent retrouvé : épisode unique ou multiple de cystites bactériennes, intervention chirurgicale pelvienne, traumatisme pelvien mais aussi traumatisme psychologique ;
- A les examens cytobactériologiques des urines (ECBU) sont stériles mais il est courant d'avoir une leucocyturie augmentée, voire une hématurie microscopique ;
- B la méconnaissance, le désintérêt, voire le déni, de cette pathologie par la quasi-totalité du corps médical, les urologues ne faisant pas exception, explique une errance diagnostique et une longue durée d'évolution des symptômes ;
- dans 30 % des cas, on retrouve une autre pathologie douloureuse associée (autres syndromes douloureux évoqués en introduction, fibromyalgie, douleurs myofasciales, ou chroniques, syndrome du côlon irritable, syndrome de Gougerot-Sjögren, dépression, etc.) ;
- A l'inefficacité des traitements classiques à visée vésicale, antibiotiques, anti-inflammatoires, antalgiques et anticholinergiques ;
- l'examen clinique est le plus souvent normal en dehors d'une hypersensibilité fréquente de la paroi vaginale antérieure expliquant la dyspareunie fréquente associée ;
- des facteurs alimentaires déclenchant ou aggravant les symptômes sont décrits par un tiers des patients. Les aliments acides sont à écarter.

## A. Outils d'aide au diagnostic

- Le catalogue mictionnel est indispensable pour apprécier la pollakiurie.
- B Des autoquestionnaires validés sont disponibles (questionnaire d'O'Leary-Sant, le questionnaire PUF (*pain urgency frequency* [*score*]).

## B. Explorations complémentaires

- A L'ECBU est indispensable pour éliminer une cystite bactérienne.
- B La cystoscopie en ambulatoire montre une muqueuse vésicale normale le plus souvent sauf en cas d'ulcérations appelées ulcères de Hunner (décrits en 1915) et une hypersensibilité vésicale au remplissage reproduisant les symptômes désagréables à l'origine de la pollakiurie. Elle permet par contre d'écarter d'autres pathologies vésicales (tumeurs, calculs, etc.).
- A La cystoscopie sous anesthésie générale permet de réaliser un test d'hydrodistension vésicale. B La vessie est remplie à capacité à 80 cm d'eau puis maintenue remplie de 3 à 5 minutes. On peut ainsi définir la capacité vésicale sous anesthésie qui est réduite dans le SDV à l'inverse de ce qu'on observe dans les formes liées à une hypersensibilisation pelvienne. Après vidange de la vessie, on observe le plus souvent des glomérulations ou pétéchies caractéristiques (décrites en 1949 par Hand). Les biopsies de la paroi vésicale permettent d'éliminer un carcinome in situ et montrent le plus souvent des signes d'inflammation non spécifique (inflammation de la *lamina propria*, présence de mastocytes et fibrose intrafasciculaire). A Cette hydrodistension vésicale apporte chez certaines patientes un soulagement temporaire.
- Le bilan urodynamique est très utile au diagnostic pour peu qu'on sache quoi rechercher. Le volume de remplissage vésical déclenchant les besoins mictionnels est réduit de même que la capacité cystométrique maximale. L'hyperactivité du détrusor, l'hypertonie vésicale et l'instabilité urétrale sont écartées. Plusieurs études ont montré des corrélations entre les paramètres urodynamiques et la sévérité des symptômes, la présence d'ulcère de Hunner, l'intensité des glomérulations, la capacité vésicale sous anesthésie.
- B L'imagerie, échographie, scanner ou IRM n'a aucun intérêt pour le diagnostic du SDV, si ce n'est de ne rien montrer d'anormal, mais servira à écarter d'autres pathologies abdominopelviennes susceptibles de provoquer des douleurs accompagnées de signes vésicaux (tumeurs abdominales ou pelviennes diverses).



## C. Diagnostics différentiels

A Le bilan réalisé ci-dessus doit permettre d'écarter :

- la cystite bactérienne où l'ECBU sera positif ;
- les douleurs pelviennes à type de névralgies de caractères mécaniques et non rythmées par le cycle remplissage-vidange de la vessie ;
- le syndrome d'hyperactivité vésicale, qui associe pollakiurie, urgenturie et souvent fuites urinaires. Le bilan urodynamique révélera souvent les contractions involontaires du détrusor. Les traitements anticholinergiques, lorsqu'ils sont tolérés, soulagent au moins en partie les symptômes ;
- B le syndrome de la douleur urétrale avec une douleur exclusivement urétrale sans forcément de pollakiurie. Sa prise en charge s'apparente à celle du SDV quand des douleurs vésicales rythmées par les mictions lui sont associées ;
- les vulvodynies et les vestibulodynies. Les douleurs sont vulvaires ou vestibulaires et non rythmées par le cycle vésical (remplissage-miction).

# V. Traitement

C Autant le diagnostic est facile pour qui cherche les signes cliniques et paracliniques décrits ci-dessus, autant le traitement du SDV est difficile à appréhender pour les raisons suivantes :

- il n'y a pas de traitement curateur ce qui ne distingue pas le SDV de beaucoup d'autres maladies (hypertension artérielle, diabète, sclérose en plaques, etc.);
- il n'y a pas de critères de guérison;
- les traitements ont une vertu d'apaisement des symptômes;
- ils sont très nombreux à avoir été décrits dans la littérature;
- on distingue des traitements per os comme la cimétidine 2 × 200 mg, le pentosane polysulfate de sodium (Elmiron®) 3 × 100 mg qui vient d'obtenir une autorisation de mise sur le marché (AMM) européenne avec délivrance par rétrocession par les pharmacies des hôpitaux depuis le 15 décembre 2017 et jusqu'au 1er février 2020;
- mais a également été décrit l'usage de l'amitriptyline, des corticoïdes, de la cyclosporine A, du sildénafil ou de la gabapentine;
- on distingue des traitements par instillations et les produits les plus utilisés sont le diméthylsulfoxyde (RIMSO), le chondroïtine sulfate, l'acide hyaluronique ou le BCG;
- on distingue des traitements divers et variés comme l'injection de toxine botulique, la neuromodulation des racines sacrées, l'hypnose, l'acupuncture, les massages, l'oxygénothérapie hyperbare, ou plus invasifs mais rarement appliqués comme les cystectomies partielles avec agrandissement ou totales.

## Résumé

| Rang | Descriptif |
|---|---|
| A | **Définition du syndrome de la douleur vésicale :** douleur pelvienne, pression, ou inconfort chronique (évoluant depuis plus de 6 mois) perçus comme étant en relation avec la vessie et accompagnée par au moins un des symptômes urinaires tels que la pollakiurie ou une envie mictionnelle permanente |
| B | **Prévalence :** 2-7 % |
| B | **Physiopathologie :** perméabilité urothéliale anormale par déficit en glycosaminoglycanes ; activation des cellules mastocytaires ; dérégulation sensitive ; syndrome fonctionnel somatique |
| B | Diagnostic positif :<br>• nombreux biomarqueurs urinaires ou urothéliaux caractérisés : EGF, NGF, facteur antiprolifératif, ATP, etc. |
| A | **Diagnostic positif :** connaître les éléments cliniques positifs qui permettent de poser le diagnostic |
| B | **Diagnostic positif :** apport de l'IRM ; support génétique et rôle des facteurs de transcription urothéliaux |
| B | **Diagnostic positif :** connaître les facteurs déclenchants |
| B | **Diagnostic positif :** connaître l'errance diagnostique |
| B | **Diagnostic positif :** connaître les autres pathologies douloureuses souvent associées |
| A | **Diagnostic positif :** connaître l'aide apportée par le catalogue mictionnel |
| B | **Diagnostic positif :** connaître l'aide apportée par les questionnaires spécifiques |
| A | **Examens complémentaires essentiels :** ECBU, cystoscopie sous AG avec hydrodistension vésicale, bilan urodynamique |
| A | **Diagnostics différentiels essentiels :** cystite bactérienne, névralgie pelvienne, hyperactivité vésicale |
| B | **Diagnostics différentiels :** syndrome de la douleur urétrale, vulvaire ou vestibulaire |
| A | **Traitement :** savoir que les traitements ne sont que symptomatiques et qu'il n'y a pas de critères de guérison |
| B | **Traitements :** connaître les traitements oraux ou par instillations endovésicales et les principales autres options thérapeutiques |

AG : anesthésie générale ; ATP : adénosine triphosphate ; ECBU : examen cytobactériologique des urines ; EGF : *epithelial growth factor* ; IRM : imagerie par résonance magnétique ; NGF : *nerve growth factor*.

# II

# Entraînement

CHAPITRE

# 21

# Dossiers progressifs

## Énoncés et questions

### DP 1

Monsieur M. âgé de 35 ans vient consulter avec sa compagne âgée de 29 ans en raison d'une infécondité primaire de 36 mois.

À l'interrogatoire, vous apprenez que Monsieur M. a 4 sœurs. Il n'y a pas d'antécédent d'infertilité dans la famille. Aucun antécédent personnel en dehors d'une urétrite à l'âge de 22 ans, traitée par antibiothérapie courte. Ce maçon est fumeur (10 cigarettes par jour depuis 10 ans), avec une consommation alcoolique occasionnelle.

À l'examen, vous mesurez le testicule droit à 58 ×37 mm (18 mL) et le testicule gauche à 52 ×36 mm (15 mL). Par ailleurs, à droite comme à gauche : la tête épididymaire est palpée, mais le corps et la queue de l'épididyme sont absents. Le déférent n'est pas palpé. Enfin, vous ne palpez pas de varicocèle.

#### Question 1

Concernant l'infertilité primaire de ce patient, laquelle (lesquelles) des affirmations suivantes est (sont) exacte(s) ?

A. Les infécondités primaires ont un pronostic moins favorable que les infécondités secondaires
B. L'antécédent d'urétrite doit faire évoquer la possibilité d'un facteur de risque infectieux d'infertilité masculine, même s'il a été traité par antibiothérapie
C. Chez ce patient, on peut évoquer un facteur de risque professionnel
D. La consommation de tabac de ce patient constitue un facteur de risque d'infertilité masculine
E. La consommation d'alcool de ce patient constitue un facteur de risque d'infertilité masculine
F. Aucune de ces réponses n'est correcte

#### Question 2

Parmi les propositions suivantes concernant l'examen testiculaire, laquelle (lesquelles) est (sont) exacte(s) ?

A. Les volumes testiculaires mesurés sont abaissés
B. Vous recherchez une varicocèle infraclinique par Doppler scrotal
C. Vous complétez l'examen par une échographie endorectale
D. Vous évoquez le diagnostic d'absence bilatérale des canaux déférents
E. Vous recherchez des bronchites à répétition
F. Aucune de ces réponses n'est correcte

#### Question 3

Quelle anomalie du spermogramme vous attendez-vous à trouver ?

A. Azoospermie
B. Oligospermie
C. Asthénospermie
D. Nécrospermie
E. Tératospermie
F. Aucune de ces réponses n'est correcte

#### Question 4

Quelle(s) autre(s) anomalie(s) du spermogramme vous attendez-vous à trouver ?

A. Viscosité augmentée
B. Hyperspermie
C. Hypospermie
D. pH augmenté
E. pH abaissé
F. Aucune de ces réponses n'est correcte

#### Question 5

Vous demandez un dosage de la FSH. Comment vous attendez-vous à le trouver ?

A. Élevé
B. Normal
C. Abaissé
D. Indosable
E. Aucune de ces réponses n'est correcte

#### Question 6

Vous demandez une échographie endorectale. Quelle(s) anomalie(s) vous attendez-vous à trouver ?

A. Vésicules séminales dilatées
B. Vésicules séminales normales
C. Vésicules séminales absentes ou vestigiales
D. Prostate normale
E. Déférents pelviens absents ou vestigiaux
F. Aucune de ces réponses n'est correcte

#### Question 7

Imaginons que les épididymes et déférents aient été présents et que l'azoospermie ait été la conséquence d'une épididymite bilatérale ayant suivi l'urétrite. Quel(s) type(s) d'azoospermie vous attendez-vous à retrouver ?

A. Azoospermie non obstructive
B. Azoospermie obstructive
C. Azoospermie excrétoire
D. Azoospermie sécrétoire
E. Azoospermie mixte
F. Aucune de ces réponses n'est correcte

Question 8
Revenons au tableau d'azoospermie par agénésie bilatérale des canaux déférents (ABCD). Quel examen génétique devez-vous prescrire à visée étiologique ?
A. Caryotype
B. Hybridation fluorescente (FISH)
C. Séquençage du gène *ABCC7*
D. Recherche des microdélétions du chromosome Y
E. Test TUNEL
F. Aucune de ces réponses n'est correcte

Question 9
Le séquençage du gène *ABCC7* retrouve une mutation hétérozygote delta F508 (la plus fréquente en France). Quelles mesures devez-vous prendre ?
A. Orientation vers l'utilisation de sperme de donneur
B. Conseil génétique
C. Un séquençage du gène *ABCC7* chez la compagne
D. Biopsie testiculaire diagnostique
E. Recherche d'une agénésie rénale
F. Aucune de ces réponses n'est correcte

Question 10
Le séquençage du gène *ABCC7* chez Madame n'a retrouvé aucune mutation. Quelles options thérapeutiques proposez-vous au couple ?
A. Chirurgie réparatrice de la voie génitale
E. Extraction chirurgicale de spermatozoïdes
C. Insémination intra-utérine de spermatozoïdes du conjoint
D. Insémination intra-utérine de spermatozoïdes de donneur
E. Injection intracytoplasmique de spermatozoïdes
F. Aucune de ces réponses n'est correcte

Question 11
Le patient vous demande quelles sont les chances de retrouver des spermatozoïdes chirurgicalement. Quelle est la réponse exacte ?
A. > 80 %
B. Entre 60 et 80 %
C. Environ une chance sur deux
D. Entre 20 et 40 %
E. < 20 %

## DP 2

Madame B., 60 ans, vient consulter pour une surveillance gynécologique. Elle n'a aucune plainte fonctionnelle. À l'examen clinique, vous constatez une tuméfaction affleurant la vulve à la toux (fig. 21.1). Il n'y a aucune masse palpée au toucher vaginal. Le col utérin est sain mais mobile et affleure la vulve à la poussée abdominale.

Question 1
Quel diagnostic évoquez-vous ?
A. Un cancer du rectum
B. Une incontinence urinaire
C. Un prolapsus génital
D. Un prolapsus rectal
E. Un fibrome utérin

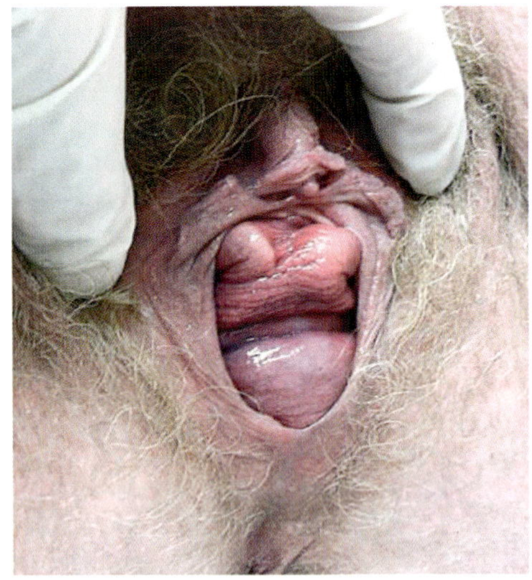

**Fig. 21.1.**

Question 2
Parmi les facteurs suivants quel(s) est (sont) celui (ceux) qui est (sont) un (des) facteur(s) de risque de survenue de prolapsus ?
A. La ménopause
B. L'accouchement par voie basse
C. Un antécédent d'hystérectomie
D. L'obésité
E. L'âge avancé

Question 3
Quel(s) examen(s) demandez-vous ?
A. Cystoscopie
B. Défécographie-IRM
C. Scanner
D. Aucun
E. Échographie pelvienne

Question 4
Quel(s) symptôme(s) urinaire(s) peu(ven)t être retrouvé(s) en cas de cystocèle ?
A. Pollakiurie
B. Dysurie
C. Urgenturie
D. Incontinence urinaire d'effort
E. Incontinence urinaire par urgenturie

Question 5
Que proposez-vous ?
A. Rééducation périnéale
B. Pessaire
C. Intervention chirurgicale de type promontofixation

**D.** Colpocléisis
**E.** Aucun traitement

### Question 6

La patiente vient vous revoir 5 ans plus tard car est gênée par l'extériorisation de la boule de la taille d'un œuf par la vulve. Elle présente une dysurie, surtout en fin de journée. L'examen clinique utilisant le spéculum avec une seule valve refoulant à tour de rôle la paroi vaginale antérieure puis postérieure montre une colpocèle antérieure de grade 3, une colpocèle postérieure de grade 2 et une hystérocèle de grade 2. Quelle(s) affirmation(s) concernant cette patiente est (sont) exacte(s) ?

**A.** La dysurie n'est probablement pas liée au prolapsus
**B.** La patiente présente une cystocèle
**C.** La patiente présente une rectocèle et/ou une élytrocèle
**D.** Il s'agit d'une indication chirurgicale
**E.** Il faut rechercher une incontinence urinaire masquée par le prolapsus

### Question 7

Quel traitement proposez-vous ?

**A.** Rééducation périnéale
**B.** Pessaire
**C.** Intervention chirurgicale de type promontofixation
**D.** Colpocléisis
**E.** Aucun traitement

## DP 3

Vous êtes appelé en neurologie pour un patient hospitalisé depuis la veille et sondé à son arrivée pour une rétention aiguë d'urine compliquant une sclérose en plaques. Il n'arrive pas à se recalotter et ressent une vive douleur au gland. Vous constatez une striction œdémateuse au sillon balanopréputial et une ischémie balanique.

### Question 1

Quelle est votre principale hypothèse diagnostique pour cet épisode aigu ?

**A.** Lichen scléroatrophique
**B.** Phimosis
**C.** Paraphimosis
**D.** Priapisme
**E.** Balanoposthite

### Question 2

Quelle est votre première décision concernant la prise en charge ?

**A.** Mise à jeun
**B.** Immédiate réduction manuelle du paraphimosis
**C.** Bilan préopératoire
**D.** Section de l'anneau préputial
**E.** Ablation de la sonde vésicale

### Question 3

Vous parvenez à réduire le paraphimosis au lit du patient et constatez un phimosis modérément serré. Quel(s) est (sont) le(s) facteur(s) de risque de phimosis ?

**A.** Tumeur du pénis
**B.** Diabète
**C.** Lichen scléroatrophique
**D.** Décalottage peu fréquent
**E.** Dermocorticoïdes

### Question 4

Quelle(s) est (sont) la (les) complication(s) d'un phimosis ?

**A.** Dysurie
**B.** Rupture du frein
**C.** Infections urinaires récidivantes
**D.** Rétention urinaire
**E.** Tumeur du pénis

### Question 5

Le patient vous reconsulte quelques mois plus tard pour envisager le traitement de son phimosis qui s'est resserré au point de devenir dysuriant.
Quelle(s) est (sont) la (les) possibilité(s) ?

**A.** Photothérapie
**B.** Plastie préputiale
**C.** Curiethérapie
**D.** Posthectomie
**E.** Traitement cytotoxique local

### Question 6

Vous le réexaminez et constatez qu'en quelques mois le scrotum droit a triplé de volume. Le patient n'avait pas consulté puisque cela fut progressif, sans gêne ni douleur.
Quelle(s) pathologie(s) est (sont) compatible(s) avec cette observation et cette chronologie ?

**A.** Torsion testiculaire
**B.** Hydrocèle
**C.** Hernie inguinoscrotale
**D.** Cancer du testicule
**E.** Gangrène de Fournier

### Question 7

Vous suspectez cliniquement une hydrocèle. Quelle(s) en serai(en)t la (les) caractéristique(s) ?

**A.** Réductible
**B.** Indurée
**C.** Pulsatile
**D.** Expansive à l'expiration contrariée
**E.** Transilluminable

### Question 8

Quelle(s) cause(s) d'hydrocèle pouvez-vous rechercher chez ce patient ?

**A.** Orchiépididymite semi-récente
**B.** Persistance du canal péritonéovaginal
**C.** Varicocèle
**D.** Sténose de l'urètre
**E.** Idiopathique

### Question 9

Il ne souhaite être traité que de son phimosis et vous pratiquez une posthectomie. Ce geste permet de révéler une tumeur balanique infracentimétrique.
Quels sont les facteurs de risque des tumeurs du pénis ?

A. Infection à HPV
B. Lichen scléroatrophique
C. Hydrocèle
D. Phimosis
E. Balanoposthite

Question 10
Où se fait le premier relais lymphonodal des tumeurs du pénis ?
A. Dans les aires inguinales
B. Dans les aires ilio-obturatrices
C. Dans les aires iliaques
D. Dans l'aire lomboaortique
E. Dans l'aire sus-clavière gauche

Question 11
Le diagnostic de carcinome épidermoïde du gland se confirme, au stade localisé, et un traitement par curiethérapie est réalisé.
Quelle(s) séquelle(s) ou évolution(s) peu(ven)t être redoutée(s) à long terme ?
A. Sténose du méat urétral
B. Adénopathies inguinales
C. Dysfonction érectile
D. Métastases viscérales
E. Phimosis

## *DP 4*

Vous recevez en consultation un homme de 34 ans et sa partenaire de 26 ans. L'homme sans antécédent particulier consulte pour des rapports sexuels insatisfaisants. Sa compagne l'interrompt pour vous vous préciser qu'au début du rapport, l'érection est très rigide mais qu'il éjacule rapidement après la pénétration sans possibilité d'obtenir après l'éjaculation une deuxième érection. Vous suspectez une éjaculation prématurée. Il s'agit d'un homme déjà marié puis divorcé après 6 ans de vie commune et 2 enfants. Le patient déclare que ce problème est d'apparition récente. Il est cadre supérieur dans une grande entreprise.

Question 1
Quel(s) est (sont) le(s) point(s) en faveur d'un trouble de la sexualité ?
A. Âge jeune
B. Hétérosexualité
C. Réponse sexuelle perturbée
D. Récurrence du trouble
E. Souffrance personnelle

Question 2
Pour confirmer le diagnostic d'éjaculation prématurée, quel(s) est (sont) l'(les) argument(s) à rechercher ?
A. Absence de contrôle de l'éjaculation
B. Érection douloureuse
C. Volume de l'éjaculat
D. Durée de latence intravaginale
E. Éjaculation rétrograde

Question 3
Concernant les examens complémentaires à réaliser, quelle(s) est (sont) la (les) proposition(s) exacte(s) ?
A. PSA
B. ECBU
C. Testostéronémie (libre et biodisponible)
D. Spermogramme
E. Aucun examen complémentaire

Question 4
Vous concluez à une éjaculation prématurée secondaire.
Concernant la prise en charge de première intention, quelle(s) est (sont) la (les) proposition(s) exacte(s) ?
A. Pression du gland (*squeeze*)
B. Techniques cognitives et comportementales
C. Acupuncture
D. Technique *stop and go*
E. Des séances de yoga

Question 5
La prise en charge sexologique que le patient a suivie est décevante. Le couple n'est pas satisfait. Il revient vous demander de l'aide pour améliorer sa maîtrise des éjaculations.
Que pouvez-vous proposer ?
A. Finastéride (inhibiteur de la 5-α-réductase)
B. Tadalafil (inhibiteur de phosphodiestérase de type 5) en prise quotidienne
C. Dapoxétine (inhibiteur de la recapture de sérotonine) à la demande
D. Sildénafil (inhibiteur de phosphodiestérase de type 5) à la demande
E. Prostaglandine E1 en administration intracaverneuse

Question 6
Le patient est très satisfait de votre nouvelle prise en charge. Il revient vous voir un jour accompagnée d'une de ses nouvelles compagnes. Celle-ci vous décrit des rapports sexuels douloureux. Vous suspectez une dyspareunie.
Comment menez-vous votre interrogatoire ?
A. Douleur à l'intromission
B. Prurit
C. Douleur au fond du vagin
D. Recherche de leucorrhées
E. Cystocèle

Question 7
Comment menez-vous votre examen physique ?
A. Manœuvre de soutènement urétral (Ulmsten)
B. Inspection de la vulve
C. Examen du col utérin
D. Toucher rectal
E. Recherche de globe urinaire

Question 8
À l'examen clinique, la patiente vous signale des douleurs dès l'intromission et tout au long du coït. Ces douleurs s'accompagnent de prurit. À l'inspection, il existe quelques lésions de grattage et des pertes blanches.

Que proposez-vous ?
A. Amoxicilline
B. Éconazole ovule intravaginal
C. Solution apaisante de type Gyn Hydralin®
D. Éconazole crème pendant 10 jours chez le partenaire
E. Métronidazole

### Question 9
La patiente vous confie avoir beaucoup d'oublis de pilule et a peur d'une grossesse non désirée. Elle souhaite une alternative contraceptive fiable. Que lui proposez-vous ?
A. Implant sous-cutané
B. Préservatif féminin (diaphragme)
C. Ligature des trompes
D. Dispositif intra-utérin (stérilet)
E. Méthode Ogino-Knaus

### Question 10
Le patient s'interroge sur la contraception masculine. Parmi les propositions suivantes, laquelle (lesquelles) est (sont) exacte(s) ?
A. Le préservatif est à conseiller en première intention
B. L'indice de Pearl du préservatif est plus élevé que celui de la vasectomie
C. Une injection antiandrogénique peut être prescrite en l'absence de contre-indication
D. Le *coitus interruptus* consiste à retirer le pénis du vagin avant l'éjaculation
E. La vasectomie est le moyen de contraception idéal

## DP 5
Un homme de 32 ans consulte pour une infertilité primaire. Sa compagne âgée de 31 ans n'a pas d'antécédents particuliers et l'examen clinique et le bilan hormonal prescrit par sa gynécologue sont normaux. Ils vous apportent un spermogramme qui montre une azoospermie.

### Question 1
Quel(s) élément(s) oriente(nt) vers une azoospermie non obstructive (sécrétoire) ?
A. L'absence de déférents à la palpation
B. Deux testicules de petite taille
C. Une diminution de désir sexuel
D. Une hypospermie
E. Un tabagisme actif

### Question 2
Le volume de l'éjaculat est normal à 3 mL, les deux testicules sont de petite taille (< 6 mL chacun), les deux déférents sont palpables. Quel(s) examen(s) vous semble(nt) intéressant(s) pour préciser le diagnostic étiologique ?
A. Testostérone totale, FSH
B. Caryotype
C. Recherche d'une microdélétion du chromosome Y
D. TSH
E. Échographie du contenu scrotal

### Question 3
Le taux de testostérone est de 1,5 ng/mL (normal : 3–10 ng/mL), la FSH à 27 UI/mL (normale < 12 UI/mL), le caryotype : 47,XXY, il n'y a pas de microdélétion du chromosome Y et l'échographie confirme les deux testicules hypotrophiques sans anomalie. Quelle(s) constatation(s) portez-vous ?
A. Azoospermie sécrétoire (non obstructive)
B. Syndrome de Klinefelter
C. Syndrome de Kallmann-de Morsier
D. Mutation de la mucoviscidose
E. Hypogonadisme testiculaire

### Question 4
Le couple est orienté vers un don de sperme. Vous les revoyez pour évoquer le déficit en testostérone. Quel(s) symptôme(s) en rapport avec le taux de testostérone faible cherchez-vous à l'interrogatoire ?
A. Baisse du désir sexuel
B. Bouffées de chaleur
C. Fatigue
D. Anxiété
E. Pannes sexuelles

### Question 5
Le patient avoue ne pas être très porté sur la sexualité et avoir parfois des troubles de l'érection. Il ne fait plus de sport car il se sent vite fatigué et son épouse le trouve irritable. Quel(s) traitement(s) est (sont) envisageable(s) pour améliorer ses troubles ?
A. Inhibiteurs de PDE5
B. Inhibiteurs de la 5-α-réductase
C. Testostérone
D. Antidépresseurs
E. Gonadotrophines

## DP 6
Une femme de 48 ans se présente à votre consultation pour des brûlures mictionnelles qui évoluent depuis 2 jours.
À l'interrogatoire, on note un tabagisme à 20 paquets-année, une interruption volontaire de grossesse et trois grossesses menées à terme.
Ses cycles menstruels sont irréguliers depuis quelques mois. Elle n'a ni contraception ni traitement.
Elle rapporte des brûlures à la miction, associées à des envies fréquentes d'uriner pour de très faibles quantités, les envies surviennent brutalement et sont très urgentes.
Elle est apyrétique. La bandelette urinaire rapporte : leucocytes ++/nitrite ++.

### Question 1
Quel(s) diagnostic(s) évoquez-vous ?
A. Cystite aiguë à risque de complications
B. Cystite aiguë simple
C. Pyélonéphrite aiguë
D. Pollakiurie et urgenturie
E. Syndrome clinique d'hyperactivité vésicale isolé

## Question 2

Devant cette cystite aiguë non compliquée, quel(s) examen(s) complémentaire(s) prescrivez-vous ?

**A.** Examen cytobactériologique des urines
**B.** Échographie rénovésicale
**C.** Hémocultures
**D.** Aucun
**E.** β-hCG

## Question 3

Quel(s) traitement(s) antibiotiques est (sont) recommandé(s) dans ce cas ?

**A.** Sulfaméthoxazole + triméthoprime en dose unique
**B.** Pivmecillinam pendant 5 jours
**C.** Fosfomycine + trométamol pendant 5 jours
**D.** Nitrofurantoïne pendant 5 jours
**E.** Amoxicilline pendant 7 jours

## Question 4

Les symptômes disparaissent en 48 heures. La patiente consulte à nouveau avec une nouvelle plainte 8 mois plus tard.

Elle décrit des pertes d'urine depuis plusieurs mois, survenant lors de la descente ou la montée d'escaliers, ou de toute autre activité physique.

Ce qui l'a amené à consulter est « un accident » survenu en public au cours d'un fou rire. Les brûlures mictionnelles liées à la cystite ont disparu le lendemain de la prise de l'antibiotique et ne sont pas réapparues. Elle n'a pas de fièvre. Ses mictions sont satisfaisantes sans aucune urgence et sans modification de la sensation de besoin.

Quel(s) diagnostic(s) évoquez-vous ?

**A.** Incontinence urinaire par urgenturie
**B.** Incontinence urinaire mixte
**C.** Incontinence urinaire d'effort
**D.** Complication postinfectieuse
**E.** Fistule vésicovaginale

## Question 5

Quel diagnostic évoquerait pour vous l'accident qui l'a conduite à consulter s'il s'était accompagné d'une miction complète involontaire ?

**A.** Énurésie
**B.** Incontinence évocatrice de maladie neurologique
**C.** Incontinence mixte
**D.** Insuffisance sphinctérienne
**E.** Miction par regorgement

## Question 6

Vous avez réinterrogé la patiente sur la fuite urinaire qu'elle a eue lors d'un fou rire. Il s'agissait de plusieurs jets d'urine qui se sont arrêtés lorsque le fou rire a cessé. Elle a uriné quelques minutes après lorsqu'elle s'est changée.

Quel(s) examen(s) paraclinique(s) permet(tent) de confirmer le diagnostic ?

**A.** Bilan urodynamique
**B.** Échographie de l'appareil urinaire
**C.** Électromyogramme du périnée
**D.** Aucun
**E.** Cystoscopie diagnostique

## Question 7

Vous relevez plusieurs facteurs de risque à l'interrogatoire (sexe, multiparité, tabagisme). Quel(s) autre(s) élément(s) est (sont) à rechercher pour trouver des facteurs aggravants modifiables d'incontinence urinaire d'effort ?

**A.** Taille/poids/IMC
**B.** Antécédent de chirurgie de hernie discale
**C.** Bronchopneumopathie chronique obstructive
**D.** Carence œstrogénique
**E.** Modalités d'accouchement

## Question 8

Quel(s) traitement(s) proposez-vous ?

**A.** Médical : hormone antidiurétique
**B.** Médical : α-bloquant
**C.** Chirurgical : bandelette sous-urétrale
**D.** Kinésithérapie : rééducation périnéosphinctérienne
**E.** Médical : anticholinergiques antimuscariniques

## Question 9

Arrivée au terme des séances de kinésithérapie elle vous informe que le résultat est décevant. Que lui proposez-vous ?

**A.** Vous évoquez le recours possible à une chirurgie par bandelette sous-urétrale
**B.** Vous lui demandez un bilan urodynamique (BUD) qui est obligatoire au plan médico-légal
**C.** Vous lui proposez de la réexaminer pour faire un test de soutènement urétral
**D.** Pour évaluer l'importance des fuites vous lui demandez un pad-test ou test de pesée des protections
**E.** Vous lui demandez si elle est gênée par ses fuites au point de souhaiter une intervention chirurgicale
**F.** Vous lui faites faire une débitmétrie avec mesure du résidu postmictionnel

## Question 10

La patiente a une débitmétrie à 30 mL/s, vessie vide à 350 mL sans résidu postmictionnel. Elle porte deux protections absorbantes par jour, hésite à faire du sport, a honte de sa situation et n'ose plus faire l'amour avec son compagnon.

Vous retenez ensemble l'indication d'une bandelette sous-urétrale. À propos de celle-ci, quelle(s) est (sont) la (les) proposition(s) exacte(s) ?

**A.** L'opération est nécessaire car il s'agit d'une incontinence urinaire d'effort pure avec échec de rééducation
**B.** Cette intervention de chirurgie fonctionnelle ne comporte absolument aucun risque
**C.** L'objectif recherché n'est pas d'obtenir une continence complète mais de permettre une continence sociale satisfaisante
**D.** L'indication est valide car il s'agit d'une incontinence urinaire d'effort pure avec échec de rééducation et que la patiente est gênée et demandeuse.
**E.** Le taux de succès des bandelettes sous-urétrales est supérieur à 80 %

### Question 11

La patiente a été opérée elle n'a plus de fuite d'urine mais elle est surprise de devoir pousser longuement pour uriner. Son jet est faible et elle urine en 2 fois et beaucoup plus souvent qu'avant. Elle se lève 2 fois la nuit.

Selon vous, que présente la patiente ?

A. Une dysurie
B. Besoin d'une échographie vésicale avec mesure de résidu postmictionnel
C. Une nycturie et une pollakiurie
D. Un syndrome clinique d'hyperactivité vésicale
E. Un risque accru d'infection urinaire basse

## DP 7

Un patient de 65 ans consulte pour une dysfonction érectile qui évolue progressivement depuis plus de deux ans. Il en souffre intensément, se sent « diminué » et vous explique que ce n'est plus pareil avec son épouse.

### Question 1

Quelle(s) notion(s) doi(ven)t être abordée(s) lors de l'interrogatoire ?

A. à cet âge la dysfonction érectile est normale et souvent passagère, il faudra réévaluer le problème dans 6 mois
B. L'évolution progressive est en faveur d'une origine psychogène prédominante
C. L'évolution progressive est en faveur d'une origine organique prédominante
D. Il faut savoir faire le deuil de sa sexualité
E. Un homme sur trois a des problèmes d'érection après 40 ans

### Question 2

Le patient conserve des érections matinales de faible intensité mais la pénétration n'est plus possible, par insuffisance de rigidité. Il n'a pas de problème d'éjaculation associé, ni de trouble de l'orgasme.

Quel(s) examen(s) clinique(s) et biologique(s) pratiquez-vous en première intention ?

A. Glycémie à jeun
B. Bilan lipidique : cholestérol total, HDL, triglycérides
C. Prise de la tension artérielle et des pouls périphériques
D. Dosage de prolactinémie
E. Dosage de la LH et de la FSH

### Question 3

À l'examen clinique vous avez détecté au niveau de la verge une plaque fibreuse, non douloureuse au niveau du corps de la verge. Le patient ne s'était jamais aperçu de cette plaque mais se rappelle avoir eu des douleurs à la verge le réveillant la nuit notamment il y a un an.

Que suspectez-vous en première intention ?

A. Cancer de la verge
B. Maladie de Lapeyronie
C. Priapisme
D. Hématome calcifié
E. Chancre syphilitique

### Question 4

Vous faites le diagnostic clinique de maladie de Lapeyronie. En réalisant un test d'érection par injection intracaverneuse de prostaglandines, vous constatez une courbure de la verge d'environ 70 degrés.

La maladie de Lapeyronie (une ou plusieurs propositions exactes) :

A. Est une pathologie maligne rare
B. Nécessite une amputation partielle de la verge
C. Correspond à une fibrose localisée de l'albuginée formant une plaque
D. Est une affection bénigne observée chez 3 à 9 % des hommes, d'étiologie inconnue
E. Peut avoir des répercussions psychologiques majeures

### Question 5

Le patient vous a quitté à 10 heures, après sa consultation. Il revient à 23 h 00 aux urgences de votre hôpital où vous êtes de garde car l'érection déclenchée par l'injection intracaverneuse n'a pas cessé et est douloureuse.

Comment qualifier la situation et que faire ?

A. Événement classique après injection intracaverneuse : réassurance du patient et retour à domicile avec antalgiques
B. Priapisme de plus de 6 h : ponction caverneuse évacuatrice, injection intracaverneuse d'$\alpha$-stimulant voire traitement chirurgical en cas d'échec
C. Priapisme de plus de 6 h : traitement $\alpha$-stimulant par voie orale et réévaluation dans 24 heures
D. Priapisme de plus de 6 h : douche à l'eau glacée et pansement compressif
E. Érection prolongée de plus de 6 h (car le priapisme n'est défini qu'au-delà de 24 h) : à réévaluer le lendemain

### Question 6

Le patient a finalement été pris en charge chirurgicalement pour un priapisme ischémique veineux consécutif à l'injection intracaverneuse de prostaglandines. Les érections ont cessé au bout de 48 heures mais suite à cet événement, la dysfonction érectile est désormais quasi-totale et vous souhaitez initier un traitement par inhibiteurs de la phosphodiestérase de type 5 (IPDE5).

Quelle(s) est (sont) la (les) contre-indication(s) des IPDE5 ?

A. Antécédent de priapisme
B. Antécédent d'infarctus du myocarde
C. Prise de dérivés nitrés
D. Prise de $\beta$-bloquants
E. Antécédent d'AVC ischémique

### Question 7

Quelle(s) est (sont) la (les) proposition(s) exacte(s) concernant les inhibiteurs de la phosphodiestérase de type 5 (IPDE5) ?

A. Ils sont remboursés chez les patients diabétiques
B. Ils sont remboursés après prostatectomie totale
C. Ils ne sont pas remboursés par l'assurance maladie
D. Ils facilitent, lors d'une stimulation sexuelle, la myorelaxation intracaverneuse et donc la qualité et la durée du remplissage des corps érectiles à l'origine de l'érection
E. La prescription initiale doit être initiée par un spécialiste

### Question 8
Les IPDE5 n'ont pas été efficaces mais votre patient ne veut plus avoir d'injection intracaverneuse suite à son épisode de priapisme. Il est vraiment découragé par cette situation et un syndrome dépressif s'est installé en réaction à ces difficultés concernant sa sexualité. Quelle(s) alternative(s) thérapeutique(s) pourriez-vous lui proposer ?
A. Essai d'un érecteur à dépression
B. Des α-bloquants
C. Des α-stimulants
D. Un implant pénien
E. Une prise en charge psychologique

### Question 9
Il est intéressé par l'implant pénien et demande des précisions. Que lui répondez-vous ?
A. La prothèse comprend plusieurs pièces interconnectées
B. Les connexions sont aériques
C. L'érection est contrôlée par le patient
D. La prothèse est placée dans le tissu spongieux
E. En cas d'infection de matériel, il faut en faire la dépose chirurgicale en urgence



## DP 8

### Question 1
Un homme de 67 ans vous consulte pour des troubles mictionnels. Il a comme principal antécédent une hypertension artérielle traitée par propanolol 40 mg/j. Il est cadre bancaire en activité. Il est fumeur occasionnel (3 cigarettes/j).
Quel(s) symptôme(s) de la phase mictionnelle recherchez-vous ?
A. Jet d'urine haché
B. Nécessité de pousser pour uriner
C. Pollakiurie diurne
D. Urgenturies
E. Nycturie

### Question 2
Quel(s) symptôme(s) de la phase de remplissage recherchez-vous ?
A. Gouttes retardataires
B. Urgenturies
C. Dysurie
D. Pollakiurie
E. Nycturie

### Question 3
Le patient se plaint de devoir pousser pour uriner, d'uriner fréquemment la journée et la nuit. Il n'a jamais eu d'hématurie macroscopique. Quel examen est systématiquement réalisé ?
A. Débitmétrie
B. Cystoscopie
C. ECBU
D. Créatininémie
E. PSA sérique

### Question 4
Vous pratiquez une débitmétrie dont le graphique est le suivant (fig. 21.2). À propos de celle-ci, quelle(s) affirmation(s) est (sont) exacte(s) ?
A. Le volume uriné est de 280 mL
B. Le volume uriné est de 1 000 mL
C. Le débit maximum est entre 5 et 10 mL/s
D. Le graphique objective une franche dysurie
E. La courbe est normale pour l'âge

**Fig. 21.2.**

### Question 5
Vous pratiquez un toucher rectal. Quelle(s) information(s) vous apporte-t-il ?
A. Une estimation du volume prostatique
B. Une recherche d'induration prostatique suspecte de cancer
C. Une recherche de lobe médian prostatique
D. Une recherche de fécalome
E. Une recherche de globe urinaire

### Question 6
Quelle(s) complication(s) de l'hyperplasie bénigne de prostate (HBP) connaissez-vous ?
A. Rétention aiguë d'urine
B. Prostatite aiguë
C. Lithiase vésicale
D. Insuffisance rénale obstructive
E. Diverticule de vessie

### Question 7
Parmi les complications de l'HBP suivantes, laquelle (lesquelles) justifie(nt) un traitement chirurgical d'emblée ?
A. Rétention chronique d'urine
B. Calcul de vessie
C. Insuffisance rénale obstructive

D. Rétention aiguë d'urine
E. Hématurie macroscopique

Question 8

Le toucher rectal palpe une prostate souple régulière augmentée de volume (50-60 mL environ). Vous mesurez le résidu postmictionnel en échographie qui est à 156 mL. Vous décidez de traiter ce patient par un médicament α-bloquant. Quel(s) effet(s) indésirable(s) est (sont) notable(s) avec cette classe thérapeutique ?

A. Troubles de l'éjaculation
B. Majoration de la dysurie
C. Dysfonction érectile
D. Rhinite
E. Hypotension orthostatique

Question 9

Six mois plus tard, le patient revient. Le traitement a eu une efficacité très modérée. Vous lui proposez un inhibiteur de la 5-α-réductase. Quelle(s) affirmation(s) est (sont) exacte(s) à propos de cette classe thérapeutique ?

A. Réduction du volume prostatique
B. Délai d'action long d'environ 3-6 mois
C. Le dutastéride est plus efficace que le finastéride
D. Réduction du risque de rétention aiguë d'urine
E. Abaissement du PSA de moitié

Question 10

Le patient est demandeur d'une solution chirurgicale. Une désobstruction prostatique au laser lui est donc proposée. De quel(s) effet(s) indésirable(s) prévenez-vous le patient ?

A. Risque de dysfonction érectile assez fréquent
B. Aucun risque d'incontinence urinaire définitive
C. Risque de perte de l'éjaculation antégrade
D. Risque d'hémorragie en peropératoire et postopératoire
E. Risque de prostatite postopératoire

Question 11

L'intervention s'est bien déroulée. Le patient revient 1 mois plus tard, il a des urgenturies très marquées. La vidange vésicale est normalisée (débit maximum à 21 mL/s, résidu postmictionnel à 20 mL). Que proposez-vous ?

A. Réalisation d'un ECBU
B. Réalisation d'un PSA
C. Réalisation d'une cytopathologie urinaire
D. Prescription d'un médicament α-bloquant
E. Prescription d'un anticholinergique

Question 12

Vous revoyez ce patient 6 mois plus tard. Il va beaucoup mieux sur le plan urinaire. Il se plaint d'une dysfonction érectile. Du sildénafil lui a été prescrit par son médecin traitant. Que savez-vous à propos de cette classe thérapeutique ?

A. Contre-indication en association à un β-bloquant
B. Contre-indication en association au tabac
C. Prise occasionnelle avant les rapports
D. Contre-indication chez un patient hypertendu traité
E. Contre-indication en association à un dérivé nitré

Question 13

Le patient signale une perte des érections réflexes nocturnes et matinales. Sans savoir si cela en est la cause ou la conséquence, il constate une petite baisse de libido. Il cherche une explication à cette dysfonction érectile. Que lui répondez-vous ?

A. Mécanisme multifactoriel probable
B. Rôle aggravant du tabac
C. Rôle potentiellement aggravant des β-bloquants
D. L'âge est un facteur potentiel
E. Mécanisme psychogène prépondérant probable

Question 14

Vous suspectez un déficit androgénique. Quel dosage sanguin permet de confirmer votre diagnostic ?

A. Dosage de l'hCG totale
B. Dosage de la dihydrotestostérone
C. Dosage de la testostérone totale
D. Dosage de la FSH
E. Dosage de la LH

Question 15

Quelle(s) est (sont) l'(les) affirmation(s) exacte(s) à propos de la testostéronémie ?

A. C'est un reflet de la production de testostérone par les testicules
B. Il existe un pic de production matinal
C. La forme active est libre
D. La forme biodisponible est soit libre soit liée à l'albumine
E. La production testiculaire est sous influence de la LH

## DP 9

Une femme de 47 ans vous consulte pour des brûlures mictionnelles, vous suspectez une cystite aiguë bactérienne.

Question 1

Quel(s) item(s) est (sont) indispensable(s) pour définir cet épisode comme étant « simple » ?

A. Patiente non ménopausée
B. Absence d'antécédent de malformation urologique
C. Absence de diabète
D. Absence d'immunodépression
E. Seul épisode de l'année
F. Absence de grossesse en cours

Question 2

Quels sont les deux germes les plus pathogènes de la sphère urinaire ?

A. *Klebsiella pneumoniae*
B. *Pseudomonas aeruginosa*
C. *Staphylococcus aureus*
D. *Staphylococcus saprophyticus*
E. *Escherichia coli*

Question 3

Tous les éléments confirment que l'épisode est une cystite aiguë simple.

Quel(s) examen(s) est (sont) obligatoire(s) ?
A. Échographie de l'appareil urinaire
B. Bandelette urinaire
C. ECBU
D. Hémocultures
E. β-hCG
F. Aucun de ces examens

### Question 4
En cas d'utilisation d'une bandelette urinaire, quelle donnée est la plus pertinente dans le cas d'une cystite aiguë simple ?
A. Spécificité
B. Sensibilité
C. Valeur prédictive négative
D. Valeur prédictive positive
F. Indice kappa

### Question 5
Devant cet épisode de cystite aiguë, quel traitement est recommandé en première ligne ?
A. Norfloxacine : 2 cp/j pendant 3 jours
B. Cotrimoxazole : 2 cp/j pendant 3 jours
C. Pivmecillinam : 2 cp/j pendant 5 jours
D. Fosfomycine-trométamol : 1 sachet
E. Ciprofloxacine : 2 cp/j pendant 3 jours
F. Amoxicilline-acide clavulanique : 2 cp/j pendant 5 jours



### Question 6
Il s'agit en fait du septième épisode de l'année, quel(s) examen(s) demandez-vous ?
A. Uroscanner
B. Échographie rénale
C. Échographie de l'appareil urinaire
D. ECBU
E. CRP

### Question 7
La même patiente présente une douleur lombaire droite associée à une fièvre à 39,5 °C.
Quel(s) examen(s) est (sont) indispensable(s) ?
A. TDM abdominopelvienne
B. Hémocultures
C. Échographie de l'appareil urinaire
D. CRP
E. ECBU
F. VS

### Question 8
L'échographie rénale ne révèle pas de dilatation des cavités pyélocalicielles. Elle tolère bien cet épisode et ne présente pas de signes de gravité.
Comment traitez-vous ce premier épisode ?
A. Hospitalisation, antibiothérapie intraveineuse double
B. Hospitalisation, antibiothérapie intraveineuse simple
C. Hospitalisation, antibiothérapie *per os*
D. Ambulatoire, antibiothérapie intraveineuse
E. Ambulatoire, antibiothérapie *per os*

### Question 9
Quel(s) examen(s) programmez-vous dans le suivi de cette malade ?
A. ECBU de contrôle
B. Bandelette urinaire de contrôle
C. CRP de contrôle
D. Uroscanner
E. Aucun de ces examens

### Question 10
Finalement la patiente a eu une deuxième échographie rénale qui révèle une dilatation des cavités pyélocalicielles. Elle tolère bien cet épisode et ne présente pas de signes de gravité.
Comment traitez-vous cet épisode ?
A. Hospitalisation, antibiothérapie intraveineuse double
B. Hospitalisation, antibiothérapie *per os*, montée de sonde JJ en urgence
C. Ambulatoire, antibiothérapie *per os*
D. Hospitalisation, antibiothérapie intraveineuse, montée de sonde JJ en urgence
E. Hospitalisation, antibiothérapie *per os*, montée de sonde JJ le lendemain

### Question 11
Vous avez dérivé cette patiente avec une sonde JJ et l'intervention vous a confirmé un calcul radio-opaque dans le bas uretère de 7 mm. Que programmez-vous ?
A. ECBU de contrôle
B. CRP de contrôle
D. Échographie de l'appareil urinaire
D. Uroscanner
E. Bandelette urinaire de contrôle

### Question 12
Quelle prise en charge étiologique pouvez-vous programmer ?
A. Néphrolithotomie percutanée
B. Urétéroscopie d'extraction
C. Lithotritie extracorporelle
D. Cœlioscopie d'extraction du calcul
E. Urétérotomie d'extraction

## DP 10
Un patient de 60 ans en insuffisance rénale chronique préterminale d'origine polykystique est pris en charge pour préparer son inscription sur liste d'attente de transplantation rénale. Il est du groupe O, Rhésus positif.

### Question 1
Quel(s) est (sont) l'(les) avantage(s) de la transplantation rénale par rapport à la dialyse ?
A. Réduction du risque cardiovasculaire à long terme
B. Amélioration de la qualité de vie
C. Réduction du risque oncologique à court terme
D. Augmentation de la survie globale
E. Diminution des coûts médicaux à long terme

Question 2
En routine, quelle(s) consultation(s) a (ont) lieu en vue d'une inscription sur liste de transplantation rénale ?
A. Addictologie
B. Pneumologie
C. Urologie
D. Anesthésiologie
E. Néphrologie

Question 3
Quelle(s) situation(s) serai(en)t susceptible(s) de faire prononcer une contre-indication définitive à la transplantation rénale ?
A. Une sérologie HIV positive avec charge virale indétectable
B. Un antécédent de colectomie pour cancer il y a 8 ans, sans traitement adjuvant
C. Un risque anesthésique ou opératoire jugé déraisonnable et irréversible en réunion pluridisciplinaire
D. Un anévrisme de l'aorte sous-rénale
E. des reins polykystiques de plus de 25 cm de haut

Question 4
Quel(s) temps fait (font) partie de l'examen clinique urologique en vue d'une transplantation rénale pour ce patient ?
A. Recherche des pouls fémoraux
B. Toucher rectal
C. Palpation des fosses iliaques
D. Évaluation de la diurèse
E. Recherche d'une hématurie

Question 5
Deux ans plus tard, le patient est appelé pour recevoir le rein d'un donneur de 70 ans, sans antécédent, décédé en USI neurovasculaire d'une hémorragie intraventriculaire survenue à domicile.
S'agit-il d'un donneur (une ou plusieurs propositions exactes) :
A. » à critères élargis »
B. En arrêt circulatoire extrahospitalier
C. En arrêt circulatoire intrahospitalier
D. En état de mort encéphalique
E. En limitation et arrêt thérapeutiques

Question 6
Quel(s) critère(s) défini(ssen)t l'état de mort encéphalique ?
A. L'absence totale de conscience et d'activité motrice spontanée
B. L'absence de réponse à la stimulation verbale
C. L'abolition de tous les réflexes du tronc cérébral
D. L'absence totale de ventilation spontanée
E. La conservation du réflexe pupillaire

Question 7
Quelles conditions doivent obligatoirement être réunies pour transplanter ce rein chez le receveur dont il est Question ?
A. Donneur du groupe O
B. Donneur de Rhésus positif
C. *Cross-match* positif
D. Donneur de sexe masculin
E. Que le transplant soit un rein droit

Question 8
Il s'agit d'un rein droit provenant d'une autre interrégion et d'un donneur du groupe O.
Qui a attribué ce rein à ce receveur ?
A. L'équipe de prélèvement de l'autre interrégion
B. L'Établissement français du sang (EFS)
C. L'Agence de la biomédecine (ABM)
D. La Haute Autorité de santé (HAS)
E. Votre propre équipe de transplantation

Question 9
À quel moment a commencé l'ischémie froide ?
A. À l'heure de déclaration du décès
B. À l'heure de l'incision abdominale
C. À l'heure de la canulation aortique
D. À l'heure du clampage aortique et du refroidissement abdominal
E. À l'heure de mise sur machine de perfusion rénale

Question 10
En quoi consiste la préparation chirurgicale du transplant ?
A. Allonger l'artère par plastie aortique
B. Dégraisser le hile rénal
C. Dégraisser la convexité rénale
D. Dégraisser l'uretère
E. Ligaturer une éventuelle artère polaire inférieure

Question 11
La transplantation se déroule sans difficulté particulière, avec un montage classique.
Rappelez quelle(s) anastomose(s) est (sont) faite(s) ?
A. Iléo-iléale
B. Urétérovésicale
C. Artérielle dans l'aorte
D. Veineuse dans la veine cave
E. Plexus aorticorénal avec le nerf fémoral

Question 12
En routine, quel(s) examen(s) est (sont) répété(s) pendant la durée d'hospitalisation post-transplantation ?
A. Scanner injecté
B. Échographie-Doppler du transplant
C. Créatininémie
D. *Cross-match*
E. Artériographie

Question 13
L'anastomose urétérovésicale ayant été réalisée sur sonde JJ, son ablation est programmée quelques semaines après la transplantation.
Dans quelle(s) condition(s) retirer cette sonde JJ ?
A. Sous anesthésie générale
B. Au cours d'une urétéroscopie
C. Après avoir vérifié la stérilité des urines
D. Par néphrostomie percutanée
E. En l'absence de dilatation pyélocalicielle

## DP 11

Vous recevez en consultation de médecine générale une femme de 56 ans suite à la découverte d'une hématurie microscopique à la bandelette urinaire

réalisée en médecine du travail. Elle a toujours travaillé dans un salon de coiffure et a fumé 30 paquets-année sevrés depuis 3 ans. Elle est mariée et a des enfants. Elle a pour antécédents une hypertension artérielle essentielle depuis plusieurs années traitée par β-bloquant et quelques épisodes de cystites traitées ponctuellement par antibiotique.
Elle est apyrétique, sa pression artérielle est de 130–85 mmHg, son pouls de 70/min.

### Question 1

Quel(s) examen(s) allez-vous demander en première intention ?

**A.** ECBU quantitatif
**B.** Créatininémie
**C.** Protéinurie des 24 h
**D.** Kaliémie
**E.** Glycémie à jeun

### Question 2

L'ECBU quantitatif retrouve : hématies à 80/mm$^3$. Absence de leucocyte, absence de cristaux, absence de germes au direct et en culture. Quel(s) élément(s) clinique(s) allez-vous rechercher pour vous orienter dans la prise en charge de cette hématurie microscopique ?

**A.** Œdèmes aux membres inférieurs
**B.** Masse pelvienne par toucher vaginal
**C.** Hippocratisme digital
**D.** Dyspnée
**E.** Douleurs lombaires



### Question 3

L'examen clinique de la patiente est strictement normal. Quel bilan de première intention allez-vous prescrire ?

**A.** Protéinurie des 24 h
**B.** Cytologie urinaire
**C.** Échographie de l'appareil urinaire
**D.** Électrophorèse des protéines sériques
**E.** Créatininémie

### Question 4

La patiente revient en consultation avec le résultat de son bilan de première intention : créatininémie : 50 µmol/L (DFG : 90 mL/min), absence de protéinurie significative. L'échographie de l'appareil urinaire est sans particularité.
Quel(s) examen(s) complémentaire(s) devez-vous impérativement faire pratiquer ?

**A.** Fibroscopie vésicale
**B.** Bilan urodynamique
**C.** Cytologie urinaire
**D.** Scanner abdominopelvien sans injection
**E.** Aucun, une simple surveillance s'impose

### Question 5

Vous adressez la patiente à un urologue qui va réaliser la fibroscopie vésicale. Quelles sont les conditions de l'examen dont il doit informer la patiente ?

**A.** Les urines doivent obligatoirement être stériles
**B.** Il est nécessaire d'obtenir une exploration préalable de l'hémostase
**C.** L'examen se déroule selon les modalités de la chirurgie ambulatoire
**D.** L'examen est effectué sous brève anesthésie générale
**E.** Cet examen a de fortes sensibilité et spécificité pour le diagnostic des tumeurs de la vessie

### Question 6

Quels facteurs de risque de tumeur urothéliale relevez-vous dans l'interrogatoire initial de la patiente ?

**A.** Tabagisme ancien
**B.** Exposition professionnelle
**C.** Hypertension artérielle
**D.** Antécédents de cystite
**E.** Prise de β-bloquants

### Question 7

Compte tenu de ses facteurs de risque, vous préconisez chez la patiente une surveillance urologique rapprochée. Malgré vos conseils, elle ne vient pas à ses consultations et est perdue de vue. Deux ans plus tard elle se présente aux urgences en raison d'une hématurie macroscopique abondante depuis 24 heures associée à des signes fonctionnels irritatifs. Elle est tachycarde à 120 battements par minute et polypnéique. Elle ne peut plus uriner depuis plusieurs heures et se plaint d'une intense douleur pelvienne. Quelle(s) hypothèse(s) diagnostique(s) est (sont) probable(s) ?

**A.** Syndrome pneumorénal
**B.** Maladie de Berger
**C.** Rétention aiguë d'urine sur caillotage
**D.** Pyélonéphrite obstructive
**E.** Rupture de kyste rénal

### Question 8

Quel(s) geste(s) doi(ven)t être réalisé(s) en première intention ?

**A.** Un sondage vésical aller-retour
**B.** La pose d'une sonde vésicale à demeure
**C.** La mise en place d'un lavage vésical
**D.** La mise en place d'un cathéter sus-pubien
**E.** La mise en place d'une sonde double J

### Question 9

Quel bilan biologique demandez-vous en urgence ?

**A.** Numération-formule sanguine
**B.** Hémostase
**C.** Créatininémie
**D.** Troponine
**E.** D-Dimères

### Question 10

La patiente est soulagée après sondage vésical permettant d'évacuer 1 000 mL d'urines rouge vif. La numération retrouve une Hb à 9 g/dL. Il n'y a pas d'insuffisance rénale. Le bilan d'hémostase est normal. Après 30 minutes de lavage vésical les urines s'éclaircissent permettant une hospitalisation en urologie. Après 24 heures la patiente pourra être désondée et est autorisée à rentrer à son domicile. Quel bilan prescrivez-vous en vue de sa prochaine consultation ?

A. Protéinurie des 24 h
B. Cytologie urinaire
C. Créatininémie
D. Échographie de l'appareil urinaire
E. Numération-formule sanguine

Question 11

La patiente vous informe qu'elle a présenté à quelques reprises des urines rosées depuis sa sortie. La numération retrouve une Hb à 11 g/dL. L'échographie de l'appareil urinaire décrit une formation tissulaire hypervascularisée au Doppler, développée aux dépens de la face latérale droite de la vessie de 30 mm. Vous réalisez une fibroscopie en consultation qui confirme la présence d'une tumeur vésicale papillaire. Concernant les tumeurs de la vessie, quelle(s) est (sont) la (les) proposition(s) exacte(s) ?

A. On dénombre environ 120 000 nouveaux cas par an en France
B. Le type histologique le plus fréquent est l'adénocarcinome
C. Le mode de révélation le plus fréquent est l'hématurie macroscopique
D. Le diagnostic de certitude repose sur la cytologie urinaire
E. Les femmes sont plus fréquemment concernées que les hommes

## DP 12

Mme M., 50 ans, 165 cm, 88 kg, consulte pour des infections urinaires à répétition traitées au coup par coup par son médecin traitant. Elle a eu au moins vingt cystites aiguës au cours des trois dernières années.

Antécédents :

A. HTA traitée (irbésartan-hydrochlorothiazide, CoAprovel®) ;
B. Diabète de type 2 (metformine) ;
C. L'échographie de l'appareil urinaire montre un calcul rénal droit très volumineux ;

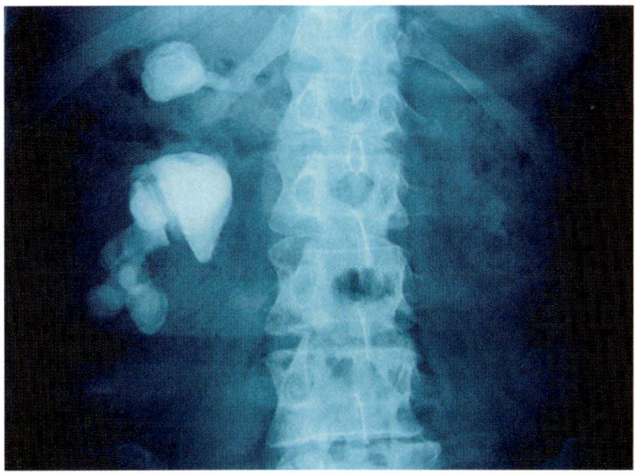

**Fig. 21.3.**

D. L'ASP montre l'image suivante (fig. 21.3).

Question 1

Il s'agit d'un calcul rénal droit radio-opaque. D'après les éléments dont vous disposez quelle pourrait être sa nature ?

A. Oxalate de calcium monohydraté
B. Oxalate de calcium dihydraté
C. Cystine
D. Acide urique
E. Phosphate amoniacomagnésien

Question 2

Parmi les examens suivants, lequel (lesquels) demandez-vous avant de traiter ce calcul ?

A. IRM rénale
B. Scanner abdominal et pelvien injecté avec un temps tardif
C. ECBU
D. Bilan d'hémostase
E. Créatinémie

Question 3

Quel(s) traitement(s) urologique(s) est (sont) applicable(s) à ce calcul ?

A. Urétéroscopie à l'urétéroscope rigide
B. Lithotritie extracorporelle
C. Urétérorénoscopie à l'urétéroscope souple
D. Néphrolithotomie percutanée
E. Chirurgie à ciel ouvert

Question 4

Après le traitement du calcul, quel(s) examen(s) allez-vous réaliser dans le cadre du bilan de première intention ?

A. Analyse spectrométrique des fragments du calcul
B. Calciurie des 24 heures
C. Sodium urinaire des 24 heures
D. Phosphaturie des 24 heures
E. Densité des urines du matin

Question 5

Le calcul est majoritairement constitué de struvite (phosphate ammoniacomagnésien). Parmi les mesures thérapeutiques suivantes, laquelle (lesquelles) est (sont) nécessaire(s) ?

A. Cure de diurèse
B. Équilibre optimal du diabète
C. Régime pauvre en calcium
D. Régime pauvre en sel
E. Antibiothérapie prolongée

Question 6

Quel(s) est (sont) le(s) germe(s) responsable(s) des calculs phosphato-ammoniaco-magnésiens ?

A. *Proteus mirabilis*
B. *Klebsiella pneumoniae*
C. *Escherichia coli*
D. *Pseudomonas aeruginosa*
E. *Enterococcus faecalis*

Question 7

Trois ans plus tard, elle consulte pour une douleur lombaire droite fébrile. Un scanner est fait aux urgences (fig. 21.4).

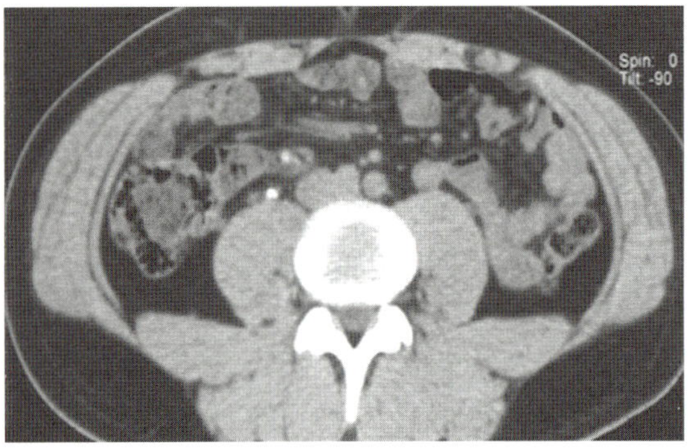


**Fig. 21.4.**

Que constatez-vous ?

**A.** Calcul de l'uretère pelvien droit
**B.** Calcul de l'uretère lombaire droit
**C.** Calcul pyélique droit
**D.** Tumeur de l'uretère droit
**E.** Scanner normal

### Question 8

Quel(s) traitement(s) proposez-vous en urgence ?

**A.** Sonde JJ droite
**B.** Sonde de néphrostomie droite
**C.** Urétéroscopie à l'urétéroscope souple pour extraction du calcul
**D.** Urétéroscopie à l'urétéroscope rigide pour extraction du calcul
**E.** Ablation du calcul par cœlioscopie



### Question 9

Quelle antibiothérapie probabiliste allez-vous proposer ?

**A.** Céphalosporine de 3e génération
**B.** Aminoside
**C.** Fluoroquinolone
**D.** Pénicilline
**E.** Amoxicilline

### Question 10

L'évolution est favorable sous antibiotique et après drainage des urines. La patiente a une urétéroscopie secondaire qui permet l'extraction d'un nouveau calcul de struvite. À l'interrogatoire vous retrouver la persistance d'infections urinaires à répétition. Quel(s) facteur(s) favorisant(s) les infections devez-vous rechercher ?

**A.** Anomalie morphologique de l'appareil urinaire à l'uroscanner
**B.** Évaluation du résidu postmictionnel
**C.** Évaluation de la diurèse par catalogue mictionnel
**D.** Constipation chronique
**E.** Atrophie de la muqueuse vaginale

### Question 11

L'uroscanner met en évidence un rétrécissement de l'uretère iliaque et une dilatation des voies excrétrices en amont. Quelle(s) est (sont) votre (vos) hypothèse(s) diagnostique(s) ?

**A.** Compression extrinsèque
**B.** Tumeur de vessie infiltrant le méat urétéral
**C.** Tumeur de l'uretère
**D.** Calcul résiduel
**E.** Sténose urétérale postopératoire

### Question 12

Quel(s) examen(s) allez-vous proposer pour étayer votre diagnostic ?

**A.** Uro-IRM
**B.** Urétéropyélographie rétrograde
**C.** Urétéroscopie à l'urétéroscope rigide
**D.** Cœlioscopie exploratrice
**E.** Cytologie urinaire

### Question 13

Vous constatez sur le scanner une atrophie corticale du rein droit. Avant d'envisager une exploration endoscopique sous anesthésie générale, vous vous interrogez sur la fonctionnalité du rein. Quel(s) examen(s) allez-vous demander ?

**A.** Scintigraphie au MAG3
**B.** TEP-scanner
**C.** Scintigraphie au DMSA
**D.** Échographie
**E.** Urographie intraveineuse

### Question 14

Le rein droit ne représente que 10 % de la fonction rénale totale. Dans l'hypothèse d'une sténose postopératoire de l'uretère. Quel(s) traitement(s) allez-vous proposer ?

**A.** Dilatation de la sténose au ballon
**B.** Résection-anastomose de l'uretère
**C.** Néphrectomie droite
**D.** Réimplantation urétérale sur vessie psoïque
**E.** Endoprothèse urétérale définitive changée régulièrement

### Question 15

La patiente a une néphrectomie droite. En préopératoire sa clairance de la créatinémie plasmatique (MDRD) était de 65 mL/min. En postopératoire à quoi vous attendez-vous ?

**A.** La clairance de la créatinémie plasmatique varie de 10 mL/min
**B.** La clairance de la créatinémie diminue de 50 %
**C.** La clairance de la créatinémie augmente de 50 %
**D.** La clairance de la créatinémie diminue de 100 %
**E.** La clairance de la créatinémie augmente de 100 %

## DP 13

Un homme de 67 ans est adressé aux urgences pour des douleurs lombaires gauches paroxystiques pouvant faire évoquer une colique néphrétique. Il a pour seul antécédent deux épisodes de colique néphrétique. À l'examen clinique vous constatez un surpoids avec un indice de masse corporelle à 31. La douleur est reproduite à la percussion des fosses lombaires. Le reste de votre examen est sans particularité.

Question 1
Quel(s) examen(s) biologique(s) demandez-vous en première intention ?
A. Bandelette urinaire et ECBU si bandelette positive
B. Créatininémie
C. Numération-formule sanguine
D. Calcémie
E. Oxalurie

Question 2
Le patient n'a pas d'insuffisance rénale, de syndrome inflammatoire biologique ni d'infection urinaire. Quel(s) traitement(s) lui proposez-vous ?
A. Paracétamol
B. Anti-inflammatoires non stéroïdiens
C. Corticoïdes
D. Morphine
E. Anticholinergiques

Question 3
Le patient est soulagé par les anti-inflammatoires et le paracétamol. Vous complétez votre bilan par une échographie (fig. 21.5). Que constatez-vous sur cette coupe échographique du rein gauche ?
A. Rein normal
B. Dilatation des cavités pyélocalicielles
C. Tumeur du rein
D. Kyste parapyélique
E. Calcul coralliforme

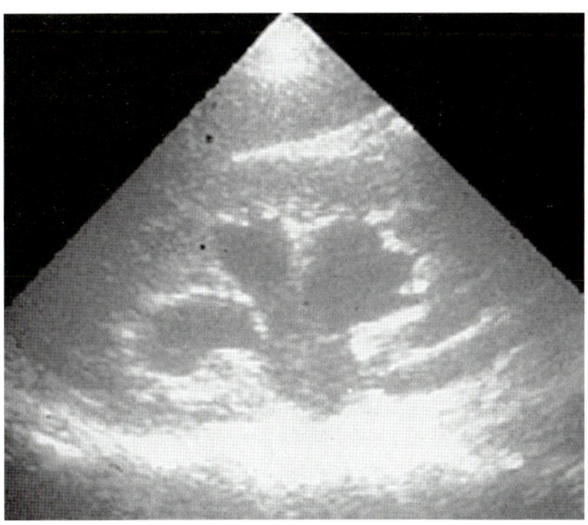

**Fig. 21.5.**

Question 4
Le radiologue vous confirme qu'il existe une dilatation des cavités pyélocalicielles du rein gauche, un uretère lombaire gauche dilaté et un jet urétéral gauche non visualisé. En revanche, il ne peut pas confirmer la présence de calculs dans les voies urinaires. Quelle(s) est (sont) votre (vos) hypothèse(s) diagnostique(s) ?
A. Calcul urétéral non visualisé
B. Syndrome de la jonction pyélo-urétérale
C. Compression extrinsèque de l'uretère
D. Tumeur de l'uretère
E. Tumeur de la prostate envahissant le trigone vésical

Question 5
Votre hypothèse diagnostique est celle d'un calcul de l'uretère lombaire non visualisé, vous demandez une radiographie d'abdomen sans préparation (ASP) de face (fig. 21.6). Que constatez-vous sur cet ASP ?
A. Calcul en projection de l'uretère lombaire gauche
B. Calcul urétéral en projection de l'uretère iliaque gauche
C. Calcul en projection de l'aire rénale droite
D. Calcul en projection de l'aire rénale gauche
E. Absence de calcul visible

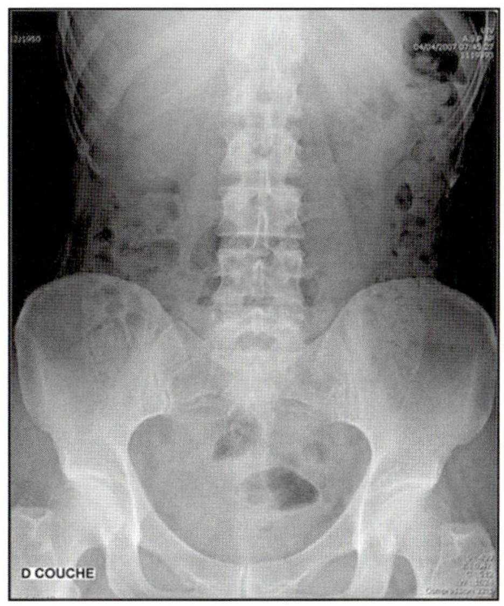


**Fig. 21.6.**

Question 6
Vous ne constatez pas de calcul sur l'ASP, vous suspectez un calcul radiotransparent. Quelle est votre principale hypothèse concernant sa nature ?
A. Calcul d'acide urique
B. Calcul de cystine
C. Calcul d'oxalate de calcium monohydraté
D. Calcul de struvite
E. Calcul d'oxalate de calcium dihydraté

Question 7
Dans l'hypothèse d'un calcul d'acide urique, quel(s) traitement(s) allez-vous proposer ?
A. Acidification des urines
B. Alcalinisation des urines
C. Diurétique thiazidique
D. Supplémentation calcique
E. Toutes les réponses sont fausses

Question 8
Vous instaurez un traitement par alcalinisation des urines et proposez une consultation de contrôle avec une tomodensitométrie abdominale sans injection et une créatinémie. Interprétez l'image suivante (fig. 21.7).
A. Absence de calcul
B. Compression extrinsèque de l'uretère par une masse rétropéritonéale

**C.** Tumeur de l'uretère gauche
**D.** Calcul de l'uretère droit
**E.** Calcul de l'uretère gauche

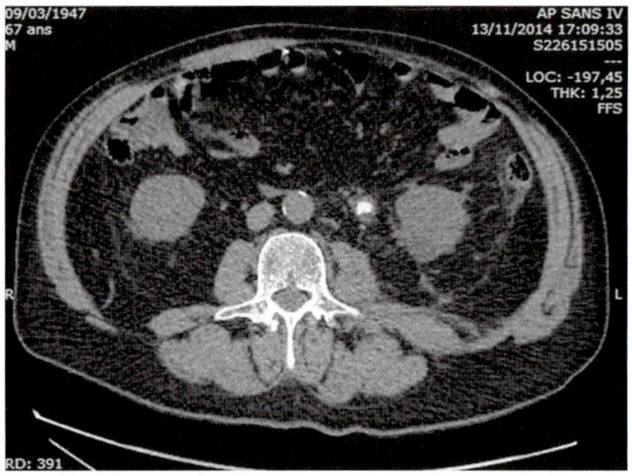


**Fig. 21.7.**

### Question 9
Sur le scanner de contrôle, vous constatez la persistance d'un calcul partiellement obstructif de 10 mm de l'uretère lombaire gauche. Il existe également une légère détérioration de la fonction rénale. Quelle(s) option(s) thérapeutique(s) pouvez-vous proposer au patient ?

**A.** Poursuite du traitement médical
**B.** Pose d'endoprothèse urétérale (sonde JJ) dans un premier temps
**C.** Lithotritie extracorporelle
**D.** Urétéroscopie pour fragmentation du calcul
**E.** Exérèse du calcul par cœlioscopie



### Question 10
Une endoprothèse urétérale est positionnée et une urétéroscopie est effectuée dans un second temps. L'analyse du calcul confirme qu'il est constitué d'acide urique pur. Quelles recommandations diététiques donnez-vous au patient ?

**A.** Boire au minimum 2 litres par jour
**B.** Ne pas manger plus de 150 g de viande ou de poisson par jour
**C.** Éviter les charcuteries, les abats et le gibier
**D.** Éviter les sucreries, les bonbons, les pâtisseries et les sodas
**E.** Augmenter l'apport alimentaire en calcium à 2 g par jour

### Question 11
Quel bilan métabolique de première intention lui prescrivez-vous ?

**A.** Sang : créatinémie, calcémie, glycémie à jeun, uricémie
**B.** Sang : créatinémie, parathormone, calcémie
**C.** Urines des 24 heures : créatinémie, calcium, sodium, urée, urates
**D.** Urines du matin : pH, densité, bandelette urinaire
**E.** Aucun bilan n'est nécessaire

### Question 12
Sur le bilan métabolique, vous constatez une hyperuricémie et une urée urinaire élevée. Quelle(s) est (sont) l'(les) affection(s) pouvant être associée(s) à cette anomalie métabolique ?

**A.** Syndrome métabolique
**B.** Insuffisance rénale
**C.** Goutte
**D.** Hyperparathyroïdie primaire
**E.** Maladie de Crohn

### Question 13
Vous suspectez un syndrome métabolique, quel(s) traitement(s) de première intention allez-vous proposer au patient ?

**A.** Règles hygiénodiététiques
**B.** Allopurinol
**C.** Colchicine
**D.** Diurétique thiazidique
**E.** Toutes les réponses sont fausses

### Question 14
Vous proposez au patient des règles hygiénodiététiques et une consultation de contrôle avec un bilan biologique à la recherche d'un syndrome métabolique. Le patient ne se présente pas à sa consultation. Il est hospitalisé en urgence deux ans plus tard pour une nouvelle crise de colique néphrétique. Quel(s) élément(s) de gravité devez-vous rechercher ?

**A.** Insuffisance rénale
**B.** Infection urinaire
**C.** Douleur résistante à la prise d'anti-inflammatoires
**D.** Distension majeure des voies excrétrices
**E.** Accentuation de l'hyperuricémie

### Question 15
Vous suspectez une infection urinaire en présence d'une douleur lombaire droite et une fièvre à 39 °C. Une échographie est effectuée en urgence et montre une dilatation des cavités pyélocalicielles droites associée à un calcul pyélique de 1,5 cm. Quel(s) acte(s) urologique(s) peu(ven)t être fait(s) en urgence ?

**A.** Urétérorénoscopie (urétéroscope souple) et fragmentation du calcul au laser
**B.** Urétéroscopie (urétéroscope rigide) et extraction du calcul
**C.** Mise en place d'une néphrostomie percutanée
**D.** Lithotritie extracorporelle
**E.** Mise en place d'une endoprothèse urétérale (sonde JJ)

## DP 14

Un patient de 68 ans vous consulte, adressé par son médecin traitant pour une élévation du PSA.
Il a pour antécédent un diabète non insulinodépendant, une hypercholestérolémie, il est sous fluindione pour une arythmie cardiaque par fibrillation auriculaire (ACFA).

Le toucher rectal est normal. La prostate est facile à palper et semble de volume moyen. Le PSA est à 8 ng/mL sur un dosage datant de 6 mois.
À l'interrogatoire, il est asymptomatique et en bon état général. Il a présenté quelques brûlures mictionnelles il y a plusieurs mois pour lesquelles son médecin traitant lui a donné un médicament dont il ne se souvient pas mais qui avait résolu ses symptômes.

Question 1
Quel(s) examen(s) réalisez-vous de première intention ?
**A.** IRM
**B.** PSA total
**C.** Ponctions-biopsies de prostate
**D.** TDM TAP
**E.** Échographie de la prostate par voie endorectale

Question 2
Après confirmation du PSA élevé (6 ng/mL), vous faites pratiquer une IRM de prostate. Vous proposez une série de biopsies de prostate chez ce patient, de quelle(s) complication(s) éventuelle(s) devez-vous le prévenir?
**A.** Infection urinaire fébrile
**B.** Hémospermie
**C.** Éjaculation rétrograde
**D.** Rétention aiguë d'urine
**E.** Hématurie macroscopique

Question 3
Quelle(s) précaution(s) est (sont) recommandée(s) avant ce geste ?
**A.** Douche du patient à la Bétadine®
**B.** Antibioprophylaxie par quinolone en prise unique 2 heures avant le geste
**C.** Lavement rectal
**D.** Arrêt de la fluindione (Préviscan®) avec relais
**E.** ECBU

Question 4
Vous avez organisé avec le médecin traitant un relais par héparine de bas poids moléculaire (HBPM) (1 injection le matin à 8 h et une le soir à 20 h) de la fluindione. Il est prévu que le patient reprenne le traitement 48 heures après. Le patient revient vous voir 24 heures après vers 18 heures, pour fièvre et douleurs abdominales.
À l'examen clinique, fièvre 39,5 °C avec marbrures. TA à 100/80, pouls à 110/min. Douleurs sus-pubiennes sans défense ni contracture, voussure sus-pubienne mate à la percussion. Le toucher rectal est extrêmement douloureux.
La débitmétrie (fig. 21.8) et l'échographie sus-pubienne (fig. 21.9) sont les suivantes.
Quel(s) examen(s) complémentaire(s) réalisez-vous ?
**A.** Hémocultures périphériques aérobies et anaérobies
**B.** ECBU
**C.** Uro-TDM
**D.** Échographie endorectale
**E.** Fibroscopie urétrovésicale

Question 5
Quelle est votre prise en charge ?
**A.** Drainage des urines par sonde à demeure

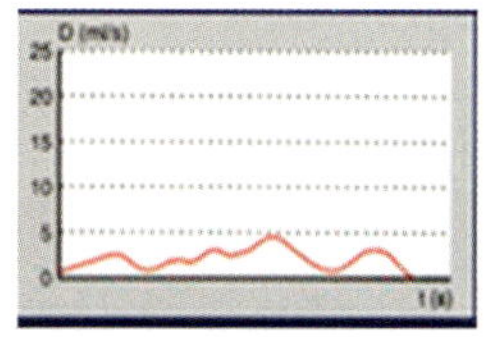


**Fig. 21.8.**

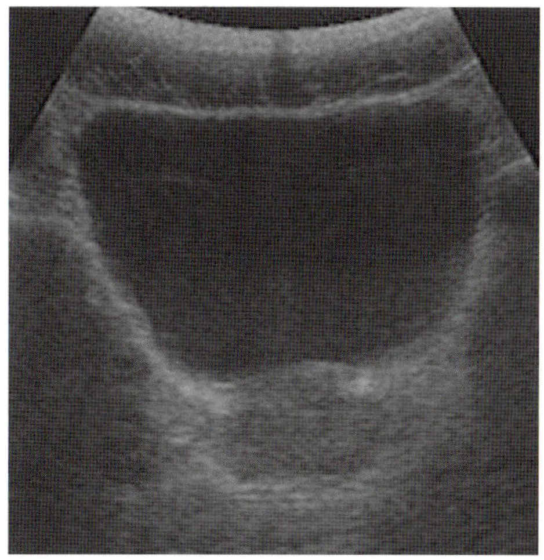

**Fig. 21.9.**

**B.** Drainage des urines par cathéter sus-pubien
**C.** Antibiothérapie probabiliste par voie IV de type C3G et amikacine
**D.** Antibiothérapie probabiliste par voie IV de type C3G et quinolones
**E.** Traitement ambulatoire

Question 6
Le patient a finalement eu une évolution clinicobiologique satisfaisante sous traitement de sa prostatite aiguë post-biopsie.
Vous le revoyez pour sa consultation d'annonce des résultats anatomopathologiques des biopsies de prostate.
Concernant l'anatomopathologie des biopsies, quelle(s) proposition(s) est (sont) exacte(s) ?
**A.** Le grade ISUP est faussé en présence d'une infection urinaire après les biopsies
**B.** Le grade ISUP est un score histopronostique
**C.** Le grade ISUP est composé à partir du grade le plus représenté et du grade le plus élevé
**D.** Le grade ISUP tient compte du caractère uni- ou bilatéral des biopsies positives
**E.** Le score de D'Amico est donné dans la conclusion des biopsies

Question 7
Sur les biopsies, le garde ISUP est 3. Quel(s) examen(s) complémentaire(s) réalisez-vous ?
**A.** Aucun
**B.** Scintigraphie osseuse
**C.** TDM TAP
**D.** TEP-TDM
**E.** IRM prostatique

Question 8

Voici les résultats de l'IRM prostatique (fig. 21.10).

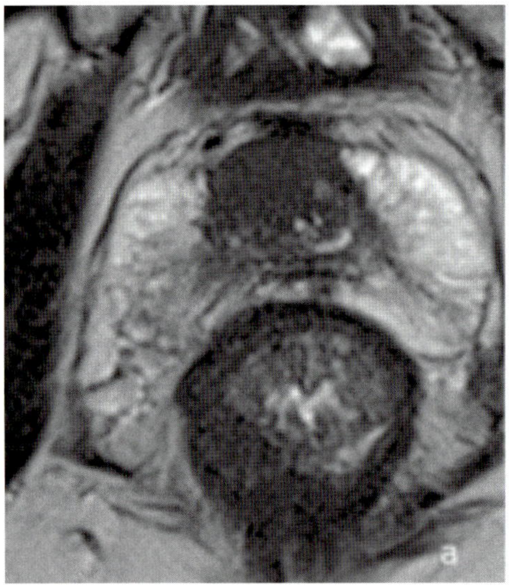


**Fig. 21.10.**
Source : Urofrance.

Voici les résultats de la scintigraphie osseuse (fig. 21.11).



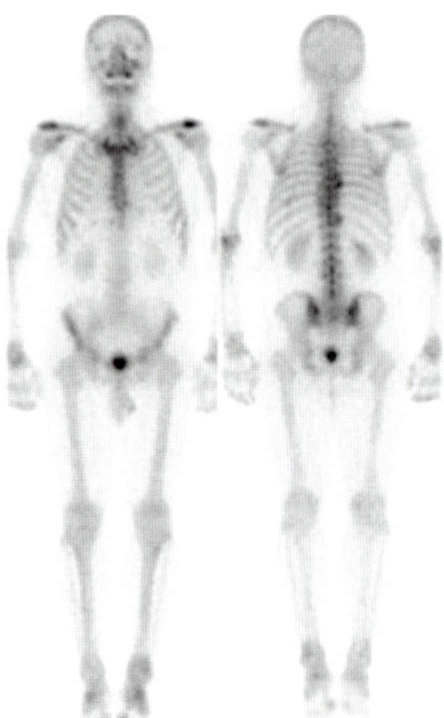

**Fig. 21.11.**
Source : Urofrance.

À propos de ces imageries, laquelle (lesquelles) des propositions suivantes est (sont) exacte(s) ?

**A.** La scintigraphie osseuse est normale
**B.** La scintigraphie osseuse retrouve des fixations pathologiques
**C.** La séquence de l'IRM de prostate présentée est T2
**D.** La séquence de l'IRM de prostate présentée est en diffusion
**E.** Il existe un envahissement rectal de la tumeur prostatique sur le cliché d'IRM

Question 9

On retrouve une lésion prostatique dans le lobe droit (PI-RAD 5/5). Le bilan d'extension est négatif. Le volume prostatique est estimé à 30 mL.
Quel(s) traitement(s) pouvez-vous lui proposer ?

**A.** Abstention-surveillance
**B.** Surveillance active
**C.** Prostatectomie radicale
**D.** Curiethérapie interstitielle exclusive
**E.** Radiothérapie externe

Question 10

Le patient hésite entre la chirurgie et la radiothérapie. Parmi les propositions suivantes, sélectionnez la (les) réponse(s) fausse(s).

**A.** Le risque de trouble érectile est d'environ 5 à 10 % avec la chirurgie
**B.** Le risque d'incontinence urinaire est plus élevé avec la radiothérapie qu'avec la chirurgie
**C.** La cystite radique n'est pas un risque de l'irradiation prostatique mais seulement de l'irradiation des tumeurs vésicales
**D.** Les séquelles de rectite sont plus fréquentes avec la chirurgie qu'avec la radiothérapie
**E.** La radiothérapie expose à un risque d'impuissance d'au moins 70 %

Question 11

Le patient choisit finalement la chirurgie. L'intervention se déroule sans difficulté et les suites sont simples. Il revient vous voir 6 semaines plus tard pour les résultats anatomopathologiques : adénocarcinome prostatique Gleason 7 (4 + 3) sur 2 foyers de 6 mm dans le lobe droit, N0 (0/12 ganglions), marges négatives (R0). Son PSA est à 0,02 ng/mL.
Que lui proposez-vous ?

**A.** Surveillance
**B.** Radiothérapie de la loge prostatique complémentaire
**C.** Curage ganglionnaire
**D.** Irradiation des aires ganglionnaires pelviennes
**E.** Hormonothérapie

Question 12

Vous décidez la surveillance en accord avec le patient, il vous demande quels en sont les modalités. À ce propos, quelle(s) est (sont) la (les) proposition(s) exacte(s) ?

**A.** IRM prostatique annuelle pendant 5 ans
**B.** Dosage du PSA total à 1, 5, 3, 6, 12 mois, puis tous les 6 mois pendant 3 ans puis annuellement
**C.** Dosage du PSA total à 1, 3, 6 mois puis tous les ans
**D.** Durée de suivi totale de 10 ans en l'absence de récidive
**E.** Biopsies de prostate annuelles pendant 5 ans

### Question 13

Les suites sont simples, le patient est en réponse complète. Vous le revoyez à la consultation de contrôle des 2 ans après chirurgie. Son PSA jusque-là indosable, est à 0,8 ng/mL contrôlé 1 mois plus tard à 1,1 ng/mL. Que lui dites-vous et que prévoyez-vous ?

**A.** Poursuite de la surveillance PSA
**B.** Il peut s'agir d'une récidive biologique
**C.** TEP à la 18F-choline à la recherche foyers de récidive
**D.** Biopsies par voie endorectale de la loge prostatique
**E.** TDM TAP

### Question 14

Vous demandez un PET à la choline, dont voici l'interprétation : deux zones hypermétaboliques : une en regard de l'anastomose vésico-urétrale et une sur l'ischion gauche (fig. 21.12).

À propos de cet examen, quelle(s) est (sont) la (les) proposition(s) exacte(s) ?

**A.** La fixation sur l'ischion gauche est très probablement d'origine arthrosique
**B.** La zone de fixation de la loge prostatique correspond probablement à de l'inflammation postopératoire
**C.** On peut proposer une chirurgie de reprise
**D.** On peut proposer une hormonothérapie
**E.** Seuls des soins de support peuvent être proposés

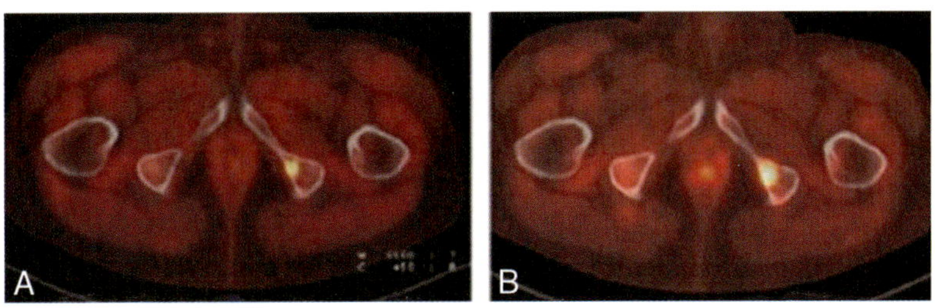


**Fig. 21.12.**
Source : Urofrance.



## DP 15

Un patient de 46 ans, est admis aux urgences pour des douleurs de la fosse lombaire faisant suite à un coup de sabot de cheval. Il mesure 165 cm et pèse 87 kg. Il a pour antécédent des crises de colique néphrétique et un tabagisme actif estimé à 20 paquets-année. À l'examen clinique, vous retrouvez une ecchymose en regard de la fosse lombaire droite. La douleur est reproduite à la palpation de la fosse lombaire. Son abdomen est souple. Sa tension est à 150/90 mmHg. Il y a une croix de sang à la bandelette urinaire.

### Question 1

Quel diagnostic devez-vous évoquer en priorité ?

**A.** Fracture de côte
**B.** Traumatisme du rein
**C.** Traumatisme splénique
**D.** Traumatisme hépatique
**E.** Désinsertion de l'uretère

### Question 2

Quel(s) examen(s) complémentaire(s) proposez-vous en première intention ?

**A.** Échographie abdominale
**B.** Numération-formule sanguine
**C.** Examen cytobactériologique des urines
**D.** Radiographie de l'abdomen sans préparation
**E.** IRM rénale

### Question 3

Une échographie rénale est réalisée en urgence. À quoi correspond l'image marquée par une croix jaune sur cette coupe échographique (fig. 21.13).

**A.** Tumeur du rein
**B.** Hématome périrénal
**C.** Urinome périrénal
**D.** Kyste rénal
**E.** Calcul du rein

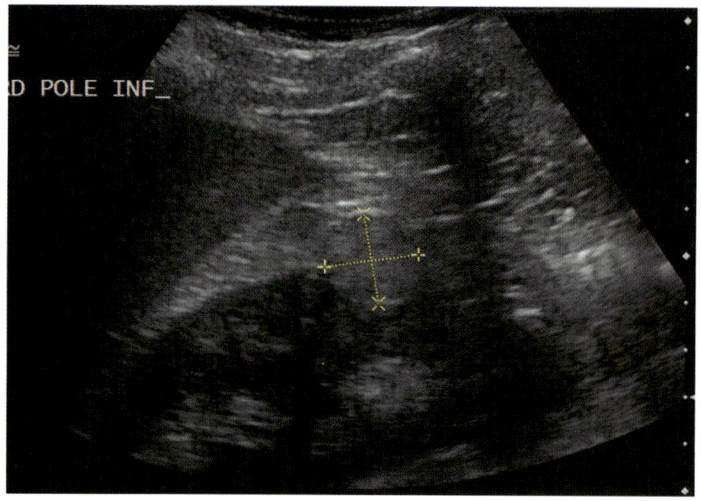


Fig. 21.13.



### Question 4

En raison de l'image échographie suspecte, une tomodensitométrie abdominale est réalisée (fig. 21.14). Comment pouvez-vous décrire l'image rénale ?

**A.** Calcul du rein
**B.** Volumineuse tumeur du rein
**C.** Petite tumeur du rein
**D.** Angiomyolipome du rein
**E.** Tumeur de la voie excrétrice supérieure

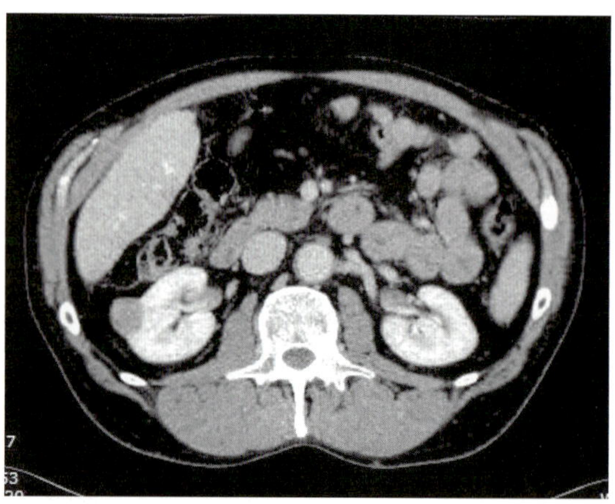

Fig. 21.14.

### Question 5

Quelle(s) prise(s) en charge peu(ven)t être proposée(s) ?

**A.** Biopsie de la tumeur rénale
**B.** Traitement par radiofréquence de la lésion rénale
**C.** Néphrectomie partielle droite
**D.** Néphrectomie élargie droite
**E.** Surveillance par scanner tous les 6 mois

### Question 6

Le patient a eu une biopsie. Le compte rendu anatomopathologique évoque un carcinome rénal à cellules claires de grade ISUP 3. Que dites-vous au patient ?

**A.** Le résultat de la biopsie n'est pas fiable
**B.** C'est la tumeur maligne du rein la plus fréquente
**C.** C'est une tumeur bénigne
**D.** C'est une métastase d'un autre cancer
**E.** C'est une tumeur rare du rein

### Question 7

Quels étaient les facteurs de risque de tumeur du rein du patient ?

**A.** Hypertension artérielle
**B.** Obésité
**C.** Maladie lithiasique
**D.** Sexe masculin
**E.** Tabagisme

### Question 8

Dans le cadre du bilan de cette lésion, quels examens biologiques demandez-vous ?

**A.** NFS, plaquettes
**B.** Ionogramme sanguin et créatinémie plasmatique
**C.** CA 19.9
**D.** α-fœtoprotéine
**E.** Calcémie corrigée

### Question 9

Le patient est asymptomatique. Quel(s) examen(s) complémentaire(s) d'imagerie demandez-vous ?

**A.** IRM rénale
**B.** Scintigraphie osseuse,
**C.** Tomodensitométrie thoracique
**D.** Tomographie par émission de positons
**E.** Tomodensitométrie cérébrale

### Question 10

Une tomodensitométrie thoracique est faite. Interprétez les coupes suivantes (fig. 21.15).

**A.** Tomodensitométrie thoracique normale
**B.** Épanchement pleural bilatéral
**C.** Métastase pulmonaire droite
**D.** Métastase costale
**E.** Adénopathie médiastinale

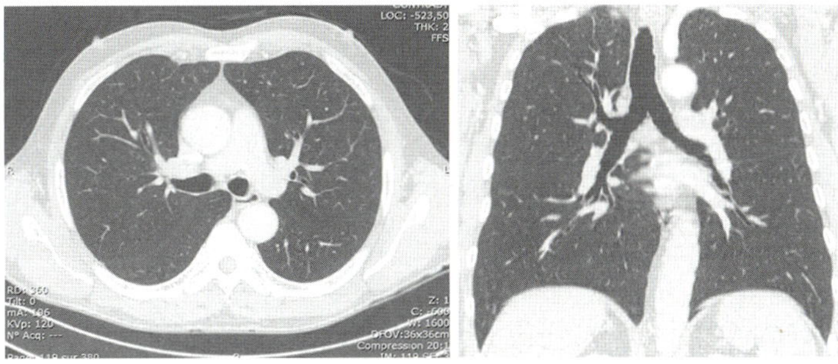

**Fig. 21.15.**

### Question 11

Le patient a eu une néphrectomie partielle droite par lombotomie. Il consulte une semaine après l'intervention car il présente un écoulement abondant et clair par la cicatrice (environ 500 mL/j). Quelle est votre principale hypothèse ?

**A.** Saignement actif
**B.** Fistule urinaire
**C.** Fistule lymphatique
**D.** Abcès de paroi
**E.** Fistule colique

### Question 12

Après quelques semaines, la fistule urinaire s'est tarie spontanément. Le compte rendu anatomopathologique définitif conclut à un carcinome rénal à cellules claires de 2 cm de grand axe et de grade de l'ISUP 4 dont les marges d'exérèse sont en tissu sain. Il vous consulte 5 ans plus tard pour une hématurie macroscopique. Quel(s) examen(s) demandez-vous ?

**A.** Cytologie urinaire
**B.** Tomodensitométrie thoracique abdominale et pelvienne avec temps tardif urinaire
**C.** Fibroscopie vésicale
**D.** ECBU
**E.** Dosage du PSA

### Question 13

À la fibroscopie vésicale vous retrouvez cette image (fig. 21.16). Quelle est votre principale hypothèse diagnostique ?

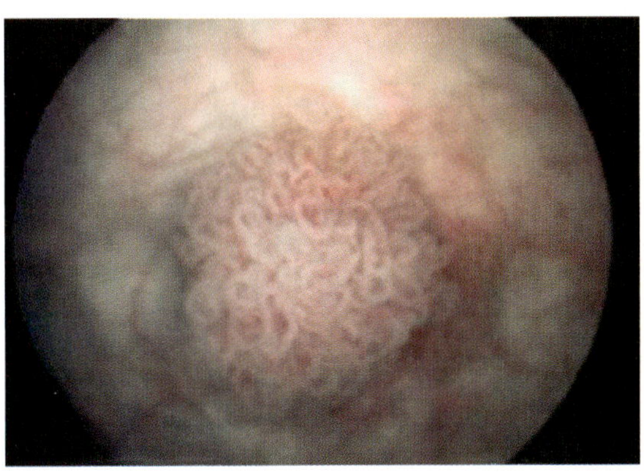

**Fig. 21.16.**

**A.** Métastase vésicale d'un cancer du rein
**B.** Tumeur de la vessie
**C.** Angiome de vessie
**D.** Vessie normale
**E.** Caillot intravésical

### Question 14

Cette image vous évoque une tumeur de vessie. Quelle va être votre proposition thérapeutique ?

**A.** Résection de vessie
**B.** Cystectomie
**C.** Instillation endovésicale de chimiothérapie
**D.** Chimiothérapie à base de sel de platine
**E.** Surveillance

### Question 15

Le patient a eu une résection endoscopique de la vessie qui confirme la présence d'un carcinome urothélial de bas grade et non infiltrant. Selon vous (une ou plusieurs propositions exactes) :

**A.** Un syndrome de Lynch doit être recherché
**B.** Une maladie de Von Hippel-Lindau doit être recherchée
**C.** La survenue de ces deux tumeurs est liée au hasard
**D.** Le carcinome urothélial et carcinome rénal ont la même origine histologique
**E.** Les tumeurs sont en lien avec son exposition tabagique

## DP 16

Monsieur Y. est un patient de 59 ans qui consulte aux urgences pour une douleur lombaire droite de survenue brutale. Vous suspectez une colique néphrétique droite.

### Question 1

Quels éléments de votre interrogatoire et de votre examen clinique pourraient faire discuter un drainage en urgence des urines du rein droit par sonde JJ en cas de colique néphrétique confirmée ?

**A.** Une fièvre
**B.** Un antécédent de néphrectomie gauche
**C.** Un antécédent d'insuffisance rénale chronique
**D.** De multiples épisodes similaires récents non soulagés par les anti-inflammatoires
**E.** Un globe vésical

**Question 2**

Le patient est un viticulteur.

Il a pour antécédent un infarctus du myocarde, un diabète de type 2, une hypertension artérielle et une colique néphrétique il y a 30 ans. Il a un IMC à 32 kg/m$^2$.

Son ordonnance comporte : acétylsalicylate de DL-lysine, métoprolol, énalapril, hydrochlorothiazide, metformine, vildagliptine et gliclazide.

Quel(s) élément(s) prédispose(nt) le patient à faire une colique néphrétique lithiasique ?

**A.** Son antécédent de colique néphrétique
**B.** Le diabète
**C.** L'hypertension artérielle
**D.** Le traitement par acétylsalicylate de DL-lysine
**E.** Son syndrome métabolique

**Question 3**

Votre examen clinique élimine un sepsis urinaire.

Le bilan sanguin est le suivant : leucocytes : 10,2 G/L ; CRP : 5 mg/L ; créatininémie : 72 µmol/L.

Quelle(s) mesure(s) thérapeutique(s) prenez-vous ?

**A.** Hospitalisation en urologie
**B.** Morphine par voie intraveineuse
**C.** Anti-inflammatoire non stéroïdien par voie intraveineuse
**D.** Hyperhydratation par voie intraveineuse
**E.** Anti-inflammatoire par voie orale

**Question 4**

Votre traitement par anti-inflammatoire non stéroïdien n'est pas efficace. Le patient garde une EVA à 8/10. Vous décidez de demander un examen d'imagerie afin d'objectiver l'obstruction des voies urinaires avant d'appeler l'urologue de garde.

À propos de l'examen ci-dessous (fig. 21.17), quelle(s) est (sont) la (les) proposition(s) exacte(s) ?

**A.** Il s'agit d'une tomodensitométrie abdominopelvienne injectée
**B.** Le temps d'acquisition est un temps tardif
**C.** Il existe une dilatation des cavités pyélocalicielles droites
**D.** L'obstruction est due à un calcul de l'uretère pelvien droit
**E.** L'obstruction est due à un calcul de l'uretère lombaire droit

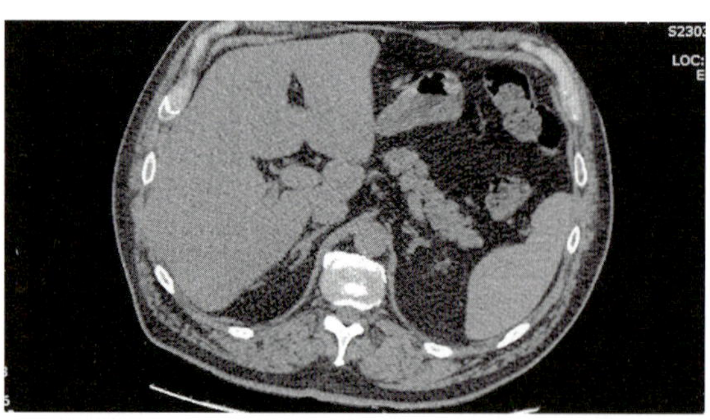

**Fig. 21.17.**

**Question 5**

Le scanner réalisé retrouve un calcul de 8 mm enclavé à la jonction pyélo-urétérale droite avec une dilatation pyélocalicielle d'amont (fig. 21.18).

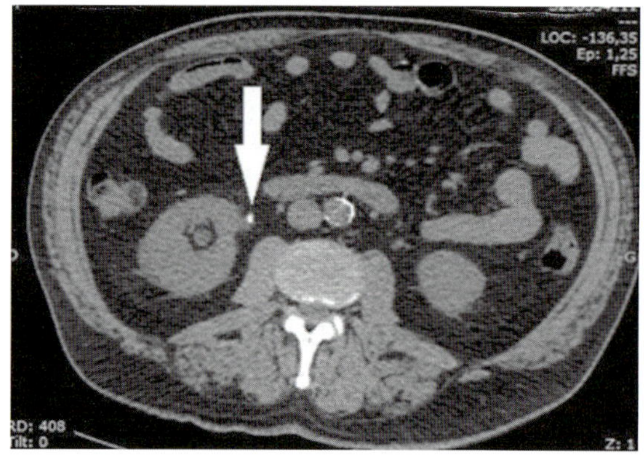


**Fig. 21.18.**

L'anti-inflammatoire non stéroïdien, associé aux traitements antalgiques classiques (paliers OMS 1 et 3), ne montre pas d'efficacité.

Quelle(s) mesure(s) thérapeutique(s) prenez-vous ?

**A.** Ablation du calcul sous cœlioscopie
**B.** Ablation du calcul par urétéroscopie
**C.** Dérivation des urines par endoprothèse JJ droite
**D.** Dérivation des urines par néphrostomie droite
**E.** Fragmentation du calcul par lithotritie extracorporelle

**Question 6**

L'urologue de garde met en place une sonde urétérale interne JJ du côté droit. Le patient est soulagé de sa douleur lombaire. Le radiologue de garde vous rappelle le lendemain pour vous dire qu'après relecture du scanner, il suspecte une masse tissulaire du rein droit (fig. 21.19).

La maladie lithiasique est un facteur de risque de cancer du rein ?

**A.** Vrai
**B.** Faux

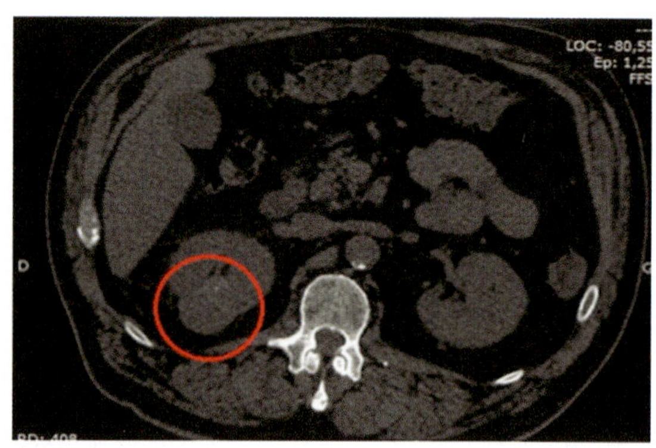


**Fig. 21.19.**

**Question 7**

Quel(s) examen(s) d'imagerie demandez-vous pour faire le bilan de la masse rénale ?

**A.** Échographie abdominale
**B.** Tomodensitométrie abdominale avec injection de produit de contraste

C. Tomodensitométrie thoracique avec injection de produit de contraste
D. Scintigraphie osseuse
E. Tomodensitométrie abdominale avec injection de produit de contraste

### Question 8

Le bilan d'extension est négatif. Le radiologue confirme la présence d'une tumeur tissulaire de 4,5 cm localisée au pôle supérieur du rein droit.
Quelle est votre prise en charge ?
A. Présentation du dossier en réunion de concertation pluridisciplinaire d'onco-urologie
B. Néphrectomie élargie droite
C. Néphrectomie partielle droite
D. Radiofréquence de la tumeur rénale
E. Surveillance simple

### Question 9

Le patient est opéré et a une néphrectomie partielle droite cœlioscopique. Les suites opératoires sont simples.
L'examen anatomopathologique vous est adressé : il s'agit d'un carcinome tubulopapillaire de type 1, de grade ISUP 2. Les marges d'exérèse sont saines.
À propos de ces résultats, quelle(s) est (sont) la (les) proposition(s) exacte(s) ?
A. Le carcinome tubulopapillaire est le type histologique de tumeurs rénales le plus fréquent
B. Le carcinome rénal chromophobe est le type histologique de tumeurs rénales le plus fréquent
C. Un carcinome tubulopapillaire est une tumeur bénigne
D. Le grade de l'ISUP est un grade histopronostique
E. Une tumeur de grade ISUP 4 est moins agressive qu'une tumeur de grade ISUP 2

### Question 10

Parmi les propositions suivantes concernant la surveillance proposée au patient, laquelle (lesquelles) est (sont) exacte(s) ?
A. Elle sert à dépister une récidive locale
B. Elle sert à dépister une récidive métastatique
C. Elle sert à surveiller la fonction rénale
D. Elle se fait par imagerie abdominale et thoracique
E. Elle comprend une surveillance de la clairance de la créatinémie plasmatique

### Question 11

Vous pouvez à présent vous occuper de la pathologie lithiasique de votre patient.
Le calcul se situe dans le pyélon et est radio-opaque à l'ASP et d'une densité de 900 UH au scanner.
Quelle(s) technique(s) peut-on proposer au patient ?
A. Lithotritie extracorporelle
B. Urétéroscopie
C. Néphrolithotomie percutanée
D. Chirurgie à ciel ouvert
E. Dissolution du calcul par alcalinisation des urines

### Question 12

Le patient opte pour un traitement par urétéroscopie souple. Le calcul est fragmenté au laser et la sonde JJ est retirée.
Vous revoyez le patient à 3 mois pour faire le point sur sa maladie lithiasique.
Quel(s) examen(s) est (sont) nécessaire(s) à son suivi ?
A. Spectrophotométrie infrarouge du calcul
B. Ionogramme sanguin comprenant une calcémie
C. Diurèse des 24 heures
D. Dosage de la calciurie des 24 heures
E. Dosage de la natriurèse des 24 heures

### Question 13

Vous expliquez au patient les mesures hygiénodiététiques à entreprendre pour éviter une récidive lithiasique.
Quelle(s) proposition(s) en fait (font) partie ?
A. Il faut maintenir une diurèse sur 24 h > 2 000 mL
B. Il faut des apports en calcium < 800 mg/j
C. Il faut des apports en sel < 9 g/j
D. Il faut privilégier les aliments riches en oxalates
E. Il faut limiter les apports en protéines

### Question 14

L'analyse du calcul révèle un calcul d'oxalate de calcium monohydraté. À propos de ce type de calcul, quelle(s) est (sont) la (les) proposition(s) exacte(s) ?
A. Il s'agit des calculs les plus fréquents
B. Il s'agit d'un calcul peu fréquent
C. Il s'agit d'un calcul radio-opaque
D. Il s'agit d'un calcul radiotransparent
E. La cause principale de ce calcul est une alimentation trop riche en calcium

### Question 15

Si le comportement alimentaire du patient n'est pas modifié, le risque de récidive de la maladie lithiasique est de 50 %.
A. Vrai
B. Faux

## DP 17

Vous recevez en consultation dans votre cabinet de médecine générale Monsieur V., 23 ans qui se présente pour douleur testiculaire unilatérale droite depuis 24 heures. Il vous rapporte pour seul antécédent que ce testicule a été opéré dans l'enfance pour être fixé dans les bourses.

### Question 1

Quel est le nom de la pathologie évoquée par le patient ?
A. Hernie inguinale droite
B. Hydrocèle droite
C. Ectopie testiculaire droite
D. Agénésie testiculaire droite
E. Cryptorchidie droite

### Question 2

Devant cette douleur testiculaire, quelle(s) est (sont) l'(les) hypothèse(s) diagnostique(s) ?
A. Torsion du cordon spermatique
B. Torsion d'hydatide
C. Hernie inguinoscrotale
D. Orchiépididymite
E. Cancer du testicule

**Question 3**

Quel(s) est (sont) le(s) signe(s) clinique(s) en faveur d'une torsion du cordon spermatique ?

**A.** Bourse inflammatoire, douloureuse, augmentée de volume
**B.** Testicule ascensionné à l'anneau inguinal
**C.** Disparition du sillon épididymotesticulaire
**D.** Palpation du tour de spire
**E.** Grosse bourse transilluminable

**Question 4**

Après examen clinique de votre patient, vous éliminez une torsion. Le patient est apyrétique. Vous demandez une échographie scrotale.
Quel(s) est (sont) l'(les) élément(s) attendu(s) sur le compte rendu échographique ?

**A.** Siège, taille et aspect d'une éventuelle lésion intraparenchymateuse
**B.** Vascularisation
**C.** Identification du patient
**D.** Examen bilatéral et comparatif
**E.** Taille du testicule atteint

**Question 5**

Les images suivantes vous parviennent (fig. 21.20).

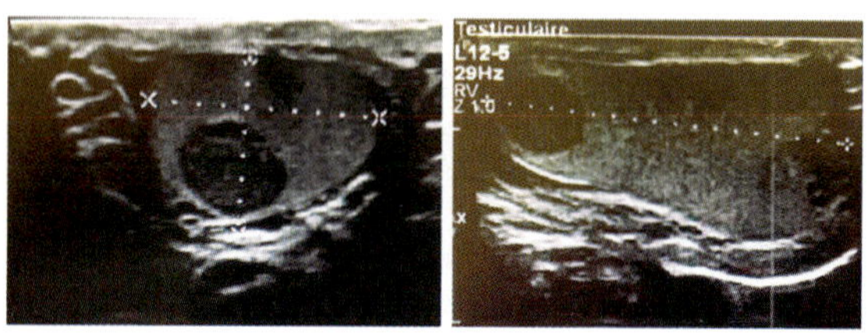


**Fig. 21.20.**

Quel est votre diagnostic ?

**A.** Orchiépididymite
**B.** Hernie inguinoscrotale
**C.** Hydrocèle
**D.** Tumeur du testicule
**E.** Torsion du cordon spermatique

**Question 6**

Quel(s) élément(s) comporte votre examen clinique ?

**A.** Auscultation pulmonaire
**B.** Examen des orifices herniaires
**C.** Examen des aires ganglionnaires sus-claviculaires
**D.** Examen testiculaire unilatéral
**E.** Palpation abdominale

**Question 7**

Quel va être votre bilan d'extension ?

**A.** IRM testiculaire en complément de l'échographie
**B.** Tomodensitométrie thoracique abdominale et pelvienne
**C.** Radiographie pulmonaire
**D.** Marqueurs sériques (hCG totales, LDH, AFP)
**E.** TEP 18 FDG

**Question 8**

Les différents résultats du bilan d'extension vous parviennent :

- scanner thoraco-abdomino-pelvien : absence de localisation secondaire ;
- marqueurs biologiques (dosage) : AFP : élevé ; LDH : normal ; hCG totale : élevé.

Vous l'adressez à un urologue pour poursuite de la prise en charge.
Le dossier est discuté en réunion de concertation pluridisciplinaire (RCP).
Quels sont les facteurs de risque à rechercher lors du diagnostic de tumeur testiculaire ?

**A.** Orchiépidimite
**B.** Atrophie testiculaire
**C.** Antécédent personnel ou familial (2$^{nd}$ degré) de tumeur testiculaire
**D.** Cryptorchidie
**E.** Aucun

**Question 9**

Quel est le type histologique de tumeur testiculaire suspecté ?

**A.** Séminome
**B.** Tumeur germinale non séminomateuse
**C.** Lymphome à cellules B
**D.** Tumeur à cellules de Sertoli
**E.** Tumeur à cellules de Leydig

**Question 10**

Le patient est inquiet du risque métastatique dans le cancer du testicule.
Que lui répondez-vous ?

**A.** Le curage ganglionnaire est systématique
**B.** La majorité des cancers du testicule ne sont pas métastatiques
**C.** L'orchidectomie n'est pas systématique
**D.** La chimiothérapie adjuvante est le traitement en cas de métastases
**E.** Le stade métastatique ne dispense pas de la chirurgie d'exérèse testiculaire

**Question 11**

Le patient vous questionne sur les principes de l'intervention. Que lui répondez-vous ?

**A.** L'abord se fait par voie scrotale
**B.** La ligature-section du cordon se fait en dernier
**C.** L'orchidectomie partielle sera réalisée
**D.** L'orchidectomie est à la fois un geste diagnostique et thérapeutique
**E.** Une prothèse testiculaire est proposée

**Question 12**

Le résultat anatomopathologique vous revient : tumeur germinale non séminomateuse de 42 mm × 31 mm du pôle supérieur, comportant un seul contingent cellulaire de carcinome embryonnaire, avec invasion lymphovasculaire.
Quelle prise en charge est possible à ce stade ?

**A.** Surveillance clinique et biologique
**B.** Curage ganglionnaire rétropéritonéal de stadification
**C.** Radiothérapie adjuvante
**D.** Orchidectomie controlatérale prophylactique
**E.** Chimiothérapie adjuvante

### Question 13

Le patient bénéficie d'un cycle de chimiothérapie adjuvante par bléomycine, étoposide et cisplatine (BEP).
Quel(s) est (sont) l'(les) effet(s) secondaire(s) possible(s) d'une chimiothérapie par BEP ?

**A.** Aucun
**B.** Neuropathie périphérique
**C.** Fibrose pulmonaire
**D.** Événement thromboembolique
**E.** Stérilité

### Question 14

À quelles classes thérapeutiques appartiennent la bléomycine, l'étoposide et le cisplatine ?

**A.** Alkylants
**B.** Inhibiteur de la topo-isomérase
**C.** Agents scindants
**D.** Poison du fuseau mitotique
**E.** Antimétabolite

### Question 15

Le patient est inquiet pour son frère cadet qui a lui aussi pour antécédent une cryptorchidie mais bilatérale. Que lui répondez-vous ?

**A.** Il existe un dépistage de masse mis en place par la HAS avec examen testiculaire bilatéral annuel obligatoire chez le médecin généraliste pour les jeunes hommes de 18 à 35 ans
**B.** Le diagnostic précoce repose uniquement sur l'autopalpation
**C.** Un épisode d'hémospermie doit l'alerter
**D.** Il existe des analyses génétiques pour prévenir la survenue de tumeur du testicule
**E.** La curabilité du cancer du testicule est d'autant plus élevée que sa prise en charge est précoce

## DP 18

Un homme de 60 ans consulte pour un épisode d'hématurie macroscopique survenu la semaine précédente. Il redoute « quelque chose de grave ».

### Question 1

Quels facteurs de risque de tumeur urothéliale rechercher ?

**A.** Tabagisme
**B.** Antécédent de prostatite
**C.** Antécédent d'irradiation pelvienne
**D.** Exposition aux colorants industriels
**E.** Antécédent de mélanome

### Question 2

Seul un tabagisme est retrouvé mais en poursuivant l'interrogatoire, vous apprenez qu'il a eu ces derniers jours des douleurs lombaires droites à irradiation scrotale. Elles sont intermittentes avec un fond douloureux lancinant.
Que pouvez-vous évoquer ?

**A.** Calcul urétéral
**B.** Tumeur pyélique
**C.** Pyélonéphrite
**D.** Tumeur rénale
**E.** Tumeur vésicale obstruant le méat urétéral

### Question 3

Quel(s) examen(s) prescrivez-vous ?

**A.** Dosage de la calciurie sur 24 h
**B.** Fibroscopie vésicale
**C.** Uroscanner
**D.** Cytologie urinaire
**E.** Créatininémie

### Question 4

La cytologie est négative mais une tumeur est vue en fibroscopie, à proximité du méat urétéral droit. La créatininémie est à 80 µmol/L. Sur l'uroscanner il y a un discret retard excrétoire du rein droit, avec une voie excrétrice droite légèrement dilatée jusqu'au méat urétéral.
Quelle(s) intervention(s) lui proposez-vous ?

**A.** Cystoscopie de *second look*
**B.** Électrocoagulation de la tumeur vésicale
**C.** Résection transurétrale de la tumeur vésicale
**D.** Urétéroscopie droite avec biopsies étagées
**E.** Cystectomie

### Question 5

Vous décidez de réaliser une résection endoscopique transurétrale.
Quel en est le but ?

**A.** Poser un diagnostic histologique
**B.** Rechercher un adénocarcinome prostatique associé
**C.** Déterminer le grade tumoral
**D.** Rechercher un carcinome *in situ* associé
**E.** Rechercher un envahissement de la musculeuse vésicale



### Question 6

Quelle est la donnée anatomopathologique post-résection la plus décisive pour la prise en charge ultérieure ?

**A.** L'envahissement du chorion
**B.** L'atteinte ganglionnaire
**C.** La présence de carcinome *in situ*
**D.** L'envahissement de la musculeuse
**E.** Le grade tumoral

### Question 7

Quel est le type anatomopathologique le plus fréquent en cas de tumeur vésicale ?

**A.** Carcinome urothélial
**B.** Adénocarcinome lieberkühnien
**C.** Adénocarcinome à cellules claires
**D.** Carcinome épidermoïde
**E.** Linite

### Question 8

Vous recevez le compte rendu anatomopathologique de la tumeur unique de 2 cm que vous aviez réséquée : il s'agit bien d'une tumeur urothéliale, de stade pT1 et de haut grade.
Comment classer cette tumeur ?

**A.** Tumeur vésicale n'infiltrant pas le muscle et de risque faible

**B.** Tumeur vésicale n'infiltrant pas le muscle et de risque intermédiaire
**C.** Tumeur vésicale n'infiltrant pas le muscle et de risque élevé
**D.** Tumeur vésicale n'infiltrant pas le muscle et de risque très élevé
**E.** Tumeur vésicale infiltrant le muscle

## DP 19

Monsieur R., 42 ans, est pris en charge sur les lieux de l'accident par l'équipe du SMUR. Il s'agit d'un accident de travail, il a chuté d'un toit dont il réalisait l'entretien, d'une hauteur estimée à 7 mètres. À votre arrivée, le patient est confus, ouvre spontanément les yeux et mobilise ses membres supérieurs à la demande. Son épouse que vous joignez par téléphone vous informe que son mari est habituellement en bonne santé, il présente comme seuls antécédents une malformation rénale opérée dans l'enfance, une appendicectomie et une allergie à la pénicilline. Votre examen clinique rapide permet de mettre en évidence un abdomen douloureux dans son ensemble, une douleur à la palpation du bassin, une fracture ouverte de la jambe droite, une asymétrie à l'auscultation thoracique avec un murmure vésiculaire diminué du côté droit.

### Question 1

Quel est le score de Glasgow de votre patient ?
**A.** 11
**B.** 12
**C.** 13
**D.** 14
**E.** 15
**F.** Aucune de ces réponses n'est correcte



### Question 2

Quels sont les éléments qui manquent dans l'observation et qui sont indispensables pour la suite de la prise en charge ?
**A.** Tension artérielle
**B.** Saturation en oxygène ($SpO_2$)
**C.** Pouls
**D.** Bandelette urinaire
**E.** Aucune de ces réponses n'est correcte

### Question 3

Les constantes sont les suivantes : pouls : 128/min, TA : 65/44 mmHg, $SpO_2$ en air : 83 %.
Quelle mesure prenez-vous immédiatement ?
**A.** Remplissage vasculaire par cristalloïdes
**B.** Mise en place d'une voie veineuse centrale
**C.** Drainage thoracique droit
**D.** Sondage vésical
**E.** Intubation orotrachéale
**F.** Aucune de ces réponses n'est correcte

### Question 4

Après remplissage vasculaire la tension artérielle se stabilise à 96/72 mmHg. Vous organisez le transport médicalisé du patient dans le centre de traumatologie le plus proche, situé à 30 km.
Quelles mesures prenez-vous lors du transfert ?
**A.** Information de l'équipe d'accueil
**B.** Immobilisation du rachis par collier cervical et matelas coquille
**C.** Surveillance continue des constantes : pouls, tension artérielle, saturation en oxygène, niveau de conscience
**D.** Antibiothérapie par amoxicilline-acide clavulanique
**E.** Traitement antalgique (palier 3)
**F.** Aucune de ces réponses n'est correcte

### Question 5

Vous arrivez à l'hôpital et êtes accueillis en salle de déchocage. La tension est restée relativement stable pendant le trajet, de même que la saturation et l'état neurologique.
Quels examens biologiques sont indispensables à ce stade ?
**A.** Taux de plaquettes
**B.** Hémoglobine
**C.** Bilan prétransfusionnel : groupe sanguin (2 déterminations), RAI
**D.** Bilan de coagulation : TP, TCA
**E.** Créatininémie
**F.** Aucune de ces réponses n'est correcte

### Question 6

Sans attendre les résultats du bilan demandé en urgence, vous organisez la suite de la prise en charge. Quelle est votre attitude ultérieure ?
**A.** Scanner corps entier après bilan radiologique de débrouillage (radiographie thoracique, bassin et FAST écho)
**B.** Bloc opératoire d'emblée pour laparotomie d'hémostase et fixateur externe du bassin, ostéosynthèse de la fracture de jambe
**C.** Vérification du statut vaccinal antitétanique
**D.** Équipement par voie veineuse centrale, mesure invasive de la pression artérielle, sonde vésicale
**E.** Aucune de ces réponses n'est correcte

### Question 7

Le scanner corps entier met en évidence un traumatisme crânien (contusion simple sans indication chirurgicale), un traumatisme thoracique avec hémopneumothorax droit sans signe de compression, un traumatisme abdominal avec traumatisme hépatique (hématome sous-capsulaire), hémopéritoine d'abondance modérée et un traumatisme rénal droit de grade 4 avec une extravasation urinaire sans collection périrénale et sans saignement actif. Le rein gauche est atrophique. Il existe également une disjonction de la symphyse pubienne avec fracture sacro-iliaque bilatérale et un globe vésical. Le laboratoire vous communique alors quelques résultats biologiques : hémoglobine : 71 g/L, plaquettes : 35 G/L, créatininémie : 122 µmol/L, TP : 50 %, TCA : 61/33.
Qu'envisagez-vous pour la suite de la prise en charge ?
**A.** Transfert au bloc opératoire pour thoracotomie et laparotomie d'hémostase : évacuation de l'hémopneumothorax, de l'hématome périhépatique, répa-

ration de la lésion rénale (suture de la voie excrétrice) et ostéosynthèse de la fracture du bassin
**B.** Transfert en réanimation, réchauffement, transfusion de culots globulaires et plasma frais congelé
**C.** Mise en place d'une sonde vésicale
**D.** Mise en place d'un cathéter sus-pubien
**E.** Désinfection et pansement de la plaie de la jambe droite en attendant une prise en charge en urgence différée

### Question 8

Le patient a finalement été transféré en réanimation après mise en place d'un cathéter sus-pubien. L'évolution est favorable, la fracture de jambe est opérée rapidement et le patient arrive dans le service d'urologie après le retrait de son drain thoracique et l'ostéosynthèse de son bassin.
Quel examen est le plus pertinent à ce stade pour évaluer un éventuel traumatisme de l'urètre ?
**A.** Urétrocystographie rétrograde et antégrade
**B.** Urétéropyélographie rétrograde
**C.** Fibroscopie urétrovésicale
**D.** Cystoscopie rigide
**E.** Sondage urétral sur guide
**F.** Aucune de ces réponses n'est correcte

### Question 9

Il s'agissait finalement d'une lésion partielle de l'urètre, traitée par réalignement endoscopique. L'évolution est favorable. Vous prévoyez un scanner de contrôle avant la sortie du patient, notamment afin de vérifier la bonne évolution du traumatisme rénal.
Quelle(s) complication(s) du traumatisme rénal demandez-vous au radiologue de rechercher sur cet examen, motivant la demande ?
**A.** Pseudoanévrisme
**B.** Fistule artérioveineuse
**C.** Urinome périrénal
**D.** HTA rénovasculaire
**E.** Dissection de l'artère rénale

## DP 20

Vous prenez en charge aux urgences Monsieur K., 29 ans, suite à un accident de moto survenu il y a un peu plus de 2 heures : il a perdu le contrôle dans un virage à faible vitesse, a glissé sur une dizaine de mètres et fini sa course dans un talus. Il était casqué et a rapidement été pris en charge par les pompiers. À son arrivée, vous découvrez un patient parfaitement orienté, dont les constantes sont normales, qui ne décrit pas d'antécédents particuliers ni de prise médicamenteuse régulière. Il se plaint spontanément de douleurs au niveau de la fosse lombaire droite, de la hanche droite, du périnée et de douleurs superficielles en rapport avec de multiples plaies superficielles et dermabrasions, avec un EVA à 8/10.

### Question 1

Quel bilan radiologique effectuez-vous ?
**A.** Scanner corps entier
**B.** Radiographies du bassin de face
**C.** Radiographies de la hanche droite (F + P)
**D.** Échographie abdominale et de l'appareil urinaire
**E.** Aucune de ces réponses n'est correcte

### Question 2

À l'examen clinique, vous constatez un très important hématome périnéal étendu au scrotum, il n'est pas possible de palper les testicules mais la douleur prédomine du côté droit. L'examen abdominal montre une douleur à la palpation de la fosse lombaire droite, un empâtement de l'hypogastre et le patient signale une envie d'uriner sans y parvenir depuis environ 1 heure.
Lequel (lesquels) de ces signes cliniques vous fait (font) suspecter un traumatisme de l'urètre ?
**A.** Urétrorragie
**B.** Hématome périrénal
**C.** Impossibilité à uriner
**D.** Globe vésical
**E.** Empâtement de l'hypogastre
**F.** Aucune de ces réponses n'est correcte

### Question 3

Lequel (lesquels) de ces signes cliniques vous fait (font) suspecter un traumatisme testiculaire ?
**A.** Urétrorragie
**B.** Hématome scrotal
**C.** Impossibilité à uriner
**D.** Intensité de la douleur (EVA = 8/10) à la palpation du testicule
**E.** Globe vésical
**F.** Aucune de ces réponses n'est correcte

### Question 4

Les radiographies du bassin et de la hanche droite ne montrent pas de fracture. Le patient parvient finalement à uriner, ce qui soulage sa douleur sus-pubienne mais l'inquiète beaucoup car les urines sont hématuriques avec quelques petits caillots.
Quel(s) examen(s) demandez-vous alors ?
**A.** Aucun examen complémentaire, exploration scrotale en urgence devant la probable lésion testiculaire
**B.** Cytologies urinaires
**C.** Échographie scrotale en urgence
**D.** Uroscanner
**E.** Aucune de ces réponses n'est correcte

### Question 5

Le bilan réalisé en urgence a finalement montré un traumatisme du rein droit et un traumatisme du testicule droit avec probable rupture de l'albuginée et hématocèle importante.
Parmi les informations ci-dessous, laquelle (lesquelles) allez-vous faire préciser au radiologue afin de définir la gravité du traumatisme rénal (grade AAST du traumatisme) ?
**A.** Épaisseur de l'hématome périrénal à la partie moyenne du rein
**B.** Atteinte du pédicule rénal (dissection, avulsion)
**C.** Extravasation au temps tardif urinaire
**D.** Présence d'un caillotage de la voie excrétrice
**E.** Présence de lésions associées (foie, rate)
**F.** Aucune de ces réponses n'est correcte

### Question 6

Les éléments donnés par le radiologue sont rassurants (grade 4, avec petite extravasation urinaire, absence de fuite vasculaire) et permettent d'envisager une simple surveillance du traumatisme rénal pour l'instant.
Quelle sera la suite de votre prise en charge du traumatisme testiculaire ?

**A.** Artériographie et embolisation sélective de l'artère spermatique droite
**B.** Prise en charge chirurgicale en urgence pour exploration scrotale
**C.** Évacuation de l'hématome scrotal
**D.** Suture de l'albuginée testiculaire en cas de confirmation de la rupture
**E.** Aucune de ces réponses n'est correcte

### Question 7

Après chirurgie de réparation du testicule, le patient est placé en surveillance en soins intensifs. Après 48 heures, les douleurs de la fosse lombaire droite s'intensifient, il existe une fièvre à 38 °C.
Quel(s) examen(s) effectuez-vous ?

**A.** Scanner abdominal
**B.** Artériographie pour embolisation
**C.** NFS
**D.** ECBU
**E.** Aucune de ces réponses n'est correcte

### Question 8

Quelle(s) complication(s) évolutive(s) recherchez-vous ?

**A.** Hématome périrénal
**B.** Urinome
**C.** Pseudoanévrisme artériel
**D.** Dévascularisation rénale
**E.** Aucune de ces réponses n'est correcte

## DP 21

Un patient de 60 ans vous est adressé par son médecin traitant pour troubles mictionnels aggravés depuis 6 mois. Le patient est angoissé à l'idée d'avoir un cancer de la prostate. Il a pris un traitement par *Pygeum africanum* depuis 6 mois mais sans franche amélioration de ses symptômes. Son PSA est à 1,1 ng/mL et il a un ECBU négatif. Il a pour antécédent une HTA, une appendicectomie dans l'enfance et un antécédent de chirurgie des ligaments croisés droits. Il mesure 169 cm et pèse 80 kg.

### Question 1

Que recherchez-vous à l'interrogatoire et à l'examen clinique ?

**A.** Vous recherchez des symptômes de la phase mictionnelle, tels la pollakiurie diurne et nocturne et les urgenturies
**B.** Vous recherchez des symptômes de la phase de remplissage comme la dysurie, ou un jet faible
**C.** Vous interrogez le patient sur sa fonction sexuelle
**D.** Vous évaluez les troubles mictionnels du patient avec le score IPSS
**E.** Vous réalisez un toucher rectal

### Question 2

Le patient présente un score IPSS à 15, il se plaint principalement d'une dysurie avec faiblesse du jet, d'une pollakiurie nocturne à 2 levers par nuit et une pollakiurie diurne à 7 mictions. Au toucher rectal, vous retrouvez une prostate ferme, augmentée de volume, avec perte du sillon médian, indolore et régulière. Il n'a pas d'autres plaintes fonctionnelles.
Concernant le diagnostic et le pronostic, qu'allez-vous dire au patient ?

**A.** Il a un risque non négligeable de cancer de la prostate, il faut redoser le PSA dans 1 mois
**B.** Il n'est pas nécessaire de contrôler le PSA avant au moins 2 ans
**C.** Il souffre d'une hyperplasie bénigne de la prostate non compliquée avec une symptomatologie modérée
**D.** Il souffre d'une hyperplasie bénigne de la prostate compliquée avec une symptomatologie sévère
**E.** Il souffre d'une instabilité vésicale ; vous lui proposez un traitement par α-bloquant (tamsulosine) et en prescrivez pour 3 mois

### Question 3

Vous lui proposez un traitement par α-bloquant (tamsulosine) et en prescrivez pour 3 mois.
Quel(s) est (sont) le(s) mode(s) d'action des α-bloquants ?

**A.** Ils bloquent les récepteurs α-adrénergiques
**B.** Ils relâchent les fibres musculaires lisses prostatiques
**C.** Ils ouvrent le col vésical
**D.** Ils diminuent le volume prostatique de moitié
**E.** Ils divisent le PSA par 2

### Question 4

Quel suivi préconisez-vous ?

**A.** Pas de suivi particulier
**B.** Consultation dans 3 mois pour évaluer l'efficacité et la tolérance du traitement
**C.** Prescription pour la prochaine consultation d'une échographie réno-vésico-prostatique pour faire le bilan de son hyperplasie bénigne de prostate et rechercher des complications
**D.** Programmation de biopsies de la prostate dans 1 mois
**E.** Consultation dans 1 an avec un PSA

### Question 5

Vous lui donnez rendez-vous dans 3 mois. Deux mois plus tard, le patient vient consulter en urgence pour une douleur hypogastrique, une asthénie, et une fièvre à 39 °C.
Vous prenez ses constantes : sa pression artérielle est à 140/90 mmHg. Sa fréquence cardiaque est de 100/min, et sa saturation en $O_2$ est de 98 %.
L'examen clinique révèle une douleur et une masse sus-pubienne à convexité supérieure, et mate à la percussion, et la palpation sus-pubienne augmente l'envie d'uriner. Au toucher rectal, la prostate est augmentée de volume, et douloureuse à la palpation. Le patient n'a pas de miction spontanée.

Quels sont votre diagnostic et votre attitude en urgence ?

**A.** C'est une rétention aiguë d'urine
**B.** C'est une prostatite aiguë
**C.** Il est urgent de dériver ses urines
**D.** Il faut mettre une sonde urinaire compte tenu du contexte
**E.** Il faut mettre un cathéter sus-pubien

### Question 6

Quelles sont les contre-indications absolues à la pose d'un cathéter sus-pubien ?

**A.** Prostatite aiguë
**B.** Absence de globe
**C.** Traitement anticoagulant
**D.** Pontage artériel fémorofémoral croisé
**E.** Antécédent de cancer de vessie

### Question 7

Un cathéter sus-pubien est mis en place sans difficultés et a permis d'évacuer 800 mL d'urines sales. Le patient est bien soulagé.
Quel(s) examen(s) prescrivez-vous en urgence ?

**A.** La réalisation des examens complémentaires ne doit pas retarder la dérivation des urines
**B.** Prélèvements bactériologiques : hémocultures et ECBU
**C.** NFS, CRP, ionogramme sanguin, créatinine
**D.** Échographie des voies urinaire
**E.** PSA

### Question 8

Vous recevez les résultats des examens complémentaires.

**A.** ECBU sur les urines dérivées : nombreux BGN à l'examen direct.
**B.** Bilan sanguin : leucocytes : 21 000/mm$^3$, hémoglobine : 14 G/dL, CRP : 200 mg/L, créatininémie : 180 µmol/L, $K^+$ : 4 mmol/L, $Na^+$ : 140 mmol/L.
**C.** Échographie des voies urinaires : dilatation modérée des cavités rénales bilatérales sur toute la hauteur des uretères, pas de trace de maladie lithiasique, pas d'argument pour une pyélonéphrite. Vessie de lutte avec un diverticule vésical.

Quelle est votre prise en charge ?

**A.** Il faut hospitaliser le patient
**B.** Il est possible de traiter le patient en ambulatoire
**C.** Il faut débuter une bi-antibiothérapie probabiliste par voie intraveineuse visant les germes urinaires (ceftriaxone et aminoside), à adapter secondairement à l'antibiogramme
**D.** Il faut attendre les résultats de l'ECBU pour débuter une antibiothérapie qui sera d'emblée adaptée
**E.** La durée totale du traitement après relais *per os* sera de 14 à 21 jours

### Question 9

Quel protocole de surveillance souhaitez-vous prescrire ?

**A.** Pression artérielle, fréquence cardiaque, température et saturation, une fois par équipe
**B.** Bilan sanguin : ionogramme, créatinine, CRP, NFS tous les 2 jours jusqu'à l'apyrexie
**C.** PSA
**D.** Hémocultures en cas de nouvel épisode de fièvre ou frissons
**E.** Une échographie rénale de contrôle dans les 24-48 heures afin de s'assurer de la disparition de la dilatation pyélocalicielle bilatérale

### Question 10

Que prévoyez-vous pour la suite de la prise en charge, à distance de cet épisode ?

**A.** Une chirurgie de désobstruction prostatique
**B.** Une évaluation échographique du volume prostatique
**C.** Remplacer l'α-bloquant par un inhibiteur de la 5α-réductase
**D.** L'ablation du cathéter et la poursuite du traitement actuel
**E.** Remplacer le cathéter par une sonde urétrale

### Question 11

Quelle(s) est (sont) la (les) proposition(s) exacte(s) concernant les indications pour une chirurgie de désobstruction prostatique ?

**A.** L'échec du traitement médicamenteux
**B.** Une insuffisance rénale obstructive
**C.** Des rétentions aiguës d'urine récidivantes malgré un traitement par α-bloquant ou rétention aiguë d'urine avec échec de sevrage de la sonde urinaire
**D.** Des infections urinaires récidivantes
**E.** Une lithiase vésicale




## DP 22

Un patient de 67 ans consulte aux urgences « parce qu'il ne se sent pas bien ».
Depuis plusieurs jours, il ressent des douleurs en fosse lombaire droite et dans le flanc droit. Depuis 2 jours, il vomit beaucoup et est très fatigué. Sa femme vous explique qu'à part son cancer du rein pour lequel on lui a retiré le rein gauche il y a 6 ans, il n'a jamais été malade. Leur médecin traitant les suit de près et elle vous assure que toutes ses analyses de ces dernières années étaient normales. Il prend juste un traitement occasionnel pour un reflux gastro-œsophagien (Gaviscon®) et parfois du Doliprane® pour de l'arthrose au genou.
Ses constantes à l'arrivée sont les suivantes : T : 37,4 °C, pouls : 90/min, TA : 98/68 mmHg. À l'examen clinique, il existe un tympanisme abdominal diffus, une douleur à l'ébranlement de la fosse lombaire.

### Question 1

Voici l'électrocardiogramme (ECG) qu'a réalisé l'infirmière de l'accueil des urgences (fig. 21.21) ?
Quelle(s) anomalie(s) constatez-vous ?

**A.** Aucune
**B.** Ondes T amples et pointues
**C.** Ondes P amples
**D.** Élargissement QRS
**E.** Troubles de la conduction

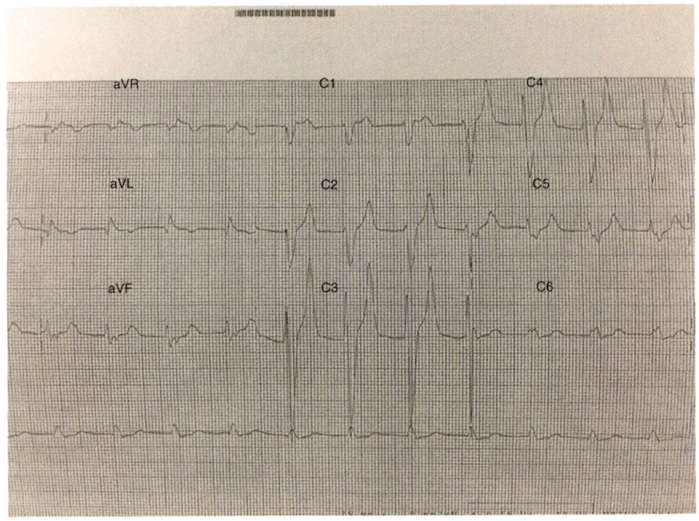


Fig. 21.21.



### Question 2

Quelle est votre principale hypothèse diagnostique pour expliquer les troubles ECG ?

**A.** Infarctus du myocarde
**B.** Hyperkaliémie
**C.** Embolie pulmonaire
**D.** œdème aigu du poumon
**E.** Dissection aortique

### Question 3

Quel(s) autre(s) examen(s) demandez-vous en urgence ?

**A.** Ionogramme sanguin
**B.** Échographie cardiaque
**C.** Radiographie de thorax
**D.** Numération-formule sanguine et plaquettaire
**E.** Créatininémie

### Question 4

L'infirmière vous rapporte le bilan fait en urgence. Elle n'a pas pu faire la bandelette urinaire faite de manière systématique aux urgences car le patient n'a pas envie d'uriner. Elle est d'ailleurs surprise car sa femme dit qu'il n'a pas uriné depuis presque 24 heures. Vous retournez l'examiner. Il n'existe ni douleur ni matité sus-pubienne.

Le bilan montre : $Na^+$ : 148 mmol/L, $K^+$ : 7,2 mmol/L, $Cl^-$ : 108 mmol/L, créatinine : 580 µmol/L, urée : 30 mmol/L, bicarbonates : 21 mmol/L, GB : 9 G/L, Hb : 12 g/dL, plaquettes : 278 000/L, CRP < 4.

Quelle(s) mesure(s) thérapeutique(s) mettez-vous en place en urgence ?

**A.** Pose de sonde vésicale
**B.** Gluconate de calcium en intraveineux
**C.** Thrombolyse intraveineuse
**D.** Dialyse en urgence
**E.** Administration intraveineuse de soluté glucosé (10 %) avec de l'insuline IV (10–15 UI dans 500 mL)

### Question 5

La kaliémie de contrôle après dialyse est redescendue à 4,3 mmol/L.

Quel(s) bilan(s) complémentaire(s) étiologique(s) pouvez-vous demander ?

**A.** Scanner abdominopelvien avec injection
**B.** Scanner abdominopelvien sans injection
**C.** Échographie cardiaque
**D.** Échographie rénale
**E.** IRM abdominopelvienne

### Question 6

Le patient a finalement eu un scanner abdominopelvien. Que pouvez-vous dire des coupes ci-dessous (fig. 21.22) ?

**A.** Il s'agit d'un scanner abdominopelvien avec injection de produit de contraste
**B.** Il existe une dilatation des cavités pyélocalicielles
**C.** Il existe une récidive du cancer du rein
**D.** Il existe un calcul de l'uretère droit
**E.** Il s'agit de coupes sagittales

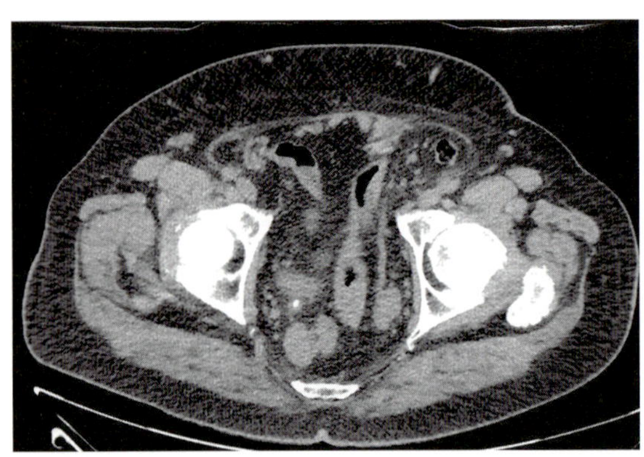

Fig. 21.22.

Question 7
Quel est votre diagnostic pour expliquer l'ensemble des éléments ?
**A.** Hyperkaliémie secondaire à une nécrose tubulaire aiguë
**B.** Hyperkaliémie secondaire à une insuffisance rénale aiguë obstructive lithiasique
**C.** Hyperkaliémie secondaire à une déshydratation
**D.** Hyperkaliémie secondaire à une lyse tumorale
**E.** Hyperkaliémie secondaire à une rétention aiguë d'urines

Question 8
Vous concluez donc à une hyperkaliémie sur insuffisance rénale aiguë obstructive par une lithiase urétérale. Quel(s) traitement(s) mettez-vous en route ?
**A.** Drainage des urines en urgence au lit du malade
**B.** Drainage des urines en urgence au bloc opératoire
**C.** Mise en place d'une sonde urétérale ou d'une sonde de néphrostomie
**D.** Mise en place d'une sonde vésicale seulement
**E.** Bi-antibiothérapie intraveineuse à large spectre

Question 9
L'intervention s'est bien passée et vous avez pu mettre en place une sonde urétérale sans difficulté. Le calcul a été laissé en place.
L'infirmière vous appelle 4 heures après car le patient a uriné 3,9 litres depuis l'intervention ?
Quelle(s) est (sont) votre (vos) hypothèse(s) diagnostique(s) ?
**A.** Syndrome polyuropolydipsique
**B.** Diabète insipide central
**C.** Syndrome de levée d'obstacle
**D.** Hémorragie a vacuo
**E.** Potomanie

Question 10
Quelle(s) est (sont) la (les) complication(s) métabolique(s) secondaire(s) au syndrome de levée d'obstacle ?
**A.** Hypocalcémie
**B.** Hypokaliémie
**C.** Polyurie osmotique
**D.** Déshydratation extracellulaire
**E.** Hyperphosphatémie

Question 11
Afin d'envisager la suite de la prise en charge du patient vous vous repenchez sur son scanner et mesurez la densité de son calcul urétéral à 1 200 UH.
Quelle peut être la composition de ce calcul ?
**A.** Oxalocalcique
**B.** Cystine
**C.** Acide urique
**D.** Phospho-amoniaco-magnésien
**E.** Phosphate de calcium

Question 12
Le patient sort de l'hôpital avec une fonction rénale normale et vous lui retirez son calcul et sa sonde urétérale 1 mois plus tard. Il revient vous voir avec son bilan de contrôle 3 mois plus tard.
Il pèse 65 kg pour 170 cm. La pression artérielle est normale.
Hémogramme normal : $Na^+$ : 135 mmol/L ; $K^+$ : 3,5 mmol/L ; $Cl^-$ : 96 mmol/L ; urée : 9 mmol/L ; calcémie : 3 mmol/L ; phosphorémie 0,55 mmol/L (N : 0,8-1,25 mmol/L) ; créatininémie : 60 Umol/L ; protides : 70 g/L.
Urines des 24 h : diurèse : 1 800 mL, pH : 7 ; créatininurie : 8,4 mmol/j ; urée : 324 mmol/j ; natriurèse : 163 mEq/j ; calciurie : 7,9 mmol/24 h (N < 0,1 mmol/kg/j) (N : 3,5–7,5/24 h) ; phosphaturie : 13,1 mmol/24 h (N : 10–20/24 h) ; ECBU pas de cristaux visibles.
D'après ce bilan, existe-t-il une étiologie pouvant expliquer l'épisode du mois dernier ?
**A.** Acidose métabolique
**B.** Hyperparathyroïdie primaire
**C.** Diabète insipide
**D.** Hypercalcémie familiale bénigne
**E.** Syndrome de sécrétion inappropriée d'hormone antidiurétique

Question 13
Quel(s) autre(s) élément(s) pourrai(en)t vous aider à avancer dans le diagnostic ?
**A.** Dosage de la PTH
**B.** Glycémie à jeun
**C.** Scanner cérébral
**D.** Calcémie ionisée
**E.** Dosage de la $1,25(OH)_2$ vitamine D

Question 14
La PTH et la calcémie ionisées sont augmentées, ainsi que la $1,25(OH)_2$ vitamine D.
Le patient vous rapporte aussi ces deux examens complémentaires mais sans le compte rendu en vous disant que le radiologue avait juste dit que le compte rendu allait suivre et qu'il s'agissait d'un adénome (fig. 21.23 et 21.24).
Quel(s) traitement(s) recommandez-vous au patient ?
**A.** Lévothyroxine (Lévothyrox®) 125 mg/j
**B.** Cervicotomie et exérèse de l'adénome
**C.** Cervicotomie et exérèse des 7/8e des parathyroïdes

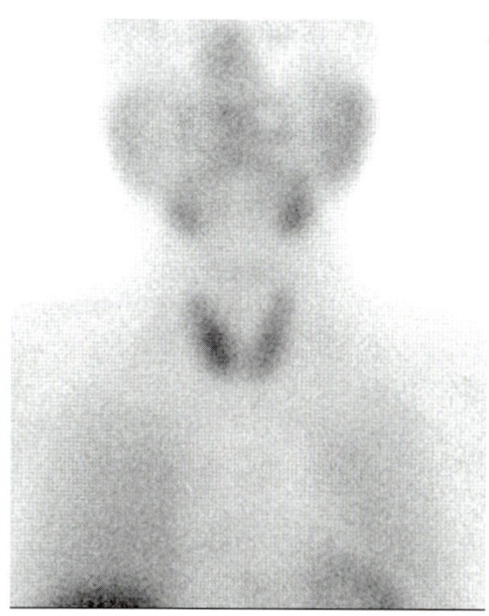

**Fig. 21.23.**

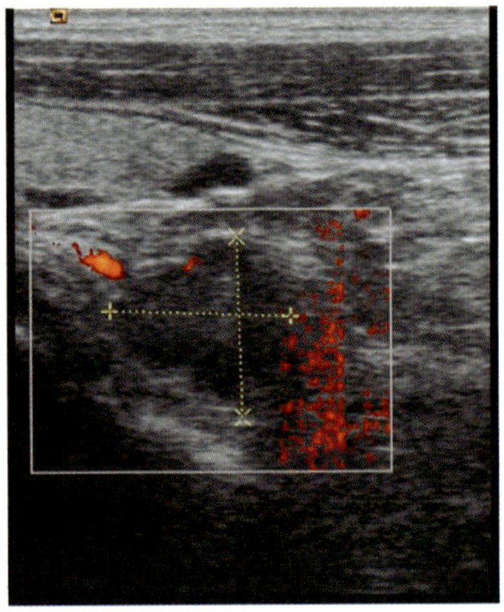

**Fig. 21.24.**

**D.** Thyroïdectomie totale
**E.** Traitement quotidien par biphosphonates

### Question 15

Le patient est réticent à l'idée d'être opéré. Quelles sont les complications de l'hyperparathyroïdie primaire attendues en l'absence de traitement ?

**A.** Insuffisance rénale chronique
**B.** Déminéralisation osseuse
**C.** Hypertension artérielle
**D.** Néphrocalcinose
**E.** Neuropathie périphérique



# Réponses

## *DP 1*

### Question 1

Réponse : A, B, D

**A :** faux.
**B :** il faut toujours craindre une déférentite et/ou épididymite qui auraient pu passer inaperçu et entraîner une obstruction canalaire.
**C :** les professionnels du bâtiment n'ont pas de risque majoré d'infertilité.
**D :** la consommation régulière de tabac entraîne classiquement une asthénospermie.
**E :** seule la consommation régulière et abusive d'alcool a un impact significatif sur la fertilité masculine.

### Question 2

Réponse : C, D, E

**A :** on ne parle d'hypotrophie testiculaire qu'en dessous de 15 mL, et d'atrophie en dessous de 6 mL.
**B :** sans intérêt, car il est prouvé que seules les varicocèles cliniques peuvent avoir un impact sur la fertilité.
**C :** pour l'étude des vésicules séminales et de la portion pelvienne des déférents.
**D :** il faut l'évoquer.
**E :** il faut rechercher tous les signes cliniques de mucoviscidose (il existe des mucoviscidoses frustes qui sont découvertes sur un bilan d'infertilité masculine).

### Question 3

Réponse : A

**A :** constante en cas d'absence bilatérale des canaux déférents.
**B à E :** incompatibles avec le diagnostic d'azoospermie.

### Question 4

Réponse : C, E

**C :** classiquement, le volume de sperme est inférieur à 1 mL (souvent de 0,5-0,7 mL).
**E :** classiquement, le pH est acide (6,5 par exemple).

### Question 5

Réponse : B

**A :** tableau d'azoospermie sécrétoire par insuffisance testiculaire (périphérique).
**C, D :** tableau d'azoospermie sécrétoire par hypogonadisme hypogonadotrope (central).

### Question 6

Réponse : C, D, E

**A :** tableau d'obstruction bilatérale des canaux éjaculateurs.
**C, E :** classiques, mais il peut exister des formes incomplètes (l'atteinte est bilatérale, donc l'azoospermie est constante, mais une portion de déférent ou une vésicule peut persister).
**D :** la prostate est normale dans les ABCD.

### Question 7

Réponse : B, C

**A, D :** possibles seulement en cas orchite associée, mais pas en cas d'épididymite.
**B, C :** l'épididymite bilatérale est la cause la plus fréquente d'azoospermie obstructive (plus fréquente que l'ABCD).

### Question 8

Réponse : C

**A, D :** à prescrire en cas d'azoospermie non obstructive.
**C :** encore appelé *CFTR*.
**B, E :** études prescrites sur les spermatozoïdes (donc pas chez les patients azoospermes).

### Question 9

Réponse : B, C

**A :** non, il est tout à fait possible d'envisager une AMP après exploration de la compagne.
**B, C :** systématiques.
**D :** aucune place ici.
**E :** les agénésies rénales sont observées dans les pathologies du développement wolffien, mais pas dans les contextes de mutation du gène *ABCC7*.

### Question 10

Réponse : B, E

**A :** impossible, car l'ensemble des voies génitales en aval de la tête de l'épididyme jusqu'à la prostate est absent.
**B :** par aspiration de spermatozoïdes épididymaire le plus souvent.

**C :** impossible, car il est nécessaire d'avoir plus de 1 million de spermatozoïdes mobiles à inséminer (uniquement à partir de sperme éjaculé, pas sur prélèvement chirurgical).

**D :** technique de référence après extraction chirurgicale de spermatozoïdes.

### Question 11
Réponse : A
Quasi constant.

## DP 2

### Question 1
Réponse : C
Il s'agit d'un prolapsus génital non symptomatique.

### Question 2
Réponse : A, B, C, D, E

### Question 3
Réponse : D
Le diagnostic est clinique.

### Question 4
Réponse : A, B, C, D, E

### Question 5
Réponse : E
Seuls les prolapsus symptomatiques doivent être traités.

### Question 6
Réponse : B, C, D, E
La dysurie s'accentuant en fin de journée est liée à la majoration du prolapsus en fin de journée. La patiente présente une cystocèle (colpocèle antérieure), la colpocèle postérieure peut être liée à une rectocèle ou une élytrocèle ou les deux. Le prolapsus génital étant symptomatique, cela constitue une indication chirurgicale fonctionnelle. Il faut au préalable rechercher cliniquement une incontinence urinaire masquée, qui pourrait apparaître après correction du prolapsus.

### Question 7
Réponse : B, C

## DP 3

### Question 1
Réponse : C
Lichen scléroatrophique et phimosis sont des états pathologiques chroniques. Ils sont souvent intriqués et se favorisent l'un l'autre. Le paraphimosis est la complication aiguë du phimosis.

### Question 2
Réponse : E
Devant un paraphimosis, l'attitude première consiste à tenter la réduction manuelle au lit du malade. Cependant si le paraphimosis est iatrogène après sondage vésical, la sonde doit être retirée avant de commencer la manœuvre de réduction. Ce n'est qu'en cas d'échec de réduction manuelle que le traitement chirurgical est entrepris.

### Question 3
Réponse : A, B, C, D
Un phimosis peut être le signe d'appel d'une tumeur du pénis et, vice versa, un phimosis non traité est facteur de risque de tumeur balanique. Une corticothérapie locale est parfois tentée comme traitement conservateur d'un phimosis peu serré.

### Question 4
Réponse : A, C, D, E
Les ruptures du frein du prépuce sont dues à une brièveté du frein.

### Question 5
Réponse : B, D
Photothérapie, curiethérapie et traitement cytotoxique local sont des options thérapeutiques conservatrices des tumeurs du pénis.

### Question 6
Réponse : B, C, D

### Question 7
Réponse : E
Seules l'hydrocèle communicante de l'enfant et la hernie inguinoscrotale non étranglée sont réductibles. Même volumineuse, l'hydrocèle reste souple. C'est le diagnostic d'une varicocèle que la manœuvre de Valsalva sensibilise.

### Question 8
Réponse : A, E
L'hydrocèle est le plus souvent idiopathique, parfois réactionnelle à des causes locales voire générales (en général inflammatoires, infectieuses ou tumorales, parfois traumatiques). Varicocèle et hydrocèle n'ont pas de physiopathologie commune. La persistance du canal péritonéovaginal est la cause d'hydrocèles communicantes, chez l'enfant seulement.

### Question 9
Réponse : A, B, D, E

### Question 10
Réponse : A

### Question 11
Réponse : A, B, C, D
Toutes les propositions sont des risques évolutifs après traitement des tumeurs du pénis... à part le phimosis puisque le patient a déjà eu une posthectomie (et que le prépuce ne repousse pas).

## DP 4

### Question 1
Réponse : C, D, E

### Question 2
Réponse : A, D

### Question 3
Réponse : E

### Question 4
Réponse : A, B, D

### Question 5
Réponse : C

### Question 6
Réponse : A, B, C, D

### Question 7
Réponse : B, C

### Question 8
Réponse : B, C, D

### Question 9
Réponse : A, B, D

### Question 10
Réponse : A, B, D

## DP 5

### Question 1
Réponse : B, C

### Question 2
Réponse : A, B, C, E

### Question 3
Réponse : A, B, E

### Question 4
Réponse : A, B, C, E

### Question 5
Réponse : A, C

## DP 6

### Question 1
Réponse : B, D

Diagnostic simple. Le contexte (âge, comorbidités, nombre de récidives) et la clinique (évolution > 7 jours, fébricule) posent ou non le diagnostic de cystite compliquée.

Les symptômes décrits correspondent bien à de la pollakiurie et de l'urgenturie.

Le diagnostic de cystite aiguë exclut la réponse E puisque le diagnostic de syndrome clinique d'hyperactivité vésicale n'est posé qu'en l'absence d'agression de la paroi vésicale par une pathologie avérée (infection, tumeur, calcul).

E : SCZ.

### Question 2
Réponse : D

### Question 3
Réponse : B, D

### Question 4
Réponse : C

C'est l'exemple type de l'incontinence urinaire d'effort :

- tous les signes en faveur de l'incontinence urinaire d'effort : pertes au cours de l'effort, mictions normales, etc.
- aucun des signes en faveur d'une incontinence urinaire par urgenturie.

Les fistules donnent des fuites permanentes jour et nuit non rythmées par l'effort.

### Question 5
Réponse : A

L'énurésie est définie comme une miction complète involontaire. Elle peut survenir la nuit ou le jour. Le jour, elle peut survenir à l'occasion d'un paroxysme émotionnel : fou rire, peur intense, orgasme. En dehors de l'énurésie nocturne monosymptomatique de l'enfant, c'est une forme rare d'incontinence, d'autant plus rare chez l'adulte.

### Question 6
Réponse : D

L'incontinence urinaire est un diagnostic clinique. Aucun examen paraclinique n'est utile pour confirmer qu'il existe une incontinence urinaire. C'est l'examen



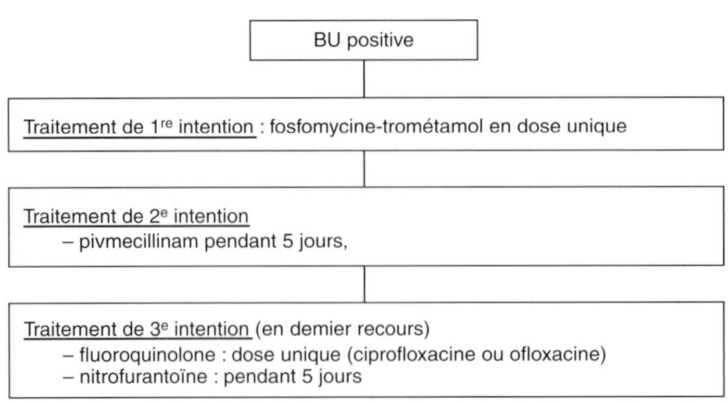


**Fig. 21.25.**
Nouvelles recommandations dans le traitement de la cystite aiguë simple. Pas de place pour le Bactrim® en traitement probabiliste.
**Nouveauté** : arrivée du pivmecillinam (Selexid® 200 mg matin et soir) en traitement de deuxième intention → Recommandation du SPILF 2014.

clinique vessie pleine en faisant tousser la patiente qui permet de voir la fuite (test d'effort) et qui confirme le diagnostic. Des examens peuvent être utiles pour caractériser l'incontinence urinaire, pas pour l'affirmer.

**Question 7**
Réponse : A, C, D
L'obésité est le principal facteur de risque modifiable de l'incontinence urinaire.
Si la patiente a été opérée d'une hernie discale au stade compliqué (syndrome de queue-de-cheval, même partiel) vous ne pourrez pas agir sur les séquelles. L'information sera utile pour comprendre le mécanisme des fuites (prédominance d'insuffisance sphinctérienne) et choisir le traitement mais pas pour proposer une mesure correctrice. La toux chronique est bien sur un facteur aggravant l'importance (quantité) et la fréquence des fuites. La correction de la carence hormonale locale en dehors d'un antécédent de cancer du sein est utile au traitement de première ligne de l'incontinence urinaire d'effort et de l'incontinence urinaire par urgenturie. Les modalités d'accouchement renseignent sur un traumatisme obstétrical passé c'est un facteur de risque non modifiable.

**Question 8**
Réponse : D
Le premier temps de la prise en charge de l'incontinence urinaire d'effort est la rééducation périnéale associée à la correction des facteurs aggravants.
L'objectif de la rééducation est l'apprentissage de la contraction adaptée du muscle *levator ani* (muscle qui constitue l'essentiel du plancher pelvien) et le renforcement de son tonus. On utilise le biofeedback (retour verbal sonore ou lumineux de la qualité de la contraction effectuée par la patiente). Lorsque la patiente ne sait pas du tout contracter ce muscle on peut utiliser une stimulation électrique qui contracte le muscle et lui permet de le localiser.
Comme pour toute prescription de kinésithérapie il faut mentionner l'identité complète, l'indication, les objectifs, le nombre de séance (de 15 à 20).
La rééducation permet d'éviter le recours à la chirurgie dans 40 à 50 % des cas… Donc pas de chirurgie en première intention…
Il n'existe pas pour l'instant de médicament avec une AMM pour l'incontinence urinaire d'effort en France.

**Question 9**
Réponse : A, C, D, E, F
Après échec du traitement de première ligne, si la patiente est gênée et demandeuse on lui propose un traitement chirurgical. Celui-ci doit être adapté au mécanisme des fuites et à leur importance. Le test de soutènement urétral est positif lorsque le mécanisme des fuites d'effort est majoritairement l'hypermobilité cervico-urétrale. C'est l'indication d'une bandelette sous-urétrale sans tension. Si le test est négatif on peut craindre une inefficacité de la bandelette sous-urétrale parce que le mécanisme de l'incontinence urinaire d'effort est une insuffisance sphinctérienne prédominante. Dans l'incontinence urinaire d'effort le bilan urodynamique (BUD) n'est pas obligatoire médicolégalement, il est recommandé s'il existe d'autres symptômes du bas appareil que l'incontinence urinaire d'effort. Avant chirurgie de l'incontinence urinaire d'effort si le BUD n'est pas fait il faut au minimum faire une débitmétrie avec mesure de résidu postmictionnel pour s'assurer d'une vidange vésicale complète. En effet, les bandelettes sous-urétrales peuvent être partiellement obstructives et décompenser un trouble de la vidange sous-jacent jusque-là méconnu de la patiente car ne la gênant pas.

**Question 10**
Réponse : C, D, E
Pas de nécessité l'incontinence urinaire d'effort ne menace pas la vie de la patiente elle la handicape c'est donc à la fois la nature de l'incontinence, le mécanisme des fuites et le degré de gêne de la patiente qui font l'indiction.
Toute chirurgie comporte des risques. L'information sur les bénéfices et les risques est indispensable avant toute intervention chirurgicale. Le déroulement du geste et de l'hospitalisation sont expliqués. Les risques spécifiques et généraux doivent être mentionnés. Il faut remettre à la patiente une fiche d'information, qui ne peut se substituer à l'information orale, mais qui en est un complément.

**Question 11**
Réponse : A, B, C
La patiente a bien une dysurie car elle vide mal sa vessie ; l'échographie vésicale avec mesure du résidu postmictionnel permettra de faire le diagnostic. Elle vide incomplètement sa vessie donc doit uriner plus souvent ce qui explique la pollakiurie et la nycturie. Elle n'a pas d'urgenturie il ne s'agit donc pas d'un syndrome d'hyperactivité vésicale.

## DP 7

**Question 1**
Réponse : C, E

**Question 2**
Réponse : A, B, C

**Question 3**
Réponse : B

**Question 4**
Réponse : C, D, E

**Question 5**
Réponse : B

**Question 6**
Réponse : C

**Question 7**
Réponse : C, D

**Question 8**
Réponse : A, D, E

**Question 9**
Réponse : A, C, E

## DP 8

Question 1
Réponse : A, B

Question 2
Réponse : B, D, E

Question 3
Réponse : C

Question 4
Réponse : A, C, D

Question 5
Réponse : A, B, C, D

Question 6
Réponse : A, B, C, D, E

Question 7
Réponse : B, C

Question 8
Réponse : A, D, E

Question 9
Réponse : A, B, D, E

Question 10
Réponse : B, C, D, E

Question 11
Réponse : A, E

Question 12
Réponse : C, E

Question 13
Réponse : A, B, C, D

Question 14
Réponse : C

Question 15
Réponse : A, B, C, D, E

## DP 9

Question 1
Réponse : A, B, D, F

Question 2
Réponse : D, E

Question 3
Réponse : F

Question 4
Réponse : C

Question 5
Réponse : D

Question 6
Réponse : C, D

Question 7
Réponse : C, E

Question 8
Réponse : E

Question 9
Réponse : E

Question 10
Réponse : D

Question 11
Réponse : D

Question 12
Réponse : B, C

## DP 10

Question 1
Réponse : A, B, D, E

Question 2
Réponse : C, D, E
Dans les rares CHU où la transplantation rénale est réalisée par l'équipe de chirurgie vasculaire, cette équipe assure alors la consultation préopératoire.

Question 3
Réponse : C
Une contre-indication définitive est une décision exceptionnelle et lourde de conséquences. Elle est prise de manière collégiale et doit être argumentée.

Question 4
Réponse : A, B, C, D, E

Question 5
Réponse : A, D

Question 6
Réponse : A, C, D

Question 7
Réponse : A
Il n'y a pas d'incompatibilité de Rhésus, ni de sexe, ni de côté. Le *cross-match* doit être négatif.

Question 8
Réponse : C
Une équipe n'a la possibilité de choisir un receveur de sa liste que pour un rein « local » (c'est-à-dire si cette même équipe a réalisé le prélèvement multiorganes). L'autre rein est attribué par l'ABM à un patient (pas à une équipe).

Question 9
Réponse : D

Question 10
Réponse : C
Il faut conserver la graisse hilaire pour éviter les plaies vasculaires ou pyéliques. Il faut conserver la graisse urétérale pour éviter de dévasculariser l'uretère.

Question 11
Réponse : B
Les anastomoses vasculaires se font dans les vaisseaux iliaques externes.

### Question 12
Réponse : B, C
Les examens iodés sont évités chez les transplantés rénaux.

### Question 13
Réponse : C, E
Une ablation de sonde JJ se fait en soins externes (= en consultation), au cours d'une cystoscopie au fibroscope souple, sous anesthésie locale par gel urétral.

## DP 11

### Question 1
Réponse : A
Toute hématurie microscopique à la bandelette doit être confirmée par un examen quantitatif sous forme d'un ECBU.

### Question 2
Réponse : A, B, D, E
L'examen clinique permet d'orienter vers une cause urologique ou néphrologique et d'évaluer le retentissement d'une éventuelle anémie. Les œdèmes des membres inférieurs évoquent la présence d'une insuffisance rénale associée. La dyspnée peut traduite une anémie chronique (penser aussi au syndrome pneumorénal dans un contexte d'urgence). Le toucher vaginal permet de rechercher une tumeur pelvienne et en particulier vésicale. Les douleurs lombaires peuvent orienter vers une tumeur rénale ou la présence d'un calcul dans l'appareil urinaire.

### Question 3
Réponse : A, C, E
Devant toute hématurie, le bilan de première intention doit comporter un ECBU qualitatif à la recherche d'hématies déformées et de cylindres, une créatininémie avec mesure du débit de filtration glomérulaire (DFG), une protéinurie des 24 heures et une échographie de l'appareil urinaire.

### Question 4
Réponse : A, C
Devant une hématurie microscopique isolée, et en particulier en cas de facteurs de risque de tumeur urothéliale (âge supérieur à 50 ans, tabagisme, exposition professionnelle), le bilan doit impérativement être complété par une cytologie urinaire, une cystoscopie au fibroscope souple et un uroscanner (**avec** injection et temps tardif urinaire) afin de rechercher une tumeur vésicale ou du haut appareil urinaire qui n'aurait pas été visualisée à l'échographie.

### Question 5
Réponse : E
La fibroscopie vésicale est réalisée en consultation et non pas en chirurgie ambulatoire. On réalise une anesthésie locale à l'aide d'un gel de xylocaïne. Un bilan d'hémostase n'est pas nécessaire. Concernant l'ECBU, les dernières recommandations du comité d'infectiologie de l'Association française d'urologie ne préconisent plus la réalisation d'un ECBU systématique avant cystoscopie diagnostique. Un ECBU doit toutefois être systématiquement réalisé pour tout autre geste urologique chirurgical en contact avec les urines (résection transurétrale de la vessie [RTUV], biopsies vésicales, etc.).

### Question 6
Réponse : A, B
La patiente présente deux facteurs de risque de cancer de la vessie : le tabagisme (même sevré) et sa profession. En effet, les coiffeurs sont exposés à des colorants reconnus comme augmentant le risque de cancer de la vessie. L'inflammation vésicale chronique est aussi un facteur de risque de carcinome vésical mais pas dans le cas de cette patiente qui n'a fait que quelques cystites. Cela concerne surtout les cathétérismes chroniques, en particulier chez les patients neurologiques.

### Question 7
Réponse : C
La seule hypothèse diagnostique plausible est la rétention aiguë d'urine sur caillotage vésical en raison du contexte, de l'anurie avec douleur pelvienne intense évoquant en premier lieu un globe vésical. La tachycardie et la polypnée peuvent être liées à l'anémie ou la douleur.

### Question 8
Réponse : B (PCZ), C (PCZ)
Le traitement de première intention de la rétention sur caillotage est la pose d'une sonde vésicale avec irrigation permettant de lever le globe et d'éviter que les caillots se reforment. Il existe une **contre-indication absolue au cathéter sus-pubien** en raison de la suspicion de tumeur vésicale.
SCZ : D, E.

### Question 9
Réponse : A (PCZ), B (PCZ), C (PCZ)
La numération a pour but de rechercher une anémie. Le bilan d'hémostase s'assure de l'absence de troubles de la coagulation majorant le saignement et doit être réalisé au cas où un geste chirurgical doit être réalisé. La créatininémie est indispensable à la recherche d'une insuffisance rénale aiguë obstructive secondaire à la rétention.

### Question 10
Réponse : B, D, E
Le traitement de l'hématurie macroscopique caillotante est **symptomatique**. Une fois les urines claires, les patients sont autorisés à rentrer à leur domicile et le bilan étiologique est réalisé en ville en l'absence de signes de gravité. Le contexte de cette patiente est urologique (hématique macroscopique, troubles mictionnels, rétention aiguë d'urine), les examens complémentaires vont donc être orientés vers la recherche d'une cause urologique et non néphrologique.

### Question 11
Réponse : C
On dénombre 12 000 nouveaux cas par an et non 120 000. Le type histologique le plus fréquent est le carcinome urothélial. Le diagnostic de certitude repose sur l'examen histologique des copeaux de résection. Les hommes sont 5 fois plus concernés que les femmes.

## DP 12

### Question 1
Réponse : A, B, E

### Question 2
Réponse : B, C, D, E

### Question 3
Réponse : D, E

### Question 4
Réponse : A, B, C, E

### Question 5
Réponse : A, B, D, E

### Question 6
Réponse : A, B, D

### Question 7
Réponse : B

### Question 8
Réponse : A

### Question 9
Réponse : A, B

### Question 10
Réponse : A, B, C, D, E

### Question 11
Réponse : A, B, C, E

### Question 12
Réponse : B, C, E

### Question 13
Réponse : A, C

### Question 14
Réponse : C

### Question 15
Réponse : A

## DP 13

### Question 1
Réponse : A, B, C

### Question 2
Réponse : A, B

### Question 3
Réponse : B

### Question 4
Réponse : A, C, D, E

### Question 5
Réponse : E

### Question 6
Réponse : A

### Question 7
Réponse : B

### Question 8
Réponse : E

### Question 9
Réponse : B, C

### Question 10
Réponse : A, B, C, D

### Question 11
Réponse : A, C, D

### Question 12
Réponse : A, C

### Question 13
Réponse : A

### Question 14
Réponse : A, B, C

### Question 15
Réponse : C, E

## DP 14

### Question 1
Réponse : B

**A :** l'IRM de prostate n'est pas recommandée en première intention. L'utilisation de l'IRM avant la réalisation des biopsies est en cours d'évaluation.

**B :** il existe des faux positifs du dosage PSA. Chez ce patient possible prostatite (notion de brûlures mictionnelles) ayant pu fausser le PSA. De toute façon, il faut toujours vérifier au moins une fois un taux de PSA élevé avant de déclencher des explorations complémentaires.

**C :** seulement après confirmation du PSA.

**D :** la TDM TAP n'a pas d'intérêt.

**E :** l'échographie endorectale n'a d'intérêt que pour estimer précisément le volume prostatique avant une intervention pour traiter une hypertrophie bénigne de prostate et/ou pour guider la biopsie. Pas d'intérêt dans le cas particulier, d'autant que le toucher rectal a été informatif sur le volume prostatique.

**Tableau 21.1. Complications des biopsies de prostate.**

| Complication après biopsies prostatiques | Fréquence rapportée |
|---|---|
| Hémospermie | 37 % |
| Hématurie macroscopique | 23 % |
| Hématurie nécessitant une hospitalisation | 0,4 % |
| Rectorragie | 3 % |
| Infections fébriles | 3 % |
| Épididymite | 0,7 % |
| Rétention aiguë d'urine | 0,2 % |
| Majoration des SBAU | ≈ 25 % |

SBAU : symptômes du bas appareil urinaire.
Source : Rozeta F, Hennequina C, Beauvala JB, Beuzeboca P, Cormiera L, Fromonta G et al. Recommandations en onco-urologie 2016-2018 du CCAFU : cancer de la prostate. Prog Urol 2016 ; 27(Suppl. 1) : S95-S144.

### Question 2

Réponse : A, B, D, E (tableau 21.1)

### Question 3

Réponse : B, D

**B :** une antibioprophylaxie est recommandée avant la réalisation de biopsies de prostate (grade A). Les fluoroquinolones systémiques (ofloxacine 400 mg ou ciprofloxacine 500 mg) sont recommandées en une prise unique par voie orale, 1 à 2 heures avant la réalisation de l'acte (niveau de preuve 2). En cas d'allergie, d'intolérance ou de résistance aux quinolones, l'option alternative est la ceftriaxone (Recommandations CCAFU 2016-2018).

**C :** le lavement n'est plus recommandé.

**D :** les biopsies sont éventuellement possibles sous antiagrégant plaquettaire, mais pas sous anticoagulant du fait du risque hémorragique signalé avant.

**E :** l'ECBU n'est pas recommandé de façon systématique (Recommandations CCAFU 2016-2018).

### Question 4

Réponse : A, B

**A :** bilan bactériologique d'une infection urinaire à risque de complications : homme, syndrome fébrile avec température corporelle > 38,5° C, signes de mauvaise tolérance (tachycardie, tension artérielle basse).

**B :** bilan bactériologique. Ici ECBU possible même si globe à l'échographie, car sur la débitmétrie, présence d'un volume uriné probablement par mictions par regorgement.

**C, D, E :** pas d'intérêt de l'uro-TDM ni de l'échographie endorectale, ni de la fibroscopie.

### Question 5

Réponse : B, C

**A, B :** en cas de suspicion de prostatite aiguë, le drainage des urines doit s'effectuer par un cathéter sus-pubien en l'absence de contre-indications. Ici, le patient ne présente pas d'hématurie macroscopique ni de suspicion de tumeur vésicale et a réalisé un relais de ses AVK avant le geste, la balance bénéfice/risque est donc en faveur du cathéter sus-pubien.

**C, D :** en cas de prostatite aiguë post-biopsie, en l'absence d'allergie, une antibiothérapie par C3G est recommandée. Ici, le patient présente des signes de mauvaise tolérance du sepsis (marbrure, HTA, hypotension) l'antibiothérapie doit donc être IV et large avec aminosides (en privilégiant l'amikacine s'il y a des signes de gravité) ;

**E :** le patient doit être hospitalisé en urgence en raison de la mauvaise tolérance du sepsis.

### Question 6

Réponse : B, C

### Question 7

Réponse : B, E

Attention, nouvelles recommandations 2018 sur le bilan d'extension (cf. tableau 6.2).

### Question 8

Réponse : A, C

L'IRM prostatique doit être interprétée avec les différentes séquences (fig. 21.26).

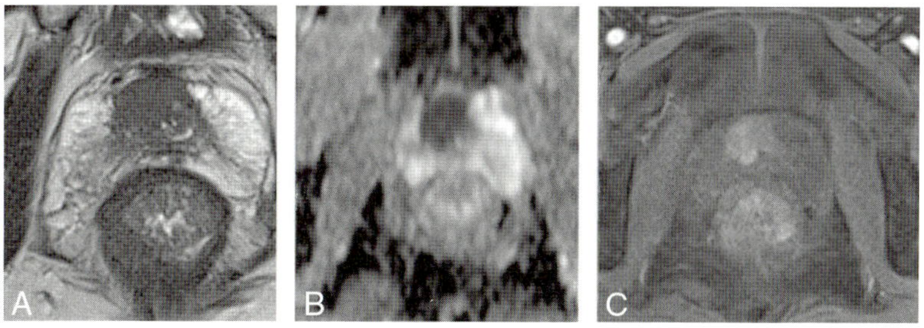


**Fig. 21.26. Imagerie IRM de prostate.**
A. T2. B. Diffusion. C. Perfusion. Source : Urofrance.

### Question 9

Réponse : C, E

**A :** option palliative, ici pas d'indication car cancer localisé et patient en bon état général avec espérance de vie > 10 ans.

**B :** non, car risque intermédiaire.

**D :** non car présence de grade 4 majoritaire.

Cf. tableau 6.4.

### Question 10

Réponse : A, B, C, D

**A :** dysfonction érectile : c'est la complication la plus fréquente après prostatectomie (globalement supérieure à 70 %).

**B :** risque d'incontinence urinaire définitive avec la chirurgie de 5 à 10 %.

**C, D :** la cystite radique et la rectite radique sont des complications possibles de la radiothérapie prostatique.

### Question 11

Réponse : A

Risque intermédiaire, ganglions négatifs, marges négatives.

Sous réserve du PSA postopératoire (< 0,2 ng/mL).

### Question 12

Réponse : B, D

Après prostatectomie radicale, le PSA seul suffit.

Le patient est considéré en réponse complète si le PSA est < 0,2 ng/mL 6 semaines après la chirurgie.

### Question 13

Réponse : B, C (tableau 21.2)

**A, B :** un niveau de PSA > 0,2 ng/mL doit faire suspecter une récidive (ou une absence de réponse initiale).

**C, D :** recommandations CCAFU 2016–2018.

**E :** pas indiquée à ce stade.

**Tableau 21.2.**

| Imagerie de la récidive locale | NP | Grade |
|---|---|---|
| Un bilan complet par TDM ± scintigraphie osseuse est indiqué si PSA > 10 ng/mL ou cinétique rapide | 3 | A |
| Après PT : | | |
| • si PSA < 1 ng/mL, pas d'imagerie | 3 | A |
| • si PSA > 1 ng/mL, la TEP-choline peut être proposée | 2 | A |
| Après RT : | | |
| • une TEP doit être proposée pour rechercher une récidive ganglionnaire accessible à un traitement de rattrapage ou des métastases à distance | 2 | B |
| • une IRM doit être proposée en cas de suspicion de récidive locale isolée accessible à un traitement de rattrapage | 3 | B |

PT : prostatectomie totale ; RT : radiothérapie.

Source : Rozet F, Hennequin C, Beauval JB, Beuzeboc P, Cormier L, Fromont G et al. [CCAFU french national guidelines 2016-2018 on prostate cancer]. Prog Urol 2016 ; 27(Suppl 1) : S95-S143.



### Question 14

Réponse : D (tableau 21.3)

Les zones de fixation sur la TEP-choline associées à l'élévation du PSA sont en faveur d'une récidive métastatique de la maladie.

- Une chirurgie de reprise ne peut jamais être proposée.
- Une hormonothérapie peut être proposée.

**Tableau 21.3.**

| Traitement de la récidive locale après TP | NP | Grade |
|---|---|---|
| La surveillance peut être proposée en cas de récidive biologique après PT et de facteur pronostique favorable : temps de récidive > 3 ans, PSADT > 12 mois, SG < 7 | 3 | B |
| La radiothérapie de rattrapage (66 Gy) peut être proposée en cas de RB après PT, surtout s'il existe des facteurs de récidive locale : marges positives, PSADT long, récidive tardive, pas d'atteinte ganglionnaire<br>Elle doit être réalisée précocement (PSA < 0,5 ng/mL) | 2 | A |
| En cas de RB de haut risque, une hormonothérapie associée à la RT peut être proposée | 1b | B |

PT : prostatectomie totale ; SG : score de Gleason ; PSADT : temps de doublement du PSA ; RB : récidive biologique ; RT : radiothérapie.

Source : Rozet F, Hennequin C, Beauval JB, Beuzeboc P, Cormier L, Fromont G et al. [CCAFU french national guidelines 2016-2018 on prostate cancer]. Prog Urol 2016 ; 27(Suppl 1) : S95-S143.

## DP 15

Question 1
Réponse : B

Question 2
Réponse : A, B

Question 3
Réponse : A

Question 4
Réponse : C

Question 5
Réponse : A, C

Question 6
Réponse : B

Question 7
Réponse : A, B, D, E

Question 8
Réponse : A, B

Question 9
Réponse : C

Question 10
Réponse : A

Question 11
Réponse : B

Question 12
Réponse : A, B, C, D, E

Question 13
Réponse : B

Question 14
Réponse : A

Question 15
Réponse : E

## DP 16

Question 1
Réponse : A, B, C, D

Question 2
Réponse : A, B, E

Question 3
Réponse : C

Question 4
Réponse : C, E

Question 5
Réponse : C

Question 6
Réponse : B

Question 7
Réponse : B, C

Question 8
Réponse : A, C

Question 9
Réponse : D

Question 10
Réponse : A, B, C, D, E

Question 11
Réponse : A, B

Question 12
Réponse : A, B, C, D, E

Question 13
Réponse : A, C, E

Question 14
Réponse : A, C

Question 15
Réponse : A

## DP 17

Question 1
Réponse : E

Question 2
Réponse : A, B, C, D, E

Question 3
Réponse : A, B, D

Question 4
Réponse : A, B, C, D, E

Question 5
Réponse : D

Question 6
Réponse : A, B, C, E

Question 7
Réponse : B, D

Question 8
Réponse : B, D

Question 9
Réponse : A, B

Question 10
Réponse : B, D, E

Question 11
Réponse : D, E

Question 12
Réponse : A, B, E

Question 13
Réponse : B, C, D, E

Question 14
Réponse : A, B, C

Question 15
Réponse : B, E

## DP 18

### Question 1
Réponse : A, C, D

### Question 2
Réponse : A, B, E
Des douleurs de colique néphrétique traduisent une obstruction de la voie excrétrice supérieure. Il n'y a pas d'obstruction, donc pas de colique néphrétique en cas de pyélonéphrite simple, ni en cas de tumeur rénale.

### Question 3
Réponse : B, C, D, E

### Question 4
Réponse : C
Ne pas confondre résection de *second look* (dont le but est de vérifier qu'une tumeur classée « non infiltrante » après la primo-résection n'infiltre effectivement pas la musculeuse) et cystoscopie de *second look* (un concept qui n'existe pas).
La dilation de la voie excrétrice supérieure droite est expliquée par l'obstruction méatique et il n'y a pas de tumeur urétérale visible à l'uroscanner. L'urétéroscopie n'est donc pas particulièrement attendue.

### Question 5
Réponse : A, C, D, E

### Question 6
Réponse : D
C'est l'analyse de la musculeuse (= détrusor) qui permet de classer les tumeurs infiltrant ou n'infiltrant pas le muscle (TVIM ou TVNIM) et qui détermine si la prise en charge sera conservatrice de la vessie ou non.

### Question 7
Réponse : A
L'adénocarcinome lieberkühnien correspond aux tumeurs glandulaires digestives, l'adénocarcinome à cellules claires correspond aux tumeurs rénales, le carcinome épidermoïde existe dans la vessie mais il est rare et plutôt observé en cas de bilharziose ancienne non traitée, enfin la linite est une forme rare de tumeurs à petites cellules plutôt observée au niveau gastrique.

### Question 8
Réponse : C

## DP 19

### Question 1
Réponse : D (Y4 V4 M6)

### Question 2
Réponse : A, B, C

### Question 3
Réponse : A
Pas de voie veineuse centrale en préhospitalier, 2 voies périphériques de bon calibre suffisent, pas de drainage thoracique en préhospitalier sauf en cas de pneumothorax suffocant (exsufflation), idem pour le sondage vésical de toute façon contre-indiqué devant la suspicion de traumatisme du bassin, pas de critère d'intubation dans l'observation.

### Question 4
Réponse : A, B, C, E
Indication d'antibiothérapie mais **attention** le patient est allergique à la pénicilline !

### Question 5
Réponse : A, B, C, D, E

### Question 6
Réponse : A, C
Pas de critère pour une chirurgie en urgence avant tout bilan lésionnel, indication formelle de scanner corps entier devant la haute cinétique du traumatisme (hauteur de chute), contre-indication à la mise en place d'une sonde vésicale devant la suspicion de traumatisme du bassin.

### Question 7
Réponse : B, D, E
Pas d'indication chirurgicale devant la stabilité du patient et l'absence de saignement actif au scanner, la prise en charge de la fracture ouverte est une urgence qui peut être différée après l'équipement et la stabilisation du patient en réanimation.

### Question 8
Réponse : A

### Question 9
Réponse : A, B, C
L'HTA rénovasculaire est une complication clinique tardive, la dissection artérielle se diagnostique sur le scanner initial, il s'agit d'un traumatisme de grade 5.

## DP 20

### Question 1
Réponse : B, C, D
Pas d'indication de scanner corps entier d'emblée devant un accident à faible cinétique, il ne s'agit pas d'un polytraumatisme puisque le pronostic vital n'est pas engagé à ce stade !

### Question 2
Réponse : A, C, D, E (hématome périnéal)

### Question 3
Réponse : B, D

### Question 4
Réponse : C, D
Devant la présence d'une hématurie macroscopique : indication formelle d'uroscanner chez un patient suspect de traumatisme rénal, échographie scrotale à la recherche d'une indication chirurgicale urgente.

### Question 5
Réponse : B, C

A, D : ne participent pas à la définition de la gravité du traumatisme.

E : indispensable mais ne répond pas à la question !

Question 6

Réponse : B, C, D

Indication chirurgicale formelle devant une rupture de l'albuginée : risque de nécrose de la pulpe testiculaire avec perte du testicule.

Question 7

Réponse : A, C, D

Question 8

Réponse : A, B, C, D

## DP 21

Question 1

Réponse : C, D, E

La pollakiurie diurne et nocturne, et les urgenturies sont des symptômes de la phase de remplissage. La dysurie et la faiblesse du jet sont des symptômes de la phase mictionnelle.

Question 2

Réponse : B, C

Compte tenu de l'âge, de la valeur du PSA et du toucher rectal, il n'est pas nécessaire de redoser le PSA avant 2 ans au moins.

Question 3

Réponse : A, B, C

Les α-bloquants n'ont aucune action sur le volume prostatique ou le PSA, il ne faut pas confondre avec les inhibiteurs de la 5α-réductase.

Question 4

Réponse : B, C

Il faut toujours évaluer l'efficacité et la tolérance d'un traitement nouvellement instauré. L'échographie réno-vésico-prostatique permettra d'évaluer le volume prostatique, le résidu postmictionnel, le retentissement éventuel sur la vessie et les reins ou encore de visualiser un calcul vésical. Il faut rassurer le patient concernant son faible risque d'avoir un cancer de la prostate.

Question 5

Réponse : A, B, C, E

En cas de suspicion de prostatite aiguë, la pose d'une sonde urétrale est une contre-indication du fait du risque septique.

Question 6

Réponse : B, C, D, E

La mise en place d'un cathéter sus-pubien en l'absence de globe expose à un risque de plaie du grêle.

Question 7

Réponse : A, B, C, D

Question 8

Réponse : A, C, E

Il s'agit d'un sepsis sévère lié à une prostatite aiguë compliquée d'une rétention aiguë d'urine dans un contexte d'hyperplasie bénigne de la prostate. L'urgence est de dériver les urines par un cathéter sus-pubien puis de débuter une bi-antibiothérapie IV probabiliste après la réalisation de prélèvements bactériologiques.

La durée de traitement d'une prostatite aiguë est de 14 jours. Néanmoins, une durée de 21 jours doit être discutée du fait des troubles urinaires préexistants.

Question 9

Réponse : A, B, D, E

Le PSA n'est pas un paramètre de surveillance des prostatites aiguës. Il faut s'assurer que la dilatation des cavités rénales était bien due au reflux consécutif à la rétention et qu'il n'y a pas d'autres obstacles sous-jacents.

Question 10

Réponse : A, B

Il s'agit d'une hyperplasie bénigne (HBP) de prostate compliquée d'un échec du traitement médicamenteux, d'une insuffisance rénale aiguë dans un contexte de rétention aiguë d'urine et d'une infection urinaire sévère. Il est nécessaire de recourir à un traitement chirurgical de son HBP une fois l'infection guérie.

Question 11

Réponse : A, B, C, D, E

D'une façon générale, la chirurgie peut être proposée aux patients ayant une HBP pour laquelle le traitement médical bien conduit est soit insuffisamment efficace, soit mal toléré. La chirurgie est recommandée en cas d'HBP responsable d'une insuffisance rénale obstructive, d'une rétention aiguë récidivante malgré un traitement α-bloquant, d'une rétention aiguë d'urine avec échec de sevrage de drainage vésicale, d'une hématurie macroscopique récidivante, d'infections urinaires récidivantes, d'une lithiase vésicale, ou d'une incontinence urinaire par regorgement.

## DP 22

Question 1

Réponse : B, D, E

Il n'y a pas d'ondes P visibles donc un trouble de la conduction, les QRS sont élargis.

Question 2

Réponse : B

Il s'agit d'un ECG typique d'hyperkaliémie.

Question 3

Réponse : A, D, E

Le ionogramme permet de faire le diagnostic positif, la créatininémie d'orienter vers le diagnostic étiologique, la NFS de chercher des complications associées à prendre en charge (anémie).

L'échographie transthoracique et la radiographie de thorax ne sont pas à faire en premier lieu.

Question 4

Réponse : B, D, E

Le traitement absolument indispensable est l'hémodialyse en urgence. Toutefois et en attendant sa mise en route l'administration de gluconate de calcium et d'insuline glucose est licite même si insuffisante.

### Question 5

Réponse : B, D

Devant une insuffisance rénale aiguë, une imagerie rénale est indispensable. En cas de scanner celui-ci doit se faire sans injection. Il ne permettra pas d'objectiver un retard d'excrétion mais la cause de l'IRA pourra être visualisée.

### Question 6

Réponse : B, D

Il s'agit d'une TDM abdominopelvienne sans injection en coupes transversales. On visualise le calcul hyperdense dans l'uretère droit et sur la 2ᵉ coupe les cavités droites dilatées. Le rein gauche n'est pas visible.

### Question 7

Réponse : B

### Question 8

Réponse : B, C

Il s'agit d'une urgence chirurgicale, la vessie est vide la sonde urinaire n'est pas nécessaire. En l'absence de sepsis pas d'antibiothérapie probabiliste.

### Question 9

Réponse : C

L'hémorragie a vacuo survient après drainage d'un globe vésical. Le diabète insipide correspond à un défaut de sécrétion d'ADH.



### Question 10

Réponse : A, B, C, D

Le syndrome de levée d'obstacle est une tubulopathie fonctionnelle rendant le rein incapable de concentrer les urines. Il associe polyurie et natriurèse massive, augmentation de l'excrétion de $K^+$ et de $Ca^{2+}$ puis déshydratation extracellulaire.

### Question 11

Réponse : A, E

Un calcul d'une densité > 1 000 UH est soit oxalocalcique soit phosphocalcique.

### Question 12

Réponse : B

Hypercalcémie + hypophosphorémie + hypercalciurie = hyperparathyroïdie primaire.

### Question 13

Réponse : A, D, E

Le dosage de la PTH fait le diagnostic, le calcium ionisé et la 1,25$(OH)_2$ vitamine D permettent d'éliminer les diagnostics différentiels.

### Question 14

Réponse : B

En cas d'hyperparathyroïdie primaire symptomatique et compliquée, la prise en charge chirurgicale est systématique.

### Question 15

Réponse : A, B, C, D

L'hyperparathyroïdie peut entraîner une atteinte rénale chronique par néphrocalcinose, une ostéoporose, une HTA par atteinte rénale.

CHAPITRE
# 22
# Questions isolées

## Questions

### QI 1

Quelle est la méthode contraceptive masculine la plus efficace selon l'indice de Pearl ?

**A.** Spermicides
**B.** Vasectomie
**C.** Préservatif masculin
**D.** Méthode de retrait
**E.** Traitement hormonal

### QI 2

Quelles sont les nécessités médico-légales avant réalisation d'une vasectomie ?

**A.** Délai de réflexion de 4 mois
**B.** Consentement signé
**C.** Cryopréservation de sperme
**D.** Consentement de la partenaire
**E.** Sérologies VIH

### QI 3

Quel(s) est (sont) l'(les) avantage(s) de la contraception par *coitus interruptus* ?

**A.** Prévention des IST
**B.** Indice de Pearl bas (0,2 %)
**C.** Coût
**D.** Réversibilité de la technique de contraception
**E.** Reproductibilité interindividuelle de l'efficacité contraceptive

### QI 4

Quelle(s) est (sont) la (les) cause(s) de possibles échecs contraceptifs d'une vasectomie ?

**A.** Reperméabilisation épididymaire
**B.** Rapports non protégés après le geste
**C.** Non-respect du délai de 3 mois après le geste
**D.** Absence de section du déférent
**E.** Aucune de ces réponses n'est exacte

### QI 5

Quel est le délai de réflexion avant de réaliser une vasectomie à visée contraceptive ?

**A.** Aucun
**B.** 1 mois
**C.** 2 mois
**D.** 3 mois
**E.** 4 mois
**F.** 6 mois

### QI 6

Dans laquelle (lesquelles) des conditions particulières suivantes, un bilan d'infertilité peut-il être réalisé avant qu'une infécondité n'ait été établie (avant le délai d'un an sans grossesse) ?

**A.** Existence d'un antécédent de cryptorchidie
**B.** Palpation d'une varicocèle à l'examen clinique
**C.** Existence d'un antécédent de traitement par chimiothérapie
**D.** Âge de la femme de 37 ans
**E.** Une interrogation de l'homme sur sa propre fertilité en l'absence actuelle de partenaire

### QI 7

Lequel (lesquels) des traitements suivants peu(ven)t avoir un impact sur la fertilité masculine ?

**A.** Kétoconazole
**B.** Nitrofuranes
**C.** AINS
**D.** Neuroleptiques
**E.** Colchicine
**F.** $\alpha$-bloquants

### QI 8

Lequel (lesquels) des paramètres spermatiques suivants est (sont) évalué(s) par le spermogramme ?

**A.** Volume de l'éjaculat
**B.** PH
**C.** Viscosité
**D.** Anticorps antispermatozoïdes
**E.** Vitalité
**F.** Morphologie des spermatozoïdes

## QI 9

Lequel (lesquels) des paramètres spermatiques suivants est (sont) vrai (s) ?

**A.** L'oligospermie correspond à une diminution du volume de l'éjaculat
**B.** L'hypospermie désigne une diminution du nombre de spermatozoïdes
**C.** En cas d'asthénospermie, la viscosité du sperme est augmentée
**D.** L'azoospermie correspond à une absence de spermatozoïdes sur un spermogramme après centrifugation
**E.** En cas de nécrospermie, la vitalité est diminuée
**F.** La tératospermie correspond à une morphologie particulière des spermatozoïdes (flagelles enroulés)

## QI 10

Lequel (lesquels) des examens paracliniques suivants fait (font) partie du bilan de première intention d'une azoospermie sécrétoire ?

**A.** Dosage de la prolactine
**B.** Dosage de la FSH
**C.** Échographie scrotale
**D.** Séquençage du gène *ABCC7* (anciennement *CFTR*)
**E.** Caryotype
**F.** Recherche des microdélétions du chromosome Y



## QI 11

Parmi les symptômes suivants, lequel (lesquels) peu(ven)t évoquer un prolapsus génital chez la femme ?

**A.** Douleur vésicale
**B.** Métrorragie
**C.** Sensation de boule vaginale
**D.** Pesanteur pelvienne s'accentuant en fin de journée
**E.** Extériorisation du rectum par l'anus après la défécation

## QI 12

Quel(s) symptôme(s) est (sont) fréquemment associé(s) au prolapsus génital de la femme ?

**A.** Dysurie
**B.** Incontinence urinaire d'effort
**C.** Incontinence par hyperactivité vésicale
**D.** Douleur de l'urètre
**E.** Hématurie
**F.** Dyschésie

## QI 13

Parmi les propositions suivantes concernant le prolapsus génital, quelle(s) est (sont) l'(les) affirmation(s) exacte(s) ?

**A.** La cystocèle se présente comme un bombement, voire l'extériorisation de la paroi vaginale antérieure
**B.** Après hystérectomie, il ne peut pas y avoir de prolapsus de l'étage moyen
**C.** L'élytrocèle se présente sous la forme d'une colpocèle postérieure
**D.** Le prolapsus génital peut être de découverte fortuite
**E.** Le prolapsus génital de la femme peut la protéger d'une incontinence urinaire d'effort

## QI 14

Quelle(s) est (sont) l'(les) affirmation(s) exacte(s) concernant le diagnostic du prolapsus génital ?

**A.** Le diagnostic est essentiellement clinique
**B.** Le diagnostic d'une cystocèle repose essentiellement sur la défécographie-IRM
**C.** Le diagnostic d'incontinence urinaire à l'effort associé au prolapsus génital se fait par un bilan urodynamique
**D.** Le prolapsus génital peut intéresser les trois compartiments : antérieur, moyen et postérieur
**E.** Il peut être difficile de différencier cliniquement une rectocèle d'une élytrocèle

## QI 15

Quelle(s) affirmation(s) concernant le traitement du prolapsus est (sont) exacte(s) ?

**A.** Le traitement du prolapsus génital est toujours chirurgical
**B.** Le pessaire vaginal est un traitement à proposer pour les femmes ne désirant pas se faire opérer ou pour évaluer l'évolution des symptômes après correction du prolapsus
**C.** La promontofixation consiste à implanter une bandelette synthétique entre le promontoire et la cloison vésicovaginale et/ou rectovaginale
**D.** Il est préférable d'opérer les prolapsus à des stades précoces, avant qu'ils ne deviennent symptomatiques
**E.** L'hystérocèle est une indication d'hystérectomie

## QI 16

Quel(s) est (sont) le(s) facteur(s) de risque de torsion du cordon spermatique ?

**A.** Antécédent de torsion controlatérale
**B.** Cancer du testicule
**C.** Activité sexuelle récente
**D.** Hydrocèle vaginale
**E.** Orchiépididymite

## QI 17

Parmi les examens suivants, lequel (lesquels) est (sont) indispensable(s) avant d'opérer un patient pour torsion du cordon spermatique ?

**A.** Échographie testiculaire
**B.** Examen cytobactériologique des urines
**C.** LDH, $\alpha$-fœtoprotéine, hCG totale
**D.** Testostéronémie
**E.** Aucun

## QI 18

Quel(s) élément(s) de l'examen clinique oriente(nt) vers une torsion du cordon spermatique chez un jeune homme consultant pour des douleurs testiculaires ?
**A.** Augmentation du volume scrotal
**B.** Début brutal
**C.** Douleur soulagée par la surélévation du testicule
**D.** Fébricule
**E.** Rétraction du testicule à l'anneau inguinal

## QI 19

Quel(s) est (sont) le(s) facteur(s) favorisant(s) du phimosis ?
**A.** Diabète
**B.** Antécédent de sondage vésical
**C.** Lichen scléroatrophique
**D.** Psoriasis
**E.** Corticothérapie locale

## QI 20

En cas de paraphimosis, que constate-t-on à l'examen ?
**A.** Un gland décalotté
**B.** Un prépuce œdématié et rétracté au niveau du sillon balanopréputial
**C.** Une sténose de l'anneau préputial ne permettant pas le décalottage
**D.** Un œdème scrotal
**E.** Un méat urétral non visualisable

## QI 21

Parmi les causes d'augmentation du volume scrotal suivantes, laquelle (lesquelles) est (sont) associée(s) à une transillumination positive ?
**A.** Hernie inguinoscrotale
**B.** Varicocèle
**C.** Orchiépididymite
**D.** Hydrocèle
**E.** Cancer du testicule

## QI 22

Quel(s) élément(s) clinique(s) oriente(nt) vers une gangrène de Fournier ?
**A.** Une évolution lente
**B.** La présence d'une fistule anale, d'un abcès anal
**C.** Une inflammation périnéale
**D.** L'absence de fièvre
**E.** Des crépitements sous-cutanés

## QI 23

Quel(s) est (sont) le(s) principe(s) thérapeutique(s) de la gangrène de Fournier ?
**A.** Excision chirurgicale une fois que la nécrose dépasse les plis inguinaux
**B.** Tri-antibiothérapie parentérale
**C.** Colostomie et cystostomie si nécessaire
**D.** Oxygénothérapie en décubitus ventral
**E.** Antibiothérapie locale

## QI 24

Quel(s) élément(s) de l'interrogatoire et de l'examen clinique oriente(nt) vers une varicocèle ?
**A.** Une gêne scrotale augmentant à la station debout et en fin de journée
**B.** Des antécédents de thrombose pelvienne
**C.** Une douleur soulagée par le soutènement du testicule
**D.** L'apparition ou l'augmentation d'une tuméfaction scrotale à l'épreuve de Valsalva
**E.** Un testicule hypotrophique

## QI 25

Quelle(s) est (sont) la (les) indication(s) d'une prise en charge thérapeutique d'une varicocèle ?
**A.** Azoospermie sécrétoire
**B.** Embolie pulmonaire
**C.** Douleurs invalidantes
**D.** Hydrocèle associée
**E.** Dysfonction érectile associée

## QI 26

Quelle(s) phase(s) comprend la sexualité normale ?
**A.** Séduction
**B.** Excitation
**C.** Repos
**D.** Réfractaire
**E.** Éjaculation

## QI 27

Parmi les traitements suivants, lequel (lesquels) est (sont) pourvoyeur(s) d'anéjaculation ?
**A.** Résection transurétrale de la prostate
**B.** Alfuzosine
**C.** Dutastéride
**D.** Adénomectomie par voie haute
**E.** Oxybutinine

## QI 28

Un homme de 28 ans vous consulte pour une éjaculation prématurée. Il n'a pas d'antécédent particulier. Il dit que ses troubles ont débuté avec une nouvelle partenaire qu'il fréquente depuis peu. Auparavant, ses relations lui semblaient plus satisfaisantes.
À propos de l'éjaculation prématurée, quelle(s) est (sont) la (les) proposition(s) correcte(s) ?
**A.** L'orgasme est moins intense
**B.** La phase d'excitation est rapide
**C.** Le temps de latence vaginale inférieure à une minute est nécessaire pour le diagnostic

D. Dans ce cas, il s'agit d'une éjaculation prématurée secondaire
E. Ce type consultation est assez souvent initié par la partenaire

## QI 29

Parmi les traitements suivants, lequel (lesquels) retenez-vous pour le traitement d'une éjaculation prématurée ?
A. Techniques cognitivo-comportementales
B. Tadalafil (Cialis®)
C. Changement de partenaire
D. Dapoxétine (inhibiteur de la recapture de sérotonine) à la demande
E. Prostaglandine E1

## QI 30

Concernant les troubles sexuels chez l'homme, quelle(s) est (sont) la (les) proposition(s) exacte(s) ?
A. L'éjaculation rétrograde est une complication du diabète de type 1
B. La dysfonction érectile a le plus souvent une cause hormonale
C. L'éjaculation prématurée est plus fréquente chez les adultes jeunes
D. Un déficit en testostérone peut être à l'origine d'un trouble du désir
E. Un PSA élevé peut être à l'origine d'un excès de désir (hypersexualité)



## QI 31

Devant un homme de 62 ans consultant pour une dysfonction érectile d'apparition progressive, quel(s) est (sont) le(s) signe(s) évocateur(s) de syndrome de déficit en testostérone lié à l'âge ?
A. Troubles du sommeil
B. Alopécie
C. Baisse du désir sexuel
D. Humeur dépressive
E. Bouffées de chaleur

## QI 32

Chez un homme souffrant de diminution du désir sexuel, lorsque vous évoquez un syndrome de déficit en testostérone, quel(s) dosage(s) sanguin(s) vous permettent d'affirmer le diagnostic ?
A. Testostérone totale entre 8 et 11 h
B. Testostérone biodisponible
C. Prolactine
D. DHEA
E. Œstradiol

## QI 33

Chez un homme de 60 ans, souffrant d'un syndrome de déficit en testostérone lié à l'âge quelle(s) est (sont) la (les) contre-indication(s) absolue(s) au traitement par la testostérone ?
A. Cancer de la prostate
B. Hypertrophie prostatique
C. Coronaropathie stentée
D. Cancer du sein
E. Adénome surrénalien

## QI 34

À propos du cycle mictionnel normal (une ou plusieurs propositions exactes) :
A. C'est l'alternance pour le bas appareil urinaire (vessie et urètre) d'une phase de stockage de l'urine suivie d'une phase de vidange
B. Pendant la phase de stockage la pression dans la vessie est basse alors qu'elle est haute dans l'urètre (P vessie < P urètre)
C. Le bas appareil urinaire passe plus de temps en mode vidange qu'en mode stockage
D. Pour un déroulement normal du cycle mictionnel la vessie et l'urètre sont coordonnés par une commande nerveuse autonome entièrement située dans la moelle sacrée de S1 à S3
E. La commande nerveuse du bas appareil urinaire est étagée sur tout le système nerveux central jusqu'au cortex cérébral, elle associe les systèmes orthosympathique, parasympathique (autonome) et somatique (volontaire)

## QI 35

Au cours du cycle mictionnel normal (une ou plusieurs propositions exactes) :
A. Pendant la miction, c'est la contraction du détrusor qui permet de chasser l'urine au travers de l'urètre opposant de faible résistance à l'écoulement de l'urine (sphincter strié relâché)
B. Lors de la miction, l'acétylcholine libérée par les nerfs pelviens (parasympathiques) se fixe sur des récepteurs muscariniques et entraîne la contraction du détrusor
C. Lors de la phase de stockage, les nerfs hypogastriques (orthosympathiques) augmentent le tonus urétral en libérant de la noradrénaline qui se fixe sur les récepteurs $\alpha$-1 du col vésical et de l'urètre
D. La synergie entre vessie et sphincter est programmée au niveau du centre pontique de la miction
E. Pendant la miction, la pression vésicale est basse de même que la pression urétrale

## QI 36

L'incontinence urinaire (une ou plusieurs propositions exactes) :
A. Est la plupart du temps le symptôme révélateur d'une autre maladie
B. Est définie comme une fuite involontaire d'urine (sans autre précision)

C. Ne menace pas la vie du patient mais altère sa qualité de vie
D. Est classée en types selon les circonstances de survenue : effort, urgenturie, etc.
E. L'incontinence d'effort est due à un défaut des forces de retenues développées par l'urètre

## QI 37

Parmi les examens complémentaires suivants, citez-en trois pouvant être prescrits en première intention pour explorer des urgenturies chez un homme ?
A. Bilan urodynamique
B. Échographie rénale et vésicale avant et après miction (mesure du résidu postmictionnel)
C. Examen cytobactériologique des urines
D. Urétrocystographie rétrograde et mictionnelle
E. Cytodiagnostic urinaire

## QI 38

Le syndrome clinique d'hyperactivité vésicale (une ou plusieurs propositions exactes) :
A. Est une forme d'incontinence urinaire
B. Peut être dû à une maladie neurologique centrale
C. Nécessite chez un fumeur un cytodiagnostic urinaire et une cystoscopie
D. Est toujours une indication du traitement par $\alpha$-bloquants oraux
E. La réalisation d'un calendrier mictionnel est nécessaire à sa caractérisation

## QI 39

L'incontinence urinaire d'effort (une ou plusieurs propositions exactes) :
A. Peut être traitée par rééducation périnéale
B. Ne se rencontre que chez la femme
C. Chez l'homme peut faire suite à une prostatectomie totale pour cancer
D. Se manifeste par une miction complète déclenchée par un épisode de toux ou un éternuement
E. Peut être due chez la femme en partie à un défaut de soutien de l'urètre (hypermobilité cervico-urétrale) et en partie à une insuffisance sphinctérienne, en proportion variable

## QI 40

La nycturie (une ou plusieurs propositions exactes) :
A. Est définie par le fait d'être réveillé par l'envie d'uriner
B. Peut être due à une pollakiurie nocturne
C. Peut être due à un trouble de la vidange vésicale avec un résidu postmictionnel important chronique
D. Peut être due à une polyurie exclusivement nocturne
E. Peut être due à une polyurie

## QI 41

À propos de la dysurie ou syndrome dysurique (une ou plusieurs propositions exactes) :
A. C'est l'ensemble des symptômes qui témoignent d'une obstruction sous-vésicale
B. C'est l'ensemble des symptômes qui témoignent d'une faiblesse de contractilité vésicale (hypocontractilité)
C. C'est l'ensemble des symptômes qui témoignent d'une mauvaise vidange vésicale
D. La débitmétrie permet de quantifier la dysurie en donnant le débit maximum et le volume uriné
E. Il n'y a que le bilan urodynamique avec une étude pression/débit qui permette de distinguer avec certitude l'obstruction de l'hypocontractilité vésicale

## QI 42

Le traitement de l'urgenturie et du syndrome clinique d'hyperactivité vésicale (une ou plusieurs propositions exactes) :
A. Peut comporter des anticholinergiques antimuscariniques chez la femme et chez l'homme
B. Peut comporter des anticholinergiques antimuscariniques en cas de glaucome chronique à angle ouvert
C. Commence en première ligne chez la femme par une rééducation périnéale
D. Les $\beta$-3-agonistes sont aussi efficaces que les anticholinergiques antimuscariniques et n'exposent pas à la sécheresse buccale ni à la constipation
E. En cas d'échec des traitements de première ligne et d'incontinence par urgenturie on peut discuter les injections de toxine botulique A dans la vessie et une stimulation électrique du 3e nerf spinal sacré (neuromodulation sacrée)

## QI 43

À propos des différentes formes d'incontinence urinaire (une ou plusieurs propositions exactes) :
A. Une communication anormale entre vessie et vagin s'appelle une fistule vésicovaginale et se manifeste par une incontinence urinaire permanente et insensible
B. Une rétention chronique peut se manifester par une incontinence urinaire
C. Lorsqu'un patient est incontinent parce qu'il ne peut pas atteindre les toilettes du fait d'une difficulté à la marche on parle d'incontinence urinaire fonctionnelle
D. Chez le sujet âgé, l'incontinence est fréquemment multifactorielle avec des facteurs favorisants non urologiques tels que la polymédication, la constipation, les difficultés de déplacement
E. Chez le sujet âgé, l'infection urinaire chronique est un facteur favorisant l'incontinence urinaire

## QI 44

Que doit comprendre le bilan de base d'un patient présentant un trouble érectile ?

**A.** Dosage de la testostéronémie le matin
**B.** Dosage de la SHBG le matin
**C.** Prolactinémie
**D.** Glycémie à jeun
**E.** ECG

## QI 45

La maladie de Lapeyronie (une ou plusieurs propositions exactes) :

**A.** Est une pathologie maligne
**B.** Peut être accompagnée d'une dysfonction érectile
**C.** Peut être accompagnée d'un syndrome dépressif sévère
**D.** Affecte moins de 2 % des hommes
**E.** Engendre des déformations de la verge

## QI 46

Lorsque vous recevez un patient présentant une érection douloureuse depuis plus de 4 heures (une ou plusieurs propositions exactes) :

**A.** Vous le prenez en charge en urgence car il s'agit d'un priapisme
**B.** Vous conseillez des règles hygiénodiététiques pour faire cesser ses érections
**C.** On ne parle de priapisme qu'au-delà de 8 heures d'érection
**D.** Vous prévoyez une embolisation en urgence des artères centrales des corps caverneux
**E.** Vous injectez des prostaglandines en intracaverneux



## QI 47

Parmi les propositions suivantes, quelle(s) est (sont) la (les) contre-indication(s) aux IPDE5 ?

**A.** Diabète
**B.** Antécédent d'infarctus
**C.** Prise de dérivés nitrés
**D.** Dyspnée cardiaque empêchant de monter deux étages
**E.** Antécédent de rétention aiguë d'urine

## QI 48

Que doit aborder également spécifiquement l'interrogatoire d'un patient présentant un trouble érectile ?

**A.** L'éjaculation
**B.** L'orgasme
**C.** Le couple
**D.** La libido
**E.** La recherche d'une courbure de la verge à l'érection

## QI 49

Quelle(s) information(s) une débitmétrie vous apporte ?

**A.** Elle permet d'objectiver une dysurie
**B.** Elle nécessite pour être interprétable un volume uriné minimum de 50 mL
**C.** Une courbe en plateau évoque la présence d'une sténose urétrale
**D.** Un débit maximum de 25 mL/s évoque une dysurie sévère
**E.** Une courbe en cloche est physiologique

## QI 50

À propos du résidu postmictionnel, quelle(s) proposition(s) est (sont) exacte(s) ?

**A.** La mesure du résidu peut être réalisée par échographie
**B.** La mesure du résidu nécessite l'intervention d'un radiologue échographiste
**C.** Un résidu nul est physiologique
**D.** Un résidu de 40 mL est significatif
**E.** Un résidu de 200 mL nécessite un drainage urinaire

## QI 51

Quel(s) mécanisme(s) de dysurie connaissez-vous ?

**A.** Obstruction sous-vésicale
**B.** Hyperactivité vésicale
**C.** Hypoactivité vésicale
**D.** .D Insuffisance sphinctérienne
**E.** Défaut de compliance sous-vésicale

## QI 52

Quelle(s) cause(s) d'obstruction sous-vésicale connaissez-vous ?

**A.** Hypertrophie bénigne de prostate
**B.** Sténose de l'urètre
**C.** Cystocèle
**D.** Fécalome
**E.** Calcul urétéral

## QI 53

Quel(s) mécanisme(s) et cause(s) connaissez-vous de nycturie ?

**A.** Diminution de la capacité vésicale nocturne
**B.** Polyurie nocturne
**C.** Polyurie diurne
**D.** Polyurie
**E.** Hypertrophie bénigne de prostate symptomatique

## QI 54

Quelle(s) cause(s) de polyurie nocturne connaissez-vous ?

**A.** Modification du cycle circadien de l'hormone antidiurétique

B. Hypertension artérielle
C. Hypertrophie bénigne de prostate
D. Syndrome d'apnées du sommeil
E. Syndrome œdémateux

## QI 55

Quelle(s) cause(s) de diminution de la capacité vésicale nocturne connaissez-vous ?
A. Cystite radique
B. Cancer de vessie
C. Insuffisance rénale
D. Hyperactivité vésicale idiopathique
E. Hypertrophie bénigne de prostate

## QI 56

Quelle exploration permet de connaître le mécanisme d'une nycturie ?
A. Urétrocystoscopie
B. Catalogue mictionnel
C. Cytopathologie urinaire
D. Débitmétrie
E. Score symptomatique

## QI 57

Un homme de 67 ans fumeur, se plaint de pollakiurie et urgenturies. Un ECBU montre la présence d'une hématurie isolée. Il est traité par finastéride pour une hypertrophie bénigne de prostate depuis 3 ans. Quels examens vous semblent pertinents en première intention ?
A. Bilan urodynamique
B. Urétrocystoscopie
C. Uro-TDM
D. Catalogue mictionnel
E. Débitmétrie

## QI 58

Un homme de 65 ans se plaint d'une dysurie sévère, d'une pollakiurie, d'une nycturie et d'urgenturies. Quelle(s) exploration(s) vous semble(nt) adaptée(s) en première intention ?
A. Toucher rectal
B. ECBU
C. Urétrocystoscopie
D. Bilan urodynamique
E. Score symptomatique

## QI 59

Un homme de 75 ans se plaint d'une incontinence urinaire apparue quelques jours auparavant. Il est par ailleurs très fatigué. Il avait depuis plusieurs années une dysurie sévère. L'incontinence se fait sous forme de perte d'urine quasi permanente. Vous palpez une voussure hypogastrique à l'examen clinique. Quelle(s) proposition(s) vous semble(nt) exact(e) pour expliquer le tableau clinique ?
A. Probable démence débutante
B. Probable calcul de vessie de grande taille
C. Rétention chronique d'urine
D. Incontinence par insuffisance sphinctérienne
E. Incontinence par regorgement

## QI 60

Quelle(s) complication(s) de l'hyperplasie bénigne de prostate (HBP) connaissez-vous ?
A. Calculs de vessie
B. Diverticule de vessie
C. Hernie inguinale
D. Incontinence par regorgement
E. Urétéro-hydro-néphrose et insuffisance rénale obstructive

## QI 61

À propos du traitement chirurgical de l'HBP, quelle(s) proposition(s) est (sont) exacte(s) ?
A. L'adénomectomie prostatique par voie sus-pubienne est réservée aux gros adénomes
B. L'utilisation du laser diminue le risque hémorragique par rapport à la résection classique
C. Il est indiqué en cas d'insuffisance rénale obstructive sur rétention chronique en lien avec une hypertrophie prostatique
D. Il est indiqué en cas de volume prostatique > 100 mL
E. Il est indiqué en cas de traitement médical inefficace ou mal toléré

## QI 62

À propos du traitement de l'HBP, quelle(s) est (sont) la (les) réponse(s) exacte(s) ?
A. Le tadalafil est un inhibiteur de phosphodiestérase de type 5 qui a une autorisation de mise sur le marché pour des symptômes urinaires liés à une HBP
B. Le tadalafil 5 mg/j est remboursé dans l'indication d'HBP
C. Les inhibiteurs de la 5α-réductase bloquent la conversion des androgènes en DHT
D. Les inhibiteurs de la 5-α-réductase ont une efficacité démontrée si le volume prostatique est supérieur à 20 mL
E. Le délai d'action cliniquement perceptible des inhibiteurs de la 5α-réductase est de 1 mois

## QI 63

Devant un ECBU montrant *E. coli* $10^6$ UFC/mL avec leucocytes à 10 000/mL, chez un homme de 62 ans porteur d'une sonde vésicale sans fièvre, que décidez-vous ?
A. Surveillance
B. Ofloxacine : 2 cp/j pendant 5 jours

C. Changement de la sonde vésicale
D. Nouvel ECBU
E. Céfixime : 2 cp/j pendant 5 jours

## QI 64

Une femme de 32 ans a son premier épisode de brûlures urinaires sans fièvre, la bandelette montre des leucocytes, pas de nitrites. Que faites-vous ?

A. Nouvelle BU
B. ECBU
C. Échographie
D. Antibiotique
E. Surveillance

## QI 65

Une femme de 62 ans a présenté huit cystites aiguës cette année et ce pour la première fois, avec pollakiurie, brûlures et hématurie. Quel(s) examen(s) complémentaire(s) demandez-vous ?

A. Hémocultures
B. ECBU
C. Cystoscopie
D. Échographie de l'appareil urinaire
E. Hémostase



## QI 66

Une femme de 65 ans présente des cystites récidivantes et les examens rapportés montrent : plusieurs ECBU positifs à *S. saprophyticus* $10^4$ UFC/mL. L'échographie de l'appareil urinaire ne montre pas de calcul, pas de tumeur vésicale, ni de tumeur au niveau des reins.

Quel examen vous paraît le plus intéressant ?

A. Bandelette urinaire
B. Nouvel ECBU
C. Nouvelle échographie de l'appareil urinaire
D. Tomodensitométrie
E. IRM pelvienne

## QI 67

Quelle(s) est (sont) la (les) contre-indication(s) de la pose d'un cathéter sus-pubien ?

A. Tumeur de la prostate
B. Tumeur de la vessie
C. Prise d'aspirine
D. Sténose de l'urètre
E. Infection urinaire

## QI 68

Quel est le seuil inférieur de significativité d'une bactériurie à *Staphylococcus saprophyticus* dans les infections urinaires communautaires ?

A. $10^2$ UFC/mL
B. $10^3$ UFC/mL
C. $10^4$ UFC/mL
D. $10^5$ UFC/mL
E. $10^6$ UFC/mL

## QI 69

Devant une pyélonéphrite aiguë simple quel(s) examen(s) réalisez-vous ?

A. ECBU
B. Hémocultures
C. CRP
D. Calcitonine
E. NFS

## QI 70

Devant une cystite aiguë chez la femme jeune, que faut-il demander pour confirmer le diagnostic ?

A. ECBU
B. Bandelette urinaire
C. Échographie vésicale
D. Cytologie urinaire
E. Protéine C réactive

## QI 71

Quel(s) est (sont) parmi les traitements suivants celui (ceux) envisageable(s) de la cystite aiguë de la femme jeune ?

A. Fosfomycine-trométamol 3 g : prise unique
B. Fosfomycine-trométamol 3 g : pendant 3 jours
C. Triméthoprime-sulfaméthoxazole 800 mg : 1 cp × 2/j pendant 7 jours
D. Ciprofloxacine 250 mg : 1 cp × 2/j pendant 3 jours
E. Pivmecillinam 200 mg : 1 cp × 3/j pendant 5 jours

## QI 72

Concernant la bandelette urinaire (une ou plusieurs propositions exactes) :

A. La bandelette urinaire permet d'éliminer formellement une infection si les leucocytes et les nitrites sont négatifs
B. La bandelette urinaire permet de détecter une hématurie microscopique
C. La bandelette urinaire détecte les leucocytes si leur concentration est supérieure à $10^3$ par mL
D. La bandelette urinaire peut être contributive en cas de sonde vésicale à demeure
E. La bandelette urinaire détecte les leucocytes si leur concentration est supérieure à $10^4$ par mL

## QI 73

Quelle(s) est (sont) la (les) proposition(s) exacte(s) concernant les infections urinaires de la femme enceinte ?

A. Une bactériurie sans symptôme associé peut être surveillée

B. L'amoxicilline peut être donnée en 1re intention devant une bactériurie
C. Un ECBU n'est pas nécessaire si la bandelette urinaire montre des nitrites positifs
D. En l'absence de pathologie rénale associée le traitement de la pyélonéphrite de la femme enceinte peut se faire en ambulatoire
E. *Escherichia coli* est le germe le plus fréquemment retrouvé

## QI 74

En France, un donneur vivant de rein peut être (une ou plusieurs propositions exactes) :
A. Un donneur anonyme
B. Toute personne pouvant apporter la preuve d'un lien affectif étroit et stable depuis au moins deux ans avec le receveur
C. Un enfant du receveur
D. Un donneur rémunéré
E. Un conjoint du receveur

## QI 75

Parmi les donneurs suivants, lequel (lesquels) est (sont) donneur(s) de rein « à critères élargis » ?
A. Un donneur vivant de plus de 60 ans
B. Un donneur de 55 ans hypertendu décédé d'accident vasculaire cérébral ischémique
C. Un donneur de 40 ans hypertendu et diabétique
D. Un donneur en arrêt circulatoire extrahospitalier sans témoin
E. Un donneur en état de mort encéphalique de plus de 60 ans

## QI 76

Quelle(s) anastomose(s) est (sont) classiquement réalisée(s) lors d'une première transplantation rénale ?
A. Anastomose urétéro-urétrale
B. Anastomose artérielle terminolatérale dans l'artère iliaque externe
C. Anastomose veineuse terminolatérale dans la veine cave inférieure
D. Anastomose urétérovésicale
E. Anastomose artérielle terminoterminale dans l'artère iliaque interne

## QI 77

En routine en France actuellement, les machines de perfusion rénale fonctionnent (une ou plusieurs propositions exactes) :
A. À 37 °C
B. Avec du sang
C. Avec du sérum physiologique
D. À 4 °C
E. Avec du liquide de conservation

## QI 78

Quel(s) élément(s) clinique(s) pertinent(s) rechercher lors de la consultation d'urologie en vue d'une transplantation rénale ?
A. Calcul de l'indice de masse corporelle
B. Recherche d'une claudication intermittente
C. Examen neurologique
D. Inspection des cicatrices abdominales
E. Évaluation de la diurèse

## QI 79

Parmi les signes suivants, lequel (lesquels) oriente(nt) vers une origine urologique de l'hématurie ?
A. Hématurie initiale
B. Présence d'une hypertension artérielle
C. Présence d'une pollakiurie
D. Présence d'œdèmes des membres inférieurs
E. Présence de caillots dans les urines

## QI 80

Parmi les médicaments suivants, lequel (lesquels) peu(ven)t être responsable(s) de fausses hématuries ?
A. Métronidazole
B. Codéine
C. Rifampicine
D. Fénofibrate
E. Sulfasalazine

## QI 81

Quel(s) élément(s) présent(s) à l'ECBU oriente(nt) vers une origine glomérulaire de l'hématurie ?
A. Présence d'une leucocyturie associée
B. Présence de cristaux
C. Présence d'hématies en faucille
D. Présence de cylindres hématiques
E. Présence de germes

## QI 82

L'hématurie macroscopique (une ou plusieurs propositions exactes) :
A. Est définie par la présence de plus de 100 hématies/mm$^3$ à l'ECBU
B. Est plus grave que l'hématurie microscopique
C. Est toujours d'origine urologique
D. Nécessite une hospitalisation en urgence
E. Contre-indique la mise en place d'un cathéter sus-pubien

## QI 83

Concernant la chronologie de l'hématurie (une ou plusieurs propositions exactes) :
A. Une hématurie initiale oriente vers une origine urétrale
B. Une hématurie totale peut être d'origine prostatique

C. Une hématurie terminale oriente vers une origine vésicale
D. Une hématurie d'origine rénale est toujours totale
E. Une hématurie terminale peut être d'origine génitale

## QI 84

À quoi peut être due une hématurie macroscopique ?
A. Glomérulonéphrite à dépôts mésangiaux d'IgA
B. Adénome de prostate
C. Glomérulonéphrite rapidement progressive
D. Tumeur vésicale
E. Traitement anticoagulant

## QI 85

Quel(s) est (sont) l'(les) examen(s) complémentaire(s) biologique(s) à réaliser en première intention devant une hématurie ?
A. Créatininémie sanguine
B. Créatininémie urinaire
C. ECBU qualitatif
D. Dosage du complément
E. Protéinurie des 24 h



## QI 86

Parmi les examens d'imagerie suivants, lequel (lesquels) peu(ven)t être proposé(s) dans le cadre du bilan d'une hématurie ?
A. Échographie rénovésicale
B. Scanner abdominopelvien sans injection
C. Urétrocystographie rétrograde et mictionnelle
D. Scintigraphie osseuse
E. IRM pelvienne dynamique

## QI 87

Un patient de 40 ans se présente aux urgences pour une hématurie macroscopique associée à des brûlures mictionnelles et une pollakiurie. Quelle(s) hypothèse(s) diagnostique(s) est (sont) plausible(s) ?
A. Tumeur rénale
B. Prostatite
C. Calcul du méat urétéral
D. Maladie de Berger
E. Polykystose rénale

## QI 88

Concernant la nécrose papillaire (une ou plusieurs propositions exactes) :
A. Elle est d'origine ischémique
B. Elle peut être liée à une inflammation du tissu interstitiel
C. Elle peut être causée par une prise excessive d'analgésiques
D. Elle peut se présenter comme une pyélonéphrite obstructive
E. Le diagnostic repose sur la réalisation d'un scanner abdominopelvien injecté

## QI 89

Les calculs d'acide urique (une ou plusieurs propositions exactes) :
A. Sont radiotransparents
B. Ont une densité de l'ordre de 350 UH au scanner
C. Peuvent être dissous par alcalinisation des urines
D. Surviennent plus fréquemment quand le pH urinaire est acide
E. Sont souvent corrélés à la présence d'un diabète de type 2

## QI 90

La lithotritie extracorporelle (une ou plusieurs propositions exactes) :
A. Est proposée préférentiellement pour les calculs rénaux de plus de 2 cm de diamètre
B. Est contre-indiquée chez les patients ayant un traitement anticoagulant
C. Est réalisée le plus souvent sous anesthésie générale
D. Est contre-indiquée chez les enfants
E. Permet de traiter les calculs rénaux et urétéraux

## QI 91

Lors d'une colique néphrétique (une ou plusieurs propositions exactes) :
A. Les calculs de l'uretère s'évacuent dans moins de 10 % des cas
B. Les β-bloquants peuvent être utilisés pour faciliter l'évacuation des calculs
C. Les femmes enceintes peuvent avoir des contractions utérines et une menace d'accouchement prématuré
D. Le kétoprofène est un traitement qui a fait la preuve de son efficacité
E. La douleur peut disparaître lors d'une rupture du fornix

## QI 92

Lors d'une colique néphrétique, dans quelle(s) circonstance(s) faut-il dériver la voie excrétrice supérieure ?
A. Fièvre avec frissons
B. Anurie
C. Vomissements
D. Absence de réponse aux traitements antalgiques bien conduits
E. Apparition d'une hypertension artérielle

## QI 93

Les calculs urinaires liés à l'infection (une ou plusieurs propositions exactes) :

**A.** Sont constitués majoritairement de protéines
**B.** Peuvent être liés à la présence de *Proteus mirabilis* dans les urines
**C.** Doivent être retirés en totalité
**D.** Sont radio-opaques
**E.** Peuvent se rencontrer chez l'enfant de moins de 5 ans

## QI 94

À propos de la lithiase urinaire (une ou plusieurs propositions exactes) :

**A.** En l'absence de prise en charge médicale, la moitié des calculs récidive au bout de 5 ans
**B.** Les hommes sont moins exposés au risque lithogène que les femmes
**C.** Le constituant le plus fréquent des calculs est l'oxalate de calcium
**D.** Le diabète de type 2 s'accompagne d'une augmentation du risque lithogène
**E.** C'est la deuxième cause d'insuffisance rénale terminale

## QI 95

Quel(s) est (sont) le(s) conseil(s) diététique(s) à donner à un patient ayant évacué un calcul d'oxalate de calcium dihydraté ?

**A.** Boire 2 à 3 litres d'eau par jour
**B.** Ne pas consommer d'aliments contenant du calcium
**C.** Consommer au maximum 8 g de sel par jour
**D.** Consommer des fruits et des légumes
**E.** Consommer du citron pressé ou de l'orange pressée (deux verres par jour)

## QI 96

Concernant les calculs de la vessie (une ou plusieurs propositions exactes) :

**A.** Sont plus fréquents chez l'homme
**B.** Sont très souvent constitués d'acide urique
**C.** Peuvent être révélés par des symptômes urinaires du bas appareil
**D.** Peuvent s'accompagner d'un obstacle à la vidange vésicale
**E.** Sont associés à des calculs du bassinet dans la majorité des cas

## QI 97

Un patient de 44 ans consulte après une colique néphrétique au décours de laquelle il a évacué un calcul de 5 mm. Quel(s) examen(s) de première intention demandez-vous pour obtenir un diagnostic étiologique de lithiase urinaire ?

**A.** Analyse morphoconstitutionnelle du calcul
**B.** Dosage de la calcémie
**C.** Dosage de la natriurèse des 24 heures
**D.** Dosage de l'urée urinaire les 24 heures
**E.** Densité des urines du matin

## QI 98

À propos de la maladie lithiasique, quelles affirmations sont exactes ?

**A.** Calcul et lithiase sont synonymes
**B.** Le diagnostic du premier calcul urinaire est généralement porté entre 30 et 35 ans
**C.** Les calculs de phosphate de calcium sont plus fréquents chez les femmes
**D.** Un calcul coralliforme est réputé d'une dureté très élevée
**E.** La cystinurie est une maladie génétique autosomique dominante

## QI 99

Chez une patiente obèse de 159 cm et 136 kg ayant un calcul radio-opaque de 15 mm dans le calice inférieur gauche et de densité 1 300 UH au scanner, quel(s) traitement(s) pourriez-vous proposer pour obtenir un résultat satisfaisant ?

**A.** Lithotritie extracorporelle
**B.** Urétéroscopie à l'instrument rigide
**C.** Urétéroscopie à l'instrument flexible
**D.** Chirurgie à ciel ouvert
**E.** Dissolution par alcalinisation des urines

## QI 100

Concernant les calculs de l'uretère (une ou plusieurs propositions exactes) :

**A.** Ils doivent être traités par lithotritie extracorporelle si leur taille dépasse 10 mm
**B.** En l'absence d'évacuation spontanée au bout de quatre à six semaines un traitement urologique est nécessaire
**C.** Ils sont majoritairement constitués de phosphate de calcium
**D.** Ils peuvent être difficiles à repérer en échographie
**E.** Lorsqu'ils sont très volumineux et en position lombaire ils peuvent être traités par néphrolithotomie percutanée

## QI 101

Lors d'une douleur brutale du flanc chez un patient tabagique, dans quel(s) cas un scanner de l'appareil urinaire avec injection de produit de contraste est indiqué ?

**A.** Suspicion de colique néphrétique simple
**B.** Suspicion d'infarctus rénal
**C.** Suspicion de tumeur de la voie excrétrice
**D.** Suspicion d'anévrisme compliqué de l'artère rénale
**E.** Suspicion de pneumopathie de la base

## QI 102

À propos de la maladie lithiasique, quelles sont les propositions exactes ?

**A.** Certains médicaments antiprotéases peuvent former des calculs urinaires si les urines sont acides
**B.** Les calculs dont la densité au scanner dépasse 1200 UH sont souvent résistants à la lithotritie extracorporelle
**C.** Les calculs coralliformes sont préférentiellement traités par lithotritie extracorporelle
**D.** Un traitement par aspirine contre-indique une urétéroscopie pour calcul
**E.** La viande de cheval est contre-indiquée chez les patients ayant une lithiase cystinique

## QI 103

Chez une jeune femme de 20 ans consultant pour des coliques néphrétiques droites à répétition qui vous apporte une échographie rénale montrant une dilatation des cavités pyélocalicielles droites avec des images hyperéchogènes du bassinet sans dilatation urétérale ; que faites-vous ?

**A.** Vous évoquez un syndrome de la jonction pyélo-urétérale
**B.** Vous évoquez des calculs pyéliques associés
**C.** Vous évoquez un méga-uretère
**D.** Vous demandez un uroscanner
**E.** Vous demandez une cystographie rétrograde



## QI 104

Quel(s) est (sont) le(s) facteur(s) de risque du cancer de prostate ?

**A.** âge > 45 ans pour la population générale
**B.** Père diagnostiqué avant l'âge de 55 ans
**C.** Frère diagnostiqué avant l'âge de 50 ans
**D.** Ascendants d'origine africaine
**E.** Neveu, frère et père diagnostiqués à l'âge de 72, 73 et 61 ans

## QI 105

Dans quelle(s) situation(s) le PSA peut-il être élevé ?

**A.** Prostatite aiguë
**B.** Rétention aiguë d'urine
**C.** Pose de néphrostomie
**D.** Toucher rectal
**E.** Origine médicamenteuse : inhibiteur de la 5α-réductase

## QI 106

Concernant les examens complémentaires du diagnostic de cancer de prostate, quelle(s) est (sont) la (les) réponse(s) exacte(s) ?

**A.** L'échographie endorectale est un examen sensible pour la détection du cancer de prostate
**B.** L'IRM de prostate est recommandée en première intention avant les biopsies
**C.** La TDM abdominopelvienne n'est pas recommandée en première intention en cas d'élévation du PSA
**D.** Un PET-scan à la choline est recommandé avant les biopsies
**E.** Un rapport PSA libre/PSA total élevé est en faveur d'une hyperplasie bénigne de prostate

## QI 107

Quelle(s) est (sont) la (les) précaution(s) indispensable(s) avant biopsie de prostate ?

**A.** Lavement rectal
**B.** Antibioprophylaxie par quinolones 2 heures avant le geste en dose unique
**C.** Antibiothérapie par quinolones 2 jours avant le geste pour 5 jours
**D.** Consultation d'anesthésie
**E.** Relais nécessaire d'un traitement par antivitamines K

## QI 108

Quel(s) est (sont) le(s) facteur(s) de risque d'un cancer de la prostate ?

**A.** Ascendants du pourtour méditerranéen
**B.** Ascendants afro-antillais
**C.** Ascendants asiatiques
**D.** Pollution à la chloroquine
**E.** Consommation de phyto-œstrogènes

## QI 109

Concernant l'histologie du cancer de prostate (une ou plusieurs propositions exactes) :

**A.** L'adénocarcinome est le type histologique le plus représenté
**B.** L'adénocarcinome se développe principalement dans la zone de transition de la prostate
**C.** Le carcinome neuroendocrine de la prostate est un type histologique fréquent
**D.** Sur les biopsies, il est convenu d'additionner le grade de Gleason le plus représenté et le grade le plus élevé pour obtenir le score de Gleason
**E.** Le groupe grade 1 sur les biopsies est équivalent à un score de Gleason 5 + 1

## QI 110

Concernant la classification TNM des cancers de prostate, quelle(s) est (sont) la (les) proposition(s) exacte(s) ?

**A.** Une tumeur T1 correspond à une tumeur non palpable ou non visible en imagerie

B. Une tumeur N2 correspond à l'atteinte de 2 zones ganglionnaires
C. Une tumeur T3 correspond à l'extension extracapsulaire ou aux vésicules séminales
D. Une tumeur N1 correspond à une atteinte ganglionnaire régionale
E. Une tumeur R2 correspond à un reliquat macroscopique postopératoire

## QI 111

Parmi les classifications suivantes de tumeurs prostatiques, quelle(s) est (sont) celle(s) qui est (sont) correctement décrite(s) ?
A. Tumeur T1b : plus de 15 % de tissu réséqué en résection endo-urétrale
B. Tumeur T1c : découverte sur l'élévation du PSA
C. Tumeur T2c : atteinte des deux lobes de la prostate
D. Tumeur T3b : envahissement d'une vésicule séminale
E. Tumeur T3c : atteinte extracapsulaire des deux lobes de la prostate et des vésicules séminales

## QI 112

Concernant la classification pronostique de D'Amico, quelle(s) est (sont) la (les) proposition(s) exacte(s) ?
A. Les critères du groupe de risque faible sont : PSA < 10 ng/mL et score de Gleason 6 et stade clinique T1c ou T2a
B. Les critères du groupe de risque élevé sont PSA > 20 ng/mL ou score de Gleason 9 ou stade clinique T3
C. Les critères du groupe de risque intermédiaire sont PSA compris entre 10 et 20 ng/mL ou score de Gleason de 7 (3 + 4 ou 4 + 3) ou stade T2b
D. Les critères du groupe de risque élevé sont PSA > 20 ng/mL ou score de Gleason 8 ou stade clinique T2c
E. Aucun

## QI 113

Concernant la surveillance active, quelle(s) est (sont) la (les) réponse(s) exacte(s) ?
A. Les critères d'inclusion dans la surveillance active sont les mêmes que pour l'abstention-surveillance
B. La surveillance active n'est pas une prise en charge curative
C. La surveillance active est recommandée pour les cancers de la prostate à faible risque et risque intermédiaire
D. Les critères d'inclusion sont basés sur les données du toucher rectal, le PSA, et les données biopsiques
E. La sortie de la surveillance active est indiquée par la présence d'un score de Gleason 7 ou plus sur les biopsies de contrôle

## QI 114

Concernant le traitement d'un cancer de prostate localisé à faible risque chez un patient de 60 ans avec une espérance de vie > 10 ans.
Quelle(s) est (sont) la(les) réponse(s) exacte(s) ?
A. La prostatectomie radicale est recommandée en première intention
B. Les ultrasons focalisés sont recommandés en première intention
C. La curiethérapie peut être proposée sous réserve du volume prostatique
D. Une radio-hormonothérapie est recommandée
E. Une radiothérapie externe est recommandée en première intention

## QI 115

Un patient présentant un cancer de prostate localisé hésite entre les différentes alternatives thérapeutiques. Il souhaite plus d'informations sur ces traitements. Quelle(s) information(s) est (sont) exacte(s) ?
A. Une prostatectomie par voie robot assistée a un intérêt supérieur démontré par rapport à une prostatectomie par voie ouverte
B. La complication la plus fréquente après radiothérapie externe est la dysfonction érectile (> 70 %)
C. Le risque d'incontinence urinaire définitive après prostatectomie est de 20-25 %
D. La curiethérapie est l'option thérapeutique standard qui a le plus faible risque d'entraîner une dysérection (< 20 %)
E. Les risques de rectite radique et de cystite radiques sont similaires entre la radiothérapie et la curiethérapie

## QI 116

Concernant le traitement des patients avec un cancer de prostate d'emblée métastatique quels sont les différents traitements possibles ?
A. Prostatectomie radicale avec curage ganglionnaire étendu
B. Antagonistes de la LH-RH avec antiandrogènes
C. Agonistes de la LH-RH avec antiandrogènes
D. Castration chirurgicale
E. Cryothérapie

## QI 117

Vous avez opéré un patient d'une prostatectomie radicale pour un adénocarcinome de prostate Gleason 7 (3 + 4) pT2ANORO. Le PSA à 6 semaines est indosable. Quel va être votre suivi ?
A. Consultation avec dosage PSA à 3, 6, 12 mois, puis tous les 6 mois pendant 3 ans puis annuellement
B. Durée du suivi total 5 ans

C. Durée du suivi total 10 ans
D. TDM TAP annuelle pendant 5 ans
E. Consultation avec dosage PSA à 6, 12 mois, puis tous les 6 mois pendant 5 ans puis annuellement

## QI 118

Parmi les propositions suivantes, quelle(s) est (sont) la (les) proposition(s) exacte(s) concernant le cancer de la prostate métastatique résistant à la castration ?
A. Le diagnostic impose un dosage de la testostérone qui doit être inférieure à 50 ng/dL
B. Après le diagnostic, les traitements d'hormonothérapie de première ligne peuvent être arrêtés
C. Après le diagnostic, les traitements contre la résorption osseuse doivent être proposés systématiquement
D. Lorsque le diagnostic est confirmé, une chimiothérapie est indiquée
E. En l'absence de métastase, une hormonothérapie de deuxième génération est recommandée

## QI 119

Chez un patient traité pour un cancer du rein par néphrectomie élargie, à quoi peut-on s'attendre en postopératoire ?
A. Atrophie du rein controlatéral
B. Hypertrophie du rein controlatéral
C. Élévation initiale de la créatininémie puis décroissance progressive
D. Diminution initiale de la créatininémie puis élévation progressive
E. Absence de modification de la créatininémie si le rein controlatéral est normal



## QI 120

Quels sont les deux types histologiques de tumeur du rein les plus fréquents ?
A. Carcinome à cellules chromophobes
B. Carcinome tubulopapillaire
C. Carcinome des tubes collecteurs extrapyramidaux
D. Carcinome sarcomatoïde
E. Carcinome à cellules claires

## QI 121

Il est découvert un kyste rénal (fig. 22.1) sur une tomodensitométrie réalisée pour un bilan de douleurs abdominales. Quelle va être votre attitude diagnostique ?
A. Surveillance régulière par échographie
B. Surveillance régulière par scanner thoraco-abdomino-pelvien
C. Ponction évacuatrice du kyste
D. Biopsie de la paroi du kyste
E. Aucune surveillance

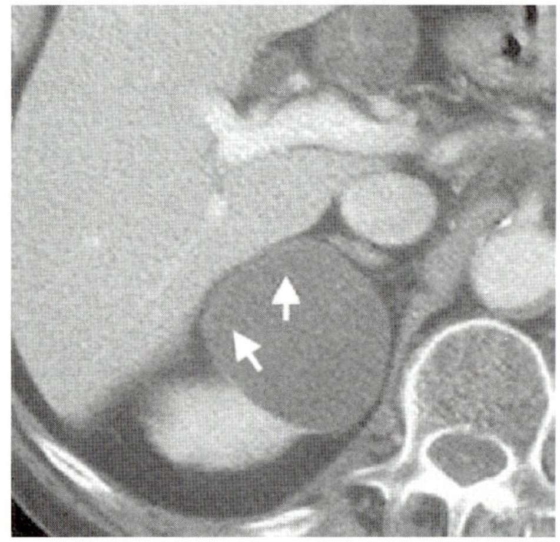

Fig. 22.1.

## QI 122

Quels sont les facteurs de risque du cancer du rein ?
A. Maladie de von Hippel-Lindau
B. Tabac
C. Obésité
D. Sexe masculin
E. Tumeur de la vessie

## QI 123

Dans un contexte d'altération de l'état général avec douleurs lombaires et confusion, vous découvrez sur une échographie abdominale une tumeur de 10 cm du rein droit. Quel bilan complémentaire prescrivez-vous ?
A. Tomodensitométrie thoracique abdominale et pelvienne
B. Scintigraphie osseuse
C. Créatinémie et NFS
D. Tomodensitométrie cérébrale
E. IRM abdominale

## QI 124

L'angiomyolipome rénal est (une ou plusieurs propositions exactes) :
A. Une tumeur bénigne
B. Une tumeur maligne
C. Plus fréquent chez la femme
D. Caractérisé par une densité graisseuse à la tomodensitométrie sans injection
E. Composé de graisse, de vaisseaux et de muscle

## QI 125

À propos de la biopsie d'une tumeur du rein tissulaire (une ou plusieurs propositions exactes) :
A. Elle est indispensable avant toute prise en charge chirurgicale

B. Elle est effectuée par voie chirurgicale cœlioscopique
C. Elle permet de discriminer les tumeurs bénignes des tumeurs malignes
D. Elle est recommandée avant la mise en place d'un traitement non chirurgical
E. Elle est à faible risque de complication

## QI 126

Sur cette coupe de tomodensitométrie abdominale (fig. 22.2) que voyez-vous ?

A. Il existe un kyste du rein droit
B. Il existe une petite tumeur du rein droit
C. Il existe une volumineuse tumeur du rein droit
D. Il existe un angiomyolipome du rein droit
E. Il existe un thrombus tumoral dans la veine cave

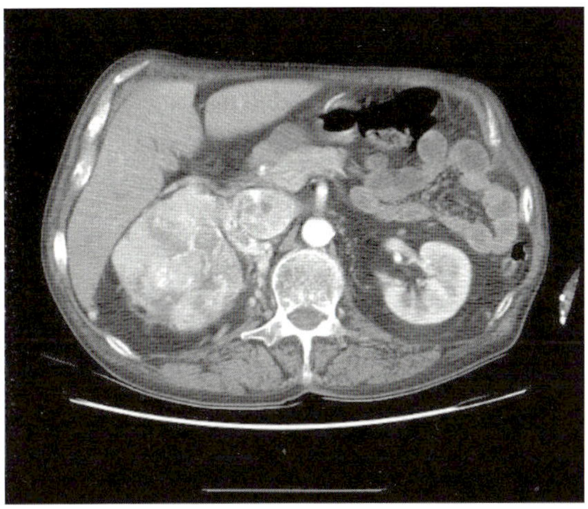

**Fig. 22.2.**

## QI 127

Sur cette coupe de tomodensitométrie abdominale (fig. 22.3) que voyez-vous ?

A. Il existe une petite tumeur du rein gauche
B. Il existe une volumineuse tumeur du rein gauche
C. Il existe un calcul du rein
D. La lésion indiquée sur le rein gauche peut être un carcinome rénal à cellule claire
E. La lésion indiquée sur le rein gauche peut être un oncocytome

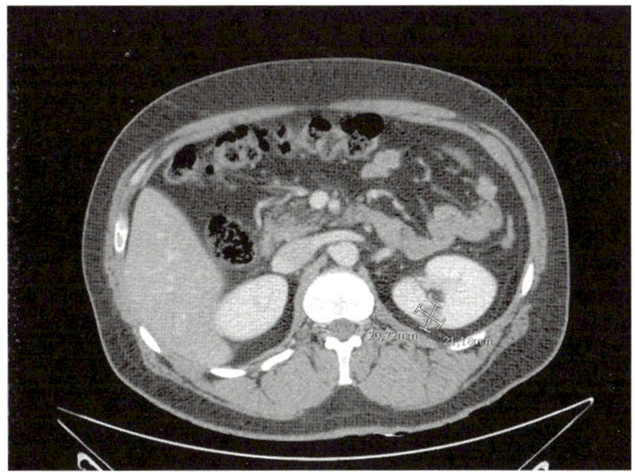

**Fig. 22.3.**

## QI 128

À propos de cette lésion rénale droite (fig. 22.4) que concluez-vous ?

A. Il s'agit d'un kyste Bosniak 1
B. Il s'agit d'un kyste Bosniak 2
C. Il s'agit d'un kyste Bosniak 3
D. Il s'agit d'un kyste Bosniak 4
E. Il s'agit d'une tumeur solide

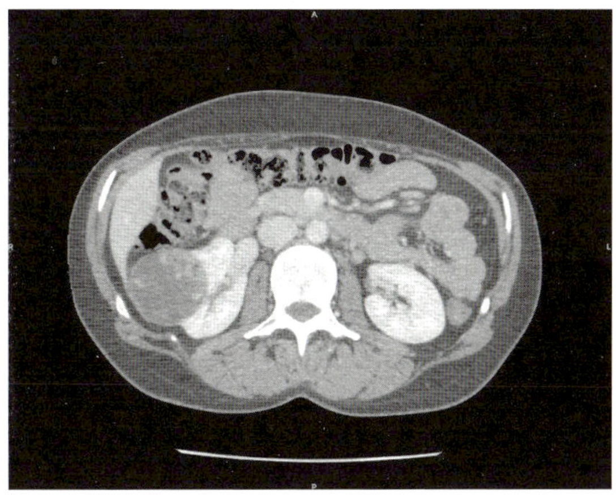

**Fig. 22.4.**

## QI 129

Une tomodensitométrie thoracique abdominale et pelvienne est effectuée chez un homme de 74 ans pour un bilan d'altération de l'état général (fig. 22.5).

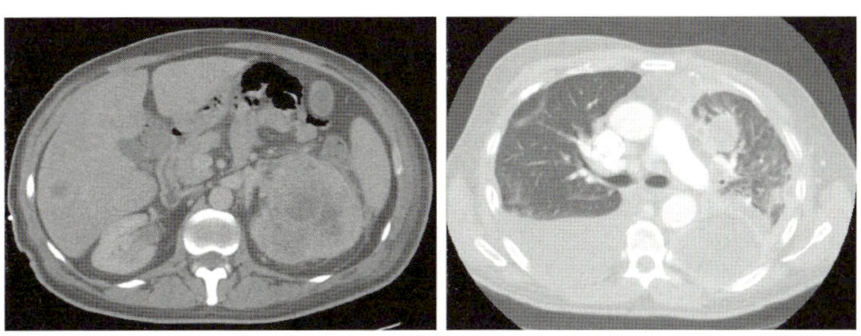

**Fig. 22.5.**

Quelle va être votre démarche diagnostique ?
**A.** Biopsie de la lésion hépatique
**B.** Biopsie de la lésion rénale
**C.** Tomodensitométrie cérébrale
**D.** Dosage des marqueurs tumoraux (ACE, PSA, CA 19.9)
**E.** Bilan biologique complet comprenant une NFS, une créatinémie plasmatique, une calcémie, un bilan hépatique et les LDH

## QI 130

Quels sont les facteurs de risque de développer une tumeur du testicule ?
**A.** Antécédent de cancer du rein
**B.** Cryptorchidie
**C.** Atrophie testiculaire
**D.** Syndrome de Klinefelter
**E.** Microlithiases testiculaires

## QI 131

À propos du cancer du testicule (une ou plusieurs propositions exactes) :
**A.** C'est le deuxième cancer le plus fréquent chez les hommes de moins de 35 ans
**B.** La dissémination métastatique se fait par voies lymphatique et hématogène
**C.** La TEP 18 FDG est systématiquement réalisée dans le cadre du bilan d'extension
**D.** La cryopréservation en CECOS n'est plus d'intérêt aujourd'hui
**E.** Le dosage des marqueurs sériques doit être fait seulement en préopératoire



## QI 132

Quelles sont les circonstances de découverte d'un cancer du testicule ?
**A.** Masse scrotale indurée, unilatérale, indolore
**B.** Gynécomastie
**C.** Détresse respiratoire
**D.** Adénopathie sus-claviculaire
**E.** Dépistage systématique organisé par la HAS

## QI 133

Quel(s) est (sont) l'(les) examen(s) paraclinique(s) systématique(s) à réaliser lors de la découverte d'un cancer du testicule ?
**A.** IRM testiculaire
**B.** TDM TAP
**C.** TEP 18 FDG
**D.** Testostéronémie
**E.** Dosages des marqueurs sériques

## QI 134

Concernant le diagnostic histologique du cancer du testicule (une ou plusieurs propositions exactes) :
**A.** Une orchidectomie partielle peut être proposée dans certains cas très sélectionnés
**B.** L'orchidectomie totale est un geste à la fois diagnostique et thérapeutique
**C.** L'abord scrotal est préféré dans certains cas
**D.** La ligature du cordon se fait au plus près du testicule
**E.** Plusieurs types histologiques peuvent être présents de manière concomitante

## QI 135

À propos des tumeurs germinales de stade 1, quelle(s) est (sont) la (les) proposition(s) exacte(s) ?
**A.** Le risque de récidive sur un mode ganglionnaire concerne globalement 25 % des patients, dans les deux ans qui suivent l'orchidectomie
**B.** La récidive ganglionnaire nécessite une radiothérapie
**C.** la taille de la tumeur > 4 cm et l'envahissement du *rete testis* sont les facteurs pronostiques de récidive des séminomes
**D.** La simple surveillance des séminomes est possible en l'absence de facteur de risque de récidive
**E.** Les séminomes métastatiques nécessitent un cycle unique de BEP (bléomycine, étoposide, cisplatine)

## QI 136

À propos des tumeurs germinales non séminomateuses (TGNS), quelle(s) est (sont) la (les) proposition(s) exacte(s) ?
**A.** L'invasion lymphovasculaire est le principal facteur de risque de récidive
**B.** La présence d'une invasion lymphovasculaire porte à 50 % le risque de récidive
**C.** La surveillance est une option même en présence de facteur de risque
**D.** L'attitude adjuvante consiste en un cycle unique de BEP (bléomycine, étoposide, cisplatine)
**E.** En présence de facteurs de risque, le risque de récidive est plus important pour les TGNS par rapport aux séminomes

## QI 137

Quel(s) est (sont) le(s) marqueur(s) tumoral(aux) dans les cancers du testicule ?
**A.** α-fœtoprotéine (AFP)
**B.** Antigène carcino-embryonnaire (ACE)
**C.** Antigène carbohydrate 19.9 (CA 19.9)
**D.** Lactate déshydrogénase (LDH)
**E.** Hormone chorionique gonadotrope (hCG)

## QI 138

Quel(s) est (sont) le(s) diagnostic(s) différentiel(s) des tumeurs testiculaires ?

**A.** Orchiépididymite
**B.** Abcès testiculaire
**C.** Torsion testiculaire
**D.** Kyste intratesticulaire
**E.** Tumeur intrascrotale

## QI 139

Quelle(s) est (sont) la (les) tumeur(s) développée(s) aux dépens des cordons sexuels ?

**A.** Gonadoblastome
**B.** Lymphome à cellules B
**C.** Tumeurs à cellules de Leydig
**D.** Tumeurs à cellules de Sertoli
**E.** Carcinome embryonnaire

## QI 140

Pourquoi réaliser un uroscanner dans le bilan d'une tumeur urothéliale de la vessie n'infiltrant pas le muscle ?

**A.** Car il participe au bilan d'extension à l'étage abdominal
**B.** Pour rechercher une tumeur synchrone de la voie excrétrice supérieure
**C.** Pour poser l'indication de résection de *second look*
**D.** Pour rechercher une dilatation des voies excrétrices supérieures
**E.** Pour déterminer l'intérêt d'un traitement adjuvant

## QI 141

Quel(s) est (sont) le(s) facteur(s) pronostique(s) de récidive et de progression des tumeurs urothéliales de la vessie ?

**A.** Antécédents de récidive tumorale
**B.** Présence de carcinome *in situ* associé à la tumeur principale
**C.** Taille tumorale
**D.** Grade tumoral
**E.** Score de Gleason

## QI 142

Quel(s) est (sont) le(s) paramètre(s) de surveillance d'une tumeur urothéliale de la vessie n'infiltrant pas le muscle ?

**A.** Fibroscopie vésicale
**B.** Cytologie urinaire
**C.** Uroscanner
**D.** Scanner thoracique
**E.** Toucher rectal

## QI 143

Comment traiter une tumeur urothéliale de la vessie infiltrant le muscle chez une femme ?

**A.** Instillations endovésicales
**B.** Cystectomie partielle
**C.** Discuter une chimiothérapie néoadjuvante
**D.** Pelvectomie antérieure
**E.** Résection palliative à visée hémostatique

## QI 144

Quelle(s) intervention(s) peu(ven)t être indiquée(s) dans l'évolution d'une tumeur urothéliale métastatique d'origine vésicale ?

**A.** Drainages pyéliques en cas d'anurie obstructive
**B.** Cystostomie en cas d'anurie obstructive
**C.** Résection à visée hémostatique en cas d'hématurie avec déglobulisation
**D.** Radiothérapie antalgique en cas de métastase osseuse symptomatique
**E.** Curage lymphatique en cas de compression urétérale ganglionnaire

## QI 145

Vous prenez en charge sur les lieux de l'accident Monsieur R., 47 ans, éjecté de son véhicule entré en collision avec un arbre à 70 km/h. Son épouse qui était passagère est décédée dans l'accident. À votre arrivée il est obnubilé, présente une défense abdominale diffuse et de multiples plaies superficielles. Sa tension artérielle initialement mesurée à 66/34 mmHg remonte à 96/65 mmHg après 2 litres de remplissage. Vous organisez le transfert médicalisé et prévenez l'équipe d'accueil de la nécessité de (une ou plusieurs propositions exactes) :

**A.** Scanner corps entier
**B.** Laparotomie d'hémostase
**C.** Transfusion des culots globulaires O négatif
**D.** Mise en alerte des équipes chirurgicales et radiologiques
**E.** Vérification du statut vaccinal antitétanique
**F.** Aucune réponse n'est correcte

## QI 146

Vous êtes le chirurgien de garde qui accueille au déchocage Madame P., 35 ans, dans les suites d'un accident de ski à haute cinétique (collision contre un autre skieur). À sa prise en charge, elle présentait une tension artérielle à 65/42 mmHg, a reçu 2 litres de NaCl et reste hypotendue (55/34 mmHg, pouls à 134/min) malgré la transfusion de 2 culots globulaires O négatif. À l'examen clinique elle présente une pâleur extrême, des troubles de conscience et un abdomen extrêmement tendu. L'infirmière qui vient de mettre en place une sonde vésicale rapporte une hématurie macroscopique. Que va comporter votre prise en charge ?

**A.** Cœlioscopie exploratrice
**B.** Laparotomie exploratrice
**C.** Ouverture du rétropéritoine pour rechercher et réparer une éventuelle lésion rénale

**D.** Transfusion de culots globulaires, plaquettes et plasma frais congelé
**E.** Scanner corps entier postopératoire si l'état hémodynamique est stabilisé

## QI 147

Quelle(s) est (sont) la (les) complication(s) classiquement rencontrée(s) sur l'imagerie de contrôle lors de la prise en charge conservatrice d'un traumatisme rénal de haut grade ?
**A.** Dévascularisation du parenchyme rénal
**B.** Pseudoanévrisme ou fistule artérioveineuse
**C.** Urinome (collection d'urine) périrénal
**D.** Embolie pulmonaire
**E.** Pneumopéritoine

## QI 148

Les fractures du bassin peuvent être associées à (une ou plusieurs propositions exactes) :
**A.** Des traumatismes vésicaux sous-péritonéaux
**B.** Des lésions de l'urètre pénien
**C.** De volumineux hématomes pelviens qu'il est nécessaire d'évacuer en urgence
**D.** Des plaies de l'uretère par esquille osseuse
**E.** Aucune réponse n'est correcte



## QI 149

Quel(s) symptôme(s) doi(ven)t faire évoquer la présence d'un traumatisme du rein en cas de traumatisme abdominal ?
**A.** Hématurie macroscopique
**B.** Hématurie microscopique
**C.** Hyperthermie
**D.** Hypertension artérielle
**E.** Douleur lombaire unilatérale
**F.** Aucune réponse n'est correcte

## QI 150

Quel(s) symptôme(s) fait (font) suspecter un traumatisme complet de l'urètre (en opposition à une rupture partielle) ?
**A.** Hématome périrénal en ailes de papillon
**B.** Incontinence urinaire
**C.** Urétrorragie
**D.** Brûlures mictionnelles
**E.** Globe vésical
**F.** Aucune réponse n'est correcte

## QI 151

Vous recevez en urgence un patient de 54 ans suite à un accident de la voie publique à cinétique modérée. Il était porteur d'une ceinture de sécurité et n'a pas été éjecté. L'examen clinique met en évidence une défense abdominale diffuse avec empâtement de l'hypogastre. Le scanner abdominal montre un épanchement intrapéritonéal diffus et une fuite intrapéritonéale d'urine sur une rupture vésicale. Quel traitement réalisez-vous ?
**A.** Traitement non chirurgical (sondage vésical 10 j, contrôle de l'urétrocystographie rétrograde avant ablation)
**B.** Suture vésicale
**C.** Toilette péritonéale
**D.** Drainage péritonéal
**E.** Aucune réponse n'est correcte

## QI 152

Un traumatisme scrotal (une ou plusieurs propositions exactes) :
**A.** Touche généralement les deux testicules
**B.** Doit être exploré par une échographie scrotale en urgence
**C.** Nécessite toujours une exploration scrotale en urgence
**D.** Peut justifier la réalisation d'une orchidectomie
**E.** Peut être à l'origine d'une infertilité

## QI 153

Que peut comporter le traitement conservateur des traumatismes du rein en cas de stabilité hémodynamique ?
**A.** Traitement symptomatique : antalgiques, hydratation, prévention de la maladie thromboembolique veineuse
**B.** Radiologie interventionnelle : embolisation sélective, revascularisation en cas de dissection artérielle
**C.** Néphrectomie en urgence en cas de saignement actif visualisé sur le scanner
**D.** Drainage urinaire par voie endoscopique en cas d'extravasation sur le scanner initial
**E.** Drainage percutané d'une collection apparue au cours du suivi

## QI 154

Vous prenez en charge au bloc opératoire Monsieur V., 32 ans, polytraumatisé qui présente dans son bilan initial une fracture du bassin avec disjonction de la symphyse pubienne, un traumatisme du rein gauche de grade 4, un hémopneumothorax gauche et une fracture de rate pour laquelle une splénectomie en urgence a été décidée. Comment équipez-vous le patient en vue de cette intervention ?
**A.** Voie veineuse centrale
**B.** Drain thoracique gauche
**C.** Monitoring de la pression artérielle
**D.** Sonde vésicale pour surveillance de la diurèse
**E.** Monitoring de la saturation en oxygène

## QI 155

Concernant la symptomatologie d'une rétention aiguë d'urine, quelle(s) est (sont) la (les) proposition(s) exacte(s) ?

**A.** La rétention aiguë d'urine est l'impossibilité totale et brutale d'uriner malgré la réplétion vésicale
**B.** Le diagnostic de rétention aiguë d'urine est généralement facile sur la constatation clinique du globe vésical
**C.** La palpation abdominale retrouve une masse sus-pubienne tympanique à la percussion
**D.** La douleur épigastrique est généralement d'apparition brutale
**E.** Le tableau peut se limiter à une confusion chez le sujet âgé

## QI 156

Concernant la prise en charge d'une rétention aiguë d'urine, quelle(s) est (sont) la (les) proposition(s) exacte(s) ?

**A.** Il s'agit d'une urgence thérapeutique
**B.** Aucun examen complémentaire n'est requis en urgence avant le sondage vésical
**C.** Le drainage des urines peut se faire par les voies naturelles avec une sonde vésicale
**D.** Le drainage des urines peut se faire par voie percutanée avec un cathéter sus-pubien
**E.** Le drainage des urines par cathéter sus-pubien est recommandé en cas d'hématurie macroscopique

## QI 157

Parmi les propositions suivantes, quelle(s) est (sont) l'(les) étiologie(s) possible(s) pour une rétention aiguë d'urine ?

**A.** Traitement anticholinergique
**B.** Cancer de la prostate
**C.** Traumatisme médullaire
**D.** Fécalome
**E.** Prolapsus chez la femme

## QI 158

Quelle(s) est (sont) la (les) proposition(s) exacte(s) concernant le drainage vésical ?

**A.** Un cathéter sus-pubien est préférable à un sondage vésical en cas de prostatite aiguë
**B.** Un cathéter sus-pubien peut être mis en place en l'absence de globe afin de surveiller la diurèse
**C.** Un sondage vésical est préférable en cas de sténose de l'urètre
**D.** Un sondage vésical est préférable en cas de fracture du bassin associée à une urétrorragie
**E.** Un cathéter sus-pubien présente moins de complications locales au long cours qu'un sondage vésical

## QI 159

Quelle(s) est (sont) la (les) complication(s) possible(s) d'une rétention aiguë d'urine ?

**A.** Insuffisance rénale aiguë
**B.** Confusion
**C.** Syndrome de levée d'obstacle suite à la dérivation des urines
**D.** Hématurie a vacuo suite à la dérivation des urines
**E.** Claquage de la vessie

# Réponses

## QI 1

Réponse : B

## QI 2

Réponse : A, B

## QI 3

Réponse : C, D

## QI 4

Réponse : A, B, C, D

## QI 5

Réponse :

## QI 6

Réponse : A, B, C, D, E

**A :** l'existence d'un antécédent de cryptorchidie est un facteur de risque majeur d'hypofertilité masculine, ce d'autant que l'orchidopexie est survenue après l'âge de 3 ans.

**B :** l'existence d'une varicocèle cliniquement palpable est fréquente dans la population générale, puisqu'elle affecterait 15 à 20 % des hommes adultes. Cependant, sa fréquence est augmentée dans la population des hommes hypofertiles, où elle atteint 35-45 %.

**E :** toutes les situations dans lesquelles l'homme peut avoir un questionnement vis-à-vis de sa fertilité (dont bien entendu l'antécédent de chimiothérapie, mais aussi de cryptorchidie, d'orchite, de torsion, ou la constatation d'une varicocèle sont des indications à réaliser un bilan de fertilité).

**D :** à 35 ans, la femme a une fertilité diminuée de moitié par rapport à celle qu'elle avait à 25 ans, et celle-ci diminuera encore rapidement pour tomber à 5 % à 40 ans.

## QI 7

Réponse : A, B, D, E, F

**A, B, E :** par atteinte de la spermatogenèse.

**D :** par perturbation de la réaction sexuelle (en particulier par une difficulté à atteindre l'orgasme).

**F :** en raison du risque d'éjaculation rétrograde.

**C :** les AINS sont utilisés en routine chez les hommes ayant des tableaux inflammatoires (nécrospermies, notamment) sans impact délétère notable sur le spermogramme.

## QI 8

Réponse : A, B, C, E, F

**A, B, C :** ces paramètres physicochimiques du plasma séminal figurent bien dans le spermogramme standard. Ils peuvent donner des éléments d'orientation étiologique précieux. Par exemple, une hypospermie inférieure à 1 mL, associée à un pH acide orientent vers une absence bilatérale des canaux déférents.

**D :** la recherche des anticorps antispermatozoïdes est un examen spécifique, non inclus dans le spermogramme (réalisé par la technique des immunobilles ou le MAR test).

**E, F :** de même que la concentration des spermatozoïdes, la numération totale des spermatozoïdes dans l'éjaculat, et la mobilité, la vitalité et la morphologie des spermatozoïdes constituent des paramètres cellulaires figurant dans le spermogramme.



## QI 9

Réponse : E

**A :** il s'agit de l'hypospermie et non de l'oligospermie.

**B :** il s'agit de l'oligospermie et non de l'hypospermie.

**C :** une viscosité du sperme augmentée peut participer à une asthénospermie, mais l'inverse n'est pas vrai.

**D :** il est nécessaire de constater une absence de spermatozoïdes sur deux spermogrammes après centrifugation à 3 mois d'intervalle pour conclure qu'il s'agit d'une azoospermie.

**E :** par définition.

**F :** la tératospermie correspond à une altération de la morphologie de spermatozoïdes (< 4 % de spermatozoïdes normaux selon la classification de Kruger ou < 24 % selon la classification de David modifiée) quelles que soient les anomalies observées (elles sont souvent multiples, et parfois un même spermatozoïde peut présenter plusieurs anomalies).

## QI 10

Réponse : E

**A :** il ne fait pas partie du bilan de première intention d'une azoospermie sécrétoire et ne sera réalisé qu'en cas de testostérone abaissée.

**B :** si le dosage revient augmenté, la défaillance testiculaire (périphérique) peut être conclue.

**C :** ne serait-ce qu'en raison de la prévalence élevée (1 %) des nodules testiculaires.

**D :** les mutations du gène *ABCC7* entraînent des azoospermies obstructives.

**E, F :** doivent être systématiques avant de débuter la prise en charge en AMP (17 % d'anomalies du caryotype et 2 % de microdélétions du chromosome Y).

## QI 11

Réponse : C, D

**A :** le prolapsus génital n'est pas douloureux.

**B :** une métrorragie doit faire rechercher une cause utérine et n'est pas explicable par le prolapsus.

**E :** c'est un diagnostic différentiel ; prolapsus rectal.

## QI 12

Réponse : A, B, C, F

**A :** par effet pelote.

**B :** mécanisme commun.

**C :** souvent associée, mais la relation causale entre les deux pathologies n'est pas toujours établie.

**D :** un prolapsus génital n'est pas douloureux.

**E :** elle impose la recherche d'une cause rénale ou vésicale et ne peut pas être expliquée par le prolapsus.

**F :** la dyschésie peut être expliquée par la rectocèle avec parfois la nécessité pour la patiente de la réduire manuellement pour faciliter l'exonération.

## QI 13

Réponse : A, C, D, E

**B :** le prolapsus de l'étage moyen après hystérectomie est un prolapsus du dôme vaginal.

## QI 14

Réponse : A, D, E

**B :** la cystocèle est un diagnostic essentiellement clinique.

**C :** le diagnostic d'incontinence d'effort est essentiellement clinique, interrogatoire et examen vessie pleine recherchant des fuites à la poussée abdominale et à la toux.

## QI 15

Réponse : B, C

**A :** seuls les prolapsus symptomatiques doivent être traités.

**D :** il n'y a pas de traitement préventif d'une aggravation du prolapsus. (Même réponse que précédemment.)

**E :** en l'absence de pathologie utérine associée, il n'y a pas lieu de faire une hystérectomie associée à la cure du prolapsus.

## QI 16

Réponse : A

## QI 17

Réponse : E
Aucun examen complémentaire ne doit retarder la prise en charge chirurgicale en cas de suspicion de torsion du cordon spermatique.

## QI 18

Réponse : B, E
L'œdème scrotal ne fait pas partie du tableau initial de torsion du cordon spermatique. Le signe de Prehn (soulagement de la douleur à la surélévation du testicule) est observé en cas d'orchiépididymite.

## QI 19

Réponse : A, C
Les sondages traumatiques peuvent générer des sténoses urétrales mais pas préputiales. Le lichen scléroatrophique est une maladie dermatologique rétractant l'anneau préputial. La corticothérapie locale peut aider à libérer d'éventuelles adhérences préputiales chez l'enfant.

## QI 20

Réponse : A, B
Sténose de l'anneau ou invisibilité du méat urétral sont des signes de phimosis.

## QI 21

Réponse : D
Seules les masses liquidiennes (hydrocèle, kyste du cordon) sont transilluminables.

## QI 22

Réponse : B, C, E

## QI 23

Réponse : B, C
L'excision chirurgicale est réalisée quelles que soient la localisation et l'extension des tissus nécrotiques. L'antibiothérapie est triple, parentérale et active sur les germes anaérobies : pénicilline, métronidazole, aminosides. Colostomie et cystostomie peuvent être réalisées pour protéger les zones en voie de cicatrisation à proximité. Pour favoriser l'oxygénothérapie locale, une prise en charge par caisson hyperbare peut être proposée.

## QI 24

Réponse : A, D, E
La varicocèle est la conséquence d'une insuffisance valvulaire veineuse et se manifeste généralement par une pesanteur, surtout vespérale et augmentant à la station debout. Une hypotrophie testiculaire peut être associée à une varicocèle.

## QI 25

Réponse : A, C

## QI 26

Réponse : B

## QI 27

Réponse : A, B, D

## QI 28

Réponse : B, D, E

## QI 29

Réponse : A, D

## QI 30

Réponse : A, D

## QI 31

Réponse : A, C, D, E
L'alopécie est plutôt un signe d'hyperandrogénie masculine. La baisse du désir sexuel, l'humeur dépressive, les troubles du sommeil et les bouffées de chaleur sont des symptômes évocateurs de déficit en testostérone.

## QI 32

Réponse : A, B
La testostérone totale doit être dosée au moment du pic entre 8 et 11 heures du matin. La testostérone libre est, au mieux, calculée à partir du taux de testostérone totale et des taux d'albumine et de SHBG (un calculateur existe sur le site de l'ISSAM). La testostérone biodisponible plus facile à doser remplace la

testostérone libre. La prolactine est à doser en cas de déficit en testostérone avéré pour vérifier l'absence de prolactinome. Les dosages de la DHEA et de l'œstradiol ne sont pas recommandés.

## QI 33

Réponse : A, D
Les contre-indications absolues à la testostérone sont le cancer de prostate, le cancer du sein, l'insuffisance cardiaque sévère, la délinquance sexuelle. L'hypertrophie prostatique même symptomatique n'est pas aggravée par le traitement par la testostérone.

## QI 34

Réponse : A, B, E
Le cycle mictionnel, c'est l'alternance stockage/vidange par le bas appareil urinaire. Cette alternance est basée sur la différence (ou gradient) de pression entre vessie et urètre.

- Stockage : P vessie (basse) < P urètre (haute).
- Vidange (miction) : P vessie (haute) > P urètre (basse).

La coordination urètre-vessie est possible du fait de la commande nerveuse du bas appareil qui est étagée sur tout le système nerveux central et fait intervenir les systèmes ortho-, parasympathique et somatique.



## QI 35

Réponse : A, B, C, D
La miction est un phénomène actif lié à la contraction du détrusor commandé par les nerfs pelviens parasympathiques (neurotransmetteur : acétylcholine qui active les récepteurs muscariniques).
Pendant la phase de stockage, les nerfs pelviens sont inactifs, les nerfs hypogastriques orthosympathiques (neurotransmetteur noradrénaline) augmentent le tonus du col et de l'urètre, le nerf somatique augmente le tonus du sphincter strié de façon réflexe et volontaire en fin de remplissage.

## QI 36

Réponse : B, C, D, E
L'incontinence est le plus souvent le symptôme et la maladie à elle seule. Beaucoup plus rarement l'incontinence urinaire peut être le symptôme révélateur d'une autre maladie.

## QI 37

Réponse : B, C, E
Dès qu'il existe de l'urgenturie, il est indispensable d'éliminer une agression de la paroi vésicale par une infection, une tumeur ou un calcul ++.

## QI 38

Réponse : B, C (PCZ), E
Le syndrome clinique d'hyperactivité vésicale est caractérisé par l'urgenturie avec ou sans incontinence. Le calendrier mictionnel permet de quantifier la pollakiurie, les volumes urinés, les levers nocturnes. Il permet des diagnostics différentiels (ex. : une polyurie qui explique une augmentation de fréquence et une nycturie sans réduction des capacités de stockage vésical) et donne une base objective pour juger de l'efficacité des traitements mis en œuvre.

## QI 39

Réponse : A, C, E
L'incontinence urinaire d'effort touche les deux sexes même si elle est plus fréquente chez la femme. Cliniquement, elle est caractérisée par l'émission d'une quantité d'urine plus ou moins grande en même temps qu'un effort. Cette fuite n'est pas précédée de besoin et s'arrête avec l'effort. La première ligne de traitement est la rééducation périnéosphinctérienne qui supprime les fuites chez une patiente sur deux. Sa physiopathologie n'est pas univoque au moins deux mécanismes sont associés en proportion variable : l'insuffisance sphinctérienne et l'hypermobilité cervico-urétrale.

## QI 40

Réponse : A, B, C, D, E
La nycturie est un symptôme qui nécessite la réalisation d'un calendrier mictionnel, seul examen simple permettant une orientation diagnostique correcte soit vers la polyurie (nocturne exclusive ou diurne et nocturne comme au cours d'un diabète débutant) – syndrome polyuropolydipsique – soit vers la pollakiurie nocturne.

## QI 41

Réponse : C, D, E
La dysurie c'est la difficulté à vider la vessie. Cette difficulté peut venir d'un obstacle sur la filière de sortie (responsable d'une obstruction sous-vésicale) ou d'une faiblesse du moteur de la miction c'est-à-dire la contraction du détrusor.

## QI 42

Réponse : A, B, C, D, E

Les antimuscariniques ont pour effets indésirables fréquents : constipation, bouche sèche, vision trouble, troubles cognitifs chez le sujet âgé, risque de rétention urinaire si obstruction préexistante, trouble du rythme si QT long (troubles de la repolarisation). Utilisés en première ligne, ils sont désormais concurrencés par les β-3-mimétiques dont l'efficacité est comparable mais le profil d'effets indésirables différent : risque d'hypertension artérielle ou de majoration d'une hypertension artérielle préexistante.

## QI 43

Réponse : A, B, C, D, E

Fistule et « mictions » par regorgement sont désormais de vraies formes d'incontinence et non plus des diagnostics. Chez le sujet âgé l'acronyme DIAPERS nous rappelle les facteurs favorisants de l'incontinence urinaire qui peut être réversible avec la modification de ces facteurs.

## QI 44

Réponse : A, D

## QI 45

Réponse : B, C, E

## QI 46

Réponse : A

## QI 47

Réponse : C, D

## QI 48

Réponse : A, B, C, D, E

## QI 49

Réponse : A, C, E

## QI 50

Réponse : A, C

## QI 51

Réponse : A, C

## QI 52

Réponse : A, B, C, D

## QI 53

Réponse : A, B, D, E

## QI 54

Réponse : A, B, D, E

## QI 55

Réponse : A, B, D, E

## QI 56

Réponse : B

## QI 57

Réponse : B, C

## QI 58

Réponse : A, B, E

## QI 59

Réponse : C, E

## QI 60

Réponse : A, B, C, D, E

## QI 61

Réponse : A, B, C, E

## QI 62

Réponse : A, C

## QI 63

Réponse : A

## QI 64

Réponse : D

## QI 65

Réponse : B, C, D

## QI 66

Réponse : C

## QI 67
Réponse : B

## QI 68
Réponse : B

## QI 69
Réponse : A

## QI 70
Réponse : B
Chez la femme jeune sans antécédent l'ECBU n'est pas nécessaire.

## QI 71
Réponse : A, E
L'antibiothérapie monodose est possible chez la femme jeune sans antécédent.

## QI 72
Réponse : B, E
Aucune sensibilité ni spécificité de la bandelette urinaire sur sonde à demeure.

## QI 73
Réponse : B, E
Amoxicilline, fosfomycine et pivmecillinam peuvent être donnés en première intention. Une hospitalisation est nécessaire en cas de pyélonéphrite.

## QI 74
Réponse : B, C, E

## QI 75
Réponse : B, E

## QI 76
Réponse : B, D

## QI 77
Réponse : D, E

## QI 78
Réponse : A, B, D, E

## QI 79
Réponse : A, C, E

## QI 80
Réponse : A, C, E

## QI 81
Réponse : D

## QI 82
Réponse : E

## QI 83
Réponse : A, B, C, D

## QI 84
Réponse : A, B, C, D

## QI 85
Réponse : A, C, E

## QI 86
Réponse : A

## QI 87
Réponse : B, C

## QI 88
Réponse : A, B, C, D, E

## QI 89
Réponse : A, B, C, D, E

## QI 90
Réponse : B, E

## QI 91
Réponse : C, D, E

## QI 92
Réponse : A, B, D

## QI 93

Réponse : B, C, D, E

## QI 94

Réponse : A, C, D

## QI 95

Réponse : A, C, D, E

## QI 96

Réponse : A, C, D

## QI 97

Réponse : A, B, C, D, E

## QI 98

Réponse : B, C

## QI 99

Réponse : C

## QI 100

Réponse : B, D, E

## QI 101

Réponse : B, C, D

## QI 102

Réponse : B, E

## QI 103

Réponse : A, B, D

## QI 104

Réponse : B, C, D, E

**A :** âge > 50 ans dans la population générale et 45 ans chez les populations à risque.

## QI 105

Réponse : A, B, D

Le PSA est une protéine est spécifique chez l'homme de l'épithélium prostatique mais pas du cancer de la prostate. Plusieurs conséquences en clinique : certaines pathologies (HBP, prostatite aiguë, inflammation transitoire, rétention aiguë d'urine, etc.) ou des manipulations de la prostate (toucher rectal, sondage urinaire, etc.) peuvent augmenter le taux sérique des PSA.

## QI 106

Réponse : C

**A :** l'échographie endorectale n'est pas un examen sensible pour la détection du cancer de prostate mais est recommandée pour l'estimation du volume prostatique total.

**B :** elle n'est actuellement pas recommandée en première intention en dehors d'essais cliniques.

**D :** non recommandé.

**E :** dans le cancer de la prostate, la fraction de PSA libre est moins élevée que dans l'hyperplasie de prostate.

## QI 107

Réponse : B, E

**A :** le lavement rectal n'est plus recommandé de façon systématique.

**B :** ciprofloxacine 500 mg en une dose unique 2 heures avant le geste, en l'absence de contre-indication.

**D :** anesthésie locale en majorité donc consultation d'anesthésie non nécessaire.

**E :** systématique en raison du risque hémorragique.

## QI 108

Réponse : B

**B :** les facteurs de risque ethniques semblent réels, notamment en cas d'ascendants originaires d'Afrique noire. Ces facteurs sont cependant souvent difficiles à extraire d'autres facteurs confondants socioéconomiques et environnementaux. En France, le cas des patients afro-antillais est un bon exemple de groupe ethnique à risque.

**D :** pollution à la chlordécone (insecticide).

## QI 109

Réponse : A, D

**A :** > 85 % des cas.

**B :** il se développe principalement dans la zone périphérique par opposition à la zone de transition où se développe l'hyperplasie bénigne.

**C :** < 5 %.

**E :** par convention, sur des biopsies, on ne code que des grades de 3 à 5. Le GG 1 correspond donc à du Gleason 3 + 3. Il n'est pas possible que l'anapathologie code un score de Gleason 5 + 1.

## QI 110

Réponse : A, C, D, E

## QI 111

Réponse : B, C, D
A : plus de 5 %.
E : n'existe pas.

## QI 112

Réponse : A, C, D

## QI 113

Réponse : D, E
**A, B :** l'abstention-surveillance est une prise en charge palliative et ne répond donc pas aux mêmes critères d'inclusion que la surveillance active (prise en charge curative).
**C :** la surveillance active est recommandée pour les cancers de la prostate à faible risque uniquement.

## QI 114

Réponse : A, C, E
**B :** les ultrasons focalisés ne sont pas recommandés en première intention actuellement en dehors d'essais cliniques.
Cf. tableau 6.4.



## QI 115

Réponse : B, D, E
**A :** actuellement aucune différence significative prouvée entre les différentes techniques.
**C :** 5 à 10 %.

## QI 116

Réponse : C, D
**A :** seulement recommandée actuellement pour traitement curatif des cancers localisés.
**E :** non recommandée actuellement et uniquement pour des cancers localisés.

## QI 117

Réponse : A, C

## QI 118

Réponse : A
**A :** le diagnostic de « résistance à la castration » suppose de l'authentifier en vérifiant qu'il existe :
- soit une progression biochimique : trois augmentations de PSA résultant en deux augmentations de 50 % au-dessus du nadir avec un PSA > 2 ng/mL ;
- soit une progression radiographique (nouvelles lésions apparaissant sur des scintigraphies osseuses ou progression d'une lésion secondaire mesurable) ;
- et que la testostéronémie est bien inférieure à 50 ng/dL.

**C :** uniquement si métastases osseuses et résistance à la castration.
**D, E :** il n'y a pas d'indication thérapeutique actuellement pour les cancers de la prostate résistants à la castration sans métastase.

## QI 119

Réponse : B, C

## QI 120

Réponse : B, E

## QI 121

Réponse : E

## QI 122

Réponse : A, B, C, D

## QI 123

Réponse : A, B, C, D

## QI 124

Réponse : A, C, D, E

## QI 125

Réponse : C, D, E

## QI 126

Réponse : C, E

## QI 127

Réponse : A, D, E

## QI 128

Réponse : D

## QI 129

Réponse : B, C, E

## QI 130

Réponse : B, C, D

## QI 131

Réponse : B

## QI 132

Réponse : A, B, C, D

## QI 133

Réponse : B, E

## QI 134

Réponse : A, B, E

## QI 135

Réponse : A, C, D

## QI 136

Réponse : A, B, C, D, E

## QI 137

Réponse : A, D, E

## QI 138

Réponse : A, B, C, D, E

## QI 139

Réponse : C, D

## QI 140

Réponse : A, B, D

## QI 141

Réponse : A, B, C, D

## QI 142

Réponse : A, B, D

## QI 143

Réponse : C, D

## QI 144

Réponse : A, C, D

## QI 145

Réponse : A, C, D, E

**B :** pas d'argument d'après la présentation clinique du patient pour envisager une laparotomie d'hémostase d'emblée. Risque de perte de chance en négligeant un probable traumatisme crânien (patient obnubilé) qui justifierait d'une prise en charge plus urgente en l'absence d'instabilité hémodynamique.

## QI 146

Réponse : B, D, E

**A :** aucune place pour la cœlioscopie dans ce cadre d'urgence absolue !

**C :** pas d'ouverture du rétropéritoine, risque de déclencher un saignement non contrôlé aggravant l'état hémodynamique, les troubles de coagulation et risquant d'aboutir à une néphrectomie dans le meilleur des cas, au décès de la patiente dans le pire.

## QI 147

Réponse : A, B, C

**D :** peut être en favorisée par un alitement prolongé mais si la prévention de la maladie thromboembolique veineuse est correctement réalisée on ne peut pas parler de complication « classique ».

**E :** aucun rapport avec le traumatisme rénal : doit faire rechercher une perforation d'organe creux non visualisée sur l'imagerie initiale. On peut parfois visualiser de l'air dans le rétropéritoine en rapport avec une surinfection de l'urohématome périrénal mais jamais au niveau péritonéal.

## QI 148

Réponse : A

**B :** urètre membraneux.

**C :** contre-indication absolue à l'évacuation en urgence : risque de déclencher un saignement cataclysmique non contrôlable provenant de pédicules pelviens profonds. Indication d'artériographie + embolisation et contention du foyer de fracture (clamp, fixateur externe, etc.). Une évacuation pourra être envisagée dans un deuxième temps une fois l'hématome bien organisé et la source du saignement traitée, en général lors de l'ostéosynthèse si celle-ci est nécessaire.

## QI 149

Réponse : A, B, E

**B :** en présence d'un rein détruit non sécrétant l'hématurie peut ne pas être macroscopique, il faut savoir rechercher un traumatisme du rein en cas d'accident à haute cinétique notamment.

**C :** l'hyperthermie peut compliquer secondairement la prise en charge du traumatisme mais n'a aucune raison d'être présente initialement.

**D :** le traitement conservateur peut être compliqué à long terme d'une hypertension artérielle rénovasculaire mais ce symptôme n'a aucune valeur d'orientation à la phase précoce.

## QI 150

Réponse : C, E

**A :** hématome périnéal.

**B :** jamais à la phase aiguë, l'incontinence peut être une complication de la prise en charge chirurgicale du traumatisme après réalignement urétral.

**D :** pas de brûlures puisque rétention urinaire initiale.

## QI 151

Réponse : B, C, D

**A :** non, pas de cicatrisation spontanée des perforations intrapéritonéales, risque d'évolution vers la péritonite généralisée. Traitement recommandé en revanche pour les perforations sous-péritonéales.



## QI 152

Réponse : B, D, E

**C :** un hématome sous-cutané (= des tuniques scrotales) se traite de manière conservatrice.

**E :** en cas de testicule controlatéral pathologique (antécédent de cryptorchidie, torsion, atrophie testiculaire, etc.).

## QI 153

Réponse : A, B, E

**C :** la néphrectomie ne fait pas partie du traitement conservateur ! On parle alors d'échec du traitement conservateur. La fuite active au scanner chez un patient stable est par ailleurs une indication d'embolisation sélective.

**D :** pas de drainage systématique, uniquement en cas d'évolution défavorable (apparition d'une collection, surinfection avec sepsis).

## QI 154

Réponse : A, B, C, E

**D :** attention, traumatisme du bassin avec disjonction de la symphyse : risque de lésion de l'urètre, contre-indication au sondage vésical sauf réalisation première d'une urétrocystographie rétrograde vérifiant l'absence de lésion !

## QI 155

Réponse : A, B, E

Le globe vésical se manifeste cliniquement par la palpation abdominale d'une masse sus-pubienne à convexité supérieure, douloureuse et mate à la percussion. Penser à rechercher un globe chez une personne âgée confuse.

## QI 156

Réponse : A, B, C, D

Il ne faut pas mettre en place un cathéter sus-pubien en cas d'hématurie macroscopique pour deux raisons : la suspicion de tumeur vésicale, le risque d'obturation du cathéter par des caillots.

## QI 157

Réponse : A, B, C, D, E

Un fécalome est à rechercher systématiquement par un toucher rectal en cas de rétention aiguë d'urine chez la personne âgée.

## QI 158

Réponse : A, E

La mise en place d'un cathéter sus-pubien en l'absence de globe expose à un risque de plaie du grêle. La suspicion d'un traumatisme de l'urètre contre-indique le sondage vésical.

## QI 159

Réponse : A, B, C, D, E

Il est nécessaire de surveiller la diurèse après la dérivation des urines car un syndrome de levée d'obstacle peut entraîner une polyurie très importante responsable d'une déshydratation et pouvant mettre en jeu le pronostic vital.

# Index

## R



## S



## T



## U



## V

Elsevier Masson S.A.S
65, rue Camille-Desmoulins
92442 Issy-les-Moulineaux Cedex
Dépôt Légal : septembre 2021

Retirage décembre 2021

*Imprimé en Espagne par Egedsa*